XIANDAI LINCHUANG MAZUI JISHU YU
TENGTONG ZHILIAO

现代临床麻醉技术与疼痛治疗

徐少群　主编

中国纺织出版社有限公司

图书在版编目（CIP）数据

现代临床麻醉技术与疼痛治疗 / 徐少群主编. -- 北京：中国纺织出版社有限公司，2022.6
ISBN 978-7-5180-9449-3

Ⅰ.①现… Ⅱ.①徐… Ⅲ.①麻醉学②疼痛-治疗 Ⅳ.①R614②R441.1

中国版本图书馆CIP数据核字（2022）第051967号

责任编辑：樊雅莉　　责任校对：高　涵　　责任印制：王艳丽

中国纺织出版社有限公司出版发行
地址：北京市朝阳区百子湾东里A407号楼　邮政编码：100124
销售电话：010—67004422　　传真：010—87155801
http://www.c-textilep.com
中国纺织出版社天猫旗舰店
官方微博 http://weibo.com/2119887771
唐山玺诚印务有限公司印刷　　各地新华书店经销
2022年6月第1版第1次印刷
开本：889×1194　1/16　印张：16.25
字数：492千字　定价：98.00元

凡购本书，如有缺页、倒页、脱页，由本社图书营销中心调换

编委会

主　编　徐少群　王　帅　刘直星　孙乐英　张在旺

副主编　韦晨浦　金　刚　程旭丽　裘治慧　陈　宁
　　　　　刘世金　姜云峰　李圣洪　李　龙

编　委 (按姓氏笔画排序)

　　　　王　帅　菏泽市立医院
　　　　韦晨浦　广东省中医院
　　　　毛　蕾　四川省医学科学院·四川省人民医院
　　　　刘世金　中国人民解放军联勤保障部队第九七〇医院
　　　　刘直星　普宁市人民医院
　　　　刘宣彤　哈尔滨医科大学附属第四医院
　　　　孙乐英　烟台毓璜顶医院
　　　　李　龙　北部战区空军医院
　　　　李圣洪　江汉大学附属湖北省第三人民医院
　　　　张在旺　中国人民解放军联勤保障部队第九八〇医院
　　　　陈　宁　北部战区总医院
　　　　金　刚　四川省医学科学院·四川省人民医院
　　　　姜云峰　中国人民解放军联勤保障部队第九六七医院
　　　　徐少群　广东省中医院
　　　　程旭丽　北部战区总医院
　　　　裘治慧　北部战区总医院

前 言

麻醉的含义是用药物或其他方法使患者整体或局部暂时失去感觉，以达到无痛的目的，便于进行手术治疗。麻醉学是运用有关麻醉的基础理论、临床知识和技术以消除患者手术疼痛，保证患者安全，为手术创造良好条件的一门科学。现在，麻醉学已经成为临床医学一个专门的独立学科，涉及临床麻醉学、急救复苏医学、重症监测治疗学、疼痛诊疗学和其他相关医学学科，是研究麻醉、镇痛、急救复苏及重症医学的综合性学科。

本书首先阐述现代麻醉学的基本知识和各种麻醉技术的应用，包括局部麻醉、椎管内麻醉等内容；然后论述各类疾病手术治疗中麻醉的应用，包括神经外科手术麻醉、心脏手术麻醉、器官移植手术麻醉等内容；最后讲述疼痛治疗学的相关知识。本书内容翔实，重点突出，具有科学性、完整性、多样性等特点，适用于麻醉科医师、全科医师、医药院校研究生及其他相关人员使用。

在本书编写过程中，由于作者较多，写作方式和文笔风格不一，再加上时间有限，难免存在疏漏和不足之处，望广大读者提出宝贵的意见和建议。

编 者
2022 年 2 月

目 录

第一章 麻醉学概述 ... 1
- 第一节 临床麻醉 ... 1
- 第二节 急救与复苏 ... 2
- 第三节 重症监测治疗 ... 4
- 第四节 疼痛治疗与研究 ... 7
- 第五节 麻醉科门诊及其他任务 ... 10

第二章 麻醉前准备与麻醉选择 ... 11
- 第一节 麻醉前的一般准备 ... 11
- 第二节 麻醉诱导前即刻期的准备 ... 13
- 第三节 特殊病情的麻醉前准备 ... 15
- 第四节 麻醉选择 ... 29

第三章 局部麻醉技术 ... 32
- 第一节 概述 ... 32
- 第二节 表面麻醉 ... 34
- 第三节 局部浸润麻醉 ... 36
- 第四节 区域阻滞麻醉 ... 37
- 第五节 静脉局部麻醉 ... 38
- 第六节 神经干及神经丛阻滞 ... 39
- 第七节 神经刺激仪在神经阻滞中的应用 ... 52
- 第八节 超声引导在外周神经阻滞中的应用 ... 61

第四章 椎管内麻醉技术 ... 74
- 第一节 概述 ... 74
- 第二节 蛛网膜下腔阻滞 ... 75
- 第三节 硬膜外阻滞 ... 80
- 第四节 腰硬联合麻醉 ... 86
- 第五节 椎管内麻醉并发症 ... 88
- 第六节 超声引导下椎管内麻醉 ... 102

第五章 神经外科手术麻醉技术 ... 105
- 第一节 颅脑创伤手术的麻醉 ... 105
- 第二节 脑血管疾病手术的麻醉 ... 109
- 第三节 大脑半球疾病手术的麻醉 ... 115
- 第四节 神经外科术中唤醒麻醉 ... 117
- 第五节 神经介入治疗麻醉 ... 120
- 第六节 术中磁共振检查的麻醉 ... 124

第六章 心脏手术麻醉技术 ... 126
- 第一节 缺血性心脏病手术麻醉 ... 126

- 第二节 心脏瓣膜病手术麻醉 …………………………………………………………… 130
- 第三节 主动脉手术麻醉 …………………………………………………………………… 135
- 第四节 缩窄性心包炎手术麻醉 …………………………………………………………… 137
- 第五节 先天性心脏病手术麻醉 …………………………………………………………… 139
- 第六节 冠状动脉旁路移植术的麻醉 ……………………………………………………… 147

第七章 器官移植手术麻醉技术 ……………………………………………………………… 153
- 第一节 概述 …………………………………………………………………………………… 153
- 第二节 肾移植术麻醉 ……………………………………………………………………… 155
- 第三节 肝移植麻醉 ………………………………………………………………………… 161
- 第四节 心脏移植术的麻醉 ………………………………………………………………… 170
- 第五节 肺移植和心肺联合移植术的麻醉 ………………………………………………… 175

第八章 术后镇痛技术 …………………………………………………………………………… 181
- 第一节 术后疼痛的评估及镇痛方法 ……………………………………………………… 181
- 第二节 患者自控镇痛技术 ………………………………………………………………… 184
- 第三节 椎管内患者自控镇痛 ……………………………………………………………… 187
- 第四节 儿童术后镇痛 ……………………………………………………………………… 190
- 第五节 癌痛的治疗 ………………………………………………………………………… 196

第九章 神经病理性疼痛疾病治疗 …………………………………………………………… 218
- 第一节 三叉神经痛及舌咽神经痛 ………………………………………………………… 218
- 第二节 带状疱疹后遗痛 …………………………………………………………………… 229
- 第三节 糖尿病性神经病 …………………………………………………………………… 234
- 第四节 中枢性疼痛 ………………………………………………………………………… 237
- 第五节 幻肢痛 ……………………………………………………………………………… 241

参考文献 ………………………………………………………………………………………… 250

第一章

麻醉学概述

第一节 临床麻醉

一、概述

临床麻醉的工作场所在手术室内。规模较大、条件较好的麻醉科，可在临床麻醉中建立分支学科（或称为亚科），如产科、心脏外科、脑外科、小儿外科麻醉等。临床麻醉的主要工作内容如下。

（1）为手术顺利进行提供安全、无痛、肌松、合理控制应激及避免不愉快记忆等基本条件。

（2）提供完成手术所必需的特殊条件，如气管麻醉、支气管麻醉、控制性降压、低温、人工通气及体外循环等。

（3）对手术患者的生理功能进行全面、连续和定量监测，并调控在预定的范围内，以维护患者的生命安全。应当指出，对患者生理功能进行监测与调控已成为临床麻醉的重要内容。这不仅涉及仪器与设备的先进性，还涉及麻醉医师的素质。

（4）预防并早期诊治各种并发症，以利术后顺利康复。

（5）向患者及其家属交代病情，危重疑难患者及大手术的麻醉处理必须征得患者家属的同意与签字后才能施行，必要时还需经院医务管理部门批准后实施。

二、麻醉前病情估计与准备

所有麻醉药和麻醉方法都可影响患者生理状态的稳定性；手术创伤和失血可使患者生理功能处于应激状态；外科疾病与并存的内科疾病有各自不同的病理生理改变，这些因素都将造成机体生理潜能承受巨大负担。为减轻这种负担和提高手术麻醉的安全性，在手术麻醉前对全身情况和重要器官生理功能做出充分估计，并尽可能加以维护和纠正，这是外科手术治疗学中的重要环节，是麻醉医师临床业务工作的主要方面。

全面的麻醉前估计和准备工作应包括以下5个方面：①全面了解患者的全身健康状况和特殊病情；②明确患者全身状况和器官功能存在哪些不足，麻醉前需要哪些积极准备；③明确器官疾病和特殊病情的危险所在，术中可能发生哪些并发症，需采取哪些防治措施；④估计和评定患者接受麻醉和手术的耐受力；⑤选定麻醉药、麻醉方法和麻醉前用药，拟订具体麻醉实施方案。

三、麻醉前用药

麻醉前用药（也称术前用药）是手术麻醉前的常规措施，主要目的是：①解除患者焦虑，充分镇静和产生遗忘；②稳定血流动力学；减少麻醉药需求量；③降低误吸胃内容物的危险程度；④提高痛阈，加强镇痛；抑制呼吸道腺体分泌；⑤防止术后恶心、呕吐。针对上述用药目的，临床上常选用5类麻醉前用药：神经安定类药、α_2肾上腺素能激动药、抗组胺药和抗酸药、麻醉性镇痛药、抗胆碱药。

四、气管、支气管内插管术

气管、支气管内插管术是临床麻醉中不可缺少的重要组成部分，是麻醉医师必须掌握的最基本操作技能，不仅广泛应用于麻醉实施，而且在危重患者呼吸循环的抢救复苏及治疗中发挥重要作用。

五、吸入全身麻醉

吸入全身麻醉是将麻醉气体或麻醉蒸气吸入肺内，经肺泡进入血液循环，到达中枢神经系统而产生的全身麻醉。

吸入麻醉药在体内代谢、分解少，大部分以原型从肺排出体外，因此吸入麻醉容易控制，比较安全、有效，是现代麻醉中常用的一种方法。

六、静脉全身麻醉

将全身麻醉药注入静脉，经血液循环作用于中枢神经系统而产生全身麻醉的方法称为静脉全身麻醉。静脉全身麻醉具有对呼吸道无刺激性，诱导迅速，苏醒较快，患者舒适，不燃烧、不爆炸和操作比较简单等优点。但静脉麻醉药多数镇痛作用不强，肌松效果差，注入后无法人工排除，一旦过量，只能依靠机体缓慢排泄，因此使用前应详细了解药理性能，尤其是药代动力学改变，严格掌握用药指征和剂量，以避免发生意外。

七、局部麻醉

局部麻醉是指患者神志清醒，身体某一部位的感觉神经传导功能暂时被阻断，运动神经保持完好同时又程度不同地被阻滞状态。这种阻滞应完全可逆，不产生组织损害。

常用的局部麻醉有表面麻醉、局部浸润麻醉、区域阻滞麻醉、神经传导阻滞4类。神经传导阻滞又可分为神经干阻滞、椎管内麻醉（硬膜外阻滞及蛛网膜下腔阻滞）。

（1）神经干阻滞：神经干阻滞也称传导阻滞或传导麻醉，是将局部麻醉药注射至神经干旁，暂时阻滞神经的传导功能，达到手术无痛的方法。由于神经是混合性的，不但感觉神经纤维被阻滞，运动神经纤维和交感、副交感神经纤维也同时不同程度地被阻滞。若阻滞成功，麻醉效果优于局部浸润麻醉。

（2）椎管内麻醉：椎管内麻醉含蛛网膜下腔阻滞和硬膜外阻滞两种方法，后者还包括骶管阻滞。局部麻醉药注入蛛网膜下腔主要作用于脊神经根所引起的阻滞称为蛛网膜下腔阻滞；局部麻醉药在硬膜外间隙作用于脊神经，是感觉和交感神经完全被阻滞，运动神经部分丧失功能，这种麻醉方法称为硬膜外阻滞。

八、针刺麻醉

针刺麻醉创用以来，种类较多，按针刺部位分，有体针、耳针、头针、面针、鼻针、唇针、手针、足针及神经干针等法；按刺激条件分，有手法运针、脉冲电针、激光照射穴位、水针和按压穴位等法。临床上以体针或耳针脉冲电刺激针麻的应用最为普遍。

第二节 急救与复苏

一、急救

（一）严重心律失常

麻醉和手术期间心律失常的发生率为16%~62%，心脏疾病患者可高达60%，而非心脏疾病患者仅37%。重危患者和各类大手术，及为心脏疾病患者施行心脏或非心脏手术，严重心律失常是常见的并发症之一。因此在麻醉手术期间及ICU中应加强心电图监测，以便迅速而正确地做出诊断，明确诱发因素，采取积极有效的防治措施，避免影响手术成功率和患者预后。

（二）急性肺水肿

急性肺水肿是指肺间质（血管外）液体积聚过多并侵入肺泡内。两肺听诊有湿性啰音，咳出泡沫样痰液，表现为呼吸困难，可出现严重低氧血症。若不及时处理，后果十分严重。许多疾病如急性左心衰竭等都能引起急性肺水肿，其发病机制不一，病理生理变化各异，研究和了解急性肺水肿形成的机制，将有助于肺水肿的早期诊断和预防，以便采取有效措施，使肺水肿迅速缓解。

（三）心力衰竭

心力衰竭是由多种原因引起的心功能不全综合征。其治疗的关键是纠正基础病因及诱因，特别对非心脏性病因或诱因的控制相当重要。但是对心力衰竭的控制也很重要，特别是急性心力衰竭，如不及时治疗，可危及患者生命。对心力衰竭治疗的基本原则是：①减轻心脏负荷，包括前负荷和后负荷；②增强心肌收缩力，使心排血量增加；③维持心肌供氧与耗氧的平衡，供氧主要取决于血液的氧合状态和冠状动脉血流，耗氧则主要与动脉压、心率、前负荷及心肌收缩性有关。

（四）急性肾功能衰竭

急性肾功能衰竭是由各种原因引起的肾功能急剧减损，导致水潴留、氮质血症、电解质及酸碱平衡紊乱等急性尿毒症的临床综合征。急性肾功能衰竭如能早期诊断、及时抢救和合理治疗，多数病例可逆转，是目前可以完全恢复的重要器官功能衰竭之一。

二、复苏

在患者心跳、呼吸停止时所采取的抢救措施称复苏术。抢救的目的不仅要使患者存活，而且要使患者意识恢复，此称为复苏。心肺脑复苏在临床上大致分为3个既有区别又有联系的阶段：基础生命支持→继续生命支持→长期生命支持。

经复苏治疗的病例，原发病不严重或初期复苏及时且有效者，呼吸功能和循环功能可逐渐恢复，原发病较重或初期复苏不及时者，循环功能即使基本稳定后，呼吸可能还未恢复或未完全恢复，心、肺、脑、肾等重要器官的病理生理状态不仅没有恢复，而且可能继续恶化。但经复苏后对这些重要器官功能进行严密的观察和必要的处理，部分患者可以逐步康复。研究表明，4分钟内开展初期复苏，8分钟内后期复苏，患者存活率为43%；8~16分钟内开始后期复苏，存活率仅为10%；8~12分钟内开始初期复苏，16分钟后期复苏，存活率为6%。

（一）心搏骤停的临床表现

心搏停止的患者表现为突然的心音和大动脉搏动消失，继而呼吸、神志消失。如不及时抢救即出现瞳孔散大、固定，肌肉软瘫，脊髓和基础防御（如咳嗽）反射消失；手术的患者发生术野渗血停止；枕骨大孔疝的患者则首先表现为呼吸骤停。

（二）心搏骤停的诊断

心搏停止后，心电图可见3种情况：①心电活动消失，心电图呈直线；②室颤；③仍有生物电活动存在，但无有效机械收缩。

临床诊断标准如下。

（1）神志突然丧失，大动脉搏动触不到。

（2）听不到心音，测不到血压。

（3）呼吸停止或呈叹息样呼吸，面色苍白或灰白。

（4）手术创面血色变紫、渗血或出血停止。

（5）瞳孔散大，无任何反射。应注意脑挫伤、颅骨骨折、颅内出血儿茶酚胺效应，安眠药中毒或使用阿托品类药物者瞳孔也会散大，应予以鉴别。

诊断：符合（1）、（2）与（3）、（4）、（5）即可确诊。在现场复苏时，为不延误抢救时机，据

(1) 即可确诊。

(三) 复苏治疗效果判定标准

治愈：给予复苏治疗后，自主循环、呼吸恢复，瞳孔对光反射敏感，神志逐步清醒，智力恢复，参加正常工作。

有效：心肺复苏后遗留一定的精神行为或神经障碍，或者仅呈皮质下存活（持续的植物人状态）。

无效：心肺复苏后再度衰竭，在短期内死亡，或给予持续复苏治疗30~60分钟后仍无自主循环、呼吸出现者。

(四) 复苏治疗原则

维持通气和换气功能；心脏按压以触及颈动脉或股动脉搏动；利用各种措施诱发心搏；维持循环功能、肾功能；维持水、电解质、酸碱平衡；贯穿始终的脑保护，防止或缓解脑水肿（和脑肿胀）的发展。

复苏可分为3个步骤：初期的通畅气道，恢复呼吸、循环功能及实施脑保护；中期的药物治疗，电除颤，纠正内环境及进一步脑保护；后期的脑复苏及循环功能的维持。

(五) 复苏治疗中应注意的问题

(1) 一旦发现患者神志、呼吸及大动脉搏动消失，应立即进行复苏，不应反复听心音或等心电图诊断而延误抢救。

(2) 口对口人工呼吸的潮气量应为正常呼吸时的2~3倍，形成过度通气，以弥补吹入气氧含量低、二氧化碳含量高的缺陷。

(3) 心包压塞、张力性气胸、新鲜肋骨骨折及心瓣膜置换术后的患者不应采用胸外心脏按压，宜开胸胸内挤压。老年人骨质较脆，胸廓缺乏弹性，易发生肋骨骨折，胸外心脏按压时应加倍小心。

(4) 电除颤失败时，不宜无限制地增加电能，应纠正其他因素，如心肌缺血、血钾过低、心脏温度过低、高碳酸血症等。

(5) 脑复苏中不应用硫喷妥钠，因此药虽可抑制惊厥，但负荷量的硫喷妥钠有明显的负性肌力及负性血流动力学作用。

(6) 应用甘露醇要防止剂量过度，以免出现使血容量不足、血液黏度增加、脑血流减少和电解质紊乱。

第三节 重症监测治疗

ICU是在麻醉后恢复室（PARR）的基础上发展起来的，真正具有现代规范的ICU建立于1958年美国Baltimore City Hospital，属麻醉科管辖。ICU在英国改名为ITU，中文的意思是将患者集中加强监测治疗的单位，因此国内有些单位称为"加强医疗病房"，中华医学会麻醉学会则建议称为"重症监测治疗病房"。ICU的特点有以下几方面：①是医院中对危重患者集中管理的场所；②有一支对危重病症进行紧急急救与诊治的医师、护士队伍；③配备有先进的监测技术，能进行连续、定量的监测，可为临床诊治提供及时、准确的依据；④具有先进的治疗技术，对重要脏器功能衰竭可进行有效、持久的治疗。ICU的宗旨是为危重患者提供高水准的医疗护理服务，最大限度地抢救患者。其主要任务是对危重患者进行抢救和实施监测治疗。通过精心的观察护理，对患者内环境及各重要脏器功能进行全面监测和及时有效的治疗，从而减少并发症的发生率，降低病死率和提高抢救成功率、治愈率。ICU的建立促进了危重病医学的崛起。

一、ICU 体制

综合来讲，ICU的建制大致可分为专科ICU、综合ICU和部分综合ICU 3种形式。

（一）专科 ICU

专科 ICU 是各专科将本专业范围内的危重患者进行集中管理的加强监测治疗病房。例如，心血管内科的 CCU、呼吸内科的 RCU、儿科的 NCU、心胸外科的 TCU 等，此外烧伤科、神经科、脏器移植等都可设立自己的 ICU。不同专科的 ICU 有各自的收治范围和治疗特点，留住的时间等方面也不尽相同。专科 ICU 由专科负责管理，通常指派一名高年资的专科医师固定或定时轮转全面负责。专科 ICU 的特点与优势是对患者的原发病、专科处理、病情演变等从理论到实践均有较高的水平或造诣，实际上是专科处理在高水平上的延续。但其不足之处是专科以外的诊治经验与能力相对不足，因而遇有紧急、危重情况，常需约请其他专科医师协同处理，如气管切开、气管插管、呼吸器治疗、血液透析等。麻醉科是最常被约请协助处理的科室之一。此外，建设 ICU 需要投入大量的财力、物力。因此即使在经济相当发达国家的医院中，至今仍是根据各医院的优势即重点专科建立相应的专科 ICU。

（二）综合 ICU

综合 ICU 是在专科 ICU 的基础上逐渐发展起来的跨科室的全院性综合监护病房，以处理多学科危重病症为工作内容。综合 ICU 归属医院直接领导而成为医院的一个独立科室；也可由医院中的某一科室管辖，如麻醉科、内科或外科。综合 ICU 应由专职医师管理，即从事危重病医学的专科医师。这样的专职医师需要接受专门的培训和学习，取得资格才能胜任。在综合 ICU，专职医师全面负责 ICU 的日常工作，包括患者的转入转出、全面监测、治疗方案的制定和监督协助执行，以及与各专科医师的联络和协调等。原专科的床位医师每天应定期查房，负责专科处理。

综合 ICU 的特点与优势是克服了专科分割的缺陷，体现了医学的整体观念，也符合危重病发展的"共同通路"特点，其结果必然是有利于提高抢救成功率与医疗质量。但是另一方面的难度是，要求一个 ICU 专职医师，对医学领域中如此众多的专科患者的专科特点均能有较深入、全面的了解是相当困难的，因而这种 ICU 与专科医师的结合十分重要。

（三）部分综合 ICU

鉴于上述两种形式的优缺点，部分综合 ICU 的建立有利于扬长避短，部分综合 ICU 是指由多个邻近专科联合建立 ICU，较典型的例子是外科 ICU 或麻醉科 ICU（或麻醉后 ICU，PAICU）。两者主要收治外科及各专科的术后危重患者，这些患者除了专科特点，有其外科手术后的共性。因此综合性 ICU 的成立不应排斥专科 ICU 的建立，特别是术后综合 ICU 的建立具有重要价值，也是现代麻醉学的重要组成部分。

二、ICU 建设

（一）病房与床位要求

PAICU 的位置应与麻醉科、手术室相靠近，专科 ICU 则设置在专科病区内，在有条件的医院内所有的 ICU 应在同一个区域里，共同组成医院的危重病区域。ICU 病床一般按医院总床位数的 1%~2% 设置，每张危重病床应有 15~18 m² 的面积；除此以外，还要有相同面积的支持区域，作为实验室、办公室、中心监测站、值班室、导管室、家属接待室、设备室、被服净物和污物处理室等。病房应是开放式，一般一大间放置 6~8 张床位，每张床位之间可安置可移动隔挡，另设一定数量的单人间。病房内设有护士站，稍高出地面，可看到所有病床，中心护士站应设有通讯联络设备和控制室内温度、光线和通气及管理控制药物柜的操纵装置。每个床位至少要有 8~10 个 10~13 A 的电源插座，分布于床位的两边。电源最好来自不同的线路，一旦发生故障时更换插座仍可使用。所有电源应与自动转换装置连接，电源中断时可自动启用备用系统。每个床位至少要两个氧气头，两个吸引器头，还要有压缩空气、笑气与氧气的等量混合气体。

（二）仪器配备

ICU 需购置许多贵重仪器，选择仪器应根据 ICU 的任务、财力及工作人员的情况而定，一般仪器设备包括以下 3 个方面：监测和专项治疗仪器设备、诊断仪器设备、护理设备。

（三）科学管理

ICU 的医护人员除执行原卫生部颁发的有关医院各级人员职责外，为了保证工作有秩序地进行，还需要建立和健全自身的各项制度，包括早会制度、交接班制度、患者出入室制度、抢救工作制度、保护性医疗制度、死亡讨论制度、医疗差错事故报告制度、会诊制度、护理查房制度、药品管理制度、医嘱查对制度、用药查对制度、输血查对制度、仪器保管使用制度、消毒隔离制度、病区清洁卫生制度、财物管理制度、学习进修制度及家属探视制度。同时还需要建立健全各种常规，包括体外循环术后监护常规、休克监护常规、呼吸器支持呼吸监护常规、气管造口护理常规、各种导管引流管护理常规和基础护理常规等。

三、人员配备

ICU 中专职医师的人数视病房的规模和工作量需求而定。不同形式的 ICU 应有所区别，医师与床位的比例一般为 $0.5 \sim 1.0$。ICU 设主任一名（专科 ICU 可由专科主任兼任），主治医师、住院医师按床位数决定。如隶属于麻醉科等一级科室（如内科、外科、急诊科等）管理，则低年资主治医师和住院医师可轮转，高年资主治医师应相对固定，ICU 主任可由一级科室的副主任兼任。ICU 的护士是固定的。不论何种 ICU，均应设专职护士长 1～2 名，护士人数根据对护理量的计算而确定，一般与床位的比例为 3∶1。护理量根据患者轻重程度一般分为以下 4 类。

第Ⅰ类：病危，此类患者至少有一个脏器发生功能衰竭，随时有生命危险，每日护理量在 24 小时甚至更多，即患者床边不能离开人。

第Ⅱ类：病重，主要是术后高危，病情较重，有脏器功能不全或随时有可能发展成为衰竭的患者，每日护理工作量在 8～16 小时，即每 24 小时至少有 1～2 个护士在床边监护。

第Ⅲ类：一般，每日护理量在 4～8 小时。

第Ⅳ类：自理，每日护理量在 4 小时以下。

在以上各类患者中 ICU 只收治第Ⅰ、第Ⅱ类患者，根据各医院 ICU 收治患者的特点计算所需护士人数，计算方法是：以每个患者每周所需护理工作时间，病房每周所需总护理小时数，除以一个护士每周可能提供的工作时间数（按 40 小时计算），得出所需护士人数。这样的计算结果，加上周末、节假日等，一般 ICU 的床位与护士之比如前所述约为 1∶3。

除医师、护士外，ICU 还需要多种专门人才，如呼吸治疗师、管理仪器设备的医学工程师、放射科诊断医师和技术员、营养治疗师、院内感染管理人员、药剂师、实验室技术员、计算机工作人员、护理员、清洁工等。

四、收治对象

ICU 的收治对象来自各临床科室的危重患者，如呼吸、循环等重要脏器和代谢有严重功能不全或可能发生急性功能衰竭随时可能有生命危险的患者。ICU 收治患者的选择要明确以下两点：①患者是否有危重病存在或有潜在的危重病或严重的生理紊乱；②患者的危重程度和严重生理紊乱经积极处理后是否有获得成功的可能。

五、日常工作内容

（一）监测

监测包括呼吸、心血管、氧传递、水电解质和酸碱平衡、血液学和凝血机制、代谢、肝肾功能、胃肠道、神经系统和免疫与感染等。对不同病种的监测应有不同的侧重。

（二）治疗

ICU 治疗的重点是脏器功能支持和原发病控制，有以下 6 个特点。

1. 加强与集中

加强指对患者的监测、治疗等各方面都要强而有力。集中就是集中采用各种可能得到的最先进医疗监测和治疗手段，各专科的诊疗技术和现代医学最新医疗思想和医学工程最新成果。危重患者的病情有自然恶化的趋势，也有好转的可能，只有经过早期强而有力的治疗，才可能阻断恶化趋势而争取好的可能。

2. 共同特点

病程的危重期，不论原发病来自哪里，患者都可能表现出许多共同特点，称为各种疾病危重期发展的共同道路。这时的患者不但表现各单个脏器的功能障碍，而且突出表现为脏器功能间的相互不平衡，表现为互相联系、互相影响和互为因果。因此对多脏器功能的全面支持成为临床突出的工作内容。这种支持涉及各专科的医疗技术运用，但不是它们的简单相加，而是要特别注意各脏器功能支持的平衡协调，阻断恶性循环，使患者转危为安。应当指出的是所有的治疗措施都可能会影响机体的平衡，越是强有力的治疗措施对平衡的影响也越大。患者的病情如仍集中在某一个脏器，则在支持这个脏器的基础上兼顾其他脏器功能，就抓住了恢复平衡的大方向。如果患者的主要问题已突破了某一脏器的范围，而以多脏器功能损害为临床突出表现，脏器支持的均衡性就成为十分突出的问题。

3. 整体观念

近代医学的进步使分科越来越细，有利于专科治疗成功率的提高，也带来了完整整体被分割的弊端。ICU 患者其疾病涉及多个脏器，问题就复杂起来，对各个脏器的治疗原则可能是相互矛盾的。这就要求治疗从整体的观念出发，注意各项脏器支持的相互协调。

4. 确定治疗的先后缓急

根据病情轻重缓急，拟订治疗方案，明确哪些病情需要紧急处理，哪些需要稍次之，在病情的发展中，当一个主要的紧急的问题获得缓解或解决，另一个问题可能会上升为主要矛盾，因此对病情做出动态估计并识别特定病变的病理生理影响在治疗中十分重要，也需有相当的经验和较高的临床判断力。

5. 区分和监测原发性治疗和继发性治疗

原发性治疗指针对原发疾病的处理措施，继发性治疗则针对受继发影响的其他生命器官和系统，旨在对这些器官功能进行保护。两者在治疗上既有紧密联系又有区别。

6. 区分支持治疗和替代治疗

支持治疗是针对重要器官系统发生严重功能不全，但尚属可逆性病变，旨在努力恢复重要器官系统自身功能的支持措施。若病变不可逆，重要器官系统功能达到不可恢复的程度，需用替代治疗。两种治疗在一定条件下可以互相转化。

六、与一般治疗病室的关系

（1）危重患者转到 ICU 后，ICU 医师应和原病房医师保持联系，使患者不但得到 ICU 的严密监测和积极治疗，同时也得到原病房医师的治疗意见。

（2）有关治疗的重要医嘱及患者转回原病房的决定，应在每日晨间查房或在急诊时与原病房医师共同商定。

（3）原病房医师每日应定期查房，并提出处理意见，非查房期间，原病房医师需更改医嘱时，应征求值班医师的意见，商讨决定。

（4）除执行会诊商定的医嘱外，ICU 值班医师在病情变化时有权做紧急处理。

第四节　疼痛治疗与研究

一、疼痛的诊断

临床镇痛的根本目的是消除患者的疼痛，解除患者的疾苦。而有效的疼痛治疗必须建立在明确诊断的基础之上，即对疼痛的来源有一个准确的判断。

疼痛是一种主观感觉，目前人们对疼痛的诊断也主要根据这种主观感觉来进行。

医生必须将收集的全部临床资料（主要来自3个方面，即病史采集、体格检查及辅助检查）进行分析，去粗取精，去伪存真，弄清它们之间的关系。这样，就需要一个适合疼痛诊断特点的思考方法，并且始终贯穿于诊断的全过程中。

在疼痛诊断时首先应明确以下5个方面的问题。

1. 明确病变的原因和性质

即明确引起疼痛的病变是属于损伤、炎症、畸形、肿瘤，对肿瘤还要分清是良性的还是恶性的；炎症要分清是感染（一般、特殊）性的还是无菌性的；损伤要分清是急性外伤还是慢性劳损；畸形应判断属于哪一种。明确病变的性质非常重要。除直接关系疼痛治疗的效果外，还可避免一些医疗意外和纠纷的发生。

2. 明确病变的组织或器官

即明确病变存在于哪个系统，哪个脏器。如软组织、骨关节、神经系统或内脏器官等。软组织还要明确是在肌肉、筋膜、韧带或滑囊等。

3. 明确病变的部位和深浅

病变部位是指病变在皮肤表面的投影，深浅是指病变的组织层次。只有对病变做出准确的平面定位和立体定位，才能使治疗措施（包括药物）真正在病变局部和病变组织发挥作用，取得好的疗效。

4. 明确病程的急缓

发病的急缓、病程的长短，对治疗方法的选择有密切关系。如急性腰扭伤引起的后关节半脱位、滑膜嵌顿，用手法矫治可收到立竿见影的效果。但若已形成慢性病变，则需行神经阻滞、理疗和针刀等疗法。

5. 明确患者体质、重要生命器官的功能

疼痛的诊断，始终围绕临床镇痛的根本目的而进行。疼痛治疗的一些主要方法如神经阻滞疗法，有一定的危险性。因此在疼痛的诊断过程中，应始终强调对全身状态即患者体质和重要生命器官功能的判定。年老、体弱、并发重要生命器官功能低下的患者，对阻滞疗法的耐受性差，应严格掌握适应证，控制麻醉药的用量。

在明确以上5个方面的问题之后，就可以有针对性地选择一些治疗方法，在保证患者安全的前提下，争取最好的治疗效果，从而达到诊断的根本目的。

二、疼痛的分类

由于疼痛涉及临床各个科室，而且千差万别，往往是同症异病或同病异症，许多疼痛既是一组典型的综合征，又是某些疾病的一组症状，况且疼痛又随着疾病的过程而千变万化，所以疼痛的分类至今尚难统一标准。近年来，国际头痛学会和头痛分类委员会编著了头、颈、面疼痛的分类和诊断标准，虽具有一定的权威性，但作为统一的分类标准尚需实践的反馈。

三、疼痛的治疗方法

疼痛治疗的目的主要是通过消除或减轻疼痛的感觉和反应，改善血液循环，特别是局部小血管功能和微血管循环，解除骨骼肌或平滑肌痉挛，松解局部挛缩组织，改善神经营养，恢复正常神经功能，改善全身或主要脏器的功能状态，进行精神及心理性治疗。

（一）药物治疗

1. 麻醉性镇痛药

最多用药为阿片类如吗啡及哌替啶、芬太尼等药，均有良好的镇痛作用，常用于急性剧烈疼痛，有成瘾性，因此应用受到限制。

2. 解热镇痛药

有水杨酸盐类（如阿司匹林）、吡唑酮类，有解热消炎镇痛作用，对中等度急慢性疼痛有效，如肌肉痛、关节痛、头痛及风湿性疼痛效果较好，这些药物无成瘾性，但可出现胃肠道反应等不良反应。

3. 镇静药

如安定、氯丙嗪等药，有抗焦虑、遗忘和镇静作用，和镇痛药同用可增强镇痛效果。

（二）神经阻滞

神经阻滞是疼痛治疗广泛应用的一种方法。通过神经阻滞可以达到治疗和诊断的目的，其治疗作用有阻断疼痛的神经传导通路，阻断由于疼痛引起的恶性循环，如解除由于疼痛刺激引起的血管收缩和肌肉痉挛而导致局部缺血、缺氧，进一步使疼痛加重的恶性循环；预防胸腹部手术后由于疼痛患者不敢咳嗽，而引起的肺部并发症；鉴别产生疼痛病变的部位，判断某些治疗措施的效果等。

1. 常用的药物

（1）局部麻醉药：常用的有普鲁卡因、利多卡因和丁哌卡因等。普鲁卡因一般用质量分数为1%～2%浓度，一次量10～30 mL，适用于浅层组织神经阻滞；利多卡因发挥作用快，组织穿透性好，弥散范围广，一般采用质量分数为0.5%～1.0%浓度10～15 mL；丁哌卡因作用时间长达2～4小时，适用于疼痛治疗神经阻滞，用质量分数为0.25%～0.50%浓度一次量10～20 mL。

（2）肾上腺皮质激素：具有明显抗炎及减轻炎症反应作用，一般用于慢性炎症性疼痛，常用药物有醋酸可的松、泼尼松、地塞米松等药物，常用混悬液针剂进行局部组织、关节腔内或硬脊膜外腔注射，每次剂量0.5～1.0 mL，每周1次，2～3次为一个疗程，与局部麻醉药混合注射。高血压、糖尿病、溃疡病和急性化脓性炎症忌用。

（3）维生素：适用于周围神经炎、多发性神经炎等引起的疼痛，常与局部麻醉药、肾上腺皮质激素合并应用，一般常用维生素 B_6 10～25 mg，维生素 B_{12} 0.5～1.0 mg，其疗效如何，尚需深入观察了解。

（4）神经破坏药：注射后主要使神经纤维产生变性，破坏对疼痛的传导，同时也可以引起神经感觉运动功能障碍，只应用于采用一般神经阻滞效果不佳的患者，常用的药物有质量分数为10%～20%生理盐水，体积分数为95%以上乙醇或质量分数为5%～10%酚甘油，行周围神经阻滞、蛛网膜下腔或硬膜外腔阻滞，临床均应严格应用指征。

2. 神经阻滞方法

根据不同的病情部位，采用不同的神经阻滞。

（1）脑神经阻滞：如头面部三叉神经阻滞、面神经阻滞等。

（2）脊神经阻滞：如枕部神经阻滞、颈丛及臂丛神经阻滞、肩胛上神经阻滞、肋间神经阻滞、椎旁神经阻滞、坐骨神经阻滞、腓神经阻滞等。

（3）椎管内神经阻滞：如蛛网膜下腔阻滞、硬膜外腔阻滞、骶管阻滞等。

（4）交感神经阻滞：如星状神经节阻滞、腹腔神经节阻滞、胸部腰部交感神经节阻滞等。

（5）局部神经阻滞：一般在患处找出压痛点，行局部神经阻滞。还有胸膜间镇痛用于术后镇痛。

（三）物理疗法

物理疗法包括冷、热、光、电、超声、振荡等物理治疗方法。

（四）外科手术

如三叉神经切断术、经皮脊髓束切断术、经鼻垂体破坏术、丘脑切除术等神经外科手术。

（五）精神心理疗法

如催眠术、松弛术、生物反馈疗法、行为疗法等。

第五节 麻醉科门诊及其他任务

一、麻醉科门诊

麻醉科门诊的主要工作范围如下。

1. 麻醉前检查与准备

为缩短住院周期，保证麻醉前充分准备，凡拟接受择期手术的患者，在入院前应由麻醉医师在门诊按麻醉要求进行必要的检查与准备，然后将检查结果、准备情况、病情估计及麻醉处理意见等填表送到麻醉科病房。这样一来，患者入院后即可安排手术，缩短住院日期，可避免因麻醉前检查不全面而延期手术，麻醉前准备比较充裕，而且在患者入院前麻醉医师已能充分了解病情及麻醉处理的难度，便于恰当地安排麻醉工作。

2. 出院患者的麻醉后随访

并发症的诊断与治疗由麻醉医师亲自诊治是十分必要的，因为某些并发症（如腰麻后头痛）由神经内科或其他科室诊治疗效往往不够理想。

3. 接受麻醉前会诊或咨询

如遇特殊病例，手术科室应提前请求会诊，负责麻醉的医师应全面了解患者的疾病诊断，拟行手术步骤及要求，患者的全身状况，包括体检和实验室检查结果、主要治疗过程、麻醉史、药物过敏史及其他特殊情况等，从而评估患者对手术和麻醉的耐受力；讨论并选定麻醉方法，制定麻醉方案；讨论麻醉中可能发生的问题及相应的处理措施，如发现术前准备不足，应向手术医师建议需补充的术前准备和商讨最佳手术时机。麻醉科也应提前讨论并做必要的术前准备。

4. 麻醉治疗

凡利用麻醉学的理论与技术（包括氧疗及各种慢性肺部疾患患者的辅助呼吸治疗）进行的各种治疗称为麻醉治疗，麻醉治疗是麻醉科门诊的重要内容。

二、麻醉恢复室

麻醉恢复室是手术结束后继续观测病情，预防麻醉后近期并发症，保障患者安全，提高医疗质量的重要场所。此外，可缩短患者在手术室停留时间，提高手术台利用率。床位数与手术台比例为1/2：2/3。麻醉恢复室是临床麻醉工作的一部分，在麻醉医师主持指导下由麻醉护士进行管理。

（1）凡麻醉结束后尚未清醒（含嗜睡），或虽已基本清醒但肌张力恢复不满意的患者均应进入麻醉恢复室。

（2）麻醉恢复室收治的患者应与ICU收治的患者各有侧重并互相衔接。

（3）麻醉恢复室应配备专业护士，协助麻醉医师负责病情监测与诊治，护士与床位的比例为（1：3）~（1：2），麻醉医师与床位的比例为（1：4）~（1：3）。

（4）待患者清醒、生命及或重要器官功能稳定即可由麻醉恢复室送回病房，但麻醉后访视仍应有原麻醉者负责。

（5）凡遇到患者苏醒意外延长，或呼吸循环等功能不稳定者应及时送入ICU，以免延误病情。

三、麻醉科研究室或实验室

麻醉科实验室一般可附属在麻醉科内。为了科研工作的需要可成立研究室，成立研究室时必须具备以下条件：①要有学术水平较高、治学严谨，具有副教授以上职称的学科或学术带头人；②形成相对稳定的研究方向并有相应的研究课题或经费；③配备有开展研究所必需的专职实验室人员编制及仪器设备；④初步形成一支结构合理的人才梯队。

第二章

麻醉前准备与麻醉选择

第一节 麻醉前的一般准备

麻醉前准备是根据患者的病情和手术部位及手术方式有目的进行的各方面准备工作，总的目的在于提高患者的麻醉耐受力、安全性和舒适性，保证手术顺利进行，减少术后并发症，使术后恢复更迅速。对美国医师协会（ASA）Ⅰ级患者，做好常规准备即可；对 ASA Ⅱ级患者，应维护全身情况及重要生命器官的功能，在最大程度上增强患者对麻醉的耐受力；对于Ⅲ、Ⅳ、Ⅴ级患者，除需做好一般性准备外，还必须根据个体情况做好特殊准备。

一、精神状态准备

多数患者在手术前存在一定程度的思想顾虑，或恐惧或紧张或焦虑等。但过度的精神紧张、情绪激动或彻夜失眠，会导致中枢神经系统活动过度，扰乱机体内部平衡，可能造成某些并发疾病恶化。如高血压患者可因血压剧烈升高诱发心脑血管意外，严重影响患者对麻醉和手术的耐受力。为此，术前必须设法解除患者的思想顾虑和焦虑情绪，从关怀、安慰、解释和鼓励着手，酌情恰当阐明手术目的、麻醉方式、手术体位，以及麻醉或手术中可能出现的不适等情况，用亲切的语言、良好的沟通技巧向患者做具体介绍，针对患者存在的顾虑和疑问进行交谈和说明，以减少其恐惧、解除焦虑，取得患者信任，争取充分合作。对过度紧张而不能自控的患者，术前数日起即可开始服用适量神经安定类药，晚间给安眠药，手术日晨麻醉前再给适量镇静催眠药。

二、营养状况改善

营养不良导致机体蛋白质和某些维生素缺乏，可明显降低麻醉和手术耐受力。蛋白质不足常伴有低血容量或贫血，对失血和休克的耐受能力降低。低蛋白血症常伴发组织水肿，降低组织抗感染能力，影响创口愈合。维生素缺乏可致营养代谢异常，术中容易出现循环功能或凝血功能异常，术后抗感染能力低下，易出现肺部感染等并发症。对营养不良患者，手术前如果有较充裕的时间且能口服者，应尽可能经口补充营养；如果时间不充裕，或患者不能或不愿经口饮食，应采用肠外营养，贫血患者可适当输血，低蛋白、维生素缺乏者除输血外，可给予血浆、氨基酸、白蛋白、维生素等制剂进行纠正，使营养状况得以改善，增加机体抵抗力和对手术的耐受力，减少术后感染及其他并发症，促进伤口愈合、早日康复。

三、术后适应性训练

对于术后饮食、体位、大小便、切口疼痛或其他不适，以及可能需要较长时间输液、吸氧、胃肠减压、胸腔引流、导尿及各种引流等情况，术前可酌情将其临床意义向患者讲明，让患者有充分的思想准备，以取得配合。如果术前患者心理准备不充分、术后躯体不适、对预后缺乏信心，容易产生焦虑情绪，加重术后疼痛等不适。可在完善的术后镇痛前提下，从稳定情绪入手，提供有针对性、有效的心理疏导。多数患者不习惯在床上大小便，术前需进行锻炼。术后深呼吸、咳嗽、咳痰的重要性必须向患者讲解清楚，使患者从主观上认识这一问题的重要性，克服恐惧心理，积极配合治疗，并训练正确执行的方法。疼痛是导致患者术后不敢用力咳嗽的一个主要原因，因此镇痛治疗十分重要。

四、胃肠道准备

择期手术中，除浅表小手术采用局部浸润麻醉者外，其他不论采用何种麻醉方式，均需常规排空胃，目的在于防止术中或术后反流、呕吐，避免误吸、肺部感染或窒息等意外。胃排空时间正常人为4~6小时。情绪激动、恐惧、焦虑或疼痛不适等可致胃排空显著减慢。有关禁饮、禁食的重要意义必须向患者及其家属交代清楚，以取得合作。糖尿病患者在禁食期间须注意有无低血糖发生，如出现心慌、出汗、全身无力等症状时，要及时补充葡萄糖和定时监测血糖。

五、膀胱准备

患者送入手术室前应嘱其排空膀胱，以防止术中尿床和术后尿潴留；对盆腔或疝手术，排空膀胱有利于手术野显露和预防膀胱损伤。危重患者或复杂大手术，均需于麻醉诱导后留置导尿管，以利观察尿量。

六、口腔卫生准备

生理条件下，口腔内寄存10余种细菌，麻醉气管内插管时，上呼吸道的细菌容易被带入下呼吸道，在术后抵抗力低下的情况下，可能引起肺部感染等并发症。为此，患者住院后即应嘱患者早晚刷牙、饭后漱口；对患有松动龋齿或牙周炎症者，需经口腔科诊治。进手术室前应将活动义齿摘下，以防麻醉时脱落，甚至误吸入气管或嵌顿于食管。

七、输液、输血准备

对中等以上手术，术前应向患者及其家属说明输血的目的及可能发生的输血不良反应、自体输血和异体输血的优缺点、可能经血液传播的疾病、征得患者及其家属的同意并签订输血同意书。对于不能行自体输血者，检查患者的血型，做好交叉配血试验，并为手术准备好足够的红细胞和其他血制品。凡有水、电解质或酸碱失衡者，术前均应常规输液，尽可能作补充和纠正，避免或减少术中心血管并发症的发生。

八、治疗药物的检查

病情复杂的患者，术前常已接受一系列药物治疗，麻醉前除要求全面检查药物治疗的效果外，还应重点考虑某些药物与麻醉药物之间可能存在的相互作用，有些容易导致麻醉中的不良反应。为此，对某些药物要确定是否继续使用、调整剂量再用或停止使用，例如洋地黄、胰岛素、糖皮质激素和抗癫痫药，一般都需要继续使用至术前，但应核对剂量重新调整。对1个月以前曾较长时间应用糖皮质激素而术前已经停服者，手术中也有可能发生急性肾上腺皮质功能不全危象，因此术前必须恢复使用外源性糖皮质激素，直至术后数天。正在施行抗凝治疗的患者，手术前应停止使用，并需设法拮抗其残余抗凝作用，以免术中出现难以控制的出血。患者长期服用某些中枢神经抑制药，如巴比妥类、阿片类、单胺氧化酶抑制药、三环类抗抑郁药等，均可影响对麻醉药的耐受性，或于麻醉中易诱发呼吸和循环严重并发症，故均应于术前停止使用。因β受体阻滞剂可减少围手术期心脏并发症，长期应用者，应持续用至手术当日。神经安定类药、某些抗高血压药等，可能导致麻醉中出现低血压，甚至心肌收缩无力，故术前均应考虑是继续使用、调整剂量使用或暂停使用。如因急诊手术不能按要求停用某些治疗药物，则施行麻醉以及术中相关处理时要非常谨慎。

九、手术前晚复查

手术前晚应对全部准备工作进行复查。如临时发现患者感冒、发热、妇女月经来潮等情况时,除非急症,手术应推迟进行。手术前晚睡前宜酌情给患者服用镇静催眠药,以保证其有充足的睡眠。

第二节 麻醉诱导前即刻期的准备

麻醉诱导前即刻期一般是指诱导前 10~15 分钟这段时间,是麻醉全过程中极重要的环节。于此期间要做好全面的准备工作,包括复习麻醉方案、手术方案及麻醉器械等的准备情况,应完成的项目见表 2-1,对急症或门诊手术患者尤其重要。

表 2-1 麻醉前即刻期应考虑的项目

患者方面	健康情况,精神状态,特殊病情,患者主诉及要求
麻醉方面	麻醉实施方案,静脉输液途径,中心静脉压监测途径等
麻醉器械	氧源,N_2O 源,麻醉机,监护仪,气管内插管用具,一般器械用具
药品	麻醉药品,辅助药品,肌松药,急救药品
手术方面	手术方案,手术部位与切口,手术需时,手术对麻醉的特殊要求,手术体位,预防手术体位损伤的措施,术后止痛要求等
术中处理	预计可能的意外并发症,应急措施与处理方案,手术安危估计

一、患者方面

麻醉诱导前即刻期对患者应考虑两方面的中心问题:①此刻患者还存在哪些特殊问题;②还需要做好哪些安全措施。

(一)常规工作

麻醉医师于诱导前接触患者时,首先需问候致意,表现关心体贴,听取主诉和具体要求,使患者感到安全、有依靠,对麻醉和手术充满信心。诱导前患者的焦虑程度各异,对接受手术的心情也不同,应进行有针对性的处理。对紧张不能自控的患者,可经静脉补注少量镇静药。对患者的义齿、助听器、人造眼球、隐形眼镜片、首饰、手表、戒指等均应摘下保管,并记录在麻醉记录单上。明确有无义齿或松动牙,做好记录。复习最近一次病程记录(或麻醉科门诊记录),包括:①体温、脉率;②术前用药的种类、剂量、用药时间及效果;③最后一次进食、进饮的时间,饮食内容和数量;④已静脉输入的液体种类、数量;⑤最近一次实验室检查结果;⑥麻醉及特殊物品、药品使用协议书的签署意见;⑦患者提出的专门要求的具体项目(如拒用库存血、要求术后刀口不痛等);⑧如为门诊手术,落实手术后离院的计划。

(二)保证术中静脉输注通畅

需注意:①备妥口径合适的静脉穿刺针,或深静脉穿刺针;②按手术部位选定穿刺径路,如腹腔、盆腔手术应取上肢径路输注;③估计手术出血量,决定是否同时开放上肢及下肢静脉,或选定中心静脉置管并测定中心静脉压或行桡动脉穿刺测定动脉压或心功能。

二、器械方面

麻醉诱导前应对已备妥的器械、用具和药品等,再做一次全面检查与核对,重点项目如下。

(一)氧源与 N_2O 源

检查氧、N_2O 筒与麻醉机氧、N_2O 进气口的连接是否正确无误。检查气源压力是否达到使用要求:

(1) 如为中心供氧,氧压表必须始终恒定在 3.5 kg/cm²;开启氧源阀后,氧浓度分析仪应显示 100%。符合上述标准,方可采用。如果压力不足,或压力不稳定,或气流不畅,不宜贸然使用,应改用压缩氧筒源。

（2）压缩氧筒满筒时压力应为 150 kg/cm^2（≌2 200 psi≌15 MPa），在标准大气压和室温情况下其容量约为 625 L。

（3）如为中心供 N_2O，气压表必须始终恒定在 52 kg/cm^2，低于此值时，表示供气即将中断，不能再用，应换用压缩 N_2O 筒源。

（4）压缩 N_2O 筒满筒时压力应为 52 kg/cm^2（≌745 psi≌5.2 MPa），含 N_2O 量约为 215 L，在使用中其筒压应保持不变；如果开始下降，表示筒内 N_2O 实际含量已接近耗竭，当压力降到 25 kg/cm^2，提示筒内 N_2O 气量已只剩 100 L，若继续以 3 L/min 输出，仅能供气 30 分钟，因此必须更换新筒。

（5）空气源是调节氧浓度的必需气体，压力表必须始终恒定在 3.5 kg/cm^2。

（二）流量表及流量控制钮

流量表及其控制钮是麻醉机的关键部件之一，必须严格检查后再使用。①开启控制钮后，浮子的升降应灵活、恒定，表示流量表及控制钮的工作基本正常。②控制钮为易损部件，若出现浮子升降过度灵敏，且呈飘忽不能恒定状态，提示流量表的输出口已磨损，或针栓阀损坏，出现输出口关闭不全现象，则应更换后再使用。

（三）快速充气阀

压力为 45~55 psi 的纯氧从高压系统直接进入共同气体出口，其氧流量可高达 40~60 L/min。在堵住呼吸螺纹管的三叉接口的状态下，按动快速充气阀，如果贮气囊能迅速膨胀，表明快速充气能输出高流量氧，其功能良好，否则应更换。

（四）麻醉机的密闭程度与漏气检验

1. 压缩气筒与流量表之间的漏气检验

先关闭流量控制钮，再开启氧气筒阀，随即关闭，观察气筒压力表指针，如果指针保持原位不动，表示无漏气；如果指针几分钟内即降到零位，提示气筒与流量表之间存在明显的漏气，应检修好后再用。同法检验 N_2O 筒与 N_2O 流量表之间的漏气情况。

2. 麻醉机本身的漏气检验

接上述（三）快速充气阀，再启流量表使浮子上升，待贮气囊涨大后，在挤压气囊时保持不瘪，同时流量表浮子呈轻度压低，提示机器本身无漏气；如挤压时贮气囊随即被压瘪，同时流量表浮子位保持无变化，说明机器本身存在明显的漏气，需检修好后再用。检验麻醉机漏气的另一种方法是：先关闭逸气活瓣，并堵住呼吸管三叉接口，按快速充气阀直至气道压力表值升到 30~40 cmH$_2$O 后停止充气，观察压力表指针，如保持原位不动，提示机器无漏气；反之，如果指针逐渐下移，提示机器有漏气，此时再快启流量控制钮使指针保持在上述压力值不变，这时的流量表所示的氧流量读数，即为机器每分钟的漏气量数。

（五）吸气与呼气导向活瓣

接上述（三）快速充气阀，间断轻压贮气囊，同时观察两个活瓣的活动，正常时应呈一闭一启相反的动作。

（六）氧浓度分析仪

在麻醉机不通入氧的情况下，分析仪应显示 21%（大气氧浓度）；通入氧后应显示 30%~100%（纯氧浓度）。如果不符合上述数值，提示探头失效或干电池耗竭，需更换。

（七）呼吸器的检查与参数预置

开启电源，预置潮气量为 8~10 mL/kg、呼吸频率为 10~14 次/分钟、吸呼比为 1∶1.5，然后开启氧源，观察折叠囊的运行情况，同时选定报警限值，证实运行无误后方可使用。

需要注意的是，上述检查步骤通常用于既往较旧型号麻醉机的一般经验性检测。随着医学科技的迅猛发展，现代麻醉工作站已取代传统意义上的功能简单的麻醉机。现代麻醉工作站的使用前检测方法请遵循不同型号和品牌的生产厂家推荐的开机检查程序、各医疗机构自身制定的操作流程和规范进行。

（八）麻醉机、呼吸器及监测仪的电源

检查线路、电压及接地装置。

（九）CO_2 吸收装置

观察碱石灰的颜色，了解其消耗程度，一般在碱石灰 3/4 变色时即作更换，以免造成 CO_2 蓄积。

（十）其他器械及用具

包括喉镜、气管导管、吸引装置、湿化装置、通气道、困难气道设备、神经刺激器、快速输液装置、血液加温装置等的检查。

（十一）监测仪

各种监测仪应在平时做好全面检查和校验，于麻醉诱导前即刻期再快速检查一次，确定其功能完好无损后再使用。

三、手术方面

麻醉医师与手术医师之间要始终保持配合默契、意见统一，除共同对患者进行核对并签字外，要做到患者安全、麻醉满意和工作高效率。在麻醉诱导前即刻期，必须重点明确手术部位、切口、体位；术者对麻醉的临时特殊要求、对术中意外并发症的处理意见以及对术后镇痛的要求等。特别在手术体位的问题上，要与术者取得一致的意见。在麻醉状态下改变患者的体位，因重力作用可导致呼吸和循环等生理功能的相应改变，同时对脏器血流产生不同的影响；又因改变体位促使身体的负重点和支点发生变化，软组织承受压力和拉力的部位和强度也随之而改变，由此可能导致神经、血管、韧带和肌肉等软组织损伤。对于正常人，这些变化的程度均轻微，通过机体自身调节，一般均能自动纠正或适应；但在麻醉状态下，患者全部或部分知觉丧失，肌肉松弛无力，保护性反射作用大部消失或减弱，患者基本上失去自我调节能力。因此，改变体位所产生的各种生理功能变化可转为突出，若不加以注意和及时调整，最终可导致缺氧、CO_2 蓄积、低血压、心动过速以及神经损伤或麻痹等并发症，轻者增加患者痛苦，延迟康复；重者可致呼吸、循环衰竭，或残废，甚至死亡。因此，手术体位是麻醉患者的重要问题，麻醉医师对其潜在的危害性要有充分认识，具备鉴别能力，做到正确安置手术体位，防止发生各种并发症或后遗症。对手术拟采用的特殊体位，麻醉医师应尽力配合，但要求以不引起呼吸、循环等功能的过分干扰，神经、血管、关节、眼球等过分牵拉和压迫为前提。

第三节　特殊病情的麻醉前准备

麻醉处理的一个重要危险情况是，手术患者同时存在重要器官及系统疾病。统计资料显示，手术并发症的发生率和病死率与患者术前并存心血管、呼吸、血液和内分泌系统等疾病有密切关系。本节扼要讨论并存器官及系统疾病的手术患者，于术前应做好的麻醉前准备工作。

一、心血管系统疾病患者的麻醉前准备

当患者并发心血管系统疾病而确定施行手术时，应特别注意下列问题。

（1）长期应用利尿药和低盐饮食患者，有可能并存低血容量、低血钾、低血钠及酸碱失衡，术中容易发生心律失常和休克。低血钾时，洋地黄和非去极化肌松药等的药效将增强。因此，术前均应做血电解质检查，保持血清钾水平在 3.5～5.5 mmol/L；如病情允许，术前一般宜停用利尿药 48 小时；对能保持平卧而无症状者，可输液补钠、钾，但需严密观察并严格控制输液速度，谨防发作呼吸困难、端坐呼吸、肺啰音或静脉压升高等危象。噻嗪类利尿药长期服用可致糖耐量降低、血糖升高，长期服用该类药物的患者需要注意血糖情况。

(2) 心脏病患者如伴有失血或严重贫血，携氧能力降低，可影响心肌供氧，术前应少量多次输血。为避免增加心脏负担，注意控制输血量和速度。

(3) 对正在进行的药物治疗，需进行复查。对有心力衰竭史、心脏扩大者术前可考虑使用少量强心苷，如口服地高辛 0.25 mg，每日 1~2 次，药物可服用至手术前日。二尖瓣狭窄的患者需要控制心率，术前建议继续使用洋地黄。冠状动脉供血不足的患者建议围手术期积极使用 β 受体阻滞剂控制心率，降低围手术期心脏风险。

(4) 对并存严重冠心病、主动脉瓣狭窄或高度房室传导阻滞而必须施行紧急手术者，需考虑酌情采取以下措施：①建立有创动脉压监测；②放置 Swan-Ganz 导管；③定时查动脉血气分析；④放置临时或永久性心脏起搏器；⑤准备好必要的血管活性药物；⑥准备电击除颤器；⑦重视麻醉选择与麻醉管理，选择镇痛和镇静充分的麻醉方式。

二、呼吸系统疾病患者的麻醉前准备

手术患者并发呼吸系统疾病者较多，尤其在老年患者中多见。麻醉前必须做好以下准备。①戒烟至少 8 周，以改善呼吸道纤毛功能，减少气道分泌物及刺激性；但术前哪怕戒烟 1 天对患者也是有益的，因而术前应鼓励患者积极戒烟而不必过多拘泥于术前戒烟的时间长短。②避免继续吸入刺激性气体。③彻底控制急慢性肺部感染，术前 3~5 天酌情使用有效的抗生素，并做体位引流，控制痰量至最低程度。④练习深呼吸和咳嗽，做胸部理疗以改善肺通气功能，增加肺容量。⑤对阻塞性呼吸功能障碍或听诊有支气管痉挛性哮鸣音者，需雾化吸入 $β_2$ 肾上腺素受体激动药和抗胆碱药等支气管扩张药治疗，可利用 FEV_1 试验衡量用药效果，并持续用至手术室。⑥痰液黏稠者，应用雾化吸入或口服氯化铵或碘化钾以稀释痰液。⑦经常发作哮喘者，可应用肾上腺皮质激素，以减少气道炎症和反应性，减轻支气管黏膜水肿。以吸入方式最佳，可减少全身不良反应，如倍氯米松每 6 小时喷 2 次。静脉可用甲泼尼龙；根据临床反应确定剂量及给药次数。⑧对肺心病失代偿性右心衰竭者，需用洋地黄、利尿药、吸氧和降低肺血管阻力药（如肼屈嗪、前列腺素）进行治疗。一般来讲，伴肺功能减退的呼吸系统疾病，除非存在肺外因素，通常经过上述综合治疗，肺功能都能得到明显改善，这样，在麻醉期只要切实做好呼吸管理，其肺氧合和通气功能仍均能保持良好。这类患者的安危关键在手术后近期，仍然较易发生肺功能减退而出现缺氧、CO_2 蓄积和肺不张、肺炎等严重并发症。因此，必须重点加强手术后近期的监测和处理。

三、神经肌肉系统疾病患者的麻醉前准备

神经肌肉系统疾病多数涉及生命重要部位的功能状态，因此，必须针对原发疾病、病情和变化程度，做好麻醉前准备工作。

（一）重症肌无力

(1) 重症肌无力是一种自身免疫性疾病，由节后乙酰胆碱受体丧失引起，表现为肌无力和容易疲劳，休息后可好转，可涉及全身所有的肌肉。麻醉前应对患者保护呼吸道通畅的能力、咽喉肌和呼吸肌麻痹的程度进行测试，如施行导呕反射观察其吐出的能力及咳嗽力量。眼轮匝肌的单神经肌电图具有 100% 的敏感性，被认为是金标准。用力肺活量（FVC）是评价该类患者呼吸功能最可靠的标准，因此多数患者需进行肺功能测验，以指导术后是否需要采用呼吸支持治疗。

(2) 抗胆碱酯酶药作用于神经肌肉接头，产生抑制胆碱酯酶代谢的作用。多数用溴吡斯的明治疗，精确记录其基础药量甚为重要。对明显肌无力者，治疗药量应达最大程度。一般平均剂量为 60 mg 口服，每 4~6 小时一次；如果仍不能控制，常加用糖皮质激素治疗。但注意约有 8% 的患者于激素治疗之初，重症肌无力可短暂加重。也可使用硫唑嘌呤、环孢素、甲氨蝶呤和环磷酰胺治疗。

(3) 免疫治疗适用于重度重症肌无力患者，或对激素治疗反应不佳的患者。在全量激素或溴吡斯的明治疗持续数周至几个月，而病情仍难以控制的患者，可采用血浆置换和免疫球蛋白治疗。在严重病例或肺活量小于 2 L 的患者使用血浆置换，病情可得到迅速改善，但仅能暂时性改善症状，可用于少数

患者减少手术应激的术前准备。有报道发现，对重度重症肌无力患者，在胸腺切除术前 2~13 天内施行 1~4 次血浆置换治疗，术后机械通气、拔管时间及 ICU 留住天数均可缩短。

（4）重症肌无力的常见并发病有甲状腺病、类风湿关节炎、系统性红斑狼疮和恶性贫血，应予仔细检查及治疗。

（5）预测术后是否需要机械通气治疗的因素：病期超过 6 年；并发慢性呼吸系统病史；溴吡斯的明剂量每天超过 750 mg；肺活量小于 2.9 L。

（6）麻醉性镇痛药和神经安定类药可影响呼吸和神经肌肉接头功能，术前应禁用。除青霉素和头孢菌素外，大多数抗生素都可加重肌无力。抗胆碱酯酶药术前是否继续使用存在争议，但总的来说，如果患者有药物依赖，术前应继续使用，同时继续使用免疫抑制剂。应用糖皮质激素者，围手术期应继续激素治疗。

（7）对眼肌已受累的患者，宜采用清醒插管，或快速诱导加环状软骨压迫插管。大多数患者可仅在加深麻醉而不用肌松药的情况下完成气管插管。在抗胆碱酯酶药治疗期间应用琥珀酰胆碱，容易诱发双向阻滞，延长作用时间，故禁止使用。患者对非去极化肌松药可能特别敏感。有些药物（如镁、局部麻醉药、抗心律失常药）和特殊因素（如低温、呼吸性酸中毒）可加重非去极化肌松药的作用，故应避用。如果术中确实需要进一步的肌松效应，可在肌松监测的指导下应用特小剂量的非去极化肌松药。对非去极化肌松药拮抗剂新斯的明，应采取滴注方式逐步用药，每隔 5 分钟注射 0.5~1 mg，以避免抗胆碱酯酶药逾量而诱发胆碱能危象、加重肌无力。

（8）术后如果患者不能恢复口服溴吡斯的明，可改用静脉注射口服剂量的 1/30 用药。为鉴别胆碱中毒性肌无力加重，可施行腾喜龙试验。腾喜龙属短效、速效抗胆碱酯酶药，用药后一般可使肌无力症状迅速改善；如果存在抗胆碱酯酶药过量，其拟胆碱作用同样会加重肌无力。目前，由于神经科医师已不再使用特大剂量溴吡斯的明治疗，麻醉医师也已限制拟胆碱类药的使用，因此，胆碱能危象已很少见。腾喜龙试验只有在应用大剂量新斯的明时需施行，一般已不再采用。如果患者应用抗胆碱酯酶药治疗后，肌无力未能有效解除，则应施行血浆置换治疗，其方案各异，一般在最初 2~3 天可每日置换 1 次，以后根据病情调整应用间隔天数。

（二）帕金森病

（1）帕金森病是由基底节线状通路的多巴胺耗损引起，临床三联征表现为震颤、肌肉强直、运动迟缓。因体位反射和自主反射破坏，容易出现心律失常、体位性低血压、体温调节失控和麻醉期间血流动力学不稳定。病程发展至最后，有痴呆、精神错乱和精神病的趋势。咽喉肌功能障碍可增加误吸的机会，因饮食和吞咽困难可明显影响血容量和营养状态，因呼吸肌僵直、行动迟缓和脊柱后突变形，可出现限制性肺功能改变，术前需做肺功能检查、胸片、血气分析，并指导患者锻炼呼吸功能。抗帕金森病最常用卡比多巴-左旋多巴，但可能引起心肌敏感，容易诱发心律失常、低血压或高血压。

（2）抗帕金森病药需一直用至手术前，左旋多巴半衰期短（大约 3 小时），因此治疗必须延续至手术前并在术后立即恢复。对咽喉肌麻痹者，宜采用快速诱导结合环状软骨压迫进行气管内插管。选用轻至中度抑制心脏的药物，以提高机体肾上腺素能反应和防止低血压。琥珀酰胆碱有诱发高血钾的可能。患者对非去极化肌松药的反应一般仍属正常。术中应避用抗多巴胺类药如灭吐灵（胃复安）、丁酰苯类（如氟哌利多）和酚噻嗪类，它们可抑制多巴胺的释放或与多巴胺竞争受体。全身麻醉可造成显著的术后恶心和呕吐，选用部位麻醉可避免术后呼吸抑制、严重的术后疼痛和恶心呕吐，但安置体位可能发生困难，且患者的不自主运动造成麻醉医师和手术医师的操作难度增加。术中使用苯海拉明和小剂量的丙泊酚可减少上述问题。术毕应等待患者清醒，确证咽喉肌反射完全恢复、肺功能已恢复到术前水平后方可拔管。手术期停用卡比多巴，左旋多巴可能引起症状显著加剧，因此术后应尽快恢复使用，以防止发生不可逆的肌僵硬和行动迟缓。如果患者不能口服或鼻饲用药，可静脉或肌内注射抗胆碱能药物如苯海索、甲磺酸苯扎托品或苯海拉明。术后处理要围绕肺功能锻炼和栓塞防治，鼓励患者早期理疗和离床活动。术后易出现震颤增加、谵妄、意识模糊，可能与原先存在的脑功能障碍，或静脉应用抗胆碱能药以及手术期停用治疗药有关。氯氮平不会恶化帕金森病的运动障碍，术后可用于终止左旋多巴引起的幻觉。另外，帕金森病患者体温调节、血糖代谢可能存在异常，术后需注意体温及血糖的监测。

（三）卒中

1. 围手术期卒中的发生率取决于手术类型

统计指出，普外科手术的卒中发生率平均为 0.2%，周围血管手术为 1.5%，心脏或颈动脉手术为 4%。无脑血管疾病史的患者，在成人普外科手术后的卒中发生率可减少一半以上。其他预测有卒中危险的因素包括周围血管病、高血压、心房纤颤和 70 岁以上老年患者等。

2. 手术前预防与准备措施

（1）术前应对冠心病、心房纤颤和高血压进行积极治疗，达到最满意状态。对新近出现的心房纤颤，应使其逆转为正常窦性节律；对慢性心房纤颤应尽可能控制心室率不超过 80 bpm。对无症状的心房纤颤，可用阿司匹林或双香豆素预防性治疗，但手术前应考虑酌情停药。

（2）对已有卒中史或短暂脑缺血发作（TIA）的患者，应施行脑 CT、颈动脉超声多普勒，必要时进行血管造影等检查以追究其原因，排除颅内出血或硬膜下血肿。对颈动脉造影证实狭窄超过 70% 者，可酌情考虑施行预防性的颈动脉内膜剥脱术（CEA）治疗。对存在非心源性栓塞可能的患者，或颈动脉狭窄不明显者，应选用阿司匹林预防性抗凝治疗。对不能接受阿司匹林治疗，或已用阿司匹林而仍出现卒中先兆征象的患者，可用血小板抑制药氯吡格雷（波立维）等治疗。

（3）应用阿司匹林和血小板药者，可因出血时间延长而出现手术野广泛渗血，故术前需按相关指南要求酌情考虑停药，但有人建议 CEA 前可不停用阿司匹林，且于术后立即恢复使用，这样对防止术后心肌梗死具有特别重要的价值。

（4）对已有冠状动脉病、瓣膜病或心律失常史者，需做心脏超声检查及 24 小时动态心电图监测。对心房纤颤或左房已证实存在凝血块者，随时有血块脱落造成脑栓塞（后脑动脉区）的危险，术中可施行经食管超声心动图监测。对已证实存在心腔凝血块者，需使用华法林治疗至少 3 个月，再复查超声心动图。

3. 麻醉前应考虑的预防措施

（1）控制血压与维持满意氧输送是主要的预防措施。术后卒中多数与围手术期低血压无关，即使颈动脉阻塞患者也如此。但主动脉手术中的低血压常是卒中的诱因，在松开主动脉阻断钳之际的短暂低血压，常为卒中发生率显著增高的基础。

（2）对颈动脉明显阻塞的患者，应维持相对较高的颅内灌注压以策安全，即使在施行控制性低血压时也宜将平均动脉压（MAP）维持在至少 50 mmHg 以上。经颅超声图观察到，MAP 保持 60 mmHg 以上时，不论存在单侧颈动脉狭窄与否，通过脑自动调节功能，脑血流速度仍能保持适宜，一旦 MAP 降至 35 mmHg，则需应用血管收缩药提升 MAP，方能使脑灌注压保持适宜。

（3）卒中后需推迟手术时间，惯例是急性卒中后手术应推迟 1~3 个月，以等待梗塞周边缺血区已消失的自动调节功能有所恢复。在脑自动调节功能缺损期间，脑灌注需直接依靠体动脉血压，如果出现轻微的低血压，即有导致周边缺血区转变为不可逆性损伤的高度危险性。

（4）在卒中恢复期内应避用琥珀酰胆碱，以防引起高血钾反应。有报道卒中 6 个月以后应用琥珀酰胆碱，不致再引起高钾血症。

（四）多发性硬化症

（1）多发性硬化症为脑白质退变性疾病，以脱髓鞘、轴索损伤和髓鞘再生继发的神经胶质增生为特征。临床表现多样，常见感觉、运动、自主神经、视觉和综合传导路径等损害。因颈髓或延脑呼吸中枢脱髓鞘，可出现呼吸功能损害，应监测肺功能和进行血气分析，以了解呼吸储备功能。因咽喉肌功能障碍，有胃内容物误吸的高危性。截瘫或四肢瘫痪可出现自主神经系统反射过度的倾向，表现综合性征象。

（2）用于治疗肌痉挛的药物可影响麻醉实施。溴丙胺太林、巴氯芬和丹曲林可增强非去极化肌松药的神经肌肉接头阻滞效应。地西泮可增强麻醉药的镇静作用。在 1 年内曾有激素治疗史者，为控制手术应激而恢复使用激素时，可能导致病情恶化。

（3）麻醉方案的考虑。目前尚无全身麻醉后多发性硬化症复发率增加的报道，也缺乏区域麻醉与多发性硬化症相互作用方面的研究。有人报道脊髓麻醉和硬膜外麻醉可加剧多发性硬化症的病情，但在病情不适宜全身麻醉时仍可采用。因可能存在胃排空延迟，全身麻醉时宜选用快速诱导结合环状软骨压迫行气管内插管。存在自主神经系统功能不全时，应强调无创性持续监测。多发性硬化症患者应用琥珀酰胆碱可诱发显著的钾释放。应用非去极化肌松药时，有可能出现作用增强和时间延长，应严密监测神经肌肉接头功能。体温升高可加重多发性硬化症的肌无力症状，因此有人建议对一般性非心脏手术，宜主动采取降低体温的措施。此外，麻醉和手术应激可使病情加重，术后需比较手术前后的神经系统检查结果，保持体温正常，完善镇痛，减轻应激，采取合理的措施预防感染。

（五）肌营养不良

（1）肌营养不良时，咽肌和会厌肌麻痹，消化系统、呼吸系统和心血管系统可明显受累。胃排空延迟、吞咽困难、口咽分泌物存留均可使患者在围手术期处于误吸窒息的危险。会厌肌无力可使患者的呼气受限。呼吸肌功能紊乱表现为呼吸快速、潮气量减小、反常呼吸伴辅助呼吸肌活动增强，其呼吸功能可能尚正常，但通气储备功能显著削弱，对高碳酸血症和低氧血症的反应明显受抑制。

（2）在肌营养不良、全身及四肢肌萎缩时，心肌功能常严重受累（心肌收缩力减低、乳头肌退化引起二尖瓣反流），心脏传导异常。术前检查应包括心电图及各种心肌收缩力测定（如超声心动图、多维血管造影等）。

（3）麻醉方案的考虑。麻醉药可进一步减弱呼吸肌张力，抑制对 CO_2 蓄积的通气反应，必须常规辅助或控制呼吸支持。麻醉药抑制心肌及血流动力学，应持续监测心电图和血压，对术前心储备功能明显受累者，宜施行有创性血流动力学监测。婴幼儿患者可能有肌张力低下、吞咽困难、延髓性麻痹、巨舌、脊柱后侧凸和漏斗胸伴发限制性肺病与呼吸窘迫，造成插管困难，同时存在对非去极化肌松药敏感。术后当患者清醒、呼吸功能恢复到基础水平（负压峰值至少 $-20 \sim 30\ cmH_2O$，潮气量至少 $8\ mL/kg$）、血气分析正常后拔除气管导管。

（六）吉兰-巴雷综合征

（1）吉兰-巴雷综合征（又称格林-巴利综合征）的原因不明，70% 的患者在发病前 8 周内有前驱感染史。临床主要表现为双侧对称性的上行性肌无力，病理证实有周围神经脱髓鞘。半数患者出现脑神经受累，可影响呼吸肌和眼球活动；可出现感觉缺失和自主神经系统功能障碍，表现为血流动力学不稳定。神经传导研究证实，患者早期出现传导速度减慢，后期出现去神经作用加强。本病与多发性神经炎有相似之处。

（2）麻醉方案的考虑。患者由于肌无力，需呼吸支持，这与肌萎缩者相似。琥珀酰胆碱可引起慢性去神经肌肉大量释放钾离子致严重的高钾血症。由于心血管功能不稳定，易出现心率和血压波动，需持续心电图及直接动脉压监测。由于自主神经功能不全，心率与血压已不足以反映血容量情况，需监测中心静脉压或肺动脉置管测压，以明确血容量状况。术中电解质的变化可能导致病情加重，应力争避免。

（七）假性脑瘤

（1）假性脑瘤是一种非颅内占位性病变引起的颅内高压综合征，也称良性颅内高压症，原因多数不明，包括原发性脑静脉引流异常、脑脊液分泌/吸收异常，或内分泌、代谢性或免疫性疾病。女性发生率高于男性 4~8 倍，常伴有头痛、视盘水肿、视力障碍和脑神经（常为第 6 脑神经）功能紊乱。腰穿脑脊液压可升高超过 $200\ mmH_2O$。腰穿脑脊液引流可减轻头痛症状，但必须先用脑 CT 或 MRI 检查排除颅内占位病变。一般不存在脑积水，脑室显示正常或缩小。

（2）病情稳定数月或 1 年后可以麻醉和手术，术前需复查视力和脑神经功能，对估计术后功能不全具有指导意义。在脑 CT 排除脑疝综合征后，可谨慎采用脊髓麻醉或硬膜外麻醉。正在应用激素治疗者，围手术期需继续应用。

(3) 局部麻醉常用于脑脊液引流治疗，脊髓麻醉对多数患者尚属适宜，但在注入局部麻醉药之前应先作脑脊液引流。因硬膜外腔注入局部麻醉药可能促使颅内压增高，故硬膜外麻醉非良好选择。全身麻醉时应选用降低和防止颅压增高的药物和方法。对肌松药、镇静催眠药尚无特殊敏感的现象。由于假性脑瘤患者多数体型肥胖，故应针对肥胖人特点实施麻醉，掌握紧急处理和拔管原则。

（八）先兆子痫/子痫

(1) 典型的先兆子痫表现为高血压、周围水肿、蛋白尿，一般发生于妊娠 20 周后与分娩后 48 小时内。患者常主诉头痛、胃肠道不适、畏光和视物模糊，严重时出现神志状态改变、恶心、呕吐。对具有典型征象的子痫患者应做进一步神经系统检查。对先兆子痫/子痫患者出现昏迷，应作头颅 CT 检查，以排除需要手术处理的病变，如颅内血肿、后颅窝水肿导致水管阻塞性脑积水；同时应采取降低颅内压增高的措施。但对非典型的子痫患者并无 CT 检查的必要。

(2) 先兆子痫患者常于胎儿娩出后发生子痫抽搐，而很少于妊娠 20 周以前或娩出 48 小时后发生。治疗目标为稳定病情和顺利分娩。抽搐发作前常有某些预兆征象，包括头痛持续而加剧、视物模糊、畏光、频繁呕吐、深腱反射亢进伴抽搐。治疗子痫抽搐，首先要保持通气和氧合良好，防止呕吐物误吸，预防抽搐期外伤。可用硫酸镁控制抽搐：首剂单次静脉注射 4~6 g，继以静脉滴注 1~2 g/h；如果抽搐仍不能控制，可再在 5 分钟内经静脉推注 2~4 g。

对硫酸镁治疗抽搐目前仍存在争议，有人发现硫酸镁不是抗抽搐药，用于子痫主要基于其有效而不良反应较小的传统经验。但临床研究发现有些抽搐患者的血浆镁浓度仍属正常。另外硫酸镁可导致肌无力、肌松药作用增加、加重部位麻醉引起的低血压以及抑制心肺功能等，因此需要密切监测深部腱反射和血浆药物浓度。其他抗抽搐药有：静脉注射劳拉西泮 1~2 mg，或地西泮 5~10 mg，或咪达唑仑 2~5 mg。待抽搐停止后，继以静脉滴注苯妥英钠 10 mg/kg（25 mg/min），滴注期间应监测心电图和血压。如果不能经静脉用药，肌内注射咪达唑仑 10 mg 也可制止抽搐。同时应用抗高血压药物控制血压。少尿可给予液体冲击处理，如果无反应可在中心静脉压监测下指导液体治疗。当抽搐被终止、氧合功能正常、呼吸和血压维持稳定后，再进一步做控制血压和胎儿娩出处理。产后肺水肿较为常见，治疗措施包括支持治疗、利尿及必要的血管扩张剂和机械通气。先兆子痫产妇需要放置肺动脉导管的指征为：对治疗无反应的严重高血压、肺水肿；对液体治疗无反应的少尿以及产妇并发严重心脏疾病。

（九）神经安定药恶性综合征

(1) 神经安定药恶性综合征（NMS）是一种药物特异质反应，高热、铅管样强直和精神状态改变是其经典的三联征，也是诊断该病的主要标准。其他表现包括心动过速、高血压或低血压、呼吸急促和大汗。可能出现锥体外系症状，包括运动障碍、角弓反张、眼动危象和构音困难。引起 NMS 的神经安定药主要有两大类。

1) 中枢多巴胺能阻断药：如氯丙嗪、氟哌利多、甲氧氯普胺、丙氯拉嗪，精神病科常用的神经安定类药如丁酰苯类、吩噻嗪类和硫蒽类等。

2) 多巴胺能激动药：主要用于治疗帕金森病，如果突然停药可诱发 NMS。多巴胺是体温调节中枢与纹状体运动通路之间的神经递质。突然停药可干扰多巴胺能神经活性，导致体温调节失控和帕金森病病情加重。由于肌肉活动增加致产热增加，在体温调节失灵的情况下患者可出现高热。因此，在帕金森病的病程中，如果出现高热，同时伴有自主神经系统功能不稳定、神志改变和血肌酐升高，同时也无明显感染源时，应怀疑药物引起的 NMS。

(2) 应用神经安定类药治疗的患者中，NMS 的发生率为 1:100~1:1 000；死亡率于 1984 年报道为 10%，1989 年报道如果同时并存肌红蛋白血症和肾功能衰竭，则死亡率更高。即便应用多巴胺激动药如溴隐亭、金刚烷胺和丹曲林治疗，也不能降低死亡率。

(3) 对活动性 NMS 患者，不考虑行择期手术，因脱水、高热、自主神经功能障碍和肾功能衰竭均显著增加围手术期并发症的发生率。一旦发生 NMS，首先采用支持治疗，同时停用神经安定药，保证供氧充分和良好通气，必要时使用去极化或非去极化肌松药。为控制高热，可用冰毯、酒精擦身及退烧药。对严重高血压患者可用血管扩张药或β受体阻滞药治疗。丹曲林可降低肌僵硬和改善高热，但并不能降低死亡率。使用多巴胺激动药（如上述）能缩短病程。如果存在肌红蛋白血症，需大量输液以防肾功能衰竭。NMS 时可安全使用会诱发恶性高热的药物，如琥珀酰胆碱、非去极化肌松药和挥发性麻醉药。避免使用可引起高热的抗胆碱药物。琥珀酰胆碱有可能引起高钾血症。有效的治疗药物包括溴隐亭（多巴胺激动剂）、丹曲林、苯二氮䓬类药物和有助于改善强直患者通气的肌肉松弛药。

（十）癫痫（抽搐）

（1）对正在接受抗癫痫药治疗的抽搐患者，应明确其抽搐的类型、发作的频率、治疗药物的血药浓度。如果抽搐已被很好控制，即可手术，围手术期不必更改抗抽搐药使用方案。如果抽搐频率增加或常出现全身强直痉挛性抽搐，应查明抽搐加剧的潜在原因。常见的原因有药物不匹配、镇静催眠药或酒精的中断、外伤、肿瘤、药物使用（如安非他命、可卡因）、高钙或低钙、低氧和患有其他疾病，需做电解质、肌酐、血浆蛋白、血细胞计数及分类、尿液分析及相应检查和处理，同时测定抗抽搐药血药浓度，如果低于治疗水平，应适当追加药量，手术应推迟直至抽搐被有效控制。但患者在术中仍可能发生抽搐，仅是被全身麻醉神经肌肉接头作用及肌松药的作用所掩盖而已，故仍不能忽视有关抽搐的治疗。许多抗癫痫药物如卡马西平、苯妥英钠、苯巴比妥，均会诱导细胞色素 P450 的活性，影响其他药物的肝脏代谢。而新型的抗癫痫药物如加巴喷丁和托吡酯等产生的药物相互作用要小得多，建议选择使用。术后频繁抽搐的不良后果是手术伤口裂开、呼吸道梗阻、呼吸循环功能衰竭，因此应积极处理术后的惊厥、抽搐等症状。

（2）围手术期常用的抗抽搐药物。一般经口服用药都能维持有效的血药浓度，术前禁食（NPO）与术后 NPO 期间，可鼻饲用药，也可改用苯妥英钠或苯巴比妥静脉用药。术前如果口服用药吸收不佳，可在术前数周换用静脉用药以达到血药稳态，术前一般无须追加静脉负荷剂量。丙戊酸经直肠灌注用于小儿，吸收良好，但用药前需清洁灌肠以保证有效吸收。抗抽搐药的半衰期一般都较长，如果术前将最后一次口服剂量加倍，血药有效浓度可维持手术当天一整天，因此可省略 1~2 次用药。

（3）麻醉方案的考虑。局部麻醉药达中毒剂量可诱发抽搐，但抽搐患者施行常规硬膜外麻醉或臂丛阻滞麻醉仍属安全。采用脊髓麻醉较好，因局部麻醉药用量可很小。常用的静脉或吸入全身麻醉药有增高或抑制抽搐活性的作用，取决于剂量大小和当时的患者情况。氯胺酮（特别与茶碱并用）容易诱发癫痫患者的抽搐发作。恩氟烷在较高浓度（>2.5%）用药及过度通气（$PaCO_2 < 25$ mmHg）的情况下，脑电图可出现癫痫样棘波放电，因此，应维持较低浓度用药和保持 $PaCO_2$ 在正常水平。氟烷可影响肝脏线粒体酶活性，在体内代谢较多，肝脏毒性的发生率较高。异氟烷具有强力抗抽搐作用。镇静药的不良反应可影响肝脏代谢和蛋白结合。丙泊酚并发短效阿片类药行静脉麻醉的可控性较好，具有止吐、抗惊厥作用，并且对皮质脑电图无干扰。右美托咪定有良好的镇静作用，可以安全用于该类患者。长时间应用苯妥英钠和氨甲酰氮䓬（又称卡马西平或酰胺咪嗪）治疗可引起对非去极化肌松药的耐药性。麻醉中需监测脑电生理，必要时请神经专科医师协助。脑电生理的监测方法主要如下。

1）脑电图记录原始脑电压，分析脑电波（赫兹）的频率和幅度，可推测脑活动与代谢状况。例如抽搐激活期或应用小剂量巴比妥和氯胺酮时，脑电波频率增加；麻醉性镇痛药和深度吸入麻醉时，脑电波频率减慢、幅度增加；缺氧、缺血、大剂量应用巴比妥时，脑电波频率减慢、幅度降低；脑死亡、深度低温、深度低灌注、巴比妥性昏迷和异氟烷 2MAC 水平麻醉时，脑电波呈等电位线。近年来已采用先进的压缩频谱显示仪（CSA），通过计算机处理，将复杂的原始脑电图转变为简单而可理解的图谱资料和波幅、频率曲线面积（正常值约占总面积的 85%~99%，平均 97%）。但 CSA 监测有时可能不能发现大脑半球的局部缺血。

2）诱发电位（EP）可测定中枢神经系统对周围神经刺激所引发的电位变化。根据不同的刺激模式，可将 EP 分为：①躯体感觉诱发电位（SSEPs），刺激手或腿的周围神经，记录头皮、脊柱、棘间韧带或硬膜外腔产生的神经冲动电位。②脑干听觉诱发电位（BAEPs），用测听棒刺激第 8 脑神经，记录后颅窝脑干部位产生的电位。③视觉诱发电位（VEPs），用闪光刺激，记录前颅窝的诱发电位。通过分析 EP 的变化，可了解某特定感觉通路与皮质代表区的功能状态，由此诊断中枢神经系统疾病、监测术中的脑和神经功能。影响 SSEPs 最轻的麻醉方法是芬太尼伴 <60% N_2O 或 <1% 异氟烷吸入，对周围性 SSEPs（即颈 SSEPs）或短潜伏期的 BAEPs 影响很小。为获得一份可以说明问题的诱发电位记录，需要尽量排除一些影响因素，其中维持稳定的麻醉深度水平是正确记录诱发电位的最重要因素，同时要求麻醉方法与临床环境生命指标如体温、酸碱状态、血细胞压积和血压等不能有丝毫改变，必须保持在恒定状态。

3）肌电图（EMG）和神经传导速度监测，可判断手术解剖近侧组织的运动与脑神经通路的完整性，以保证手术操作无失误。

4）下列手术中脑电生理监测具有特殊指征，麻醉前需做好一切仪器物品的准备。①颈动脉内膜剥脱术（CEA）或其他可能引起脑缺血危险的手术，可监测脑电图（电极置于两侧大脑半球的前和后区）及 SSEPs。②异常脑组织切除术，可直接在手术显露的脑皮质上测定脑皮质图，适用于癫痫手术，有助于判定异常脑组织或活组织检查的最佳切除范围。大多数静脉和吸入麻醉药对 SSEPs 和 BAEPs 都产生不同程度的影响，对经颅皮质测定结果的影响比经皮质下测定结果的影响明显。巴比妥引起轻度潜伏期延长和幅度减小，但即使皮质 EEG 已处于等电位线，SSEP 仍不会消失。吸入麻醉药和 N_2O 对皮质 SSEPs 潜伏期延长和幅度减小的影响最显著。阿片类药有延长潜伏期和减小幅度的倾向，但即使应用大剂量麻醉性镇痛药麻醉时仍可测得 SSEPs。依托咪酯、氯胺酮和丙泊酚可明显增强 SSEPs。③后颅窝手术期间施行 BAEPs 及刺激面神经（第 7 脑神经）监测 EMG，可明确脑神经功能不全的压迫、牵拉或缺血等原因。④脊柱手术特别是脊柱侧弯矫形手术、神经外科脊髓手术、胸主动脉横夹手术都有施行 SSEPs 监测的指征。⑤周围神经移植或切除术采用 EMG 和神经传导速度测定，可确定已损伤的周围神经或需要施行移植的周围神经；于手术分离神经过程中可判断神经通路及其功能，避免可能发生的神经牵拉、压迫或切断等损伤，以提高安全性和有效性。⑥其他指征，利用 EEG 和 SSEPs 可监测麻醉深度；了解控制性低血压期间脑和脊髓的血流灌注适宜程度；面临脑缺血危险时可及时获得脑等电位线的信息。

（十一）阻塞性睡眠呼吸暂停低通气综合征（OSAHS）

(1) OSAHS 的高危因素包括肥胖（主要是中心型、短颈和颈围增加）、男性、绝经后女性和高血压，梗阻的最主要部位是口咽部，患者在睡眠中难以保持呼吸道通畅。患者长期夜间反复出现呼吸道不通畅，可致 $PaCO_2$ 通气反射的敏感性下降。患者术后容易并发肺部并发症；围手术期应用的镇痛药和肌松药，以及悬雍垂腭咽成形术后的呼吸道水肿，都可加重肺部并发症的危险程度。

(2) 值得重视的是，许多 OSAHS 患者在术前往往得不到确诊。因此，如果患者或其家属主诉存在白天嗜睡时，应引起警惕，必要时需请耳鼻喉科、呼吸科和神经科专家术前会诊，以明确睡眠呼吸暂停问题。诊断 OSAHS 的金标准是多导睡眠图。为全面评估病情，需做肺功能测定和动脉血气分析；应重视静息期 $PaCO_2$ 升高患者，因为这往往意味着患者的呼吸功能失代偿，其术后肺部并发症的风险将显著增高。需仔细评估早期肺心病的可能性，其并发症发生率和死亡率将显著增高。被证实能引起咽部塌陷的常用药物有丙泊酚、硫喷妥钠、镇痛药、苯二氮䓬类、小剂量神经肌肉阻滞剂和 N_2O，选择药物时需注意。OSAHS 与困难插管相关已被证实，如果选择全身麻醉，可考虑清醒气管内插管或快诱导下气管内插管，但无论采用何种麻醉诱导方式，均需做好困难气道处理的充分准备。

（十二）周围神经损伤

(1) 手术后并发周围神经损伤的总发生率约为 0.1%；在冠状动脉搭桥术患者中为 2.6%～13%。手术体位安置不当（特别在使用肌松药后）以及不恰当的牵引或安置肢体，是导致周围神经损伤的最主要原因。美国 ASA 研究证实，周围神经损伤也与工作人员玩忽职守有关，约占总损伤病例的 16%，其中 28% 为尺神经损伤，20% 为臂丛神经损伤，16% 为腰骶神经损伤，其余 36% 为脊髓、坐骨神经、正中神经、桡神经、股神经和其他周围神经及脑神经损伤。男性与女性之间的发生率相等，但尺神经损伤者男性高于女性 3 倍，而腰骶神经损伤女性高于男性 2 倍。此外，美国 ASA 对 22 例周围神经损伤进行观察，只有 8 例在术后第 1 天出现症状，其余均在术后 1 个月内才出现症状，表现为感觉异常、功能障碍、肌无力、动作迟钝或该神经分布区疼痛。有些周围神经损伤容易被医师疏忽，如颈交感神经节损伤引起的霍纳综合征和单侧膈神经损伤引起的膈肌麻痹。

（2）神经损伤的发生机制。①神经遭受外来压迫、牵拉或伸展等机械因素（神经对外力牵拉和压迫非常敏感）。②神经血流或氧供一度中断，与血管疾病、贫血或低血压等有关。③神经直接损伤，与手术操作失误、穿刺针刺伤神经有关。④某些化学性药品、高浓度局部麻醉药、抗生素、电解质溶液、杀菌药等误注入神经或蛛网膜下腔（常即时出现放射性异感）。

（3）如果患者在术前已经存在神经损伤，应根据病史及系统检查探明神经损伤的性质。①感觉、运动障碍系单侧或双侧，有助于判明损伤的性质。②根据解剖学（如周围神经、神经根或脊髓损伤）确定损伤病变的部位。③根据局部麻醉药或肌松药的种类、电解质失常、并存的神经-肌肉疾病等可确定损伤的病因。④根据手术操作过失、体位安置不当、麻醉操作失误可确定损伤的外因，例如截石位可致腓总神经和坐骨神经损伤（截石位手术与神经损伤有关的三个主要危险因素是：手术时间长、身体瘦弱、近期吸烟史）；肘关节过伸可致正中神经损伤；腹股沟区手术易致股神经损伤；心胸部手术劈开胸骨者可致臂丛神经损伤；使用肩垫也可损伤臂丛神经；椎管内麻醉操作或处置可致脊髓或硬膜外腔血肿，导致截瘫等。

（4）检查周围神经损伤有时需要采用电生理测定。①肌电图（EMG）测定，有助于确定神经损伤的性质，对神经切断伤、轴突连续性完全中断具有确诊价值。肌肉在无神经支配下的 EMG 图像表现为纤颤性电压伴正性尖锐高峰波，但有时会延迟到神经切断损伤 2~3 周后才出现，因此非 100% 敏感，但对可疑的病例常规检查 EMG。首先需排除是否轴突完全中断，其次可据首次检查结果与往后的 EMG 结果进行前后比较，以确定其病理进展。②神经传导速度测定，具有投射定位的指导意义。③运动和感觉诱发电位测定，对了解损伤神经的再生与否具有指导意义。

（5）神经损伤预后的估计取决于损伤病理。①神经纤维部分脱髓鞘，指整个神经轴索及神经内膜鞘仍保持完整的损伤，其髓鞘再形成并恢复功能的时间需要 6~8 周。②轴突断伤，指神经轴索完全破坏，但神经外膜鞘及神经索周围鞘仍保持完整的损伤，预后取决于神经轴索在神经内膜管内再形成的速度，神经功能自动恢复可能需经数月至数年，预后尚好。临床经验指出，神经髓鞘再形成的速度约为每天 1 mm；神经损伤部位在近侧者，其恢复速度比远侧损伤者缓慢。③神经断伤，指神经轴突与髓鞘完全横断的损伤，神经纤维完全切断，神经内可出现结缔组织增生和瘢痕形成，致使神经纤维无法在神经管内再生，功能的恢复几无希望，可试行手术修补。因此，对神经横断者，需立即施行端端吻合手术，有可能神经再生。对神经被手术刀部分滑伤者，可酌情立即修补。对损伤界线不能明确辨别者，首先解除外来压迫等因素，修补手术应推迟 3~6 周，待测定神经功能后再决定手术与否。此外，应同时控制代谢因素障碍如糖尿病、尿毒症、嗜酒性或营养性维生素 B_1 缺乏症等，对加快恢复速度有利；对疼痛性感觉障碍可用氨甲酰氮䓬或苯妥英钠治疗；对幻痛者可试行交感神经切除治疗。

四、内分泌系统疾病患者的麻醉前准备

并存内分泌系疾病的患者，麻醉前需做好以下准备工作。

（一）血压和循环功能

有些内分泌系统疾病可促使血压显著增高，但实际血容量却是明显减少的。①嗜铬细胞瘤，由于周围血管剧烈收缩致血管内液体外渗，实际是处于低血容量状态，一旦肿瘤血运完全切断时，可立即出现顽固性低血压，因此在术前必须做专门的术前准备，包括：术前数天开始服用酚苄明（每次 10 mg，每日 2 次），逐渐加量，直至体位性低血压降至轻度。在使用 α 受体阻滞剂的同时适当补液。对于持续心动过速或快速型心律失常患者，可配用 β 受体阻滞药以控制高血压和心律失常。拉贝洛尔具有同时阻滞 α 受体和 β 受体的作用，效果更佳。应用适量地西泮（10~20 mg 口服）以控制焦虑。如果术中发生高血压，应告知手术医师停止对肿瘤的任何操作，同时给予酚妥拉明或硝普钠控制血压。肿瘤切除后，交感神经兴奋性降低可造成严重低血压，可通过补液扩容纠正，但也常需要使用去甲肾上腺素、肾上腺素、去氧肾上腺素或多巴胺等升压药的支持。②肾上腺皮质功能不全时，由于钠、水经尿道和肠道异常

丢失过多,可致血容量减少,术前必须至少两天输注生理盐水,并口服氟氢可的松 0.1~0.2 mg,手术当天还需至少每 6 小时肌内注射或静滴可溶性磷酸氢化可的松或琥珀酸氢化可的松 50 mg。③尿崩症患者,由于大量排尿,可出现显著的血液浓缩、血容量减少和电解质紊乱,应在术前每 4 小时肌内注射抗利尿激素(加压素)10~20 U,或静脉滴注 5% 葡萄糖注射液 1 000 mL,待血浆渗透压降至正常后再施行手术。

(二) 通气量

进行性黏液性水肿患者,自主呼吸通气量明显减少,手术应推迟,需先用甲状腺素治疗;如果手术必须在 1 周内施行,可口服三碘甲状腺原氨酸(T_3),每日 50~100 μg;如果手术允许推迟到 1 个月以后进行,可口服甲状腺素(T_4),每日 0.1~0.4 mg。服药期间可能出现心绞痛或心律失常,这时剂量应减少或暂停。

(三) 麻醉耐受性

未经治疗的肾上腺皮质功能不全、脑垂体功能不全或垂体促肾上腺皮质激素分泌不足的患者,机体的应激反应已消失或接近消失,麻醉药物的任何血管扩张作用都容易发生循环虚脱,有生命危险。由于对这类意外事先难以预测,因此估计有可能发生者,术前可预防性肌内注射磷酸氢化可的松 100 mg。此类患者一般伴有高钾、低钠,需严密监测电解质。未经治疗的急性肾上腺皮质功能不全患者属手术禁忌,必须积极处理。急诊手术术中可行动脉穿刺监测血压、电解质和血糖。禁忌用依托咪酯行麻醉诱导,因为即使使用单剂量诱导,也会抑制肾上腺皮质功能,增加危重患者的死亡率。慢性肾上腺皮质功能不全者无须行有创监测。

(四) 渗血

库欣综合征患者的肾上腺糖皮质激素活性显著增高,围手术期常表现为难治性的高血压(可用利尿剂减少血管内容量,但须监测电解质),同时可出现手术野渗血、止血困难和失血量增多。此时只有通过谨慎结扎血管以求止血。术后应注意预防深静脉血栓形成。

(五) 感染

库欣综合征患者的肾上腺糖皮质激素分泌过多,机体防御功能显著减弱,容易发生切口感染。未经治疗的糖尿病患者,切口感染风险也增加,均需注意预防,宜选用杀菌性抗生素而非抑菌性抗生素。

(六) 镇痛药耐量

库欣综合征患者常处于警醒和焦虑状态,因此需用较大剂量镇静药。未经治疗的艾迪生病患者,对镇静药特别敏感,故需慎用。甲状腺功能亢进患者因基础代谢率高,神经肌肉应激性增高,故镇静药和镇痛药均需加量。甲状腺功能低下患者,对镇静药和镇痛药特别敏感,均需减量。

五、肾脏疾病患者的麻醉前准备

麻醉前准备的基本原则是保护肾功能,维持正常的肾血流量和肾小球滤过率,具体应尽可能做到以下几点:①术前补足血容量,防止因血容量不足所致的低血压和肾脏缺血;②避免大剂量使用缩血管药,大多数该类药易导致肾血流量锐减,加重肾功能损害,尤其以长时间大量使用时为严重;③保持尿量充分,术前均需静脉补液,必要时可适当使用利尿剂;④纠正水、电解质和酸碱代谢失衡;⑤避免使用对肾脏有明显毒害的药物,如汞剂利尿药、磺胺药、肾毒性抗生素、止痛药(非那西丁)和降糖药(降糖灵)等,尤其是某些抗生素的肾脏毒性最强,如庆大霉素、甲氧苯青霉素、四环素、两性霉素 B 等均需禁用;某些抗生素本身并无肾脏毒性,但如果复合应用,则肾脏毒性增高,例如先锋霉素单独用并无肾脏毒性,若与庆大霉素并用则可能导致急性肾功能衰竭;⑥谨慎使用完全通过肾脏排泄的药物,否则药效延长,难以处理;⑦有尿路感染者,术前必须有效控制炎症;⑧慎重选择术前镇静药及术中麻醉药。

六、肝脏疾病患者的麻醉前准备

肝功能损害患者的麻醉前准备特别重要。肝功能损害患者经过一段时间保肝治疗，多数可获得明显改善，对手术和麻醉的耐受力也相应提高。保肝治疗包括：①高碳水化合物、高蛋白质饮食以增加糖原储备和改善全身情况，必要时每日静脉滴注 GIK 溶液（10% 葡萄糖注射液 500 mL 加胰岛素 10 U、氯化钾 1 g）；②低蛋白血症时，间断补充外源性白蛋白；③小量多次输新鲜全血，以纠正贫血和提供凝血因子；④适当补充维生素 B、维生素 C、维生素 K；⑤改善肺通气，若并存胸腔积液、腹腔积液或肢体水肿，应适当限制钠盐，应用利尿药和抗醛固酮药，必要时术前放出适量胸腹腔积液，引放速度必须掌握缓慢、分次、小量的原则，同时注意水和电解质平衡，并补充血容量。

七、血液病患者的麻醉前准备

（一）慢性贫血

慢性贫血的原因很多，主要为缺铁性贫血和各种先天性或后天性溶血性贫血。中度贫血者，术前经补充铁剂、叶酸和维生素 B_{12}，一般纠正尚无困难，术前只要维持足够的血容量水平，并不会增加麻醉的危险性；必要时术前给予小量多次输新鲜血，纠正可较迅速，不仅提高血红蛋白和调整血容量，还可增加红细胞携氧和释放氧所必需的 2，3-二磷酸甘油酸（2，3-DPG）。在急诊手术前通过输注红细胞悬液也较易纠正贫血。术前应用促红细胞生成素可能提高血红蛋白和血细胞比容水平。如果术前存在携氧能力不足的缺血性症状，术前也需输血。

（二）巨幼细胞贫血

多见于恶性贫血和叶酸缺乏，手术宜推迟，待叶酸和维生素 B_{12} 得到纠正，一般需 1~2 周后方能手术。

（三）镰刀状细胞贫血

镰刀状细胞贫血时易发生栓塞并发症，特别容易发生肺栓塞，尤其在面临缺氧或酸中毒时，镰刀状细胞增多，栓塞更易形成，手术和麻醉有相当危险。对这类患者术前均应输以全血，直至血红蛋白恢复正常后再手术。输全血还有相对稀释镰刀状细胞、阻止其堆集成柱而堵塞小血管的功效。羟基脲的常规应用可使红细胞镰状化降低 50%。冠状动脉系统的红细胞镰状化或炎性变可导致心肌纤维化，心肺功能进行性恶化。术中要维持足够的氧合（$FiO_2 \geq 0.30$），维持患者体温（加热毯、预热静脉用液体、调高手术室温度），同时要维持足够的心排血量，防止因体位或止血带导致的静脉淤积。术后吸氧 12~24 小时，并给予充分的镇痛。

（四）血小板减少

一般情况下，人体血液中的血小板只要保持在 30×10^9 ~ 50×10^9/L（30 000~50 000/mm^3），即可维持正常的止血功能，但当其低于 30×10^9/L，或伴血小板功能减退时，可出现皮肤和黏膜的出血征象，手术伤口呈广泛渗血和凝血障碍。遗传性血小板减少较罕见，需输浓缩血小板治疗。获得性血小板减少较为多见，需根据病因进行术前纠正，如红斑狼疮、特发性血小板减少性紫癜或尿毒症等引起者，可给予强的松类激素进行治疗。阿司匹林不可逆地抑制血小板聚集而影响机体凝血，只有当新的正常血小板进入血液循环其功能才能恢复。口服阿司匹林后，血小板功能低下的状态可持续 7 天左右，因此术前如需停药，则至少停药 7~10 天方能纠正。每输 1U 浓缩血小板可增高循环内的血小板 4×10^9 ~ 20×10^9/L。

（五）非血小板减少性紫癜

可表现为紫癜、血尿，偶尔因血液渗入肠壁而引起急性腹痛，常可继发肠套叠而需急诊手术。为防止手术野出血和渗血，术前可试用泼尼松和浓缩血小板治疗。

(六) 恶性血液病

如白血病、淋巴瘤或骨髓瘤患者，偶尔需手术治疗，其主要危险在于术中出血和渗血不止及血栓形成。单纯就患者的凝血功能障碍或栓塞风险而言，如果疾病正处于缓解期，手术危险性不大；处于部分缓解期时，手术也相对安全。急性白血病时，如果白细胞总数增高不过多，血红蛋白尚在 100 g/L，血小板接近 100×10^9/L，无临床出血征象时，术中风险并无显著升高。但当贫血或血小板减少较严重时，术前应输全血和浓缩血小板作准备。慢性粒细胞性白血病，如果血小板超过 $1\,000\times10^9$/L 或白细胞总数超过 100×10^9/L，术中可能遇到难以控制的出血，危险性很大。慢性淋巴细胞性白血病患者如果血小板计数正常，即使白细胞总数超过 100×10^9/L，也非手术禁忌证。真性红细胞增多症时，术中易致出血和栓塞并发症，当血细胞比容增高达 60%，可出现凝血因子时间延长、部分凝血活酶时间显著延长和纤维蛋白原显著降低。这类患者需经过放血术、放射疗法或化学疗法，待红细胞总数恢复正常后方可手术，但并发症仍然多见。

八、其他疾病患者的麻醉前准备

(一) 病态肥胖

1. 病态肥胖对器官功能的影响

正常人的标准体重（kg）可按身高（cm）-100 推算。体重超过标准体重 10%～15% 或体重指数（BMI）超过 28 kg/m² 即为肥胖；超过 15%～20% 为明显肥胖；超过 20%～30% 则为病态肥胖。也可利用肥胖指数［=身高（cm）-体重（kg）］来确定肥胖的程度：肥胖指数≥100，为不胖；=90 左右，为轻度肥胖；≤82，为病态肥胖。肥胖一般可分 3 类：①单纯性肥胖，因营养过度引起；②继发性肥胖，因内分泌功能失调引起，如下丘脑病变、库欣综合征等；③家族性肥胖，因遗传引起。不论病因如何，肥胖本身可引起呼吸循环等一系列病理生理改变。

(1) 呼吸系统：病态肥胖可引起肺活量减少，深吸气量和呼气贮备量减少，此与胸腹部受过多的脂肪压迫、胸廓扩张受限（胸廓顺应性降低）、胸廓弹性回缩增强、膈肌抬高等因素有关，尤其在水平仰卧位时的影响最为显著，易出现通气/血流比例失调、低 PaO_2、高 $PaCO_2$ 和氧饱和度下降；部分患者还可出现肺动脉高压和肺毛细血管楔压增高，甚至肺栓塞。肥胖患者上气道软组织丰富，容易阻塞气道，使困难气道的危险性显著增加。此外，在麻醉后较易并发肺部感染和肺不张。

(2) 心血管系统：每增加 1 kg 脂肪组织，即需要增加 0.01 L/min 的心排血量才能满足充分的组织灌注，因此肥胖患者多并发高血压。据统计，肥胖患者中有 58% 并发高血压，但多数属轻度或中度高血压。肥胖患者的血容量和心排血量均有所增加，增加量与肥胖程度成正比，由此可加重左室容量负荷，久之出现左室肥厚，继而发展为右室肥厚，其程度与体重增加成正比。此外，由于肺通气功能不足所致的长时间慢性缺氧，刺激骨髓造血功能，可引起继发性红细胞增多、血黏度增高，更加重心脏负荷，甚至导致心力衰竭。肥胖多伴脂质代谢紊乱，因此容易并发动脉硬化。一般认为肥胖伴高血压者，容易继发冠心病和心肌梗死，或脑动脉硬化和脑血管意外甚至猝死。

(3) 其他：肥胖患者易并发糖尿病，或肝细胞脂肪浸润（脂肪肝），但多数患者肝功能仍正常。既往认为肥胖患者术前胃内容物和酸度增加，为降低围手术期发生反流误吸的风险，因此建议此类患者术前给予西咪替丁、雷尼替丁或甲氧氯普胺（术前一晚和术晨使用），但目前尚缺乏循证医学的证据。

2. 麻醉前准备

首先对肥胖的类型、病因及其程度作出评估，重点注意呼吸、循环和内分泌系统等改变。

(1) 对病态患者，应检查在水平仰卧位时的呼吸功能状况，如果出现气短、呼吸费力或呼吸道不全梗阻，甚至不能平卧者，术前需做肺功能测定及动脉血气分析。选择麻醉方法应以能保证呼吸道通畅和通气量满意为准。对气管内插管操作的难易程度术前也必须充分估计，必要时考虑采用清醒气管内插管。

(2) 术前对是否并存高血压、动脉硬化和糖尿病，胸透及心电图有无异常以及心脏代偿功能等都应做出全面估计，并给予相应的处理。对继发性肥胖患者，如为择期手术，应先施行病因治疗后再手术。对单纯性肥胖患者，术前最好采取减重治疗，包括合理的饮食限制、体育锻炼和药物等。减重可明显改善患者的心肺功能，使肺活量和通气贮备量恢复正常，慢性缺氧和 CO_2 蓄积得到纠正，血容量和血压可明显降低，对预防高血压和减轻心脏负荷可起到良好的作用。此外，减重对维持术中呼吸和循环的相对稳定、预防术后肺部并发症均非常有效。但必须指出，减肥治疗一般需经过 1 个月至数个月的过程，仅于术前数日内严格限制饮食，不仅无效，相反会因此削弱肥胖患者对麻醉和手术的耐受力。重度肥胖患者行开腹手术，应在术前行动脉血气分析，了解患者术前低氧血症的情况及指导术后拔管。有研究表明，肥胖患者苏芬太尼的分布容积增加且清除延迟，作用时间明显延长。

（二）慢性酒精中毒

1. 慢性酒精中毒对器官功能的影响

长期嗜酒可致慢性酒精中毒，其特征是对酒精产生耐受和生理依赖，同时脏器出现一系列病理生理改变，对麻醉和手术的耐受力显著降低，具有明显的危险性。

（1）病理生理变化。①长期嗜酒者常伴有营养障碍，可致维生素 B_1 缺乏；酒精本身及其代谢产物可直接毒害神经系统，容易出现多发性周围神经炎，表现为四肢远端感觉和运动障碍；也可累及中枢神经，发生急性出血性脑灰质炎及神经炎性精神病。周围神经系统和中枢神经系统同时受害时，称脑性脚气病综合征，表现为记忆力减退、思维涣散、不能胜任细致的复杂工作与学习，可逐渐发展累及小脑、脑干及间脑发生退行性变，甚至脑广泛坏死而死亡。②酒精容易毒害肝脏而并发脂肪肝、酒精性肝炎及肝硬化（发生率约10%），肝脏的代谢、解毒及合成功能均受影响，临床表现为营养不良、体重减轻、厌食、黄疸、发热、胃溃疡、胃食管反流及食管静脉曲张；也可出现凝血功能障碍和白蛋白减少；可出现腹腔积液、通气功能减弱、氧饱和度降低、低 PaO_2 和轻度呼吸性碱血症。③酗酒 10 年以上者，可危及心脏，出现酒精性心肌病和心脏性脚气病，表现为气急、咳嗽、心悸、呼吸困难和传导阻滞，最后可演变为右心衰竭，也会因突发心肌梗死而猝死，但容易被漏诊。④酒精可抑制叶酸代谢而影响红、白细胞及血小板的生成，可致贫血、抵抗力低下和凝血功能障碍。⑤约有 20% 慢性酒精中毒的患者可并发慢性阻塞性肺疾病。⑥常并发酒精性低血糖；可抑制抗利尿激素而出现尿量增多和脱水；可引起肾上腺皮质激素分泌增高而诱发胰腺炎。

（2）戒酒综合征。正常人如果大量饮酒持续 2~3 周，即可出现酒精依赖性，机体必须依赖酒精才能维持正常生理功能。如果突然停饮，即会出现一系列生理紊乱，此即为戒酒综合征。发病机制系因中枢神经系统失去酒精的抑制作用而产生大脑皮质和 β 肾上腺素能神经过度兴奋所致。即由于交感神经兴奋，血中儿茶酚胺增高，使骨骼肌收缩速率增加，因而干扰了神经 - 肌肉的传导或肌梭活性，致使这些患者的震颤强度增加。其临床表现为：初 6~8 小时期间表现为震颤［全身性震颤是本病最明显的特征，是一种快速（6~8 Hz）、轻重不一、在安静环境下减轻而在运动和情绪紧张时加重的震颤］，伴有易激惹和胃肠道症状，特别是恶心、呕吐。多为精神因素引起，也可能因低血糖和体液失衡所致；24~36 小时内出现幻觉性精神病和戒断性癫痫大发作；72 小时内出现震颤性谵妄，表现幻觉、抽搐、知觉迟钝、失眠、精神错乱、自主神经系统活动亢进和共济失调，严重时出现结肠坏死或硬膜下血肿等致命性并发症。恢复饮酒可很快缓解症状，再次停止饮酒后症状复发并且加重。症状持续时间差别很大，通常持续 2 周。病情在完全停止饮酒后 24~36 小时达高峰。

2. 麻醉前准备

慢性酒精中毒患者易并发多种疾病。如并发急性酒精性肌病可致严重的肌肉痉挛；也可并发广泛的多发性周围神经病，引起全身感觉障碍和肌无力；并发急性胃炎时可致恶心呕吐；伴发戒酒性癫痫时可致外伤。另外，尚可并发泌尿系感染、胰腺炎、肝硬化、胃肠道出血等。对疑有慢性酒精中毒或已经明确存在酒精中毒的患者，手术宜推迟，需全面系统了解心、肺、肝、脑等各脏器的损害程度，对正在出现的戒酒综合征及其治疗效果进行了解和估计。具有中枢性肌松作用的镇静药（如氯氮䓬、地西泮等）是目前治疗震颤性谵妄的较佳药物，应在戒酒的最初 2~4 天内预防性用药，同时服用大量维生素 B_1 和补充营养，一般戒酒征象可被基本解除。苯妥英钠对戒酒性癫痫确有防治作用，如患者对苯妥英钠过敏，可改用卡马西平，但巴比妥类药物应慎用，因其可能有增加呼吸抑制的危险。在戒酒期间，各脏器功能尚未完全恢复时，任何麻醉药和麻醉方法均有一定的危险，故禁忌择期手术。偶然大量饮酒而致急性酒精中毒的患者，如需急诊手术，对各种麻醉药的耐受性并不增加，但对麻醉药的需要量减少可能较明显，故应酌情合理用药，避免逾量。

（三）昏迷

手术前的患者偶尔可并存昏迷，其诱因要尽可能加以鉴别和纠正，并仔细观察和正确评估昏迷的程度。由于这类患者的器官代谢功能已经紊乱，因此对任何麻醉药物的耐受性都降低，易出现昏迷加重。从麻醉处理角度看，较常见的昏迷有以下 6 类。①意识消失，但存在哈欠、吞咽或舔舌等反射动作，提示浅昏迷，脑干主要功能尚未损害。②意识消失，呼吸动作、瞳孔反射和眼球活动仍正常，也无定位性运动障碍体征者，最可能为代谢异常（如尿毒症、低血糖、肝昏迷、酒精中毒、低磷血症、黏液性水肿和高渗性非酮症性昏迷等），或药物中毒（如麻醉性镇痛药、镇静药、催眠药等）所致。除非紧急手术（如内脏出血或穿孔），术前应尽可能先纠正昏迷，但对尿毒症和高渗性非酮症性昏迷的纠正不宜过快，避免因脑水肿而加重昏迷程度；瞳孔反射失常提示低氧、低体温、眼部疾病或药物中毒（如颠茄碱、苯二氮䓬类等）。③昏迷伴上肢肘部呈屈曲位肌强直者，提示双侧大脑半球功能障碍，但脑干无损害（去皮质姿势）。④昏迷伴上肢和下肢均呈伸直位肌强直者，提示双侧上位脑干结构损害，或深部大脑半球损害（双侧去大脑强直）。这种情况可见于脑外伤或心搏骤停复苏后脑缺氧性损伤后遗症，除非急症，禁忌择期手术。⑤昏迷伴腱反射亢进、趾背上翻者，提示存在中枢神经系统结构性病变，或存在尿毒症、低血糖或肝性脑病。如果昏迷伴腱反射低下、足趾跖屈，也无偏瘫征象，提示不存在中枢神经系统结构性改变。⑥昏迷伴癫痫大发作，提示深部中线性脑干或丘脑损害，或局灶性运动中枢性改变，对其诱因应力求弄清，可因戒酒、尿毒症、妊娠毒血症、脑损伤、脑肿瘤、产伤、药物（戊四氮、印防己毒素、贝美格、士的宁等）、高血钙、低血钙、脑血管病变或脑血管意外等引起，也可能原因不明。术前均应针对诱发疾病进行积极处理，并用治疗剂量的抗惊厥药，一直用至手术日晨，对癫痫本身一般无其他特殊处理。过去认为高浓度恩氟烷，特别在过度通气及低 $PaCO_2$ 情况下，可诱发脑电癫痫样波和强直性肌痉挛。现已明确，恩氟烷对人类并不增加癫痫的发生，可以选用。

（四）妊娠并发外科疾病

同年龄组孕妇与非孕妇，其并发外科疾病的频率相等，麻醉医师必须熟悉手术适应证及其病情特点。孕期常见的外科疾病有：①急性阑尾炎，发生率约 1∶2 000，所表现的征象与妊娠最初 3 个月期间的妊娠反应有相似之处，容易混淆而被误诊，以致发展为阑尾穿孔和弥漫性腹膜炎，全身情况严重，麻醉危险性增加，同时流产率也增高，因此应尽早明确诊断，积极手术；②急性胆囊炎和胆石症，发生率约 1∶（3 500~6 000），病情往往较重，手术较复杂，手术需时较长，麻醉中的变化较多，同时可能使胎儿受损害，故应尽量避免手术，采用输液、胃肠减压、解痉、止痛和抗生素等保守治疗，一般在 2 天内症状可得到明显改善；③急性机械性肠梗阻，较为少见，曾有腹腔手术史的孕妇，若腹腔内遗留粘连，妊娠后有可能诱发机械性肠梗阻。为避免病情趋于严重，一旦诊断明确，手术不宜延迟，如果已近临产，可先行剖宫产术以获得肠梗阻手术必需的术野显露；④食管裂孔疝，发生率较高，主要症状为反流性食管炎，饱食后取直坐位或服止酸药可缓解，一般不需急诊手术治疗；⑤乳腺癌，不多见，但一旦发生，其恶性程度高，应做活检确诊，然后施行根治术，同时终止妊娠，如果在分娩后再施行乳癌根治术，则复发率增高；⑥卵巢肿瘤，多在妊娠初 3 个月内发生，只要不并发扭转、破裂或出血，可暂不考虑手术治疗。

妊娠并发外科疾病时，是否施行手术和麻醉，必须考虑孕妇和胎儿两方面的安全性。母体的风险主要是由妊娠期的生理学变化所致，常涉及气道、心肺、神经系统和消化系统。孕妇的误吸、困难气道、低氧血症、低血压、麻醉药物的过量和栓塞等风险增加。胎儿风险包括潜在致畸性、窒息和早产。一般而言，妊娠初 3 个月内，若存在缺氧、麻醉药或感染等因素，易诱发胎儿先天畸形或流产，因此应尽可能避免手术，择期手术宜尽量推迟到产后 6 周施行；危重手术应推迟至孕中期（15~28 周），此时胎儿器官形成已经完成（15~56天）。如系急诊手术，尽可能选择局部麻醉或区域麻醉。高达30%的孕妇由于主动脉、腔静脉受压而易发生仰卧位低血压，仰卧位时需将子宫左移，麻醉时应充分供氧，避免缺氧和低血压。如必须全身麻醉，则气道检查尤为重要，妊娠会导致气道血管形成和水肿，增加困难插管的可能性。由于机械和激素水平原因导致孕妇误吸风险增加（妊娠12~14周后最为显著），且此时胃排空延迟、分泌增多、壁细胞活性增加使胃液pH降低。肺功能残气量（FRC）和残气容积（RV）降低以及氧耗增加，导致孕妇易发生低氧血症。妊娠妇女对吸入、静脉和局部麻醉药的敏感性增加，MAC约降低20%~40%（可能与孕酮的镇静效应有关），局部麻醉药的需要量也减少约30%，因此麻醉药物的剂量须作相应调整。

（五）抗凝治疗

应用肝素抗凝时，静脉注射5 000U（相当于50 mg），可使全血凝固时间延长2倍，维持3~4小时后，逐渐自动恢复正常。于此期间，如果需施行急诊手术，术前需采用鱼精蛋白终止其抗凝作用，具体方法如下。①刚静注肝素不久者，鱼精蛋白的剂量（mg）相当于末次肝素剂量（U）的1/100。②静脉注射肝素已隔30分钟以上者，由于肝素的生物半衰期短于1小时，用鱼精蛋白的拮抗剂量只需上述剂量的1/2。③注射肝素已隔4~6小时者，一般已无须再用鱼精蛋白拮抗。④皮下注射肝素的吸收缓慢，鱼精蛋白剂量只需静注肝素剂量（mg）的50%~75%，但由于肝素仍在不断被吸收，故需重复注射鱼精蛋白。鱼精蛋白的静注速度必须缓慢，若注速过快则可引起血小板减少；注药过量则鱼精蛋白本身可转为弱抗凝药，同时可能严重抑制循环，导致血压骤降而不易回升的后果。

应用双香豆素或其衍生物抗凝者，因凝血因子时间仅延长25%左右，故较肝素容易掌握，如需终止其作用，只需在术前静注维生素K_1 5 mg，即可使凝血因子时间恢复至安全水平的40%以上，维持4小时，但完全恢复正常水平需24~48小时，且对今后再使用双香豆素抗凝，可产生耐药性达1周以上。因此，如果手术仅需数小时的暂时终止抗凝，可不必用维生素K_1，只需静脉滴注新鲜冰冻血浆250~500 mL即可。因双香豆素的作用仅是降低凝血Ⅱ、Ⅶ、Ⅸ和Ⅹ因子，而储存于血浆中的这些凝血因子仍很充足，故可达到暂时恢复凝血因子时间的目的。目前使用双香豆素类药物时一般用目标国际标准化比值（INR）进行疗效监测，接受华法林治疗。目标INR为2.0~3.0的患者，应在术前5天停止服药；目标INR为2.5~3.5的患者，应在手术前6天停止服药，手术前1天检查INR，如果>1.5，服用1 mg维生素K_1。术后第一天华法林可恢复术前剂量，但须每日监测INR。

第四节 麻醉选择

麻醉选择取决于病情特点、手术性质和要求、麻醉方法本身的优缺点、麻醉者的理论水平和技术经验，以及设备条件等多方面因素，同时还要尽可能考虑手术者对麻醉选择的意见和患者自己的意愿。各种麻醉都有各自的优缺点，但理论上的优缺点还可因具体病情的不同，以及操作熟练程度和经验的差异，而出现效果上、程度上甚至性质上的很大差别。患者对各种麻醉方法的具体反应也可因术前准备和术中处理是否恰当而有所不同。例如硬膜外麻醉用于早期休克患者，在血容量已经补足或尚未补充的两种不同情况下，其麻醉反应可迥然不同。因此，麻醉的具体选择必须结合病情和麻醉者的自身条件和实际经验，以及设备条件等因素进行全面分析，然后才能确定。

一、病情与麻醉选择

手术患者的病情是麻醉选择最重要的依据。①凡体格健康、重要器官无明显疾病、外科疾病对全身尚未引起明显影响者，几乎所有的麻醉方法都能适应，可选用既能符合手术要求，又能照顾患者意愿的任何麻醉方法。②凡体格基本健康，但并发程度较轻的器官疾病者，只要在术前将其全身情况和器官功能适当改善，麻醉的选择也不存在大问题。③凡并发较重全身或器官病变的手术患者，除应在麻醉前尽可能改善其全身情况外，麻醉的选择首先要强调安全，选用对全身影响最轻、麻醉者最熟悉的麻醉方法，要防止因麻醉选择不当或处理不妥所造成的病情加重，也需防止片面满足手术要求而忽视加重患者负担的倾向。④病情严重达垂危程度，但又必须施行手术治疗时，除尽可能改善全身情况外，必须强调选用对全身影响最小的麻醉方法，如局部麻醉、神经阻滞；如果选用全身麻醉，必须施行浅麻醉；如果采用硬膜外麻醉，应强调在充分补液扩容的基础上，分次小量使用局部麻醉药，切忌阻滞范围过广；为安全计，手术方式应尽可能简单，必要时可考虑分期手术，以缩短手术时间。

小儿配合能力差，在麻醉选择上有其特殊性。基础麻醉不仅解决不合作问题，还可使小儿安静地接受局部浸润、神经阻滞或椎管内麻醉；如果复合全身麻醉，可做到诱导期平稳、全身麻醉药用量显著减少。又因小儿呼吸道内径细小、分泌腺功能旺盛，为确保呼吸道通畅，对较大手术以选用气管内插管全身麻醉为妥。

对老年人的麻醉选择，主要取决于全身状况、老年生理改变程度和精神状态。全身情况良好、动作反应灵敏者，耐受各种麻醉的能力并不比青壮年者差，但麻醉用药量应有所减少，只能用其最小有效剂量。相反，年龄虽不很大，但体力衰弱、精神萎靡不振者，麻醉的耐受力显著降低，首选局部麻醉或神经阻滞，但后者的麻醉效果往往比青壮年好，全身麻醉宜作最后选择。

二、手术要求与麻醉选择

麻醉的首要任务是在保证患者安全的前提下，满足镇痛、肌肉松弛和消除内脏牵拉反应等手术要求。有时手术操作还要求麻醉提供降低体温、降低血压、控制呼吸或肌肉极度松弛，或术中施行唤醒试验等特殊要求。因此，麻醉的选择存在一定的复杂性。总的来说，对手术简单或病情单纯的患者，麻醉的选择可无困难，选用单一的麻醉药物和麻醉方法，就能取得较好的麻醉效果。但对手术复杂或病情较重的患者，单一的麻醉方法往往难以满足手术的全部要求，此时有必要采用复合麻醉（也称平衡麻醉），即同时或先后利用一种以上的麻醉药和麻醉方法，取每种麻醉药（方法）的长处，相互弥补短处，每种药的用量虽小，所得的麻醉效果恰能符合手术要求，而对病情的影响可达到最轻程度。复合麻醉在操作管理上比较复杂，要求麻醉者有较全面的理论知识和操作管理经验，否则未必能获得预期效果，有时反而会造成不良后果。

针对手术要求，在麻醉选择时应想到以下6个方面问题：

1. 根据手术部位选择麻醉

例如颅脑手术选用局部麻醉或全身麻醉；上肢手术选用臂丛神经阻滞麻醉；胸腔内手术采用气管内循环紧闭麻醉；腹部手术选用椎管内麻醉或复合肌松药的全身麻醉；下肢手术选用椎管内麻醉；心脏手术选用低温体外循环下全凭静脉麻醉。

2. 根据肌肉松弛需要程度选择麻醉

腹腔手术、长骨骨折或某些大关节矫形或脱臼复位，都需要良好的肌肉松弛，可选臂丛阻滞、腰麻或硬膜外麻醉，或全身麻醉并用肌松药。

3. 根据手术创伤或刺激性大小、出血多少选择麻醉

胸、腹腔手术，或手术区邻近神经干或大血管时，手术创伤对机体的刺激性较大，容易发生血压、脉搏或呼吸波动。此时，无论采用何种麻醉方法，均宜辅加相应部位的神经或神经丛阻滞，如肺门神经丛、腹腔神经丛、肠系膜根部阻滞或肾周围脂肪囊封闭、神经血管周围封闭等。对复杂而创伤很大或极易出血的手术，不宜选用容易引起血压下降的麻醉（如蛛网膜下腔神经阻滞），全身麻醉常较局部麻醉为合适。

4. 根据手术时间长短选择麻醉

1小时以内的手术，可用简单的麻醉，如局部麻醉、氯胺酮静脉麻醉、局部静脉麻醉或单次蛛网膜下腔神经阻滞等。长于1小时的手术，可选用长效局部麻醉药施行蛛网膜下腔神经阻滞、神经阻滞麻醉，或连续硬膜外麻醉或全身麻醉。对于探查性质手术，手术范围和手术时间事先很难估计者，则应做长时间麻醉的打算。

5. 根据手术体位选择麻醉

体位可影响呼吸和循环生理功能，需用适当的麻醉方法予以弥补。例如取俯卧或侧卧位时，应选用

气管内紧闭麻醉、局部麻醉或硬膜外麻醉，不宜用蛛网膜下腔神经阻滞或硫喷妥钠麻醉。坐位手术时，应尽量选用局部麻醉等对循环影响小的麻醉方法。如需用全身麻醉，必须施行气管内插管，并采取相应的措施。

6. 考虑手术可能发生的意外选择麻醉

胸壁手术（如乳癌根治术）可能误伤胸膜而导致气胸，事先应做好吸氧和气管内插管的准备；食管手术有可能撕破对侧纵隔胸膜而导致双侧气胸，需有呼吸管理的准备。呼吸道部分梗阻或有外来压迫的患者，以选用清醒气管或支气管内插管为最合适。

三、麻醉药和麻醉选择

各种麻醉药和麻醉方法都有各自的特点、适应证和禁忌证，选用前必须结合病情或手术加以全面考虑。原则上尽量采用简单的麻醉，确有指征时才采用较为复杂的麻醉。

（一）全身麻醉

全身麻醉的首要目标是维持患者的健康和安全，提供遗忘、催眠（无意识）、无痛和最佳手术状态（如无体动现象）。麻醉医师选用自己最为熟悉的全身麻醉方法已为常理，但最近Forrest等总结来自多个中心单位采用全身麻醉的资料表明，选用全身麻醉方法可发生某些不良反应，其发生率具有统计学差异。高血压在芬太尼麻醉中较为常见；室性心律失常在氟烷麻醉中较为常见；心动过速在异氟烷麻醉中较为常见。采用中至大剂量芬太尼的全身麻醉患者，术后至少需施行80小时的机械呼吸，而在其他麻醉患者一般只需要7小时。一般认为，术后长时间机械呼吸可能带来不良后果。

（二）局部麻醉

（1）现已确认，在某些临床情况下，局部麻醉的优点超过全身麻醉。老年患者髋关节成形术和前列腺摘除术选用椎管内神经阻滞麻醉，可降低深静脉血栓的发生率；在低位蛛网膜下腔神经阻滞下，充血性心力衰竭的程度减轻或较少发作；从ICU病房对危重患者施行长时间硬膜外腔镇痛的结果看，器官功能的保留可较好，并发症发生率降低，甚至死亡率也降低。但长期以来人们都认为局部麻醉的操作耗时较长，技术不够熟练者尤其如此，且可能发生严重并发症。但随着经验的积累，这些不足均可得到改善。

（2）许多患者在术前主动提出要求让他"入睡"，如果麻醉医师理解为患者欲选用全身麻醉，而据此做出选用全身麻醉的决定，不一定恰当。在区域阻滞麻醉下加用某些催眠药（如咪达唑仑、丙泊酚和芬太尼等），同样可使患者在局部麻醉下处于睡眠状态。

（三）术后镇痛

在充分评估病情的基础上拟订麻醉处理方案时，应考虑加用术后切口镇痛措施。近年来术后镇痛的优越性越来越受到肯定和重视，不论在全身麻醉前先施行标准的区域阻滞麻醉，还是将区域阻滞麻醉作为全身麻醉的一项组成部分，或在区域阻滞麻醉基础上术后继续给予局部麻醉药阻滞，使患者在术后一段时间仍处于基本无痛的状态，可显著增加患者术后的安全性。Tverskoy等指出，在区域阻滞麻醉下施行疝修补术，术后继续给予局部麻醉药施行术后镇痛，其效果比术后常规肌内注射阿片类药镇痛为好，对患者有益。近年来，患者自控镇痛（PCA）技术得以应用，PCA的按压次数和药物用量可由患者自主调节，这样可以以最小的剂量达到最佳的效果，不良反应更小，避免了传统方法药物浓度波动大、不良反应大的缺点。

四、技术能力和经验与麻醉选择

麻醉医师在日常工作中，原则上应首先采用安全性最大和操作比较熟悉的麻醉方法。遇危重患者，或既往无经验的大手术，最好采用最熟悉而有把握的麻醉方法，有条件时在上级医师的指导下进行。在上述考虑的前提下，尽量采纳手术医师及患者对麻醉选择的意见。

第三章

局部麻醉技术

第一节 概述

局部麻醉也称部位麻醉，是指在患者神志清醒状态下，局部麻醉药（简称局麻药）应用于身体局部，使机体某一部分的感觉神经传导功能暂时被阻断，运动神经传导保持完好或同时有程度不等的被阻滞状态。这种阻滞应完全可逆，不产生明显的组织损害。局部麻醉优点在于简便易行、安全性大、患者清醒、并发症少和对患者生理功能影响小。

成功地完成一项局部麻醉，一方面要求麻醉医师掌握局部解剖结构及局麻药药理学知识，并能熟练进行各项局部麻醉操作；另一方面，麻醉医师应加强与患者的沟通，在麻醉前给患者介绍此类麻醉的优缺点、选用的原因及操作步骤，使患者有充分思想准备，从而能够更好配合。

一、局部麻醉分类

常见的局部麻醉有表面麻醉、局部浸润麻醉、区域阻滞麻醉、神经阻滞4类。后者又可分为神经干阻滞、硬膜外阻滞及蛛网膜下腔神经阻滞。静脉局部麻醉是局部麻醉另一种形式。整形科医师在吸脂术中应用的肿胀麻醉实际上也是一种局部麻醉技术。

二、局部麻醉的特征

与全身麻醉相比，局部麻醉在某些方面具有其独特的优越性。首先，局部麻醉对神志没有影响；其次，局部麻醉还可起到一定程度的术后镇痛作用；最后，局部麻醉还有操作简便、安全、并发症少、对患者生理功能影响小、可阻断各种不良神经反应、减轻手术创伤所致的应激反应及恢复快等优点。

但是临床上局部麻醉与全身麻醉往往相互补充，所以不能把这两种麻醉方式完全隔裂开来，而应该视为针对不同患者所采取的具有个性化麻醉方案的一部分。如对于小儿、精神病或神志不清患者，不宜单独使用局部麻醉完成手术，必须辅以基础麻醉或全身麻醉；而局部麻醉也可作为全身麻醉的辅助手段，增强麻醉效果，减少全麻药用量。

三、局部麻醉前用药及监测

（一）局部麻醉前用药

局部麻醉前用药主要包括镇静催眠药、镇痛药、抗组胺药及抗胆碱能药等。其主要目的在于消除患者紧张情绪；减轻操作时的不适感，尤其在置入穿刺针、寻找异感或使用神经刺激仪时；镇静催眠使患者遗忘掉围手术期经历；提高局麻药惊厥阈值。

常规镇静剂量的苯二氮䓬类药物及巴比妥类药物并不能达到提高惊厥阈的效果，只有当其剂量足以使神志丧失时方能达到此目的，但此时常出现呼吸、循环抑制，并可能掩盖局麻药试验剂量反应及局麻药（如丁哌卡因）心脏毒性的早期症状。

（二）监测

局部麻醉下患者需要与全身麻醉相同的监测手段，诸如 ECG、无创血压计及脉搏氧饱和度仪。更重要的是注意观察潜在局麻药中毒症状，麻醉医师在用药后应经常与患者交谈以判断患者精神状态，并始终保持高度警觉。同时也应监测阻滞范围，尤其是椎管内注射神经毁损性药物时。

四、设备

局部麻醉需要准备好穿刺用品及抢救用品。穿刺用品主要包括消毒液、敷料、穿刺针、注射器、局麻药液、神经刺激仪及连接穿刺针与注射器的无菌连接导管。若须连续阻滞，尚需准备专用穿刺针及其相配的留置导管。抢救用品包括简易呼吸器、面罩、吸引器、通气道、气管导管、喉镜及抢救药品。

（一）穿刺针

穿刺针长度与阻滞部位深度有关，穿刺针粗细则与穿刺时疼痛和组织损伤等有关，为减轻穿刺时疼痛，尽量选用细的穿刺针，同时短斜面穿刺针较长斜面穿刺针损伤神经概率小。尚有一种绝缘鞘穿刺针在神经刺激仪定位时使用。

（二）神经刺激仪

1. 机制

神经刺激仪是利用电刺激器产生脉冲电流传送至穿刺针，当穿刺针接近混合神经时，就会引起混合神经去极化，而其中运动神经较易去极化出现所支配肌肉颤搐，这样就可以通过肌颤搐反应来定位，不必通过穿刺针接触神经产生异感来判断。

2. 组成

神经刺激仪包括电刺激器、穿刺针、电极及连接导线（图3-1）。

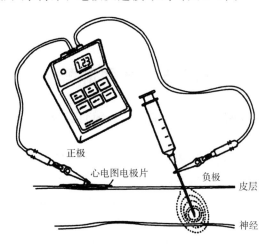

图 3-1　神经刺激仪

（1）电刺激器：电刺激器要求电压安全、电流稳定、性能可靠。理想的电刺激器采用直流电，输出电流为 0.1~10.0 mA，能随意调节并能精确显示数值，频率为 0.5~1 Hz。

（2）两个电极：负极通常由鳄鱼夹连接穿刺针，使用前须消毒，正极可与心电图电极片连接，粘贴于肩或臀部。

（3）穿刺针：最好选用带绝缘鞘的穿刺针，以增强神经定位的准确性，一般穿刺针也可应用。

3. 定位方法

神经刺激仪用于神经定位时和常规神经阻滞一样须摆放体位、定位、消毒铺巾，进针后接刺激器。开始以 1 mA 电流以确定是否接近神经，1 mA 电流可使距离 1 cm 范围内的运动神经去极化，然后调节穿刺针方向、深度及刺激器电流，直至以最小电流（0.3~0.5 mA）产生最大肌颤搐反应，说明穿刺针已接近神经。此时停止进针，回抽注射器无血和液体后注入 2 mL 局麻药，若肌颤搐反应减弱或消失，即得到进一步证实。如果注药时伴有剧烈疼痛提示有可能为神经内注射，此时应退针并调整方向。

4. 适用范围

神经刺激器多用于混合神经干定位，除可用于一般患者外，更适用于那些不能合作及反应迟钝的患者，但操作者仍须掌握局部解剖及操作技巧，以确定穿刺部位及穿刺方向，只有在穿刺针接近神经时神经刺激仪才能帮助定位。

五、局部麻醉并发症

每一种局部麻醉方法因其解剖结构不同，而相应有特殊并发症，下面主要介绍使用穿刺针穿刺及注射局麻药而引起的具有共性的问题。

（一）局麻药的不良反应

主要涉及局麻药过敏、组织及神经毒性、心脏及中枢神经系统毒性反应。

（二）穿刺引起的并发症

1. 神经损伤

在进行穿刺时可直接损伤神经，尤其伴异感时。Slender 及 Winchell 报道经腋路及臂丛阻滞时神经损伤发生率分别为 2% 和 0.36%，而有异感时发生率更高。使用短斜面穿刺针及神经刺激仪定位可减少神经损伤发生率。穿刺时还应避免神经束或神经鞘内注射。

2. 血肿形成

周围神经阻滞时偶可见血肿形成，血肿对局麻药扩散及穿刺定位均有影响，因而在穿刺操作前应询问出血史，采用尽可能细的穿刺针，同时在靠近血管丰富部位操作时应细心。

3. 感染

操作时无菌原则不严格或穿刺经过感染组织可将感染进一步扩散，因此有局部感染应视为局部麻醉禁忌证。

第二节　表面麻醉

将渗透作用强的局麻药与局部黏膜接触，使其透过黏膜而阻滞浅表神经末梢所产生的无痛状态，称为表面麻醉。

表面麻醉使用的局麻药难以达到皮下的痛觉感受器，仅能解除黏膜产生的不适，因此表面麻醉只能在刺激来源于上皮组织时才有效果。黏膜细胞的指状突起与邻近细胞交错形成功能性表面，局麻药容易经黏膜吸收；皮肤细胞排列较密，外层角化，吸收缓慢而且吸收量少，故表面麻醉通常只能在黏膜上进行。但一种复合表面麻醉配方恩纳软膏（EMLA）为 5% 利多卡因和 5% 丙胺卡因盐基混合剂，皮肤穿透力较强，可用于皮肤表面，可以减轻经皮肤静脉穿刺和置管的疼痛，也可用于植皮，但镇痛完善需 45~60 分钟。

一、表面麻醉药

目前应用于表面麻醉的局麻药分两类：羟基化合物和胺类。

临床上应用的羟基化合物类表面麻醉药是芳香族和酯类环族醇，如苯甲醇、苯酚、间苯二酚和薄荷醇等，制成洗剂、含漱液、乳剂、软膏和铵剂，与其他药物配伍用于皮肤病、口腔疾病、肛管疾病等治疗，与本节所述表面麻醉用于手术、检查和治疗性操作镇痛的目的并不一致。

本节讨论的胺类表面麻醉药，分为酯类和酰胺类。酯类有可卡因、盐酸已卡因、苯佐卡因、对氨基苯甲酸酯和高水溶性的丁卡因。酰胺类包括地布卡因和利多卡因。另外尚有既不含酯也不含酰胺的达克罗宁和盐酸丙吗卡因。达克罗宁为安全的可溶性表面麻醉药，刺激性很强，注射后可引起组织坏死，只能作表面麻醉用。

混合制剂 TAC 可通过划伤的皮肤而发挥作用，由 0.5% 丁卡因，10%～11.8% 可卡因，加入含 1：200 000 肾上腺素组成，在美国广泛用于儿童皮肤划伤须缝合时的表面麻醉，成人最大使用安全剂量为 3～4 mL/kg，儿童为 0.05 mL/kg。TAC 不能透过完整皮肤，但能迅速被黏膜吸收而出现毒性反应。为避免毒性反应及成瘾性，研究不含可卡因的替代表面麻醉剂，发现丁卡因-去氧肾上腺素的制剂与 TAC 一样可有效用于皮肤划伤。

表面麻醉用的局麻药较多，但常见的表面麻醉药主要有以下几种（表3-1）。

表 3-1　常见的表面麻醉药

局麻药	浓度	剂型	使用部位
利多卡因	2%～4%	溶液	口咽、鼻、气管及支气管
	2%	凝胶	尿道
	2.5%～5%	软膏	皮肤、黏膜、直肠
	10%	栓剂	直肠
	10%	气雾剂	牙龈黏膜
丁卡因	0.5%	软膏	鼻、气管、支气管
	0.25%～1%	溶液	眼
	0.25%	溶液	
EMLA	2.5%	乳剂	皮肤
TAC	0.5% 丁卡因，11.8% 可卡因及 1：200 000 肾上腺素	溶液	皮肤

二、操作方法

（一）眼科手术

角膜的末梢神经接近表面，结合膜囊可存局麻药 1～2 滴，为理想的给药途径。具体方法为患者平卧，滴入 0.25% 丁卡因 2 滴，嘱患者闭眼，每 2 分钟重复滴药 1 次，3～5 次即可。麻醉作用持续 30 分钟，可重复应用。

（二）鼻腔手术

鼻腔感觉神经来自三叉神经的眼支，它分出鼻睫状神经支配鼻中隔前1/3；筛前神经到鼻侧壁；蝶腭神经节分出后鼻神经和鼻腭神经到鼻腔后1/3 的黏膜。筛前神经及鼻神经进入鼻腔后部位于黏膜之下，可被表面麻醉所阻滞。

方法：用小块棉布先浸入 1：1 000 肾上腺素中，挤干后再浸入 2%～4% 利多卡因或 0.5%～1% 丁卡因中，挤去多余局麻药，然后将棉片填贴于鼻甲与鼻中隔之间约 3 分钟。在上鼻甲前庭与鼻中隔之间再填贴第二块局麻药棉片，待 10 分钟后取出，即可行鼻息肉摘除，鼻甲及鼻中隔手术。

（三）咽喉、气管及支气管表面麻醉

声襞上方的喉部黏膜、喉后方黏膜及会厌下部的黏膜，最易诱发强烈的咳嗽反射。喉上神经侧支穿过甲状舌骨膜，先进入梨状隐窝外侧壁，然后分布于梨状隐窝前壁内侧黏膜上，故梨状隐窝处施用表面麻醉即可使喉反射迟钝。

软腭、腭扁桃体及舌后部易引起呕吐反射，此处可以使用喷雾表面麻醉，但应控制局麻药用量，还应告诫患者不要吞下局麻药，以免吸收后发生毒性反应。咽喉及声带处手术，施行喉上神经内侧支阻滞的方法是：用弯喉钳夹浸入局麻药的棉片，慢慢伸入喉侧壁，将棉片按入扁桃体后梨状隐窝的侧壁及前壁 1 分钟，恶心反射即可减轻，可行食管镜或胃镜检查。

咽喉及气管内喷雾法是施行气管镜、支气管镜检查，或施行气管及支气管插管术的表面麻醉方法。先令患者张口，对咽部喷雾 3～4 下，2～3 分钟后患者咽部出现麻木感，将患者舌体拉出，向咽喉部黏

膜喷雾3~4下，间隔2~3分钟，重复2~3次。最后用喉镜显露声门，于患者吸气时对准声门喷雾，每次3~4下，间隔3~4分钟，重复2~3次，即可行气管镜、支气管镜检查或插管。

另一简单方法是在患者平卧头后仰时，在环状软骨与甲状软骨间的环甲膜作标记。用22 G 3.5 cm针垂直刺入环甲膜，注入2%利多卡因2~3 mL或0.5%丁卡因2~4 mL。穿刺及注射局麻药时嘱患者屏气，不咳嗽、吞咽或讲话，注射完毕鼓励患者咳嗽，使药液分布均匀。2~5分钟后，气管上部、咽及喉下部便出现局部麻醉作用。

（四）注意事项

（1）浸渍局麻药的棉片填敷于黏膜表面之前，应先挤去多余的药液，以防吸收过多产生毒性反应。填敷棉片应在头灯或喉镜下进行，以利于正确放置。

（2）不同部位的黏膜吸收局麻药的速度不同：一般说来在大片黏膜上应用高浓度及大剂量局麻药易出现毒性反应，重者足以致命。根据Adriani及Campbell的研究，黏膜吸收局麻药的速度与静脉注射相等，尤以气管及支气管喷雾法局麻药吸收最快，故应严格控制剂量，否则大量局麻药吸收后可抑制心肌，患者迅速虚脱，因此事先应备妥复苏用具及药品。

（3）表面麻醉前可注射阿托品，使黏膜干燥，避免唾液或分泌物妨碍局麻药与黏膜的接触。

（4）涂抹于气管导管外壁的局麻药软膏最好用水溶性的，应注意其麻醉起效时间至少需1分钟，所以不能期望气管导管一经插入便能防止呛咳，于清醒插管前，仍须先行咽、喉及气管黏膜的喷雾表面麻醉。

第三节　局部浸润麻醉

沿手术切口线分层注射局麻药，阻滞组织中的神经末梢，称为局部浸润麻醉。

一、常用局麻药

根据手术时间长短，选择应用于局部浸润麻醉的局麻药，可采用短时效（普鲁卡因或氯普鲁卡因）、中时效（利多卡因、甲哌卡因或丙胺卡因）或长时效局麻药（丁哌卡因、罗哌卡因或依替卡因）。表3-2为各时效局麻药使用的浓度、最大剂量和作用持续时间。

表3-2　局部浸润麻醉常用局麻药

局麻药	普通溶液			含肾上腺素溶液	
	浓度（%）	最大剂量（mg）	作用时效（min）	最大剂量（mg）	作用时效（min）
短时效					
普鲁卡因	1.0~2.0	500	20~30	600	30~45
氯普鲁卡因	1.0~2.0	800	15~30	1 000	30
中时效					
利多卡因	0.5~1.0	300	30~60	500	120
甲哌卡因	0.5~1.0	300	45~90	500	120
丙胺卡因	0.5~1.0	350	30~90	550	120
长时效					
丁哌卡因	0.25~0.5	175	120~240	225	180~240
罗哌卡因	0.2~0.5	200	120~240	250	180~240
依替卡因	0.5~1.0	300	120~180	400	180~410

二、操作方法

取24~25 G皮内注射针，针头斜面紧贴皮肤，进入皮内以后推注局麻药液，造成白色的橘皮样皮丘，然后取 22 G 长 10 cm 穿刺针经皮丘刺入，分层注药，若需浸润远方组织，穿刺针应由上次已浸润过的部位刺入，以减轻穿刺疼痛。注射局麻药液时应加压，使其在组织内形成张力性浸润，与神经末梢广泛接触，以增强麻醉效果。

三、注意事项

（1）注入局麻药要深入至下层组织，逐层浸润，膜面、肌膜下和骨膜等处神经末梢分布最多，且常有粗大神经通过，局麻药剂量应加大，必要时可提高浓度。肌纤维痛觉神经末梢少，只要少量局麻药便可产生一定的肌肉松弛作用。

（2）穿刺针进针应缓慢，改变穿刺针方向时，应先退针至皮下，避免针干弯曲或折断。

（3）每次注药前应抽吸，以防局麻药液注入血管内。局麻药注射完毕后须等待 4~5 分钟，使局麻药作用完善，不应随即切开组织致使药液外溢而影响效果。

（4）每次注药量不要超过极量，以防局麻药毒性反应。

（5）感染及癌肿部位不宜用局部浸润麻醉。

第四节　区域阻滞麻醉

围绕手术区，在其四周和底部注射局麻药，以阻滞进入手术区的神经干和神经末梢，称为区域阻滞麻醉。可通过环绕被切除的组织（如小囊肿、肿块活组织等）作包围注射，或在悬雍垂等组织（舌、阴茎或有蒂的肿瘤）环绕其基底部注射。区域阻滞的操作要点与局部浸润麻醉相同。主要优点在于能避免穿刺病理组织，适用于门诊小手术，也适于健康情况差的虚弱患者或高龄患者（图 3-2、图 3-3）。

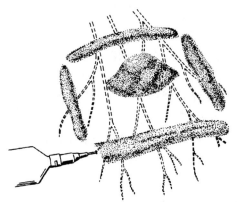

图 3-2　小肿瘤的区域阻滞麻醉

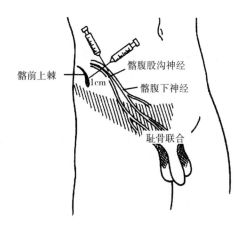

图 3-3　髂腹股沟及髂腹下神经阻滞麻醉

第五节 静脉局部麻醉

肢体近端上止血带，由远端静脉注入局麻药以阻滞止血带以下部位肢体的麻醉方法称静脉局部麻醉。静脉局部麻醉首次由 August Bier 于 1908 年介绍，故又称 Bier 阻滞，主要用于成人四肢手术。

一、作用机制

肢体的周围神经均有伴行血管提供营养。若以一定容量的局麻药充盈与神经伴行的静脉血管，局麻药可透过血管而扩散至伴行神经发挥作用。在肢体远端缚止血带以阻断静脉回流，然后通过远端建立的静脉通道注入一定容量的局麻药以充盈肢体静脉系统即可发挥作用，通过这种方法局麻药主要作用于周围小神经及神经末梢，而对神经干的阻滞作用较小。

二、适应证

适用于能安全放置止血带的远端肢体手术，受止血带安全时限的限制，手术时间一般在 1~2 小时内为宜，如神经探查、清创及异物清除等。如果并发有严重的肢体缺血性血管疾患则不宜选用此法。下肢主要用于足及小腿手术，采用小腿止血带，应放置于腓骨颈以下，避免压迫腓浅神经。

三、操作方法

（1）在肢体近端缚两套止血带。
（2）肢体远端静脉穿刺置管。据 Sorbie 统计，选择静脉部位与麻醉失败率之间关系为肘前＞前臂中部、小腿＞手、腕、足。
（3）抬高肢体 2~3 分钟，用弹力绷带自肢体远端紧绕至近端以驱除肢体血液。
（4）先将肢体近端止血带充气至压力超过该侧肢体收缩压 100 mmHg，然后放平肢体，解除弹力绷带。充气后严密观察压力表，谨防漏气使局麻药进入全身循环而导致局麻药中毒反应。
（5）经已建立的静脉通道注入稀释局麻药，缓慢注射（90 秒以上）以减轻注射时疼痛，一般在 3~10 分钟产生麻醉作用。
（6）多数患者在止血带充气 30~45 分钟以后出现止血带部位疼痛。此时可将远端止血带（所缚皮肤已被麻醉）充气至压力达前述标准，然后将近端止血带（所缚皮肤未被麻醉）放松。无论在何种情况下，注药后 20 分钟内不可放松止血带。整个止血带充气时间不宜超过 1~1.5 小时。

若手术在 60~90 分钟内尚未完成，而麻醉已消退，此时须暂时放松止血带，最好采用间歇放气，以提高安全性。恢复肢体循环 1 分钟后，再次充气并注射 1/2 首次量的局麻药。

四、局麻药的选用与剂量

利多卡因为最常用的局麻药，为避免药物达到极量又能使静脉系统充盈，可采用大容量稀释的局麻药。以 70 kg 患者为例，上肢手术可用 0.5% 利多卡因 60 mL，下肢手术可用 0.25% 利多卡因 60~80 mL，一般总剂量不要超过 3 mg/kg。丙胺卡因和丁哌卡因也成功用于静脉局部麻醉。0.25% 丁哌卡因用于 Bier 阻滞，松止血带后常可维持一定程度镇痛，但有报道因心脏毒性而致死亡的病例。丙胺卡因结构与利多卡因相似，且入血后易被分解，故其 0.5% 溶液为合理的选择。氯普鲁卡因效果也好，且松止血带后氯普鲁卡因可被迅速水解而失活，但约 10% 患者可出现静脉炎。

五、并发症

静脉局部麻醉主要并发症是放松止血带后或漏气致大量局麻药进入全身循环所产生的毒性反应。所以应注意：①在操作前仔细检查止血带及充气装置，并校准压力计；②充气时压力至少超过该侧收缩压 100 mmHg 以上，并严密监测压力计；③注药后 20 分钟以内不应放松止血带，放止血带时最好采取间歇放气法,并观察患者神志状态。

第六节 神经干及神经丛阻滞

神经干阻滞也称传导阻滞或传导麻醉,是将局麻药注射至神经干(丛)旁,暂时阻滞神经的传导功能,使该神经分布的区域产生麻醉作用,达到手术无痛的方法。神经阻滞是较普遍采用的麻醉方法之一,只要手术部位局限于某一或某些神经干(丛)所支配范围并且阻滞时间能满足手术需要者即可应用。神经阻滞麻醉的适应证主要取决于手术范围、手术时间、患者的精神状态及合作程度。神经阻滞既可单独应用,也可与其他麻醉方法如基础麻醉、全身麻醉等复合应用。穿刺部位有感染、肿瘤、严重畸形以及对局麻药过敏者应作为神经阻滞的绝对禁忌证。

神经阻滞过程中的注意事项如下。

(1)神经阻滞多为盲探性操作,要求患者能及时说出穿刺针触及神经干的异感并能辨别异感放射的部位。也可使用神经刺激器准确定位。

(2)神经阻滞的成功有赖于穿刺入路的正确定位,正确利用和熟悉身体的定位标志。

(3)某些神经阻滞可以有不同的入路和方法,一般宜采用简便、安全和易于成功的方法。但遇到穿刺点附近有感染、肿块畸形或患者改变体位有困难等原因时则需变换入路。

(4)施行神经阻滞时,神经干旁常伴行血管,穿刺针经过的组织附近可能有体腔(如胸膜腔等)或脏器,穿刺损伤可以引起并发症或后遗症,操作力求准确、慎重及轻巧。

关于局麻药的选择,见表3-3、表3-4。

表3-3 粗大神经干阻滞时局麻药的选择

含1:200 000肾上腺素溶液的局麻药物	常用浓度(%)	常用体积(mL)	最大剂量(mg)	平均起效时间(min)	平均持续时间(min)
利多卡因	1~2	30~50	500	10~20	120~240
甲哌卡因	1~1.5	30~50	500	10~20	180~300
丙胺卡因	1~2	30~50	600	10~20	180~300
布比卡因	0.25~0.5	30~50	225	20~30	360~720
罗哌卡因	0.2~0.5	30~50	250	20~30	360~720
左旋布比卡因	0.25~0.5	30~50	225	20~30	360~720

表3-4 细小神经干阻滞时局麻药的选择

药物	常用浓度(%)	常用体积(mL)	剂量(mg)	普通溶液 平均持续时间(min)	含肾上腺素溶液 平均持续时间(min)
普鲁卡因	2	5~20	100~400	15~30	30~60
氯普鲁卡因	2	5~20	100~400	15~30	30~60
利多卡因	1	5~20	50~200	60~120	120~180
甲哌卡因	1	5~20	50~200	60~120	120~180
丙胺卡因	1	5~20	50~200	60~120	120~180
布比卡因	0.25~0.5	5~20	12.5~100	180~360	240~420
罗哌卡因	0.2~0.5	5~20	10~100	180~360	240~420

一、颈丛神经阻滞技术

颈神经丛由颈$_{1~4}$($C_{1~4}$)脊神经前支组成。第1颈神经主要是运动神经,支配枕骨下角区肌肉,后 3 对颈神经均为感觉神经，出椎间孔后，从后面横过椎动脉及椎静脉，向外延伸，到达横突尖端时分为升支及降支，这些分支与上下相邻的颈神经分支在胸锁乳突肌之后连接成网状，称为颈神经丛。

每一条神经出椎间孔后，越过椎动、静脉在各横突间连结成束至横突尖端。横突尖端距皮肤1.3～3.2 cm，靠下方的颈椎横突较浅，以第 6 颈椎横突尖端最易触及。颈神经丛分为深丛及浅丛，还形成颈袢，与 C_5 部分神经纤维形成膈神经。颈深神经丛主要支配颈前及颈侧面的深层组织，也有分支通过舌下神经到舌骨下肌群。颈浅神经丛在胸锁乳突肌后缘中点形成放射状分布，向前即颈前神经，向下为锁骨上神经，向后上为耳大神经，向后为枕小神经，分布于颌下、锁骨、整个颈部及枕部区域的皮肤浅组织，呈披肩状。

（一）颈丛神经阻滞的适应证、禁忌证和并发症

1. 颈丛神经阻滞的适应证和禁忌证

适用于颈部一切手术，如甲状腺大部切除术或颈动脉内膜剥脱术。对于难以保持上呼吸道通畅者应禁用颈丛阻滞麻醉。双侧颈深丛阻滞时，有可能阻滞双侧膈神经或喉返神经而引起呼吸抑制，尤以年迈体弱者多见，因此双侧颈深丛阻滞应慎用或禁用。

2. 颈丛神经阻滞并发症

（1）药液误入硬膜外间隙或蛛网膜下腔：可引起高位硬膜外阻滞，更严重的并发症是药液误入蛛网膜下腔引起全脊椎麻醉。穿刺针误入椎管的原因之一是进针过深，之二是进针方向偏内向后，多由于注射过程中针头固定欠佳而逐渐推进所致。预防措施在于使用短针（或 5 号、7 号头皮针），进针切勿过深，注药 2～3 mL 后观察无全脊椎麻醉反应，然后再注入余药。

（2）局麻药毒性反应：主要是穿刺针误入颈动脉或椎动脉而未及时发现所致。因此注药前应抽吸，证实针尖深度在横突部位。由于颈部血管丰富，药物吸收迅速，也会导致中毒。故穿刺针切勿过深，注速切勿太快，药物不可过量。在应用两种局麻药的混合液时，两种局麻药各自的毒性可能有相加作用或协同作用，特别要警惕布比卡因的心脏毒性，严格控制药量。

（3）膈神经麻痹：膈神经主要由第 4 颈神经组成，同时接受第 3、第 5 颈神经的小分支。颈深丛阻滞常易累及膈神经，出现呼吸困难及胸闷，此时立即吸氧多可缓解。双侧膈神经麻痹时呼吸困难症状严重，必要时应进行人工辅助呼吸，故应避免双侧颈深丛阻滞。

（4）喉返神经阻滞：主要是针刺过深，注药压力太大使迷走神经阻滞。患者声音嘶哑或失音，甚至出现呼吸困难。单侧喉返神经阻滞者症状在 0.5～1 小时内多可缓解。

（5）霍纳综合征（Horner's syndrome）：系颈交感神经节被阻滞所致，表现为患侧眼裂变小、瞳孔缩小、眼结膜充血、鼻塞、面微红及无汗等。短期内可自行缓解。

（6）椎动脉损伤：引起出血、血肿。

（二）颈丛神经阻滞的操作技术

1. 颈浅丛神经阻滞

颈浅神经丛阻滞可用于锁骨上颈部表浅手术，而颈部较深手术，如甲状腺手术、颈动脉内膜剥脱术等，尚须行颈深神经丛阻滞。但由于颈部尚有后四对颅神经支配，故单纯行颈神经丛阻滞效果不完善，可用辅助药物以减轻疼痛。

（1）定位：于第 4 颈椎横突处作标记，或采取颈外静脉与胸锁乳突肌后缘交点，常规消毒后在标记处作皮丘。

（2）操作：患者去枕仰卧，头偏向对侧。常规消毒皮肤，操作者戴无菌手套，用 22 G 针（5～6 cm）由胸锁乳突肌后缘中点垂直刺入皮肤，若胸锁乳突肌触不清楚，可先嘱患者抬头使胸锁乳突肌绷紧，则可见其后缘。缓慢进针遇一刺破纸张样的落空感后表示针头已穿透颈阔肌，将局麻药注射到颈阔肌下。也可在颈阔肌表面（胸锁乳突肌浅表）再向乳突、锁骨和颈前方向作浸润注射，以分别阻滞枕小、耳大、颈前和锁骨上神经。一般用 2% 利多卡因 5 mL 加 0.5% 布比卡因或 0.3% 丁卡因 5 mL 及 0.1% 肾上腺素 0.1 mL（甲亢患者禁用），于两侧各注射 5 mL 即可。也可用较低浓度药物或其他配方，

视手术情况而定（图3-4）。

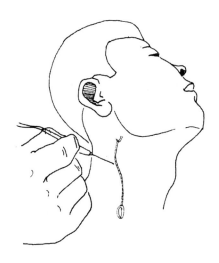

图3-4 颈浅丛阻滞的操作方法

2. 颈深丛神经阻滞

（1）定位：第6颈椎横突结节（又称chassaignac结节）是颈椎横突中最突出者，位于环状软骨水平，可以扪及。由乳突尖至第6颈椎横突作一连线，在此连线上乳突下约1.5 cm为第2颈椎横突，第2颈椎横下约3 cm为第4颈椎横突，位于颈外静脉与胸锁乳突肌后缘交叉点附近，第3颈椎横突位于颈$_2$、颈$_4$横突之间。

（2）操作：患者去枕仰卧，头偏向对侧，双上肢紧贴身体两侧，在乳突尖的下方约1.5 cm，并在胸锁乳突肌后缘处，即相当于第2颈椎横突的位置作一标记。并于胸锁乳突肌后缘中点，相当于C_4横突尖的位置再作一标记。两者之间的中点即为颈$_3$横突尖。每两标记之间相距约2~3 cm。在以上三点用局麻药作皮丘，麻醉者站在患者的头侧，左手示、中、环指触得C_2、C_3、C_4横突尖，以长4~5 cm的22 G穿刺针自各皮丘处呈垂直方向稍向足倾斜刺入直达C_2、C_3、C_4横突面，即相当于手指触得的位置。若患者有异感，则更为确切。若异感出现在头后方，即表示刺到C_2、C_3脊神经，当出现在颈下方或肩部，则为刺到颈$_4$神经。穿刺针的位置必须确实在横突处方可注药。注药前必须先回吸确定无血液和脑脊液后，每处注射局麻药混合液2~3 mL，最多5 mL。若手术范围在颈中部，颈$_2$横突处可不注药。此外，改良颈丛神经阻滞技术已为临床广泛应用，即以第4颈椎横突作为穿刺点，穿刺针抵达第4颈椎横突后一次性注入局麻药10~15 mL（注射前最好找到异感），药物扩散依赖椎旁间隙，可阻滞整个颈丛，满足颈部手术需要（图3-5）。有经验的麻醉医师可慎用双侧颈深丛神经阻滞，注意在一侧颈深丛神经阻滞后观察15~30分钟，如无呼吸抑制再行对侧颈深丛神经阻滞，否则应放弃对侧颈深丛神经阻滞。

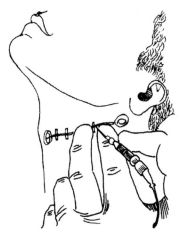

图3-5 改良颈丛神经阻滞技术

二、臂丛神经阻滞技术

（一）局部解剖

1. 臂丛神经组成

臂神经丛由 $C_{5\sim8}$ 及 T_1 脊神经前支组成，有时也接受 C_4 及 T_2 脊神经前支发出的小分支，主要支配整个手、臂运动和绝大部分手、臂感觉。组成臂丛的脊神经出椎间孔后在锁骨上部，前、中斜角肌的肌间沟分为上、中、下干。上干由 $C_{5\sim6}$ 前支，中干由 C_7 前支，下干由 C_8 和 T_1、T_2 脊神经前支构成。三支神经干从前中斜角肌间隙下缘穿出，伴随锁骨下动脉向前、向外、向下方延伸，至锁骨后第1肋骨中外缘每个神经干分为前、后两股，通过第1肋和锁骨中点，经腋窝顶进入腋窝。在腋窝各股神经重新组合成束，三个后股在腋动脉后方合成后束，延续为腋神经及桡神经；上干和中干的前股在腋动脉的外侧合成外侧束，延续为肌皮神经和正中神经外侧根；下干的前股延伸为内侧束，延续为尺神经、前臂内侧皮神经、臂内侧皮神经和正中神经内侧根。

2. 臂丛神经与周围组织的关系

臂丛神经按其所在的位置分为锁骨上、下两部分。

（1）锁骨上部：主要包括臂丛的根和干。

1）臂丛各神经根分别从相应椎间孔穿出走向外侧，其中 $C_{5\sim7}$ 前支沿相应横突的脊神经沟走行，通过椎动脉的后方。然后，臂丛各根在锁骨下动脉第二段上方通过前、中斜角肌间隙，在穿出间隙前后组成三干。

2）臂丛三干在颈外侧的下部，与锁骨下动脉一起从上方越过第1肋的上面，其中上、中干行走于锁骨下动脉的上方，下干行走于锁骨下动脉的后方。臂丛三干经过前中斜角肌间隙和锁骨下血管一起被椎前筋膜包绕，故称为锁骨下血管周围鞘，而鞘与血管之间则称为锁骨下血管旁间隙。臂丛干在颈外侧区走行时，表面仅被皮肤、颈阔肌和深筋膜覆盖，有肩胛舌骨肌下腹、颈外静脉、颈横动脉和肩胛上神经等经过，此处臂丛比较表浅，瘦弱者可在体表触及。臂丛三干至第1肋外侧缘时分为六股，经锁骨后进入腋窝，移行为锁骨下部。

（2）锁骨下部：臂丛三束随腋动脉行于腋窝，在腋窝上部，外侧束与后束位于腋动脉第一段的外侧，内侧束在动脉后方。到胸小肌深面时，外侧束、内侧束与后束分别位于第二段的外、内侧面和后面。三束及腋动脉位于腋鞘中，腋鞘与锁骨下血管周围鞘连续，腋鞘内的血管旁间隙与锁骨下血管旁间隙相连通。

3. 臂丛鞘

解剖上臂丛神经及颈丛神经从颈椎至腋窝远端一直被椎前筋膜及其延续的筋膜所围绕，臂丛神经实际上处于此连续相通的筋膜间隙中，故从腋鞘注入药液，只要量足够便可一直扩散至颈神经丛。

（二）臂丛神经阻滞方法适应证和常见并发症

1. 臂丛神经阻滞方法

常用的臂丛神经阻滞方法有肌间沟阻滞法、腋路阻滞法、锁骨上阻滞法、锁骨下阻滞法和喙突下阻滞法。

2. 适应证

臂丛神经阻滞适用于上肢及肩关节手术或上肢关节复位术。

3. 药物

1%～1.5%利多卡因加用1:200 000肾上腺素可提供3～4小时麻醉，若手术时间长，罗哌卡因（0.3%～0.5%）或布比卡因（0.25%～0.5%）可提供8～12小时麻醉。臂丛阻滞药物不必用太高浓度，而较大容量（40～50 mL）便于药物鞘内扩散，30～50 mL的1%～2%利多卡因或0.25%～0.5%布比卡因是成人的常用剂量。

4. 常见并发症

(1) 气胸：多发生在锁骨上或锁骨下阻滞法，由于穿刺方向不正确且刺入过深，或者穿刺过程中患者咳嗽，使肺过度膨胀，胸膜及肺尖均被刺破，使肺内气体漏到胸膜腔。此类气胸发展缓慢，有时数小时之后患者才出现症状。当有气胸时，除双肺听诊及叩诊检查外，作 X 线胸部透视或摄片有助于明确诊断。根据气胸的严重程度及发展情况不同，可行胸腔抽气或胸腔闭式引流。

(2) 出血及血肿：各径路穿刺时均有可能分别刺破颈内、颈外静脉，锁骨下动脉，腋动脉或腋静脉引起出血。如穿刺时回抽有血液，应拔出穿刺针，局部压迫止血，避免继续出血或血肿形成。然后再改变方向重新穿刺。锁骨上或肌间沟径路若引起血肿，还可引起颈部压迫症状。

(3) 局麻药毒性反应：多因局麻药用量过大或误入血管所致。

(4) 膈神经麻痹：发生于肌间沟法和锁骨上法，可出现胸闷、气短、通气量减少，必要时予吸氧或辅助呼吸。

(5) 声音嘶哑：因喉返神经阻滞所致，可发生于肌间沟法及锁骨上法阻滞，注药时压力不要过大，药量不宜过多，有助于避免此种并发症。

(6) 高位硬膜外阻滞或全脊麻：肌间沟法进针过深，穿刺针从椎间孔进入硬膜外间隙或蛛网膜下腔，使局麻药注入硬膜外或蛛网膜下腔所致。故穿刺针方向应指向颈椎横突而不是椎体方向。注药时应回抽有无脑脊液。一旦出现脑脊液，应按硬膜外腔阻滞麻醉中发生全脊髓麻醉意外处理。

(7) 霍纳综合征：多见于肌间沟法阻滞，为星状神经节阻滞所致，不需处理。可自行恢复。

(三) 各种臂丛神经阻滞技术的操作

1. 肌间沟阻滞法

肌间沟阻滞法是最常用的臂丛阻滞方法之一。操作较易于掌握，定位也较容易，出现并发症的机会较少，对肥胖或不合作的小儿较为适用，小容量局麻药即可阻滞上臂肩部及桡侧。肌间沟阻滞法对肩部、上臂及桡侧阻滞效果较好，而对前臂和尺侧阻滞效果稍差，阻滞起效时间也延迟，有时需增加药液剂量才能被阻滞。

(1) 体位和定位：患者去枕仰卧，头偏向对侧，手臂贴体旁，手尽量下垂，显露患侧颈部。嘱患者抬头，先在环状软骨（颈$_6$）水平找到胸锁乳突肌后缘，由此向外可触摸到一条小肌腹即为前斜角肌，再往外侧滑动即可触到一凹陷处，其外侧为中斜角肌，此凹陷即为肌间沟。臂神经丛即由此沟下半部经过，前斜角肌位于臂丛的前内方，中斜角肌位于臂丛的后外方。斜角肌间隙上窄下宽，沿该间隙向下方逐渐触摸，于锁骨上约 1 cm 可触及一细柔横向走行的肌肉，即肩胛舌骨肌，该肌与前、中斜角肌共同构成一个三角形，该三角形靠近底边（肩胛舌骨肌）处即为穿刺点。在该点用力向脊柱方向重压，患者可诉手臂麻木、酸胀或有异感。若患者肥胖或肌肉欠发达，肩胛舌骨肌触不清，即以锁骨上 2 cm 处的肌间沟为穿刺点。

(2) 操作：颈部皮肤常规消毒，右手持一 3～4 cm 长 22 G 穿刺针（或 7 号头皮针）垂直刺入皮肤，略向对侧足跟推进，直到出现异感或手指（手臂）肌肉抽动，如此方向穿刺无异感，以此穿刺针为轴扇形寻找异感，出现异感为此方法可靠的标志，可反复试探 2～3 次，以找到异感为好。若反复多次穿刺无法寻找到异感，可以触及横突（颈$_6$）为止。穿刺成功后，回抽无血液及脑脊液，成人一次注入局麻药液 20～25 mL。注药时可用手指压迫穿刺点上部肌间沟，迫使药液向下扩散，则尺神经阻滞可较完善。

(3) 并发症及其防治：肌间沟阻滞法的主要并发症有误入蛛网膜下腔引起全脊麻，高位硬膜外阻滞，局麻药毒性反应，损伤椎动脉，星状神经节、喉返神经和膈神经阻滞。为了预防全脊麻或血管内注药而引起全身毒性反应，注药前应回吸，每注入 5 mL 局麻药也应回吸一次。

2. 腋路阻滞法

腋路阻滞法也是常用的臂丛神经阻滞方法之一。其优点为：①臂丛神经分支均在血管神经鞘内，位置表浅，动脉搏动明显，故易于阻滞；②没有气胸、膈神经、迷走神经或喉返神经阻滞的危险；③无误入硬膜外间隙或蛛网膜下腔的危险。禁忌证包括：①上肢外展困难或腋窝部位有感染、肿瘤或因骨折无法摆放体位的患者不能应用此方法；②上臂阻滞效果较差，不适用于肩关节手术及肱骨骨折复位等。

（1）体位与定位（图3-6）：患者仰卧，头偏向对侧，患肢外展90°，屈肘90°，前臂外旋，手背贴床或将患肢手掌枕于头下。在腋窝顶部摸到腋动脉搏动最高点，其上方即为穿刺点。

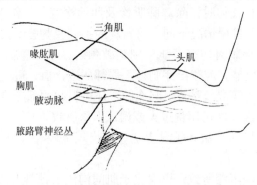

图3-6 腋路阻滞法相关的解剖结构

（2）操作（图3-7）：皮肤常规消毒，用左手触及腋动脉，右手持22 G针头（7号头皮针），沿腋动脉上方斜向腋窝方向刺入，穿刺针与动脉成20°夹角，缓慢推进，在有穿过鞘膜的落空感或患者出现异感后，右手放开穿刺针，则可见针头固定且随动脉搏动而摆动，表明针头已刺入腋部血管神经鞘，也可借助神经刺激器证实针头确实在血管神经鞘内，但不必强求异感。连接注射器回抽无血后，即可注入30～40 mL局麻药。腋路阻滞成功的标志为：①穿刺针头固定且随动脉搏动而摆动；②回抽无血；③注药后呈梭形扩散；④患者自述上肢发麻；⑤上肢尤其前臂不能抬起；⑥皮肤表面血管扩张。

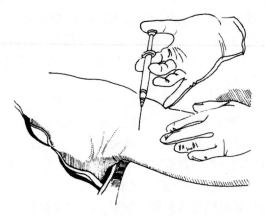

图3-7 腋路阻滞的操作方法

（3）并发症及预防：腋路阻滞局麻药毒性反应发生率较高，可能是局麻药量大或误入血管引起，故注药时要反复回抽，确保穿刺针不在血管内。

3. 锁骨上阻滞法

（1）体位与定位：患者平卧，患侧肩垫一薄枕，头转向对侧，患侧上肢紧贴体旁。锁骨中点上方1～1.5 cm处为穿刺点。

（2）操作：皮肤常规消毒，用22 G穿刺针经穿刺点刺入皮肤，针尖向内、向后、向下推进，进针1～2 cm可触及第1肋骨表面，在肋骨表面上寻找异感或用神经刺激器方法寻找臂丛神经，当出现异感后固定针头，回抽无血液、无气体，一次性注入局麻药20～30 mL。

（3）并发症及其预防：主要并发症有局部血肿、气胸、膈神经及喉返神经阻滞。膈神经阻滞后是否出现窒息或呼吸困难等症状，取决于所用药物浓度、膈神经阻滞深度以及单侧（一般无症状）或双侧等因素。为避免发生双侧膈神经阻滞而引起明显的呼吸困难，不宜同时进行双侧臂丛阻滞。如临床需要，可在一侧臂丛阻滞后30分钟并未出现膈神经阻滞时，再行另一侧阻滞。双侧臂丛神经阻滞时应加强呼吸监测，及时发现和处理呼吸并发症。

4. 锁骨下阻滞法

(1) 体位与定位：体位同肌间沟法，术者手指沿前中斜角肌间沟向下，直至触及锁骨下动脉搏动，紧靠其外侧作一标志。

(2) 操作：皮肤常规消毒，左手手指放在锁骨下动脉搏动处，右手持 2~4 cm 的 22 G 穿刺针，从锁骨下动脉搏动点外侧朝下肢方向直刺，方向不向内也不向后，沿中斜角肌的内侧缘推进，刺破臂丛鞘时有突破感。通过神经刺激器或异感的方法确定为臂丛神经后，注入局麻药 20~30 mL。

(3) 优点：①较小剂量即可得到较高水平的臂丛神经阻滞效果；②上肢及肩部疾病者，穿刺过程中不必移动上肢；③局麻药误入血管的可能性小；④不致发生误入硬膜外间隙或蛛网膜下腔的意外。

(4) 缺点：①有发生气胸的可能；②不能同时进行双侧阻滞；③穿刺若无异感，失败率可高达 15%。

5. 喙突下阻滞法

臂丛神经出第 1 肋后，从喙突内侧走向外下，成人臂丛距喙突最近处约 2.25 cm，儿童约 1.19 cm，于喙突内下方通过胸小肌深面时，迂回绕腋动脉行于腋鞘，位置较集中，走行方向与三角肌、胸大肌间沟基本一致。

(1) 定位：测量喙突至胸外侧最近距离（通常为第 2 肋外侧缘），并作一连线为喙胸线。喙胸距离（mm）×0.3+8 所得数值即为喙突下进针点。

(2) 操作：由上述穿刺点垂直刺入，刺破胸大肌、胸小肌可有二次突破感，当针尖刺入胸小肌与肩胛下肌，患者可感有异感向肘部传导。小儿则以突破感及针头随动脉搏动为指征。

(3) 优缺点：避免损伤肺及胸膜，但穿刺角度过于偏内或肺气肿患者也有可能发生气胸；可用于上臂、肘及肘以下手术。由于穿刺部位较深，有误入血管可能。

上述五种臂丛入路阻滞效果因各部位解剖不同而异，而上肢各部位神经支配也各异，因此应根据手术部位神经支配选择最恰当的阻滞入路。

（四）上肢手术臂丛神经阻滞入路的选择

1. 肩部手术

肩部神经支配为 C_3 至 C_6 神经根，来自颈神经丛 C_3、C_4 发出分支支配肩项皮肤；其余皮肤和深层组织受 C_5、C_6 支配，故肩部手术应阻滞 C_3 至 C_6，包括颈神经丛和臂神经丛，故又称颈臂丛阻滞，可进行植皮、裂伤缝合等浅表手术。由于颈丛和臂丛相互连续阻滞，局麻药可以在第 6 颈椎平面向上向下扩散，故肌间沟入路为肩部手术首选。由于 C_3、C_4 在锁骨上和锁骨下入路之外，故较少选用此两种入路。行锁骨上肩区深部手术（含肩关节手术），需阻滞 T_1、T_2 神经，故常需在腋后线加第 2 肋间神经阻滞。

2. 上臂及肘部手术

该部手术须阻滞 C_{5-8} 和 T_1 神经，故最佳入路为锁骨上或锁骨下入路。肌间沟入路常不能阻滞到 C_8 和 T_1，腋入路常不能阻滞肌皮神经和肋间臂神经，均为失当选择。

3. 前臂手术

前臂手术需阻滞 C_{5-8} 和 T_1 神经根形成臂丛的所有分支，以锁骨下入路为最佳选择，因为局麻药可在神经束平面阻滞所有的神经，也易于阻滞腋部的肋间臂神经，有助于缓解上肢手术不可少的止血带所引起的痛苦，而其他入路不能达到此效果。

4. 腕部及手部手术

臂丛阻滞对腕部手术有一定困难，因为支配该区域的神经非常丰富，而且相互交叉支配，腋入路最常失败为拇指基底部阻滞效果不良，此处有来自前外侧的正中神经、后外侧的桡神经及上外侧的肌皮神经支配，故锁骨上入路和肌间沟入路为拇指基底部手术首选。而腕尺侧、正中神经或手指手术，腋入路常可阻滞完善。

三、临床常用的其他神经阻滞方法

（一）上肢神经阻滞

上肢神经阻滞主要适用于前臂或手部的手术，也可作为臂丛阻滞不完全的补救方法。主要包括正中神经阻滞、尺神经阻滞和桡神经阻滞，可以在肘部或腕部阻滞，若行手指手术，也可行指间神经阻滞。

1. 尺神经阻滞

（1）解剖：尺神经起源于臂丛内侧，在腋动脉内侧分出，主要由 C_8 和 T_1 脊神经纤维组成。尺神经在上臂内侧沿肱二头肌与肱三头肌间隔下行，于肱中段穿出间隔，向内向后入肱骨内上髁与尺骨鹰嘴间沟内（尺神经沟），然后在尺侧腕屈肌二头之间进入前臂，再下行至腕部，位于尺侧腕屈肌与指深屈肌之间，在尺动脉内侧进入手掌。尺神经具有运动支和感觉支。

（2）尺神经阻滞后出现：①环指尺侧及小指掌面，并由此上沿至肘关节以下，又自中指尺侧、环指及小指背面并上沿至肘关节以下，感觉减退，以手内侧缘感觉缺失为最明显（腕部阻滞时，无前臂麻木）；②手指不能分开并拢，环指、小指的指间关节只能屈不能伸，掌指关节过伸。

（3）肘部尺神经阻滞。

1）标志：前臂屈曲 90°，在尺神经沟内可扪及尺神经，按压尺神经患者多有异感。

2）操作：在尺神经沟下缘相当于尺神经部位作皮丘，取 23 G 穿刺针刺入皮肤，针保持与神经干平行，沿尺神经沟向心推进，遇异感后即可注入局麻药 5~10 mL。

（4）腕部尺神经阻滞。

1）定位：从尺骨茎突水平横过画一直线，相当于第 2 腕横纹，此线与尺侧腕屈肌桡侧交点即为穿刺点，患者掌心向上握掌屈腕时该肌腹部最明显。

2）操作：在上述穿刺点作皮丘，取 23 G 穿刺针垂直刺入出现异感即可注入局麻药 5 mL，若无异感，在肌腱尺侧穿刺，或向尺侧腕屈肌深面注药，但不能注入肌腱内。

2. 正中神经阻滞

（1）解剖：正中神经主要来自于 C_6~T_1 脊神经根纤维，于胸小肌下缘由臂丛神经的内侧束和外侧束分出，两束的主支形成正中神经的内、外侧根。正中神经开始在上臂内侧伴肱动脉下行，先在肱动脉外侧，后转向内侧，在肘部从肱骨内上髁与肱二头肌腱中间，穿过旋前圆肌进入前臂，走行于屈指浅肌与屈指深肌之间，沿中线降至腕部，在掌横韧带处位置最表浅，在桡侧腕屈肌与掌长肌之间的深处穿过腕管，在掌筋膜深面到达手掌。

（2）正中神经阻滞出现：①大鱼际肌、拇指、示指、中指及环指桡侧感觉消失；②手臂不能旋前，拇指和示指不能屈曲，拇指不能对掌。

（3）肘部正中神经阻滞。

1）标志：肘部正中神经在肱二头肌筋膜之下，肱骨内上髁与肱二头肌腱内侧之中点穿过肘窝。肱骨内、外上髁之间画一横线，该线与肱动脉交叉点的内侧 0.7 cm 处即为正中神经所在部位，相当于肱二头肌腱的外缘与内上髁间的中点，在此处作皮丘。

2）操作：取 22 G 穿刺针经皮丘垂直刺入，直至出现异感，或作扇形穿刺以探及异感，出现异感后即可注入局麻药 5 mL。

（4）腕部正中神经阻滞。

1）标志：腕部桡骨茎突平面横过腕关节画一连线，横线上桡侧腕屈肌腱和掌长肌腱之间即为穿刺点，握拳屈腕时，上述两个肌腱更清楚。

2）操作：取 22 G 穿刺针经穿刺点垂直刺入，进针穿过前臂深筋膜，继续进针约 0.5 cm，即出现异感，并放射至桡侧，注局麻药 5 mL。

3. 桡神经阻滞

（1）解剖：桡神经来自臂神经丛后束，源于 $C_{5~8}$ 及 T_1 脊神经。桡神经在腋窝位于腋动脉后方，折向下外方，走入肱骨桡神经沟内。达肱骨外上髁上方，穿外侧肌间隔至肱骨前方，在肘关节前方分为深、浅支。深支属运动神经，从桡骨外侧穿旋后肌至前臂背面，在深浅伸肌之间降至腕部；浅支沿桡动脉外缘下行，转向背面，并降至手臂。

桡神经阻滞后出现：①前臂前侧皮肤、手背桡侧皮肤、拇指、示指及中指桡侧皮肤感觉减退（腕部阻滞时无前臂麻木）；②垂腕。

(2) 肘部桡神经阻滞。

1) 标志：在肱骨内、外上髁作一连线，该横线上肱二头肌腱外侧处即为穿刺点。

2) 操作：取23G穿刺针经穿刺点垂直刺入，刺向肱骨，寻找异感，必要时行扇形穿刺，以寻找异感，探及异感即可注入局麻药5 mL。

(3) 腕部桡神经阻滞：腕部桡神经并非一支，分支细而多，可在桡骨茎突前端作皮下浸润，并向掌面及背面分别注药，在腕部形成半环状浸润即可。

4. 肌皮神经阻滞

(1) 解剖：肌皮神经来自臂神经丛外侧束，由$C_{5\sim7}$神经纤维组成，先位于腋动脉外侧，至胸小肌外侧缘脱离腋鞘，穿过喙肱肌到肌外侧，在肱二头肌与肱肌之间降至肘关节上方，相当于肱骨外上髁水平穿出臂筋膜延续为前臂外侧皮神经，沿前臂外侧行至腕部。

(2) 肘部肌皮神经阻滞：利用桡神经阻滞，在桡神经阻滞完毕后，将穿刺针稍向外拔出，刺向肱二头肌腱与肱桡肌之间，注入局麻药10 mL。

5. 指间神经阻滞

(1) 解剖：手指由臂丛神经的终末支指间神经支配，可从手指根部阻滞指间神经。

(2) 操作：在指间以25G穿刺针刺入手指根部，靠近骨膜缘边抽边注，缓慢注药2～3 mL。一般针由手指侧部穿入再逐步进入近手掌部，注药由近掌部到手背部，在穿刺时避免感觉异常，因为感觉异常是神经受压表现。药液中禁止加用肾上腺素，以防止血管收缩导致缺血。

(3) 应用指征：可用于手指手术或单个手指再造术，也可用于臂丛阻滞不全时的辅助阻滞。一般需10～15分钟阻滞完善。

（二）下肢神经阻滞

支配下肢的神经主要来自腰神经丛和骶神经丛。腰丛由T_{12}前支的一部分，$L_{1\sim3}$前支和L_4前支的一部分组成。腰丛上端的三支神经是髂腹下神经（L_1）、髂腹股沟神经（L_1）和生殖股神经，这三支神经向前穿过腹肌，支配髋部和腹股沟区皮肤；腰神经丛下端的三支神经为股外侧皮神经（$L_{2\sim3}$）、股神经（$L_{2\sim4}$）和闭孔神经（$L_{2\sim4}$）。骶丛由腰骶干（L_4的余下部分及L_5前支合成）及骶尾神经前支组成，重要分支有臀上神经（$L_4\sim S_1$）、臀下神经（$L_5\sim S_2$）、阴部神经（$S_{2\sim4}$）、坐骨神经（$L_4\sim S_3$）及股后皮神经。下肢神经支配为：大腿外侧为股外侧皮神经，前面为股神经，内侧为闭孔神经和生殖股神经，后侧为骶神经的小分支；除前内侧小部分由股神经延续的隐神经支配，小腿和足绝大部分由坐骨神经支配。

1. 下肢神经阻滞的适应证

全部下肢麻醉需同时阻滞腰神经丛和骶神经丛。因需注药量大且操作不方便，故临床应用不广。然而，当需要麻醉的部位比较局限或禁忌椎管内麻醉时，可以应用腰骶神经丛阻滞。另外，腰骶神经丛阻滞还可作为全身麻醉的辅助措施用于术后镇痛。

(1) 虽然腰神经丛阻滞复合肋间神经阻滞可用于下腹部手术，但临床很少应用。髂腹下神经与髂腹股沟神经联合阻滞是简单而实用的麻醉方法，可用于髂腹下神经与髂腹股沟神经支配区域的手术（如疝修补术）。

(2) 髋部手术需阻滞除髂腹下和髂腹股沟神经以外的全部腰神经，最简便的方法是阻滞腰神经丛（腰大肌间隙腰丛阻滞）。

(3) 大腿手术需麻醉股外侧皮神经、股神经、闭孔神经及坐骨神经，可行腰大肌间隙腰丛阻滞联合坐骨神经阻滞。

(4) 大腿前部手术可行股外侧皮神经和股神经联合或分别阻滞，也可采用"三合一"法，单纯股外侧皮神经阻滞可用于皮肤移植皮区麻醉，单纯股神经阻滞适用于股骨干骨折术后止痛、股四头肌成形术或髌骨骨折修复术。

(5) 股外侧皮神经和股神经联合阻滞再加上坐骨神经阻滞，通常可防止止血带疼痛，这是因为闭孔神经支配皮肤区域很少。

(6) 开放膝关节手术需要阻滞股外侧皮神经、股神经、闭孔神经和坐骨神经，最简便的方法是实施腰大肌间隙腰神经丛阻滞联合坐骨神经阻滞。采用股神经、坐骨神经联合阻滞也可满足手术要求。

(7) 膝远端手术需阻滞坐骨神经和股神经的分支隐神经，踝部阻滞可适用于足部手术。

2. 腰神经丛阻滞

(1) 解剖（图3-8）：腰神经出椎间孔后位于腰大肌后内方的筋膜间隙中，腰大肌间隙前壁为腰大肌，后壁为第1～第5腰椎横突、横突间肌与横突间韧带，外侧为起自腰椎横突上的腰大肌纤维及腰方肌，内侧是第1～第5腰椎体、椎间盘外侧面及起自此面的腰大肌纤维。腰大肌间隙上界平第12肋，向下沿腰骶干至骨盆的骶前间隙。其中有腰动静脉、腰神经前支及由其组成的腰丛。将局麻药注入腰大肌间隙以阻滞腰丛，称为腰大肌间隙腰丛阻滞。

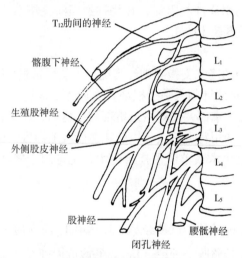

图3-8 腰神经丛结构

包裹腰丛的筋膜随脊神经下行，延伸至腹股沟韧带以下，构成股鞘。其内侧壁为腰筋膜，后外侧壁为髂筋膜，前壁为横筋膜。在腹股沟股鞘处注药以阻滞腰丛，称为腹股沟血管旁腰丛阻滞。可通过一次注药阻滞腰丛三个主要分支（股外侧皮神经、股神经及闭孔神经），故又称三合一阻滞，但闭孔神经常阻滞不完善。

(2) 腰大肌间隙腰丛阻滞。

1) 定位：患者俯卧或侧卧，以髂嵴连线中点（相当于L_4的棘突），脊柱外侧4 cm处为穿刺点。

2) 操作：经皮垂直刺入，直达L_4横突，然后将针尖滑过L_4横突上缘，再前进约0.5 cm后有明显落空感后，表明针已进入腰大肌间隙，或用神经刺激器引发股四头肌颤搐确认腰丛，注入局麻药35 mL。

(3) 腹股沟血管旁腰丛阻滞（三合一阻滞）。

1) 定位：患者仰卧，在腹股沟韧带下方扪及股动脉搏动，用手指将其推向内侧，在其外缘作皮丘。

2) 操作：由上述穿刺点与皮肤成45°向头侧刺入，直至出现异感或引发股四头肌颤搐，表明已进入股鞘，抽吸无血可注入局麻药30 mL，同时在穿刺点远端加压，促使局麻药向腰神经丛近侧扩散。

3. 骶神经丛阻滞

骶丛由腰骶干及$S_{1~3}$神经组成（图3-9），在骨盆内略呈三角形，尖朝向坐骨大孔，位于梨状肌之前,为盆筋膜所覆盖,支配下肢的主要分支为坐骨神经和股后皮神经。坐骨神经是体内最粗大的神经,自梨状肌下孔出骨盆后,行于臀大肌深面,经股骨大转子和坐骨结节之间下行到大腿后方,在腘窝处浅行,在该处分为胫神经和腓总神经。胫神经沿小腿后部下行,穿过内踝后分为胫前、胫后神经,支配足底及足内侧皮肤。腓总神经绕过腓骨小头后分为腓浅、腓深神经,腓浅神经为感觉神经,行走于腓肠肌外侧,在外踝处分为终末支,支配足前部皮肤;腓深神经主要是足背屈运动神经,行走于踝部上缘,同时也分出感觉支支配趾间皮肤;腓肠神经为胫神经和腓总神经发出的分支形成的感觉神经,在外踝之下通过,支配足外侧皮肤。股后皮神经前段与坐骨神经伴行,支配大腿后部的皮肤,坐骨神经阻滞麻醉同时也阻滞该神经。

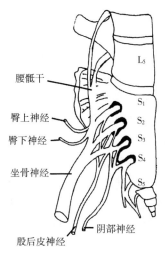

图 3-9 骶神经丛结构

4. 坐骨神经阻滞

(1) 传统后侧入路。

1) 定位:置患者于 Sims 位(侧卧,阻滞侧在上,屈膝屈髋)。由股骨大转子与髂后上棘作一连线,连线中点作一条垂直线,该垂直线向尾端 4～5 cm 处即为进针点;或该垂直线与股骨大转子和骶裂孔连线的交点为穿刺点。

2) 操作:10 cm 22 G 穿刺针由上述穿刺点垂直刺入至出现异感,若无异感而触及骨质(髂骨后壁),针可略偏向内侧再穿刺,直至滑过骨面而抵达坐骨切迹。出现异感后退针数毫米,注入局麻药 20 mL,或以神经刺激仪引起坐骨神经支配区肌肉的运动反应(腘肌或腓肠肌收缩,足屈或趾屈)作为指示。

(2) 膀胱截石位入路。

1) 定位:患者仰卧,由助手协助患者,使髋关节屈曲 90°并略内收,膝关节屈曲 90°,股骨大转子与坐骨结节连线中点即为穿刺点。

2) 操作:由上述穿刺点刺入,穿刺针与床平行,针向头侧而略偏内,直至出现异感或刺激仪引起运动反应后,即可注药 20 mL。注药时压迫神经远端以促使药液向头侧扩散。

(3) 前路。

1) 定位:患者仰卧,由同侧髂前上棘与耻骨结节作一连线(称为上线),并将其三等分,然后由股骨大转子作一平行线(称为下线)。由上线中内 1/3 交界处作一垂直线,该垂直线与下线交点处即为穿刺点。

2) 操作:由上述穿刺点垂直刺入直至触及股骨,调整方向略向内侧以越过股骨,继续刺入 2～3 cm 出现异感或用神经刺激仪定位。

3) 该入路适用于不能侧卧及屈髋患者,但因穿刺部位较深,穿刺成功率低于前两种入路。

(4) 腘窝坐骨神经阻滞:患者俯卧,膝关节屈曲,暴露腘窝边缘,其下界为腘窝皱褶,外界为股二头肌长头,内侧为重叠的半膜肌腱和半腱肌腱。在腘窝皱褶上 7 cm 处做一水平线连接股二头肌肌腱及半腱肌肌腱，此连线中点即为穿刺点，穿刺针与皮肤成 45°～60°角刺入，以刺激仪定位，一旦确定即可注入局麻药 30～40 mL。

5. 股神经阻滞

（1）解剖：股神经是腰丛的最大分支，位于腰大肌与髂肌之间下行到髂筋膜后面，在髂腰肌前面和股动脉外侧，经过腹股沟韧带的下方进入大腿前面，在腹股沟韧带附近，股神经分成若干束，在股三角区又合为前组和后组，前组支配大腿前面沿缝匠肌的皮肤，后组支配股四头肌、膝关节及内侧韧带，并分出隐神经伴随着大隐静脉下行于腓肠肌内侧，支配内踝以下皮肤。

（2）定位：在腹股沟韧带下面扪及股动脉搏动，于股动脉外侧 1 cm，相当于耻骨联合顶点水平处作标记为穿刺点。

（3）操作：由上述穿刺点垂直刺入，缓慢前进，针尖越过深筋膜触及筋膜下神经时有异感出现，若无异感，可与腹股沟韧带平行方向，向深部作扇形穿刺至探及异感，即可注药 5～7 mL。

6. 闭孔神经阻滞

（1）解剖：闭孔神经起源于 $L_{2～4}$ 脊神经前支，于腰大肌后下方下行经闭孔出骨盆而到达大腿，支配大腿外展肌群、髋关节、膝关节及大腿内侧的部分皮肤。

（2）定位：以耻骨结节下 1.5 cm 和外侧 1.5 cm 处为穿刺点。

（3）操作：由上述穿刺点垂直刺入，缓慢进针至触及骨质，为耻骨下支，轻微调节穿刺针方向使针尖向外向脚侧进针，滑过耻骨下支边缘而进入闭孔或其附近，继续进针 2～3 cm 即到达目标。回抽无血后可注入 10 mL 局麻药，退针少许注局麻药 10 mL，以在闭孔神经经过通道上形成局麻药屏障。若用神经刺激仪引发大腿外展肌群颤搐来定位，可仅用 10 mL 局麻药。

7. 隐神经阻滞

（1）解剖：隐神经为股神经分支，在膝关节平面经股薄肌和缝匠肌之间穿出至皮下，支配小腿内侧及内踝大部分皮肤。

（2）操作：患者仰卧，在胫骨内踝内侧面，膝盖上缘作皮丘，穿刺针由皮丘垂直刺入，缓慢进针直至出现异感。若遇到骨质，便在骨面上行扇形穿刺以寻找异感，然后注药 5～10 mL。

8. 踝关节处阻滞

单纯足部手术，在踝关节处阻滞，麻醉意外及并发症大为减少，具体方法为：①先在内踝后一横指处进针，作扇形封闭，以阻滞胫后神经；②在胫距关节平面附近的拇伸肌内侧进针，以阻滞胫前神经；③在腓骨末端进针，便能阻滞腓肠神经；④用不含肾上腺素的局麻药注射于两踝关节之间的皮下，并扇形浸润至骨膜，以阻滞许多细小的感觉神经。

9. 足部趾神经阻滞

与上肢指间神经阻滞相似，用药也类同。

（三）椎旁神经阻滞

在胸或腰脊神经从椎间孔穿出处进行阻滞，称为椎旁脊神经根阻滞。可在俯卧位或侧卧位下施行，但腰部椎旁阻滞取半卧位更便于操作。

1. 解剖

胸椎棘突由上至下逐渐变长，并呈叠瓦状排列，胸脊神经出椎间孔后进入由椎体、横突及覆盖其上的胸膜在肋间围成的小三角形内，胸椎旁阻滞时注药入此三角内，穿刺方向偏内可避免损伤胸膜。胸部棘突较长，常与下一椎体横突位于同一水平。腰椎棘突与同一椎体横突位于同一水平。

2. 胸部椎旁阻滞

（1）定位：标记出需阻滞神经根上一椎体棘突，在此棘突上缘旁开 3 cm 处作皮丘。

（2）操作（图 3-10）：以 10 cm 22 G 穿刺针经皮丘垂直刺向肋骨或横突，待针尖遇骨质感后，将针干向头侧倾斜 45°，即向内、向下推进。可以将带空气的注射器接于针尾，若有阻力消失感则表明已突破韧带进入椎旁间隙，回抽无血、液体及气体即可注入局麻药 5～8 mL。

3. 腰部椎旁阻滞

(1) 定位：标记出需阻滞神经根棘突，平棘突上缘旁开 3~4 cm 处作皮丘。

(2) 操作：取 10 cm 22 G 穿刺针由皮丘刺入，偏向头侧 10°~30°，进针 2.5~3.5 cm 可触及横突，此时退至皮下，穿刺针稍向尾侧刺入（较前方向更垂直于皮肤），进针深度较触横突深度深 1~2 cm 即达椎旁间隙，抽吸无血或液体即可注入局麻药 5~10 mL。

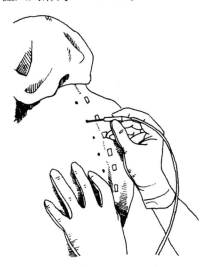

图 3-10　胸部椎旁阻滞的操作方法

（四）交感神经阻滞

1. 星状神经节阻滞

(1) 解剖：星状神经节由颈交感神经节及 T_1 交感神经节融合而成，位于第 7 颈椎横突与第 1 肋骨颈部之间，常在第 7 颈椎体的前外侧面。靠近星状神经节的结构尚有颈动脉鞘、椎动脉、椎体、锁骨下动脉、喉返神经、脊神经及胸膜顶。

(2) 操作：患者仰卧，肩下垫小枕，取头部轻度后仰。摸清胸锁乳突肌内侧缘及环状软骨，环状软骨外侧可触及第 6 颈椎横突前结节，过此结节作一条直线平行于前正中线，线下 1.5~2 cm 作一标记，该标记即为第 7 颈椎横突结节。取 22 G 5 cm 穿刺针由该标记处垂直刺入，同时另一手指将胸锁乳突肌及颈血管鞘推向外侧，进针 2.5~4.0 cm 直至触到骨质，退针 2 mm，回抽无血后注入 2 mL 局麻药，观察有无神志改变，若无改变即可注入 5~10 mL 局麻药。若阻滞有效，在 10 分钟内会出现 Horner 综合征，上臂血管扩张，偶有鼻塞。

(3) 适应证：可用于各种头痛、雷诺病、冻伤、动静脉血栓形成、面神经麻痹、带状疱疹、突发性听觉障碍、视网膜动脉栓塞症等。

(4) 并发症：①药物误注入血管引起毒性反应；②药液误注入蛛网膜下腔；③气胸；④膈神经阻滞；⑤喉返神经麻痹；⑥血肿。

2. 腰交感神经阻滞

(1) 解剖：交感神经链及交感神经节位于脊神经之前，椎体前外侧。腰交感神经节中第 2 交感神经节较为固定，位于第 2 腰椎水平，只要在 L_2 水平注入少量局麻药即可阻滞支配下肢的所有交感神经节。

(2) 直入法。

1) 定位：患者俯卧，腹部垫枕，使腰部稍隆起，扪清 L_2 棘突上、下缘，由其中点作一水平线，中点旁开 5 cm 即为穿刺点，一般位于第 2、第 3 腰椎横突。

2) 操作：取 10~15 cm 22 G 穿刺针由上述穿刺点刺入，与皮肤成 45°，直到触及横突，记录进针深度。然后退针至皮下，调整方向，使针更垂直于皮肤刺入，方向稍偏内，直至触及椎体，此时调整方向，使针稍向外刺入直到出现滑过椎体并向前方深入的感觉，即可停止进针，回抽无血和液体，注入试验剂量后 3 分钟，足部皮温升高 3 ℃左右，然后注入 5～10 mL 局麻药。

（3）侧入法：为减少以上操作方法对 L_2 脊神经根的损伤可采取侧入法。取 15 cm 22 G 穿刺针由 L_2 棘突中点旁开 10 cm 朝向椎体刺入，触及骨质后，调整方向，稍向外刺入，直到出现滑过椎体而向前方深入的感觉，即可停止进针。用药方法同上。

（4）适应证：可用于治疗下肢、盆腔或下腹部恶性肿瘤引起的疼痛。

（5）并发症与椎旁阻滞相同。

3. 腹腔神经节阻滞

（1）解剖：自 $T_{5\sim12}$ 的交感神经节发出的节前纤维沿自身椎体外侧下行，分组组成内脏大神经、内脏小神经，各自下行至第 12 胸椎水平，穿膈脚入腹腔形成腹腔神经节。

（2）定位：摸清第 1 腰椎及第 12 胸椎棘突并作标记，摸清第 12 肋，在其下缘距正中线 7 cm 处为穿刺点。

（3）操作：取 22 G 15 cm 穿刺针自上述穿刺点刺入，针尖朝向第 12 胸椎下方标记点，即穿刺点与标记点连线方向，与皮肤成 45°，缓慢进针，遇到骨质感后，记下进针深度，退针至皮下，改变针与皮肤角度，由 45°增大到 60°，再次缓慢进针，若已达前次穿刺深度，继续进针 1.5～2.0 cm，滑过第 1 腰椎椎体到达椎体前方，回抽无血液，即可注入试验剂量，若无腰麻症状出现即注入 20～25 mL 局麻药。由于穿刺较深，最好在 X 线透视下进行。阻滞完成后，容易出现血压下降，应作血压监测，并及时处理。

（4）适应证：可用于鉴别上腹部疼痛来源，缓解上腹部癌症引起的疼痛。

第七节　神经刺激仪在神经阻滞中的应用

一、概述

神经刺激仪的问世，改变了传统的异感法盲探式神经定位，尤其是对于不合作的患者或小儿，也可在镇静或基础麻醉下进行操作，实现精确定位所要阻滞的神经，大幅提高了麻醉的成功率，最大限度地减少了神经损伤，对神经阻滞麻醉是一次突破性的进展。本节将介绍神经电生理、定位外周神经的不同方法和神经刺激仪在现代区域阻滞中的应用。

（一）神经刺激仪的历史

1780 年，Galvani 首次描述了神经肌肉电刺激的效果。直到 1912 年，Perthes 才成功开发了第一款神经刺激仪。1955 年，Pearson 总结了神经刺激仪在绝缘穿刺针针尖定位中的意义，为神经刺激仪引导下穿刺奠定了理论基础。1962 年，Greenblatt 和 Denson 开发了一款可调节输出电流的便携式固态神经刺激仪，并描述了其在神经定位中的应用价值。直到 20 世纪 90 年代中后期，神经刺激仪才在临床广泛应用。此后，神经刺激仪的定位原理被应用于经皮电极引导（PEG）、硬膜外置管和外周神经置管技术。

（二）什么是外周神经电刺激（PNS）

PNS 是一种广泛应用的阻滞前神经定位方式。用于进行区域阻滞的 PNS 是一种低强度（<5 mA）、持续时间短（0.05～1 ms）的重复性（1～2 Hz）电刺激。通过这种特定的电流刺激，引出相应的肌肉收缩或感觉异常，以引导绝缘针针尖定位于外周神经或神经丛附近。通过定位在神经周围的穿刺针将局部麻醉药注入神经周围，以阻断其传导，并提供手术所需的感觉及运动阻滞和围手术期镇痛。

（三）神经刺激仪的适应证与禁忌证

理论上来讲，几乎所有的神经丛及较大的周围神经都可以 PNS 进行定位。在神经定位时，PNS 引出的运动反应比患者的异感更为客观可靠。神经刺激仪也可以用于超声引导下穿刺时目标结构的辅助确认。

同时，PNS还可以避免神经内注药及相关的并发症。当电流在0.2 mA以下仍然可以引出运动反应时（阈值过低），强烈提示针尖位于神经内。这一指征尽管敏感度不高（有时候针尖位于神经内但阈值并不低），但特异性非常高。一旦引出运动反应的阈值过低，提示神经内穿刺。

PNS的应用也存在一定的临床局限性。虽然在使用中枢神经阻断药物后仍可以使用PNS，但在应用肌肉松弛药物后，PNS的应用并不可靠。对已知心脏或循环系统功能障碍的患者使用外周神经丛刺激仪时应该进行仔细考虑。额外的设备和耗材可能会增加医疗成本。患者的解剖变异和特殊身体状况也可能增加引出运动反应的难度。

二、神经电生理学和神经刺激仪基本原理

（一）膜电位、静息电位、去极化、动作电位和冲动传导

所有的活细胞都有膜电位，即从细胞膜外到膜内的跨膜电压差，强度范围为-60~-100 mV（与物种和细胞类型有关）。哺乳动物神经和肌肉细胞的膜电位（静息电位）大约为-90 mV。只有神经和肌肉细胞具有产生一致电脉冲的能力，这一脉冲被称为动作电位（或峰电位）。当发生去极化时，膜电位从静息电位（-90 mA）变化到阈值水平（-55 mA）时，就可以形成动作电位。根据全或无原则，动作电位沿着神经纤维（轴索）传导到末梢，通过兴奋—收缩耦联，引起所支配肌肉的快速收缩。如果想人为地从细胞膜外侧使其去极化，可以给予一个负极性的电刺激以降低细胞膜外的正电荷，使得跨膜电压降低至阈值水平。

（二）神经纤维的髓鞘化

神经纤维的髓鞘化是指其被绝缘的Schwann细胞包裹的过程。根据神经纤维的直径和髓鞘化的程度，神经纤维可以被分成不同的种类（图3-11）。这一特性很大程度上决定了不同神经纤维的电生理行为，包括动作电位冲动传导速度和兴奋阈值。这一差异在运动纤维（Aα和Aδ纤维）和痛觉纤维（C纤维）之间非常明显（表3-5）。Aα纤维直径最大，髓鞘化程度最高，因此有最快的冲动传导速度，对外来刺激的阈值较低。传导剧烈钝性疼痛的C纤维髓鞘化程度很低，或者完全没有髓鞘，且多为细小的纤维，其传导速度相对低，而对外来刺激的阈值较高。因此，使用适当强度的电流对神经进行刺激，可以在引发肌肉运动同时避免疼痛感（图3-12）。

与在神经周围直接刺激不同，在使用经皮刺激时，由于连接皮肤或肌肉受器的传出神经纤维（Aδ）与Aα纤维相比，直径较小，髓鞘化程度较差，阈值较高。而负责传导轻微刺痛的传入神经，刺激阈值较低，因此，在引出运动反应之前，可能会出现刺痛感。

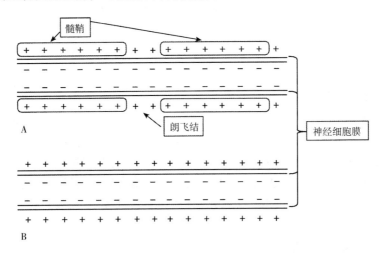

图3-11 神经纤维的髓鞘化

A. 髓鞘化的神经纤维；B. 无髓鞘的神经纤维

表 3-5 神经纤维的类型

类型	功能	时值
Aα	运动	0.05～0.1 ms
Aβ、Aγ	触觉、压觉	
Aδ	痛觉、温度觉	0.150 ms
B	交感神经系统	
C	交感神经系统、痛觉、温度觉	0.4 ms

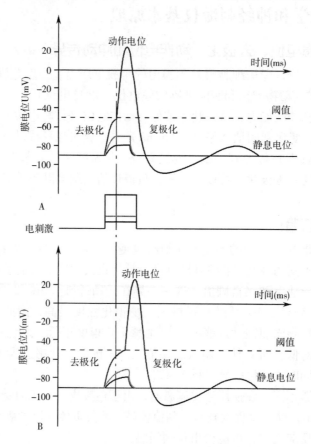

图 3-12 动作电位、阈值和电刺激的关系

A. 运动神经纤维的时值较短。由于髓鞘化程度较高，电容较低，因此只需要较短的刺激时间就可以使膜电位达到阈值水平，引发动作电位；B. 痛觉传导纤维的时值较长。由于髓鞘化程度较低，电容较高，因此需要较长的刺激时间才可以使膜电位达到阈值水平。短刺激不能诱发痛觉传导纤维的动作电位

（三）阈值、基强度和时值

当到达神经的电脉冲超过一个特定的最小电流强度时，会引起神经细胞膜去极化，从而引起沿神经纤维传导的兴奋，这一最小电流强度称为阈值。同一神经纤维的阈值与到达神经的电脉冲的持续时间呈负相关。在假定的无限持续的电脉冲下的阈值（最小阈值）称为基强度。阈值为两倍基强度时的脉冲持续时间称为时值。当电脉冲的时长达到时值水平时，可以最有效地引发动作电位。不同神经纤维的时值不同（表3-5）。因此，运动反应可以被小振幅的短脉冲（0.1 ms）诱发，而传导痛觉 C 纤维不会被刺激。

（四）神经刺激仪基本原理

1. 阻抗

刺激仪的刺激电路由神经刺激仪，刺激针及其针尖，患者的组织、皮肤，皮肤电极片和连接这些部分的电线组成。电路的总阻抗不能简单地根据各个组成部分的阻抗计算出来，因为其结果受到组织的电

容特性、心电图电极和针尖形状的影响。整个电路的阻抗可以在很宽的范围内变化，小于1 kΩ和无限之间。

2. 电流强度和电压强度

神经刺激仪通过释放一定强度的电信号刺激活体神经，确定神经的位置。电信号的强度可以用电压或电流强度体现。提供稳定电压的刺激仪称为恒定电压刺激仪，提供稳定电流的刺激仪称为恒定电流刺激仪。由于电阻抗受到很多因素影响，如果刺激仪输出电压恒定，则根据欧姆定律，电流可能会在应用过程中持续变化。因此，推荐使用恒定电流刺激仪，以实现在连接电极（阳极）和刺激针（阴极）两个电极之间的电流强度的恒定调整。

为了实现恒定电流，刺激电路的总阻抗应该相对稳定不变。因此，刺激仪本身必须提供非常高的输出阻抗，理想状态是无限大，使得发生在外部电路的阻抗及阻抗变化可以忽略不计，从而使得实际流过电路的电流相对稳定。临床上常用的恒流刺激仪电流范围在0~1 mA（或5 mA）内，调节精度高，可以显示确切电流强度。以目前较为先进的恒流刺激仪 MultiStim SENSOR 为例，外部阻抗可高达12 kΩ。应用过程中，如果外部阻抗超过允许范围，则实际流过患者的电流可低于标称电流。在这种情况下，标称电流与实际电流将同时显示在刺激仪的屏幕上，并通过视觉和听觉警告提醒操作者阻抗过大。同时，电路的阻抗将被连续测定并显示在屏幕上。

3. 脉冲宽度

目前应用于临床的神经刺激仪均可产生重复的频率可调的方波脉冲电信号。脉冲宽度通常介于0.1 ms和1.0 ms之间，用于选择性地刺激运动纤维（0.1 ms）和感觉纤维（1.0 ms）。痛觉纤维和运动纤维的基强度、时值与脉冲宽度的关系见图3-13。

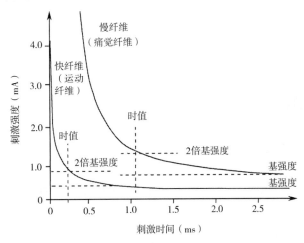

图3-13 运动纤维和痛觉传导纤维阈值曲线、时值和基强度的关系

4. 脉冲频率

电信号的重复频率通常设定为2 Hz。较高的脉冲频率有助于准确定位神经的位置。这是因为快速的脉冲序列可以降低在两个电信号之间刺激针滑过神经的风险。较低的脉冲频率（1 Hz）引发的肌肉收缩次数较少，对于阻滞区域创伤较重的患者，可以减轻肌肉收缩造成的疼痛，但会导致针在相邻刺激之间的"盲目"推进。3 Hz以上的频率会导致肌肉运动叠加或抽搐，使目标运动反应的监测更加困难。

三、神经刺激仪引导下神经阻滞的设备

（一）神经刺激仪的基本特性

1. 电特性

（1）可调恒流源，输出阻抗建议大于15 kΩ。

（2）电流强度精确可调（0~5 mA），模拟控制旋钮优于上/下键。

(3) 大而易于阅读的数字显示器，可以显示实际电流。

(4) 脉冲宽度在 0.1 ms 和 1.0 ms 之间可调。

(5) 刺激频率为 1~3 Hz。

(6) 输出单相矩形脉冲，并且具有可重复性。

(7) 可以根据临床需要预设启动参数，避免多个操作者使用同一个设备时出现设定错误。

(8) 建议显示电路阻抗（kΩ），以判断电路的完整性，并辅助判断针尖位置（神经内或血管内）。

(9) 故障或遇到错误操作时，系统应发出警告信息。

(10) 选配遥控器（手持式遥控器）。

2. 安全特性

(1) 简单直观、大且易读的显示器，并且可以显示所有参数。

(2) 有限的电流调节范围（0~5 mA）和最大输出能量，避免电流过大造成损伤或不适。

(3) 输出极性清晰明确（针尖为负极性）。

(4) 清晰明确的使用说明，并且列出各个参数的允许范围。

(5) 电池供电，可避免电路短路导致的电击伤或严重烧伤。

(6) 经皮神经刺激的设备（如肌松监测仪）不可用于神经周围刺激，避免该设备可能提供的超过安全范围的强刺激。

3. 报警

(1) 开路/断开报警（光学和声学）。

(2) 阻抗过高报警。

(3) 建议显示实时阻抗。

(4) 接近阈值提醒。

(5) 低电量提醒。

(6) 内部故障提醒。

（二）刺激针的基本特性

1. 针体

(1) 刺激针除针尖外是完全绝缘的。

(2) 完全绝缘的针柄和接口，避免漏电。

(3) 针尖的导电区域很小，使得针尖处能产生较高的电流密度，以实现精确的神经定位。

(4) 深度标记以便于识别和记录针插入的深度。

(5) 选择适当的针尖：短斜面针（45°）可以降低神经损伤的危险。而长斜面针（15°）更容易穿透组织，损伤更小，这有助于神经定位。

2. 连接装置

(1) 连接器和电缆应完全绝缘。

(2) 配有安全连接器，以防止在未连接刺激针时电流泄漏。

(3) 使用配备标准鲁尔接头的延长管，以防止在注射过程中针尖移动。

（三）刺激导管的基本特性

(1) 由绝缘塑料材质制成，内部通常附有金属导线，用于将电流引导至导管尖端的电极。

(2) 刺激导管的放置通常需要使用连续神经阻滞针引导。

(3) 刺激导管传导短电信号引出目标运动反应可以帮助确认导管尖端的位置。

(4) 为避免运动反应消失，置管前不要预先注入盐水以扩充置管空间。使用5%右旋糖酐溶液（D5W）可以很好地避免运动反应的消失。

值得注意的是，超声引导下置管时，判断导管位置是否正确的标准是药物的扩散，而不是诱发的运动反应，因此在合并使用超声引导时，刺激导管的作用尚不清楚。

四、神经刺激仪的常用模式

(一) 经皮神经刺激

外周神经的电定位通常通过将针插入组织并将针定位在目标神经周围来实现。然而,经皮神经刺激笔可以在体表释放电信号,在穿刺针插入前定位浅表神经(3 cm 内)。对于正常体重患者,可以使用经皮神经刺激笔引出目标肌肉的反应,更好地确定穿刺部位和调整穿刺方向;对于有明显解剖变异或体表标志不可靠的患者,可以在穿刺前辅助确定穿刺点的位置;也可以用于神经阻滞技术的教学过程中,展示神经位置及其相应的目标肌肉反应。

值得注意的是,由于经皮电刺激需要较高的能量,脉冲宽度应长于神经附近刺激(例如 1 ms)。经皮神经刺激笔的尖端应设计为无创伤的球形。导电尖端的直径应不超过 3 mm,以提高针尖的电流密度和空间分辨率。不是所有应用于临床的神经刺激仪都可以用于经皮神经刺激。因此,建议使用同一厂家生产或相互兼容的神经刺激仪和经皮神经刺激笔。

经皮神经刺激通常导致患者的刺痛、针刺或轻微烧灼感,大多数患者可以很好地耐受,但也有部分患者不适感明显,甚至感觉疼痛。由于神经刺激仪产生的 5 mA/1 ms 的极限量刺激所输出的能量也远低于造成皮肤或神经损伤的水平,因此可以通过适当的术前用药改善患者的舒适度。

(二) 经皮电极引导 (PEG)

PEG 是将一个小型瞄准装置安装并锁定在传统的神经阻滞针上,使得导电性的瞄准装置接触皮肤的同时不造成皮肤的损伤。当引出特定的运动反应后,将穿刺针沿瞄准装置穿刺进皮肤,并将其引导向目标神经。操作过程中,操作者可以对皮肤和组织施加一定的压力,以缩小针尖与目标神经之间的距离,以及针在组织中穿行的距离。

(三) 穿刺针定位

神经刺激仪用于定位穿刺针针尖都位置,是目前临床上最为常用的一种方式。正确连接刺激仪后,穿刺针从特定的穿刺点进入皮肤,并逐渐移动至目标神经附近。引出目标肌肉收缩后,逐渐减小电流强度,同时缓慢进针继续寻找目标肌肉收缩。直到在 0.2~0.5 mA、0.1 ms 的电流强度刚好可以引出目标肌肉收缩,即认为针尖已定位在神经附近。

刺激电流的阈值水平受脉冲宽度影响,一般来说,短脉冲可以更好地辨别针与神经之间的距离。神经刺激仪的起始强度取决于阻滞的部位,以及神经距离皮肤的深度。对于浅表的神经,通常设定 0.1~0.3 ms、1 mA 作为起始强度;对于深部的神经,则需要将起始电流提高到 1.5~3 mA,以保证在安全的距离范围内引出相应的肌肉反应。过高的电流可能通过直接刺激肌肉,引出肌肉收缩,或者引起患者不适,这两种情况都应该避免。

需要记住的是,虽然阈值在 1.5 mA 以上并不能完全除外针尖位于神经内部(敏感度低),但阈值在 0.2 mA 以下仍能引出运动反应,则可以肯定针尖位于神经内,甚至位于神经束内(特异性高),此时应稍稍退针,避免神经束内注射。

(四) 阻抗的测定

阻抗测定的临床意义逐渐受到重视。首先,阻抗的测定可以帮助明确电路连接是否恰当,电路的各个组成部分是否接触良好;其次,在电路连接正常的情况下,阻抗测定还可以鉴别针尖是否在神经或血管内。目前的研究证实,针尖穿过神经外膜进入神经内部时,阻抗会有显著的升高。神经外注入 D5W 也会使阻抗显著升高。而血管内注入 D5W 则不会对阻抗产生明显的影响。

(五) 顺序电神经刺激

目前的神经刺激仪使用特定脉冲宽度的电刺激(通常为 0.1 ms),重复频率 1 Hz 或 2 Hz。在神经刺激过程中,一个常见的问题是,修正针尖位置时,诱发的运动反应常常丢失。SENSe(顺序电神经刺激)技术可以在连续两个持续 0.1 ms 的规则脉冲之后,额外给予一个持续时间更长的电脉冲,从而产生 3 Hz 的刺激频率。第三个较长的脉冲比前两个输出更多的电荷，可以在组织中传播到更远。因此，即使针尖离神经稍远的情况下，也能以 1 Hz 的频率诱发运动反应。一旦针尖靠近神经，将诱发出 3 Hz 的肌肉收缩。SENSe 的优点是，即使由于针尖移动导致前两个刺激诱发点肌肉运动消失，仍然可以看到有第三个刺激诱发的 1 Hz 的肌肉运动。这一特性可以避免操作者盲目移动针尖。

五、优化操作指南

（1）操作前充分了解解剖知识。

（2）将患者置于正确的体位。

（3）选择适当的技术和设备。

（4）神经刺激仪的检查。检查电池电量和所有连接结构是否正确，必要时使用测试电阻检查整个神经刺激仪功能。

（5）标准刺激仪参数设置。

1）刺激持续时间：0.1 ms（混合神经）。

2）电流区间：0～5 mA 或 0～1 mA（浅表神经）。

3）刺激频率：2 Hz 或 3 Hz，或 SENSe。

（6）使用适当直径和长度的完全绝缘针。

（7）神经刺激器的终点，阈值电流 0.2～0.3 mA（0.1 ms）。

（8）避免穿刺不适，并采取安全措施。

1）使用低强度、低电流刺激神经，通过限制起始电流强度和刺激持续时间来避免刺激强度过高。

2）刺激时间不超过 1 ms。

3）刺激阈值低，且注射阻力高时，立即停止注药以预防进一步的神经损伤。

4）给予适当的辅助麻醉，如穿刺部位的局部麻醉，适当镇静。

六、神经刺激仪引导下神经阻滞的临床常用入路

（一）椎旁神经阻滞

椎旁神经阻滞技术是一种对选定节段单侧脊神经实施选择性阻滞的方法，理论上可以产生类似于"单侧"硬膜外麻醉的效果，即麻醉和镇痛的效果。椎旁神经阻滞包括颈椎旁阻滞、胸椎旁阻滞、腰椎旁阻滞及骶椎旁阻滞，可广泛应用于上肢手术、乳房手术、胸科手术、腹部手术、泌尿外科手术和下肢手术，均可以提供良好的镇痛效果。根据以往研究颈椎旁、腰椎旁和骶椎旁阻滞时均推荐使用神经刺激仪定位目标节段。胸椎旁阻滞时是否需要使用神经刺激仪定位肋间肌肉收缩一直存在争议，尤其是随着超声设备及技术的不断发展，神经刺激仪在椎旁阻滞中的作用可能会被逐渐弱化。在不同的节段使用神经刺激器寻找相应的目标肌群收缩。

椎旁神经阻滞技术基于以下 6 个解剖步骤。

（1）使用或不使用超声识别外部的解剖学标志之后，根据骨性标记放置穿刺针针尖。解剖学标记为操作者提供骨性标记，并且显示从该标记可以继续进针的安全距离。在进行颈椎旁阻滞时，C_7 横突的后结节是标记。行胸椎旁阻滞及腰椎旁阻滞时，相应椎体的横突是标记，行骶椎旁阻滞时骶骨或髂骨翼是其标志。

（2）之后针尖滑过这一骨性结构或标记。

（3）穿刺针继续向前进针穿过一层致密组织——滑过后斜角肌的起始部，在进行 CPVB 时后斜角肌起始部为腱性结构，注射器内置空气或 5% 右旋糖酐溶液（D5W）表现为高阻力。进行 TPVB 时这一致密组织是肋横突韧带，进行 LPVB 时是腰方肌的筋膜前层。

（4）当穿刺针到达这些致密组织的前方时，置空气或 D5W 的注射器将感觉阻力消失。

（5）行肩部手术时穿刺针继续进针大约 0.5～1 cm，触及 C_6 神经根（引出二头肌收缩反应），行肘

部或腕部手术时略向骶尾部进针触及 C_7 神经根（引出三头肌收缩反应）。在 TPVB 时将触及胸神经根，LPVB 时触及腰丛神经，SPVB 时触及骶丛神经。

（6）最后，在需要连续神经阻滞时将导管放置到神经周围的最有效点，确认导管位于神经周围环形空间的下方区域内。

（二）臂丛神经阻滞

臂丛神经是由 $C_{5~8}$ 脊神经和 T_1 脊神经前支组成的一个神经分支网，支配肩和上肢的感觉和运动（表 3-6）。臂丛神经具有呈束状聚集、有包膜、较粗大、位置表浅的特点，在上肢手术中和术后镇痛的应用已经非常普遍。臂丛神经阻滞有肌间沟、锁骨上、锁骨下、喙突旁、腋窝、肱骨中段等入路的不同穿刺操作方法，各种入路均有一定的优缺点与并发症。文献报道，在成人使用外周神经刺激仪引导的标准方法下实施的肌间沟径路臂丛神经阻滞有 0.4% 的短期或严重长期并发症。大部分儿科患者或不配合的患者必须在深度镇静或麻醉下才能接受神经阻滞操作，但为了避免神经损伤及血管内注射等并发症的发生，深度镇静或全身麻醉下实施臂丛神经阻滞时，外周神经刺激仪是必要的仪器。

表 3-6　上肢不同神经分支引起的相应肌群收缩

外周神经	肌肉	功能
肩胛上神经	冈上肌	回旋肌的部分组成
	冈下肌	
腋神经	三角肌	肩关节处的臂外展
肌皮神经	肱二头肌	旋后位屈肘
	肱肌	前臂旋前（拇指近节指骨屈曲）
	拇短屈肌	
正中神经	桡侧腕屈肌	屈腕和桡偏
	指深屈肌（Ⅰ～Ⅲ）	拇指屈曲外展，Ⅰ～Ⅲ指屈曲
桡神经	肱三头肌	伸肘
	桡侧腕短伸肌	伸腕和桡偏
	指伸肌	伸掌和手的背伸
尺神经	尺侧腕屈肌	屈腕和尺偏
	指深屈肌（Ⅳ～Ⅴ）	Ⅳ～Ⅴ指屈曲

（三）坐骨神经阻滞（SNB）

坐骨神经由 $L_4~S_3$ 神经根组成，是骶丛神经的分支，为人体最大的神经纤维。坐骨神经阻滞被非常广泛地应用于下肢尤其足部手术的麻醉和术后镇痛，它的穿刺点和途径也不断被改良与创新。当今超声成像技术已广泛应用于各类神经阻滞，但对于像坐骨神经这样位置较为深在的神经还是需要辅助 PNS 引导。对于下肢手术，坐骨神经和股神经的同时阻滞可以提供更为完善的麻醉和镇痛。

（四）腰丛神经阻滞

腰丛神经位于椎旁腰大肌间隙内，由第 12 胸神经前支、第 1～4 腰神经前支构成，支配髂腰肌、腰方肌、腹壁下缘与大腿前内侧的肌肉和皮肤、小腿与足内侧及大腿外侧的皮肤，以及生殖器等处（表 3-7）。在成人应用腰丛神经阻滞对下肢手术具有很好的镇痛效果，患者更容易接受，而且可以减少全髋置换术的出血量。进针点为 L_4 棘突和髂后上棘连线的中外 1/3 处，用 PNS 引导，垂直进针至引出股四头肌收缩，调整刺激电流强度至 0.3 mA，如不再有肌肉收缩则注入局部麻醉药。此方法具有阻滞效果确切、安全性高的优点，虽然操作具有一定的难度，但经过严格的系统培训，还是可以获得很高的阻滞成功率。

表 3-7 下肢不同神经分支引起的相应肌群收缩

外周神经	肌肉	功能
股神经	股四头肌	屈髋，伸膝
闭孔神经	髋关节处的大腿内收肌	大腿内收
股神经	股二头肌	屈膝
	半膜肌	跖屈
	半腱肌	屈趾
	小腿三头肌	
	姆长屈肌	
	趾长屈肌	
腓总神经	胫前肌	足的背屈和内翻
	趾伸肌	外足的背伸、外翻和旋前
	姆伸肌	
	腓骨肌	

七、神经刺激仪应用的注意事项及常见问题处理

（一）注意事项

（1）正确连接电极。

1）夹连接只能连接到皮肤电极上，刺激针则应连接到刺激仪的标准电极上。

2）推荐使用电池供电的刺激仪，需要使用交流电供电时，严格避免电极与供电电路接触。

（2）避免电击伤或电烧伤。

1）避免患者与接地金属或有导电连接的金属物体接触。建议在手术台上使用足够的绝缘性防静电台垫。

2）刺激导管尖端或皮肤电极与手术中的射频设备同时使用时，可能会在导管尖端产生很高的电流密度感应，引起急性烫伤的风险。因此，应在手术开始前移除刺激导管，或在术后放置刺激导管作为术后镇痛装置。

（3）正确使用皮肤电极。

1）确保电极接触良好。皮肤表面的油脂、毛发、污秽和反复使用皮肤电极可能影响电信号的正确输出，增加神经损伤风险。

2）选择穿刺部位附近血供良好且肌肉丰富的区域放置皮肤电极，避免将皮肤电极放置于胸廓附近和创伤表面。

（4）对于有内置的电子设备的患者（例如心脏起搏器），刺激电流可能会干扰电子设备的正常工作，刺激仪的应用应在专业医师指导下进行。

（5）使用正确的电流设置和阈值，避免神经损伤。

（6）刺激仪使用时，警惕同时使用的其他电子设备的干扰。

（7）请注意金属植入物（如接骨板）在组织中的位置。金属内植物可能会导致不正确的运动反应，误导穿刺针的定位。

（二）常见问题解决

神经刺激仪使用中的常见问题及处理见表 3-8。

表3-8 外周神经电定位中的常见问题及处理

问题	处理
神经刺激仪不工作	检查并更换电池；参考刺激仪使用手册
刺激仪突然停止工作	检查并更换电池
针尖定位准确但没有引出运动反应	检查连接，包括电极、连接线、刺激针等
	检查并确保电流输出正常
	检查刺激幅度和脉冲持续时间的设定
	检查刺激器是否设定在工作状态
	复查穿刺位点是否正确，确保体表定位点正确
运动反应消失，且在加大刺激强度后仍不能再引出	按前述清单进行检查；可能与注入局部麻醉药有关

第八节 超声引导在外周神经阻滞中的应用

近年来，超声在区域阻滞中的应用日益广泛。传统的外周神经阻滞技术没有可视化引导，主要依赖体表解剖标志来定位神经，有可能针尖或注药位置不理想而导致阻滞失败；在解剖定位困难的患者，反复穿刺和操作时间的延长导致患者不必要的疼痛，并使操作者产生挫败感。在神经阻滞中使用超声引导，可清晰看到神经结构及神经周围的血管、肌肉、骨骼及内脏结构；进针过程中可提供穿刺针行进的实时影像，以便在进针同时随时调整进针方向和进针深度，使穿刺针更快更好地接近目标结构；注药时可以看到药液扩散，有助于甄别无意识的血管内注射和无意识的神经内注射；与神经刺激器相比，使用超声引导可帮助识别解剖变异，提高穿刺和阻滞成功率，缩短感觉阻滞的起效时间，并可明显降低老人、儿童、肥胖患者及临产孕妇椎管内穿刺的难度。

一、超声引导下神经阻滞的原理及特点

超声引导下区域阻滞技术的基础是超声图像的获取和组织结构的辨识。在日常区域阻滞工作中熟练使用超声，操作者需掌握超声相关基础知识。

（一）超声成像的基本原理

超声是超出人耳听阈范围的高频声波，具有方向性及声波的其他一切特性，在物体表面可能发生反射、折射、散射和绕射，在穿过物体时会发生吸收和衰减。探头既是超声波的发出装置，也是超声波的接收装置。探头内的压电晶体在电能作用下发出超声波，超声波碰到物体后发生反射，由探头接收并将反射回来的超声波转换成电压信号。人体不同组织具有其特定的声学特性，位于机体不同位置的不同组织对超声波的透声率和声阻抗不同，其反射的信号频率、强弱和时间均有差别，这些不同的信号经过计算处理后可在屏幕上形成不同的超声影像。这些不同强弱和频率的信号在超声下表现为不同的亮度，以正常肝脾组织信号作为参照，将正常肝脾组织反射的信号称为等回声，高于正常肝脾组织信号的称为高回声（如钙化、针尖等）、强回声（如骨骼、结石等）或极强回声（通常为含气组织，如肺和胃肠道等），低于正常肝脾组织信号的称为低回声（如肌肉），完全没有反射信号的称为无回声（如积液、局部麻醉药等）。

（二）常见组织的超声影像

由于不同组织的透声率、声阻抗等物理性质迥异，其超声影像也各不相同。血管在超声下表现为低回声中空管样结构，动脉壁厚，呈圆形，伴搏动；静脉壁薄，卵圆形，探头加压易被压闭。骨骼在超声下表现为高回声线条伴下方骨声影。外周神经在超声下通常表现为圆形或卵圆形高回声蜂巢样或藕节样结构。神经和肌腱的超声影像在横断面和纵切面都很类似，可滑动探头追溯其走行，肌腱会变成肌肉或附着于骨骼/筋膜上；而神经形态不变，仅会有分支或汇聚。

（三）常见超声伪像

伪像是在超声本身的物理特性、仪器性能和检查操作等多种因素综合作用下形成的，与人体不相符，不能代表组织真实声学界面的图像。正确识别伪像有利于更好地实施超声引导神经阻滞。

1. 混响

声波在界面之间来回反射形成的等距、明亮的线形回声，如肺超 A 线。

2. 声影和振铃效应

当超声撞击强反射界面，如气体或骨骼时，可能产生两种结果，一是所有的超声束均被反射，没有任何声束通过该区域，图像上在该强反射界面后方出现阴影，即声影，如骨声影、结石声影等；二是产生众多二次回响，在图像上形成一系列平行强回声线条，即振铃效应，也被称为彗星伪征，如针体和胸膜后方的彗星尾征等。

3. 后方回声增强

当超声束穿过声衰减小的结构时，其后方回声强于同等深度的周围回声，称为后方回声增强。临床上行经腹子宫超声检查时，常鼓励患者憋尿以后再进行扫查，就是利用后方回声增强效应。行腋路或锁骨下臂丛神经阻滞时，也易把腋动脉后方的回声增强与桡神经或后束的影像混淆，操作时要注意鉴别。

4. 部分容积效应

探头发出的超声波具有一定的厚度，超声图像代表声束容积内所有回声信号的叠加。部分容积效应的产生就是由于超声断层的切片厚度较宽，将邻近区域结构的回声一并显示在超声图像上。使用超声引导进行细小血管穿刺时，超声影像见到穿刺针进入血管腔而并未回血，有可能就是因为部分容积效应的干扰而造成的误判。

5. 镜像伪像

声束遇到深部强反射界面时，发生完全反射而在该界面深部形成与界面浅层结构镜像对称的影像，称为镜像伪像。如锁骨上臂丛神经阻滞时，常在第 1 肋深面观察到锁骨下动静脉及臂丛神经的镜像伪像，应注意鉴别。

6. 各向异性

当超声束与目标结构成 45°角入射并形成全反射时，所有的反射声束都不能被探头接收到，该目标结构在图像上不能被显示；倾斜探头改变超声波入射角后可重新获得该目标结构影像，称为该目标结构的各向异性。最典型的例子是前臂中段的正中神经。

（四）多普勒效应

1842 年，多普勒效应由奥地利物理学家 Christine Doppler 首先描述，可简单理解为当声源朝向观察者运动时，声音频率增加；当声源远离观察者运动时，声音频率降低。多普勒效应多被用于观察血流或其他液体的流动方向。在超声图上，用红色和蓝色分别表示目标结构相对探头的位移，通常红色表示其运动迎向探头，蓝色表示其运动远离探头。

二、超声引导下神经阻滞技术简介

（一）体位摆放和仪器准备

建议操作者位于患侧，超声仪置于对侧，超声屏幕尽量与操作者眼睛同高。此时，患者操作部位、超声屏幕和操作者视线位于一条直线上，操作者可同时观察超声影像、操作部位和患者一般情况。

（二）探头选择

根据探头内压电晶体的排列方式，探头可分为线阵探头、凸阵探头、扇形探头等，线阵探头获取的超声影像为方形，而凸阵探头和扇形探头获取的超声影像为扇形。根据探头发出的超声波频率，可分为低频探头与高频探头，低频探头穿透性好，分辨率低，而高频探头穿透性差，但分辨率高。因此，目标结构较表浅应选择高频线阵探头，而目标结构位置较深时应选择低频凸阵探头。

（三）扫描技术

扫描技术即探头的运动方式，可总结为英文单词"PART"。

P：Pressure 加压，利用不同组织结构在不同压力下的不同表现加以区别，如静脉可被压闭而动脉不能。A：Alignment，沿皮肤表面滑动探头。一般用于追溯某结构的走行。R：Rotation，旋转探头，以获得目标结构的横断面或纵切面。T：Tilting，倾斜探头，改变探头与皮肤的夹角即改变超声的入射角度。超声束与目标结构成90°入射时，超声束可被完全反射并被探头接收，此时图像最清晰。

通过以上几种运动，使超声束尽可能与目标结构垂直，以获得最多的反射波和最好的图像质量。

（四）图像调节

1. 图像深度的调节

选择适宜的深度可更好地显示目标结构。适宜的深度是指将目标结构置于超声图像的正中或使深度比目标结构深 1 cm。

2. 增益的调节

即时间/距离补偿增益。超声在穿过组织时会发生衰减，调节增益补偿衰减，能够使组织结构内部与表面的回声一致。

3. 焦点的调节

选择适宜的焦点数，并调节聚焦深度，使聚焦深度与目标结构深度一致。

4. 合理使用多普勒功能

利用多普勒效应帮助鉴别血管及药物扩散方向。

（五）进针技术

1. 长轴与短轴

长轴与短轴描述的是扫描时目标结构与超声束平面的位置关系，当目标结构长轴与超声束平面平行即为长轴扫描，当目标结构长轴与超声束平面垂直即为短轴扫描。这两种扫描方法各有优势，长轴扫描便于确定目标结构的走行方向和深浅，短轴扫描便于确定目标结构与周围结构的位置关系。

2. 平面内与平面外

平面内和平面外描述的是穿刺针与超声束平面的位置关系，根据穿刺方向与探头长轴（即超声束平面）的关系分为平面内（in-plane）、平面外（out-of-plane）两种进针技术。平面内技术是指穿刺方向与探头长轴一致，在超声影像上可看到针的全长；平面外技术是指穿刺方向与探头长轴垂直，在超声影像上，穿刺针表现为一个高回声的点，但不能区分针尖与针体。

3. 进针方法

（1）短轴平面内进针。

1）此法的优点：短轴易确认靶神经位置，同时超声下可显示针体及针尖，便于穿刺针准确定位神经。

2）此法的缺点：首先，始终保持针体在超声平面内有一定难度，当定位深部神经时，超声下针尖的辨认更为困难；其次，由于穿刺针垂直于神经，导管穿过针尖后，可能与神经交叉，造成置管成功率下降。因此，推荐置管长度为超出针尖 2~3 cm。

（2）短轴平面外进针：类似传统神经刺激仪定位技术，理论上导管易于靠近神经，因此，导管通过针尖后可适当增加放置长度。推荐置管长度为超出针尖 3~8 cm。

此法缺点是无法观察前进的针尖，理论上可能增加意外碰触神经、血管、腹膜及胸膜等重要结构的概率。然而，由于穿刺针与神经平行，因此，穿刺到神经的可能性较小。实际操作中可联合观察组织运动及"水定位"技术确定针尖位置。

（3）长轴平面内进针：理论上，此技术结合了上述两种方法的优点，同时避免了缺点。超声下可视神经长轴、针体/针尖及导管。但操作存在相当难度，实际工作中难以做到持续保持神经、穿刺针及导管在同一超声平面内。

(4) 长轴平面外进针：与短轴平面外类似，但显示的是目标长轴，对周围组织的显示有限。此穿刺方法不易观察针尖，且穿刺针与神经垂直，风险较高，故临床上较少选用。

穿刺时可根据个人习惯选择进针技术。对操作风险较高的部位如锁骨上臂丛神经阻滞，建议选择平面内技术，实时观察针尖位置，避免损伤邻近组织。

（六）水定位和水分离技术

通过注射少量液体（0.5~1 mL），观察药液扩散来确定针尖位置，称为水定位技术；通过注射少量液体，利用药液扩散推开针尖周围组织结构，称为水分离技术。水定位技术可帮助确定针尖位置，水分离技术可减少进针时不必要的组织结构损伤。

（七）无菌技术

穿刺部位常规消毒铺单，注意探头及其缆线均应保持无菌，尤其在进行椎管内阻滞和连续外周神经阻滞置管时，更应严格无菌。可选择无菌贴膜和无菌保护套。穿刺时要使用无菌耦合剂以避免穿刺部位感染。

（八）超声引导神经阻滞的安全问题

尽管在超声引导下直视操作，但仍不能完全避免局部麻醉药全身毒性反应以及神经、血管及重要脏器的损伤。超声引导神经阻滞应在监护、吸氧并准备好相关抢救药品和设备后进行，穿刺前需确认患者已开放有效的静脉通路，认真核对阻滞部位，尤其是左右侧。对于初学者或无法清晰辨认神经的情况易发生神经内注射，可联合使用神经刺激仪定位；如神经周围存在小血管或血管丰富，建议使用彩色多普勒以区分血管及神经结构，注药时反复回抽，避免血管内注药；危险区域操作（如锁骨上臂丛神经阻滞）时采用平面内技术；使用局部麻醉药最小有效容量。

三、常用的超声引导下神经阻滞技术

（一）颈丛神经阻滞

1. 解剖

颈丛神经来源于 C_1 至 C_4，分为深丛、浅丛和中间丛。

颈深丛神经出椎间孔经横突结节间沟下行，向外分布于颈部肌肉及其他深部组织。膈神经是颈深丛最重要的分支，支配同侧半膈肌的运动。颈深丛位于颈筋膜深层（即椎前筋膜）深面。

颈丛神经经胸锁乳突肌深部由内侧向外侧走行，于 Erb's 点（胸锁乳突肌后缘中点）穿出颈深筋膜浅层（即封套筋膜）形成颈浅丛，分为升支（耳大神经和枕小神经）、横支（颈横神经）和降支（锁骨上神经），支配枕部、耳部、颈前区和肩部的皮肤及表浅组织。

在颈深筋膜浅层（即封套筋膜）与颈深筋膜深层（即椎前筋膜）之间，颈深丛神经穿出椎前筋膜后在胸锁乳突肌和封套筋膜深面逐渐分支并向颈浅丛移行的区域，颈丛神经相对集中，称为颈神经通路（CNP），也叫颈中间丛。

2. 适应证

同传统颈丛神经阻滞。

3. 超声图像的获取

患者平卧，头转向对侧，选择高频线阵探头从颈根部向头侧进行横断面扫描。依次辨认 C_7、C_6、C_5、C_4 横突。在 C_4 横突水平辨识气管、甲状腺、颈动脉及颈内静脉、胸锁乳突肌、头长肌、颈长肌、肩胛提肌。包绕胸锁乳突肌的筋膜即为颈深筋膜浅层，包绕头长肌、颈长肌表面的筋膜即为颈深筋膜深层。辨识颈深丛、颈中间丛及颈浅丛所在的层次，根据临床需要进行阻滞。通常选择平面内或平面外穿刺进针。

4. 注意事项

几乎所有的颈深丛神经阻滞均伴有同侧膈神经麻痹，表现为膈肌运动幅度减退或膈肌麻痹。使用超声引导和减少注药剂量并不能完全避免膈神经阻滞的发生，因此进行颈丛神经阻滞需严密监护并备好气管插管。

颈神经通路阻滞也称为颈中间丛神经阻滞。颈神经通路阻滞由于定位的是封套筋膜与椎前筋膜这双层筋膜间的狭长潜在腔隙，故只能在超声引导下才能准确完成。进针时不宜过深，目标注药点以双侧筋膜间的胸锁乳突肌外侧缘深面为佳。进针太靠内侧或注药压力过大，药液易向颈动脉鞘扩散，阻滞迷走神经或喉返神经；进针过深，穿透椎前筋膜即为颈深丛，注药后会出现膈神经阻滞。

对于颈浅丛神经阻滞，盲法操作有可能穿透颈深筋膜浅层成为颈神经通路阻滞，甚至穿透椎前筋膜成为颈深丛神经阻滞。使用超声可以准确定位颈浅丛，使药物在颈深筋膜浅层扩散，避免了非预期的颈深丛阻滞。

5. 局部麻醉药用法及用量

超声引导下颈深丛神经阻滞将局部麻醉药注射到 C_4 水平的颈神经根旁，常用药量为 2~5 mL。

超声引导下颈浅丛神经阻滞可将局部麻醉药注射到 Erb's 点处的颈深筋膜浅层（封套筋膜）表面，单侧用量为 3~5 mL。

超声引导下颈神经通路法颈丛阻滞将药物注射到颈筋膜浅层（即封套筋膜）与颈筋膜深层（即椎前筋膜）之间的颈神经通路内，可阻滞走行在颈神经通路内的所有神经，单侧常用量为 7~15 mL。

（二）臂丛及其分支阻滞

1. 肌间沟入路臂丛神经阻滞

（1）解剖：定位的是走行在前、中斜角肌之间，臂丛神经根和神经干的水平。

（2）适应证：肩部、锁骨远端及肱骨近端手术的术中麻醉及术后镇痛。

（3）超声图像的获取：患者平卧，头转向对侧，选择高频线阵探头从中线向外侧扫描颈根部横断面。依次辨识气管、甲状腺、颈动脉及颈内静脉、胸锁乳突肌、前斜角肌、中斜角肌，前、中斜角肌之间低回声的串珠样结构即为肌间沟臂丛神经。通常选择神经短轴平面内或平面外穿刺进针。

（4）注意事项：目前循证医学结果显示，肌间沟臂丛神经阻滞时所需局部麻醉药的最小有效容量为 5.1 mL，但即使此容量的局部麻醉药依旧可引起膈神经阻滞。对于正常肺功能的患者单侧膈神经阻滞不会造成显著危害，而对于肥胖、COPD、对侧膈神经麻痹患者，将会带来显著影响，可造成术后呼吸功能障碍。

（5）局部麻醉药用法及用量。

1）单次技术：通常使用 0.3%~0.5% 罗哌卡因 5~15 mL。

2）导管技术：通常使用 0.15%~0.2% 罗哌卡因，背景量 3~5 mL/h，PCA 3~5 毫升/次，锁定时间 30 分钟。

2. 锁骨上入路臂丛神经阻滞

（1）解剖：锁骨上区域通常是臂丛神经的上、中、下三干及上干前、后股，超声下显示为低回声葡萄串样结构。

（2）适应证：肘关节、前臂和手部区域手术麻醉及术后镇痛。

（3）超声图像的获取：患者平卧，头转向对侧，选择高频线阵探头取横断面扫描颈根部并辨识肌间沟臂丛神经。沿肌间沟臂丛神经走行向远端追踪，并逐渐向尾侧偏转超声束，在锁骨上窝内、锁骨和第一肋夹角略偏外侧寻找第一肋、锁骨下动静脉及位于动脉外上方呈葡萄串珠样排列的锁骨上臂丛神经。调整探头角度尽可能使臂丛神经和锁骨下动静脉均位于第 1 肋上方。建议选择神经短轴平面内穿刺进针。

（4）注意事项。

1）锁骨上臂丛神经与胸膜距离在 1~2 cm 以内，为避免发生气胸，建议采用平面内技术。

2）锁骨上区域常见肩胛上动脉和颈横动脉，建议使用彩色多普勒以鉴别低回声的血管和神经结构，避免发生血管内注药。

（5）局部麻醉药用法及用量：通常使用 0.4%~0.5% 罗哌卡因 25~40 mL。

3. 锁骨下入路臂丛神经阻滞

(1) 解剖：锁骨下区域通常是臂丛神经束的水平，超声下显示为围绕腋动脉排列的高回声蜂窝团块样结构。

(2) 适应证。一般适应证：肘关节、前臂和手部区域手术麻醉及术后镇痛。

特殊适应证：

1) 急性创伤前臂骨折：患者常因剧烈疼痛不能配合调整患肢体位，无法进行需外展患肢的其他臂丛入路，此时如使用神经刺激仪定位，刺激电流引发患肢肌肉运动会加重其疼痛感，故推荐仅使用超声定位。

2) 肘关节松解术：患者术后需及早开始关节屈伸功能锻炼，维持手术效果，优化预后。连续锁骨下臂丛神经周围置管，可有效减低术后运动 VAS 评分，改善功能锻炼依从性，提高患者满意度。

3) 腕部骨折及内镜手术：手术时间较长，通常需要反复使用止血带，锁骨下臂丛神经阻滞可有效覆盖臂内侧皮神经及部分肋间神经，延长止血带使用时间，减少止血带反应。如配合连续置管技术，可提供良好的术后镇痛效果。

(3) 超声图像的获取：患者取平卧位，头转向对侧，上臂自然贴于胸壁或外展呈举手礼位。操作者可站于患者头侧，选择高频线阵探头以矢状位扫描锁骨下窝区域。由浅至深依次辨识胸大肌、胸小肌，位于二者深面的腋动静脉及围绕腋动脉排列、呈高回声蜂窝团块样的臂丛神经三束。通常，外侧束位于腋动脉头侧，后束位于腋动脉深面偏外侧，内侧束位于腋动脉深面偏内侧或腋动静脉之间。通常选择神经短轴平面内穿刺，从头侧向尾侧穿刺。一些患者锁骨角度锐利，探头放置后，一端已紧贴锁骨，无法从头侧进针，可选择平面外进针。

(4) 注意事项。

1) 单次技术：为避免意外血管损伤，穿刺过程中建议实时显示腋动脉和腋静脉，同时显示穿刺针针体和针尖。

观察局部麻醉药播散非常重要。如果其播散仅限于神经血管束浅层，阻滞成功率很低，此时需要重新调整进针角度，以保证动脉周围270°局部麻醉药的分布。

2) 导管技术：目标位置为腋动脉后方6～7点，臂丛神经后束周围。

(5) 局部麻醉药用法及用量。

1) 单次阻滞：0.4%～0.5%罗哌卡因25～35 mL。

2) 连续阻滞：负荷量，0.5%罗哌卡因20～30 mL；术后镇痛，0.2%罗哌卡因，背景量3～5 mL/h，PCA 5～8 mL，锁定时间30分钟。

4. 腋入路臂丛神经阻滞

(1) 解剖：腋入路臂丛神经定位的是腋鞘内臂丛神经的5个主要分支。正中神经来自内侧束和外侧束，是终末神经中最粗大和浅表的一支，在上臂同腋动脉伴行。尺神经是内侧束的延续，它同前臂内侧皮神经一起走行于腋动脉内侧。桡神经是臂丛后束延续，走行于腋动脉后方。肌皮神经位于喙肱肌和肱二头筋膜之间。

(2) 适应证。一般适应证：肘关节以下、前臂和手部区域手术，术后镇痛。

特殊适应证：

1) 断指再植术：适宜连续腋入路臂丛神经周围置管，手术时间长，可按需补充局部麻醉药；再植后手指需保证良好血运，疼痛或血管痉挛导致的血运障碍均会影响手术效果，持续输注局部麻醉药镇痛及扩张血管尤为重要。

2) 腕部骨折闭合复位术：此类患者多为饱胃，高龄且合并较多内科疾病，顺利进行复位术需完善阻断包括肌皮神经在内的全部4支臂丛神经终末支，超声引导下可精确定位，减少每支神经局部麻醉药用量，快速起效。

3) 腋窝或前臂严重烧伤瘢痕：体表定位困难，使用超声可视血管及神经，可获确切阻滞效果。

4) 已行多次腋入路臂丛神经阻滞者：患者腋鞘内可能含有大量分隔间隙，体表定位及神经定位易导致组织效果不完善，超声可视药物扩散与神经位置关系，提高阻滞成功率。

（3）超声图像的获取：患者取平卧位，头转向对侧，上臂外展呈举手礼位。选择高频线阵探头，将探头置于第一腋横纹上，沿腋动脉横断面扫描腋窝区域。辨识腋动脉、腋静脉、肱二头肌、喙肱肌、肱三头肌及联合腱，在动脉周围寻找呈高回声蜂窝样结构的正中神经、尺神经、桡神经及前臂内侧皮神经，并在喙肱肌和肱二头肌区域寻找低回声的肌皮神经。通常选择神经短轴平面内穿刺，分别阻滞这几支神经。

（4）注意事项：尽量确认每支终末神经与动脉位置关系，根据解剖特点，设计进针路径，按需调整方向，使针尖接近每支神经并注药，确保其充分包绕神经扩散。腋鞘内血管丰富，需辨识其位置，探头施加压力，使静脉管腔闭合，减少血管损伤。注药时注意观察药液扩散，并反复回抽，尽可能避免无意识的血管内注射。

（5）局部麻醉药用法及用量。

1）单次技术：0.4%~0.5%罗哌卡因20~35 mL；或每支神经5~10 mL。

2）导管技术：通常使用0.15%~0.2%罗哌卡因，背景量3~5 mL/h，PCA 5~10毫升/次，锁定时间30分钟。

5. 前臂阻滞

（1）解剖：前臂阻滞通常指的是前臂中段正中神经、尺神经及桡神经浅支阻滞。在前臂中段，正中神经走行于深浅屈肌群之间，桡神经浅支和尺神经分别与同名动脉伴行，走行于前臂的两侧。

（2）适应证：手部手术的麻醉与镇痛，或用于其他入路臂丛神经阻滞不全时的补救。

（3）超声图像的获取：患者平卧，手臂外展置于桌上。选择高频线阵探头扫描前臂的横断面，辨识前臂正中、深浅肌群之间、呈高回声蜂窝样类圆形结构的正中神经，前臂内侧与尺动脉伴行的尺神经和前臂外侧与桡动脉伴行的桡神经浅支。可选择神经短轴平面内或平面外穿刺进针。

（4）注意事项：前臂正中神经各向异性表现明显，扫描时要注意超声束的入射角度。

（5）局部麻醉药用法及用量：可选择0.3%~0.5%罗哌卡因，每支神经3~5 mL。

（三）下肢神经阻滞

1. 腰丛及其分支阻滞

（1）腰大肌间隙阻滞。

1）解剖：腰神经丛起源于$L_{1\sim3}$脊神经前支及T_{12}、L_4的一部分，走行于腰大肌后1/3的间隙内。主要分支包括：股神经、股外侧皮神经、闭孔神经、髂腹下神经、髂腹股沟神经、生殖股神经。

2）适应证：①单独应用时适用于大腿前方手术及大腿和膝部手术的麻醉或者镇痛治疗，与坐骨神经阻滞联合应用时，可用于几乎整个下肢的麻醉；②连续腰丛阻滞常用于股骨或者膝、髋关节手术的术后镇痛。

3）超声图像的获取：患者取侧卧位。

A. 横断面入路：将低频超声探头放置于L_4水平，由背侧向腹侧扫描脊柱横截面，可见骨性结构：L_4棘突、椎板、横突和椎体；肌肉结构：腰大肌、竖脊肌和腰方肌。将探头移动到横突消失可见腰丛神经位于腰大肌后1/3。推荐平面内进针。

B. 矢状面入路：将低频探头平行脊柱长轴放置于中线旁开2 cm处，由背侧向腹侧扫描脊柱矢状面，可见骨性结构：横突；肌肉结构：腰大肌、竖脊肌。可见腰丛神经位于横突深方，腰大肌内。推荐平面内进针。

C. "三叶草"入路：将低频探头置于腋中线处的髂嵴上缘，向中线方向扫描脊柱横断面，可见骨性结构：L_4横突、椎体；肌肉结构：腰大肌、腰方肌、竖脊肌。腰丛神经位于腰大肌后1/3处。周围可见腹主动脉、肾脏及肠管。将探头向头侧或尾侧稍移动使横突影消失，以便进针。推荐采用平面内方法由背侧向腹侧进针。

4）注意事项：与腹膜邻近避免进针过深损伤腹部脏器；部分患者肾下极位置较低，避免损伤；注意进针方向及深度，避免椎间孔注射；局部麻醉药容量过大可造成硬膜外阻滞；腰大肌血管丰富，避免局部麻醉药血管内注射；腰丛位置深，定位相对困难，建议配合刺激仪使用。

5）局部麻醉药用法及用量：0.5% 罗哌卡因单次注射 ED_{95} 为 36 mL，一般临床用量 20~30 mL；连续阻滞通常使用 0.15%~0.2% 罗哌卡因，背景量 5 mL/h，PCA 5~10 毫升/次，锁定时间 30 分钟。

（2）股神经阻滞。

1）解剖：股神经起源于 $L_{2~4}$ 脊神经前支，于腹股沟部位走行于股动脉外侧，浅筋膜和髂肌之间。

2）适应证：单独应用时适用于大腿前方手术及大腿和膝部手术的麻醉或者镇痛治疗。连续股神经阻滞常用于股骨或者膝部手术的术后镇痛。

3）超声图像的获取：患者平卧，患侧腿略外展。使用高频探头呈横断面扫描腹股沟区域，可见搏动的股动脉和位于股动脉外侧、髂筋膜与髂腰肌之间呈蜂窝状高回声的椭圆形结构，即股神经。股动脉内侧可见股静脉，髂筋膜浅层可见阔筋膜。可使用平面内或平面外进针。

4）注意事项：为避免神经损伤，建议由外侧进针，因为神经横断面的外侧轮廓较内侧显影更清晰。进针位置靠近头端时避免损伤旋髂浅动脉或者旋髂深动脉。

5）局部麻醉药用法及用量：超声引导下股神经最小有效容量为 15 mL。局部麻醉药通常用量为 0.3%~0.5% 罗哌卡因 15~30 mL。导管技术：通常使用 0.15%~0.2% 罗哌卡因，背景量 5 mL/h，PCA 每次 5~10 mL，锁定时间 30 分钟。

（3）闭孔神经阻滞。

1）解剖：闭孔神经起源于 $L_{2~4}$ 脊神经前支，穿过闭孔分为前后两支，分别走行于长收肌和短收肌、短收肌和大收肌的肌间隙内。

2）适应证：闭孔神经常联合骶神经和股神经阻滞，以满足大部分下肢手术要求。此阻滞可用于改善患者对止血带的耐受程度，并且提高术后镇痛的质量。在膀胱电切手术中用以防止内收肌收缩。闭孔神经阻滞还可用来诊断及治疗髋关节的疼痛综合征，并缓解内收肌的痉挛。

3）超声图像的获取：患者平卧，髋关节外旋外展位。

4）远端阻滞：将高频探头横向放置于腹股沟韧带下方、股骨内侧，股动静脉内侧为耻骨肌，耻骨肌内侧由浅到深依次为长收肌、短收肌、大收肌，三块收肌的肌肉间隙内可见低回声神经影像。可选择平面内或平面外进针。

5）近端阻滞：在远端阻滞位置将探头向头侧滑动，可见骨性结构：耻骨上支；肌肉结构：闭孔外肌、耻骨肌、短收肌。在耻骨肌和闭孔外肌之间可见蜂窝状回声的闭孔神经总干。推荐平面内进针。

6）注意事项：水定位技术有助于确认针尖的位置，而水分离技术能够在注药前分开筋膜层，提高阻滞成功率。神经有时会进入肌肉内走行，造成阻滞不全。远端阻滞无法阻滞闭孔神经髋关节支，推荐近端阻滞。闭孔神经有血管伴行，避免损伤血管或局部麻醉药血管内注射。

7）局部麻醉药用法及用量：阻滞每支神经（闭孔神经前支和后支）各需 0.35%~0.5% 罗哌卡因 5~10 mL。

（4）股外侧皮神经阻滞。

1）解剖：股外侧皮神经起源于 $L_{2~3}$ 脊神经前支。经腹股沟韧带下方或穿过韧带，在缝匠肌表面分为 2~5 支。

2）适应证：股骨外侧区域的手术麻醉及镇痛。联合股神经用于膝髋关节手术的术后镇痛。

3）超声图像的获取：患者平卧。将高频探头横向置于腹股沟韧带外下方。可见肌肉结构：缝匠肌和阔筋膜张肌，在缝匠肌外侧缘和阔筋膜张肌内侧缘间、阔筋膜和髂筋膜间的脂肪垫内，可见一支或几支低回声神经结构，即股外侧皮神经。

4）注意事项：股外侧皮神经变异较多，感觉支配范围差异大。

5）局部麻醉药用法及用量：阻滞每个分支用 0.3%~0.5% 罗哌卡因 3~5 mL。

（5）髂腹下－髂腹股沟神经阻滞。

1）解剖：髂腹下神经来自 T_{12} 及 L_1 脊神经的前支，在腰方肌表面向下走行，至髂嵴前上方穿出腹横肌，进入腹内斜肌及腹横肌之间的腹横筋膜平面。髂腹股沟神经来自 L_1 脊神经前支，向外下斜行穿过腰方肌和髂肌,在髂嵴前部、髂腹下神经下方穿出腹横肌,进入腹横筋膜平面。两支神经间距离一般不超过1 cm。

2)适应证:可用于疝修补术、剖宫产术及开腹子宫切除术术中及术后镇痛,也可用于取髂骨植骨手术的镇痛。

3)超声图像的获取:患者平卧,将高频探头紧贴髂前上棘内侧斜向放置于髂前上棘与脐连线上。可见骨性结构:髂前上棘;肌肉结构:腹外斜肌、腹内斜肌、腹横肌。在腹内斜肌和腹横肌之间可见两个低回声类圆形结构,有时可见伴行的旋髂深动脉。推荐使用平面内进针。

4)注意事项:旋髂深动脉与髂腹股沟神经伴行,注药前应仔细回抽以防局部麻醉药入血;使用超声引导平面内技术进针实时观察针尖位置可很好地避免腹膜或腹膜内脏器穿刺发生;阻滞范围差异大。

5)局部麻醉药用法及用量:单侧0.3%~0.5%罗哌卡因10~15 mL。

(6)收肌管阻滞。

1)解剖:收肌管位于股骨中1/3段前内侧,管状间隙。断面呈三角形,内含有股动静脉、隐神经、股内侧皮神经。上口与股三角相通,下口为收肌腱裂孔,通腘窝上角。

2)适应证:①膝关节手术的术后镇痛;②与坐骨神经阻滞复合用于涉及内踝的足踝部手术的麻醉和镇痛。

3)超声图像的获取:患者平卧,将高频探头横向放置于股骨内侧,髂前上棘和髌骨上缘连线中点附近,向远端扫描,确定收肌管入口和出口。骨性结构:股骨;肌肉结构:外侧为股内侧肌,内侧浅层为缝匠肌,深层为长收肌或者大收肌。在缝匠肌深方,长收肌和股内侧肌之间可见股动静脉以及隐神经。推荐平面内进针。

4)注意事项:收肌管膜有时与股动脉紧密相连,穿刺时避免损伤股动脉;注意股静脉的穿支和股动脉的分支膝降动脉,避免损伤;大容量局部麻醉药的收肌管阻滞可以阻滞股神经的肌支;隐神经显影不佳时,可将局部麻醉药注射在股动脉外侧。

5)局部麻醉药用法及用量:0.5%罗哌卡因ED95为10.4 mL,一般临床用量10~20 mL。连续阻滞通常使用0.15%~0.2%罗哌卡因,背景量5 mL/h,PCA 5~10毫升/次,锁定时间30分钟。

2. 骶丛及其分支阻滞

(1)骶丛:即骶旁坐骨神经阻滞。

1)解剖:骶丛起源于L_4,L_5,S_1~S_3的脊神经前根,由坐骨大孔出盆腔,进入臀部,在梨状肌深面走行。

2)适应证:小腿、足踝部手术麻醉和镇痛;与腰丛神经阻滞可以完成全部下肢手术的麻醉和镇痛。

3)超声图像的获取:患者侧卧或者俯卧,将低频探头斜向放置于髂后上棘和股骨粗隆连线内侧1/3,可见连续的高回声髂骨皮质,向尾侧滑动探头,看到连续的骨皮质消失即坐骨大孔,在坐骨大孔内穿出走行于臀大肌和梨状肌深方的高回声蜂窝状结构即为坐骨神经。推荐平面内进针。

4)注意事项:坐骨神经位置较深,必要时复合神经刺激仪帮助定位。臀下动脉位于坐骨神经深方,穿刺时避免过深损伤臀下动脉。大剂量局部麻醉药可以阻滞闭孔神经。大剂量局部麻醉药可以扩散到骶前间隙,造成尿潴留。

5)局部麻醉药用法及用量:0.3%~0.5%罗哌卡因15~25 mL。

(2)臀下入路坐骨神经阻滞。

1)解剖:坐骨神经从梨状肌下孔穿出后,向外下方走行,在坐骨结节和大转子水平,神经位于两者连线中点的深部,稍偏内侧。

2)适应证:小腿、足踝部手术麻醉和镇痛;与腰丛神经阻滞复合使用可以完成膝关节以下的麻醉和镇痛。

3)超声图像的获取:患者侧卧或者俯卧,将低频探头横向放置于股骨粗隆和坐骨结节之间。可见骨性结构:外侧股骨粗隆,内侧坐骨结节;肌肉结构:臀大肌、股方肌。在两个骨性结构之间,臀大肌和股方肌之间的椭圆形高回声蜂窝状结构即坐骨神经（通常更接近坐骨结节）。可选择平面外或者平面内进针。

4）注意事项：部分患者臀下区域坐骨神经扁而宽，短轴难以确认，采用长轴扫描有助于辨认神经，必要时联合神经刺激仪定位。此处有股后皮神经和半膜肌支，半腱肌支可能有分支，阻滞有可能造成止血带镇痛不完善。

5）局部麻醉药用法及用量：单次阻滞常用 0.5% 罗哌卡因 20~30 mL。连续阻滞可选择 0.15%~0.2% 罗哌卡因，背景量 5 mL/h，PCA 5~10 毫升/次，锁定时间 30 分钟。

（3）腘窝入路坐骨神经阻滞。

1）解剖：腘窝的坐骨神经，外侧边界为股二头肌的长头，内侧为半膜肌和半腱肌。此处坐骨神经最为表浅，腘动脉和腘静脉位于坐骨神经深层。坐骨神经在腘窝区已分为外侧的腓总神经和内侧的胫神经。

2）适应证：膝关节以下坐骨神经支配区域手术操作；与隐神经阻滞联合可完成膝关节以下手术，术后镇痛。

3）超声图像的获取：患者通常侧卧或者俯卧，也可平卧，将患侧下肢垫高。将高频超声探头横向放置于腘窝三角内。可见骨性结构：股骨；肌肉结构：外侧为股二头肌，内侧为半膜肌、半腱肌。在肌肉深方可见股动脉和股静脉，在肌肉和血管之间可见两个椭圆形高回声蜂窝状结构，外侧为腓总神经，内侧为胫神经。两个神经从腘窝顶端到腘窝皱褶逐渐分开。可选择平面内或平面外进针。

4）注意事项：如坐骨神经未能清晰显示，可调整探头角度使超声束朝向足部。在腘部远端，坐骨神经的走行更为表浅。将探头角度朝向足部可以使超声束与神经成 90°，从而使神经更易显影。如神经显影比较困难，可让患者跖屈或背屈足部。在足部的运动过程中，常可以观察到胫神经和腓总神经上下移动的"跷跷板"征。胫神经和腓总神经分支的部位变异很大。

5）局部麻醉药用法及用量：通常用量为 15~20 mL。

3. 踝阻滞

踝部主要包括 5 根神经：股神经的终末支隐神经、坐骨神经终末支胫后神经、腓深神经、腓浅神经、腓肠神经。

（1）胫后神经阻滞。

1）解剖：支配后踝和足底，走行于跟腱和胫后动脉之间。

2）适应证：足底和跟骨手术镇痛。

3）超声图像的获取：患者仰卧，踝关节垫高，将高频探头横向置于踝关节内侧。可见骨性结构：胫骨；肌肉结构：踇长屈肌肌腱、趾长屈肌肌腱。位于胫骨后侧，踇长屈肌肌腱、胫后动静脉与跟腱之间的蜂窝状高回声影像即胫后神经。可使用平面内或者平面外进针。

4）注意事项：肌腱和神经超声影像接近，注意区分。有时胫后动静脉显影不明显，避免损伤血管。

5）局部麻醉药用法及用量：0.3%~0.5% 罗哌卡因 5~10 mL。

（2）腓深神经阻滞。

1）解剖：腓深神经在踝关节与胫前动脉在胫骨表面伴行。

2）适应证：腓深神经支配第一、第二趾间皮肤感觉，相应部位手术麻醉及镇痛。

3）超声图像的获取：患者仰卧，将高频探头横向置于胫骨远端前方。可见骨性结构：胫骨；肌肉结构：趾长伸肌、踇长伸肌。在肌肉和胫骨之间可见胫前动脉，腓深神经由内而外跨过胫前动脉的高回声结构。推荐使用平面内或者平面外进针。神经较细，超声下有时显影困难。

4）注意事项：腓深神经纤细，超声下显影困难，可于胫前动脉周围注射局部麻醉药。

5）局部麻醉药用法及用量：0.3%~0.5% 罗哌卡因 3~5 mL。

（3）腓浅神经阻滞。

1）解剖：腓浅神经在踝关节外上方，走行在腓骨肌和趾长伸肌之间。

2）适应证：足背部手术的麻醉或者镇痛。

3）超声图像的获取：患者仰卧，踝关节垫高，将高频探头置于外踝前上方。可见骨性结构：腓骨；肌肉结构：腓骨肌和趾长伸肌。腓浅神经是腓骨肌和趾长伸肌的肌间隙内的高回声结构。可使用平面内或者平面外进针。神经较细，超声下有时显影困难。

4）注意事项：腓浅神经纤细，超声显影困难时，将局部麻醉药注射在肌肉间隙即可。

5）局部麻醉药用法及用量：0.35%～0.5%罗哌卡因3～5 mL。

(4) 隐神经阻滞。

1）解剖：隐神经为股神经的终末支，在小腿内侧与大隐静脉伴行。

2）适应证：涉及内踝及小腿内侧的手术麻醉及镇痛。

3）超声图像的获取：患者仰卧，踝关节垫高，将高频探头置于内踝上方。可见骨性结构即胫骨。在胫骨浅层，软组织筋膜内可见大隐静脉及与其伴行呈高回声的隐神经。神经较细，超声下有时显影困难。可使用平面内或者平面外进针。

4）注意事项：隐神经为感觉神经，支配区域变异较大；且神经纤细，超声显影困难时将局部麻醉药注射在大隐静脉附近即可。当大隐静脉显像不佳时，可在近端使用止血带使其充盈。

5）局部麻醉药用法及用量：0.3%～0.5%罗哌卡因3～5 mL。

(5) 腓肠神经阻滞。

1）解剖：由胫神经和腓总神经的分支组成，与小隐静脉伴行。

2）适应证：涉及足和踝的外侧缘的手术麻醉及镇痛。

3）超声图像的获取：患者仰卧，踝关节垫高，将高频探头置于外踝后上方。可见骨性结构：腓骨；肌肉结构：比目鱼肌。在比目鱼肌浅层，软组织筋膜内可见小隐静脉，腓肠神经为与其伴行的高回声结构。神经较细，超声下有时显影困难。可使用平面内或者平面外进针。

4）注意事项：①腓肠神经纤细，超声显影困难时将局部麻醉药注射在小隐静脉附近即可；②当小隐静脉显像不佳时，可在近端使用止血带使其充盈。

5）局部麻醉药用法及用量：0.3%～0.5%罗哌卡因3～5 mL。

(四) 躯干神经阻滞

1. 胸椎旁阻滞

(1) 解剖：胸段椎旁间隙为肋骨头及肋骨颈之间的楔形区域，后壁为肋横突韧带，前外侧壁为胸膜及胸内筋膜，内侧壁为椎体、椎间孔及椎间盘。椎旁间隙向外与肋间隙相通，向内与椎管腔连接，并与上下相邻节段的椎旁间隙相通。椎旁间隙内走行肋间神经、脊神经后支、肋间动静脉、交通支及交感链。

(2) 适应证：乳腺手术、开胸手术、胆囊手术、肾及输尿管手术的术中及术后镇痛。

(3) 超声图像的获取：患者侧卧或者俯卧，将高频或者低频探头于手术区域的肋间隙，棘突外侧，平行肋骨放置。看到高回声的横突和肋骨的结构后向头侧或者尾侧平行滑动探头，确认胸椎旁间隙高回声的胸膜，胸膜具有特征性的胸膜滑动征及彗星尾征。滑过横突可见肋横突上韧带，肋横突上韧带，胸膜，椎体围成的三角形间隙即胸椎旁间隙。推荐平面内进针。将局部麻醉药注射到胸椎旁间隙内，注射局部麻醉药可见胸膜下陷。

(4) 注意事项。

1）进针过程中注意明确针尖位置。穿刺后注意观察胸膜滑动征及彗星尾征是否存在，若存在则可基本排除气胸风险。

2）穿刺前应使用多普勒技术明确肋间血管位置，注意避免损伤肋间动脉。

3）有血气胸或者胸膜粘连的患者胸膜下陷可不典型。

(5) 局部麻醉药用法及用量：由于肋间间隙存在神经的交叉支配，因此肋间神经阻滞需同时阻滞切口所在间隙及相邻上下两个间隙的肋间神经。一般选用0.3%～0.5%罗哌卡因，每个间隙注射5～10 mL或者单个间隙注射20 mL。

2. 肋间神经阻滞

（1）解剖：肋间神经走行于每条肋骨下缘的肋沟中，肋间神经与肋间血管伴行在肋间内肌和肋间最内肌之间，神经位于神经血管束的最下方。

（2）适应证：胸部手术的麻醉和镇痛。

（3）超声图像的获取：患者侧卧，将高频探头纵向置于肩胛线与腋后线之间、拟阻滞间隙的肋间隙。可见骨性结构：肋骨；肌肉结构：肋间外肌、肋间内肌及肋间最内肌；以及高回声的胸膜。通常使用平面外进针，将局部麻醉药注射到肋间内肌和肋间最内肌之间。

（4）注意事项。

1）由于肋间神经紧邻肋间动静脉，且需要多点阻滞，因而易发生中毒，因此注药前应仔细回抽并控制局部麻醉药总量。

2）穿刺前应使用多普勒技术明确肋间血管位置，注意避免损伤肋间动脉。

3）一个肋间隙除受同一肋间神经分支支配外，还有来自上一和下一节段的肋间神经分支支配，故要获得一个肋间隙的完善阻滞需同时阻断紧邻的3个肋间神经。

（5）局部麻醉药用法及用量：一般选用0.3%～0.5%罗哌卡因，每个间隙注射5 mL。

3. 胸肌间隙阻滞（PECS阻滞）

（1）解剖：臂丛神经的分支胸内侧神经和胸外侧神经走行于胸大肌和胸小肌之间。$T_{2～4}$肋间神经外侧皮支穿出肋间内肌、肋间外肌、前锯肌分为前后两支走行于前锯肌浅层。来源于肋间神经的肋间臂神经纤维和胸长神经也走行在前锯肌浅层。

（2）适应证：胸部、乳腺、腋窝手术的麻醉和术后镇痛。

（3）超声图像的获取。

1）PECS1阻滞：患者仰卧，将高频探头放置于锁骨下腋前线2～3肋，可见骨性结构：第2、第3肋骨；肌肉结构：胸大肌、胸小肌、前锯肌。有时可见胸肩峰动脉胸肌支位于胸大肌和胸小肌之间的肌间隙内。推荐平面内进针，将局部麻醉药注射在胸大肌与胸小肌的肌间隙内。

2）PECS2阻滞：患者仰卧，将高频探头纵向放置于腋前线3～4肋，可见骨性结构：第3、第4肋骨；肌肉结构：胸大肌、胸小肌、前锯肌。推荐平面内进针，将局部麻醉药一部分注射在胸大肌和胸小肌之间，一部分注射在前锯肌浅层或者深层。

3）前锯肌平面阻滞：患者仰卧或者侧卧，将高频探头纵向放置于腋中线第5肋，可见骨性结构：第4、第5肋骨；肌肉结构：背阔肌、前锯肌、大圆肌。推荐平面内进针，将局部麻醉药注射于前锯肌浅层或者深层。

（4）注意事项：注意区分肌肉的肌间隙，将局部麻醉药注射在间隙内。

（5）局部麻醉药用法及用量：胸大肌和胸小肌之间可选择0.3%～0.5%罗哌卡因10 mL，前锯肌浅层或者深层20 mL。

4. 胸横肌平面阻滞

（1）解剖：肋间神经前皮支在胸骨侧缘处穿出肋间内肌和胸大肌至皮下。

（2）适应证：胸骨手术镇痛，复合胸肌间隙阻滞用于胸部手术镇痛。

（3）超声图像的获取：患者仰卧，将高频探头纵向置于拟阻滞节段的胸骨旁。可见骨性结构：胸骨及肋软骨；肌肉结构：胸横肌、肋间内肌、胸大肌。推荐平面内或者平面外进针，将局部麻醉药注射到胸横肌和肋间内肌之间的肌间隙内，或者肋间内肌和胸大肌的肌间隙内。

（4）注意事项：胸廓内动脉位于胸横肌和肋间内肌之间，进针时避免损伤。

（5）局部麻醉药用法及用量：每侧0.3%～0.5%罗哌卡因10～15 mL。

5. 腹横肌平面阻滞

（1）解剖：支配前腹壁的神经来自$T_6～L_1$神经根，它们在分支进入前腹壁之前将穿过位于腹内斜肌和腹横肌之间的神经血管平面（TAP）。此外，在这一平面内，$T_6～L_1$神经与相邻节段神经紧密联系并且广泛分支。将一定量的局部麻醉药注射入这一平面可阻滞支配前腹壁皮肤及肌肉感觉的神经。

(2) 适应证：经腹前列腺切除术、肠切除术、胆囊手术、剖宫产术、经腹子宫全切术、阑尾切除术，以及疝修补术的术中及术后镇痛。

(3) 超声图像的获取：患者仰卧，将超声探头横向置于肋缘和髂嵴之间的腋前线位置。可见肌肉结构：腹外斜肌、腹内斜肌和腹横肌，以及腹横肌深方高回声的腹膜。推荐平面内进针。将局部麻醉药注射于腹内斜肌和腹横肌之间的筋膜间隙内。

(4) 注意事项：由于脊神经的支配是双侧性的，因此阑尾、疝气及胆囊手术仅需行单侧 TAP 阻滞，而腹正中切口肠道手术、子宫手术及前列腺手术需行双侧 TAP 阻滞。

(5) 局部麻醉药用法及用量：每侧注入 0.5% 罗哌卡因 20～25 mL。

6. 腹直肌鞘阻滞

(1) 解剖：腹外斜肌、腹内斜肌、腹横肌的筋膜分成两层包绕腹直肌，形成前后鞘。弓状线以下水平，腹直肌仅有前鞘，没有后鞘。第 9 至第 11 肋间神经走行于腹直肌和腹直肌后鞘之间，穿出腹直肌到皮下。

(2) 适应证：脐疝等腹正中手术。

(3) 超声图像的获取：患者仰卧，将高频探头放置于脐的一侧。可见肌肉结构：腹直肌、腹外斜肌、腹内斜肌、腹横肌。推荐使用平面内进针，由外向内穿刺，将局部麻醉药注射于腹直肌和腹直肌后鞘之间。

(4) 注意事项：腹壁有小动脉，注意避免损伤或者局部麻醉药血管内注射。

(5) 局部麻醉药用法及用量：每侧注入 0.3%～0.5% 罗哌卡因 15～20 mL。

7. 竖脊肌平面阻滞

(1) 解剖：胸神经的背支穿过竖脊肌、菱形肌和斜方肌至皮下。竖脊肌深方的局部麻醉药可通过神经穿出的位置以及韧带的间隙扩散到胸椎旁间隙内。

(2) 适应证：上腹部、胸部、背部手术的麻醉和镇痛。

(3) 超声图像的获取：患者侧卧或者俯卧，将高频探头放置于相应胸椎棘突旁的位置。可见骨性结构：胸椎棘突、横突；肌肉结构：竖脊肌、菱形肌、斜方肌等。推荐平面内进针，将局部麻醉药注射在竖脊肌深层。

(4) 注意事项：竖脊肌阻滞操作简单，但是相对于胸椎旁阻滞，阻滞范围不确切，起效时间长。

(5) 局部麻醉药用法及用量：0.3%～0.5% 罗哌卡因 20～30 mL。

8. 腰方肌阻滞

(1) 解剖：T_{12}～L_1 脊神经的前支髂腹下，髂腹股沟神经走行于腰大肌和腰方肌之间。

(2) 适应证：髂骨手术和下腹部手术的麻醉和镇痛。

(3) 超声图像的获取：患者侧卧，将低频探头放置于腋后线，髂嵴上方。可见骨性结构：$L_{2～4}$ 横突、椎体；肌肉结构：腰大肌、腰方肌、竖脊肌以及腹壁三层肌肉（腹外斜肌、腹内斜肌、腹横肌）。推荐平面内进针。将局部麻醉药注射于腰方肌外侧与腹壁三层肌肉交界处（QLB1）；腰方肌背侧（QLB2）；腰方肌腹侧即腰大肌和腰方肌之间的筋膜间隙内（QLB3）。

(4) 注意事项：①阻滞的要点是将局部麻醉药注射到腰大肌和腰方肌之间的筋膜间隙内，有时超声下肌肉间隙及筋膜界限不是很清晰；②大容量局部麻醉药可以沿筋膜间隙扩散到胸部。

(5) 局部麻醉药用法及用量：0.5% 罗哌卡因 15～30 mL。

第四章

椎管内麻醉技术

椎管内麻醉是将局麻药注入椎管内的不同腔隙，使脊神经所支配的相应区域产生麻醉作用，有蛛网膜下腔阻滞和硬膜外阻滞两种方法，后者还包括骶管阻滞。

第一节 概述

一、椎管内麻醉的解剖基础

（一）椎管的骨结构

脊椎由 7 节颈椎、12 节胸椎、5 节腰椎、融合成一块的 5 节骶椎以及 4 节尾椎组成。成人脊椎呈现 4 个弯曲，颈曲和腰曲向前，胸曲和骶曲向后。典型椎骨包括椎体及椎弓两个主要部分，椎弓根上下有切迹，相邻的切迹围成椎间孔，供脊神经通过，位于上、下两棘突之间的间隙是椎管内麻醉的必经之路。

（二）椎管外软组织

相邻两节椎骨的椎弓由三条韧带相互连接，从内向外的顺序是黄韧带、棘间韧带及棘上韧带。

（三）脊髓及脊神经

脊髓上端从枕骨大孔开始，在胚胎期充满整个椎管腔，至新生儿和婴幼儿终止于第 3 腰椎或第 4 腰椎，平均长度为 42~45 cm。93% 成人脊髓末端终止于 L_2，终止于 L_1 及 L_3 各占 3%。出生时脊髓末端在 L_3，到 2 岁时，其末端接近成人达 L_2。为避免损伤脊髓，穿刺间隙成人低于 $L_{2~3}$，小儿应在 $L_{4~5}$。脊神经有 31 对，包括 8 对颈神经、12 对胸神经、5 对腰神经、5 对骶神经和 1 对尾神经。每条脊神经由前、后根合并而成。后根司感觉，前根司运动。

（四）椎管内腔和间隙

脊髓容纳在椎管内，为脊膜所包裹。脊膜从内向外分三层，即软膜、蛛网膜和硬脊膜。硬脊膜从枕大孔以下开始分为内、外两层。外层与椎管内壁的骨膜和黄韧带融合在一起，内层形成包裹脊髓的硬脊膜囊，抵止于第 2 骶椎。因此，通常所说的硬脊膜实际是硬脊膜的内层。软膜覆盖脊髓表面与蛛网膜之间形成蛛网膜下腔。硬脊膜与蛛网膜几乎贴在一起，两层之间的潜在腔隙即硬膜下间隙，而硬脊膜内、外两层之间的间隙为硬膜外间隙。蛛网膜下腔位于软膜和蛛网膜之间，上至脑室，下至 S_2，腔内含有脊髓、神经、脑脊液和血管。脑脊液为无色透明的液体，其比重为 1.003~1.009。

二、蛛网膜下腔阻滞的作用机制

蛛网膜下腔阻滞是通过脊神经根阻滞，离开椎管的脊神经根未被神经外膜覆盖，暴露在含局麻药的脑脊液中，通过脊根进入中枢神经系统的传入冲动及通过前根离开中枢神经系统的传出冲动均被阻滞。

因此，脊麻并不是局麻药作用于脊髓的化学横断面，而是通过脑脊液阻滞脊髓的前根神经和后根神经，导致感觉神经、交感神经及运动神经被阻滞。

三、硬膜外阻滞的作用机制

局麻药注入硬膜外间隙后，沿硬膜外间隙进行上下扩散，部分经过毛细血管进入静脉；一些药物渗出椎间孔，产生椎旁神经阻滞，并沿神经束膜及软膜下分布，阻滞脊神经根及周围神经；有些药物也可经根蛛网膜绒毛阻滞脊神经根；还有一些药物直接透过硬膜及蛛网膜，进入脑脊液中。所以目前多数意见认为，硬膜外阻滞时，局麻药经多种途径发生作用，其中以椎旁阻滞、经根蛛网膜绒毛阻滞脊神经根以及局麻药通过硬膜进入蛛网膜下腔产生"延迟"的脊麻为主要作用方式。

四、椎管内麻醉对机体的影响

1. 对循环系统的影响

局麻药阻滞胸腰段（胸$_1$~腰$_2$）交感神经血管收缩纤维，产生血管扩张，继而发生一系列循环动力学改变，其程度与交感神经节前纤维被阻滞的平面高低相一致。表现为外周血管张力、心率、心排出量及血压均有一定程度的下降。外周血管阻力下降是由大量的容量血管扩张所致。心率减慢是由迷走神经兴奋性相对增强及静脉血回流减少，右房压下降，导致静脉心脏反射所致；当高平面阻滞时，更由于心脏加速神经纤维被抑制而使心动过缓加重。

2. 对呼吸系统的影响

椎管内麻醉对呼吸功能的影响，取决于阻滞平面的高度，尤以运动神经阻滞范围更为重要。高平面蛛网膜下腔阻滞或上胸段硬膜外阻滞时，运动神经阻滞导致肋间肌麻痹，影响呼吸肌收缩，可使呼吸受到不同程度的抑制，表现为胸式呼吸减弱甚至消失，但只要膈神经未被麻痹，就仍能保持基本的肺通气量。如腹肌也被麻痹，则深呼吸受到影响，呼吸储备能力明显减弱，临床多表现不能大声讲话，甚至可能出现鼻翼翕动及发绀。一般麻醉平面低于胸$_8$不影响呼吸功能，若平面高达 C_3 阻滞膈神经时，会导致呼吸停止。

3. 对胃肠道的影响

椎管内麻醉另一易受影响的系统为胃肠道。由于交感神经被阻滞，迷走神经兴奋性增强，胃肠蠕动亢进，容易发生恶心、呕吐。椎管内麻醉下导致的低血压也是恶心、呕吐的原因之一。

4. 对肾脏的影响

肾功能有较好的生理储备，椎管内麻醉虽然引起肾血流减少，但没有临床意义。椎管内麻醉使膀胱内括约肌收缩及膀胱逼尿肌松弛，使膀胱排尿功能受抑制而导致尿潴留，患者常常需要使用导尿管。

第二节 蛛网膜下腔阻滞

将局麻药注入蛛网膜下腔，使脊神经根、背根神经节及脊髓表面部分产生不同程度的阻滞称为蛛网膜下腔阻滞，常简称脊麻。

一、适应证和禁忌证

（一）适应证

（1）下腹部手术。

（2）肛门及会阴部手术。

（3）盆腔手术，包括一些妇产科及泌尿外科手术。

（4）下肢手术包括下肢骨、血管、截肢及皮肤移植手术，止痛效果比硬膜外阻滞更完全，且可避免止血带不适。

（二）禁忌证

（1）精神病、严重神经症以及小儿等不能合作的患者。

（2）严重低血容量的患者。此类患者在脊麻发生作用后，可能发生血压骤降甚至心搏骤停，故术前访视患者时，应切实重视失血、脱水及营养不良等有关情况，特别应衡量血容量状态，并仔细检查，以防意外。

（3）凝血功能异常的患者。凝血功能异常者，穿刺部位易出血，导致血肿形成及蛛网膜下腔出血，重者可致截瘫。

（4）穿刺部位有感染的患者。穿刺部位有炎症或感染者，脊麻有可能将致病菌带入蛛网膜下腔引起急性脑脊膜炎的危险。

（5）中枢神经系统疾病，特别是脊髓或脊神经根病变者，麻醉后有可能后遗长期麻痹；疑有颅内高压患者也应列为禁忌。

（6）脊椎外伤或有严重腰背痛病史者，禁用脊麻。有下肢麻木、脊椎畸形患者，解剖结构异常者，也应慎用脊麻。

（7）败血症患者，尤其是伴有糖尿病、结核和艾滋病等禁用脊麻。

二、蛛网膜下腔穿刺技术

（一）穿刺前准备

1. 麻醉前用药

应让患者保持清醒状态，以利于进行阻滞平面的调节。一般成人麻醉前半小时肌内注射苯巴比妥钠 0.1 g 或咪达唑仑 3~5 mg。

2. 麻醉用具

蛛网膜下腔阻滞用一次性脊麻穿刺包，内有 22 G 或 25 G 蛛网膜下腔穿刺针，1 mL 和 5 mL 注射器，消毒和铺巾用具，以及局麻药等。尽可能选择细的穿刺针，24~25 G 较理想，以减少手术后头痛的发生率。

（二）穿刺体位

蛛网膜下腔穿刺体位，一般可取侧卧位或坐位，以前者最常用。侧卧位时，双膝屈曲紧贴胸部，下颌往胸部靠近，使脊椎最大限度地拉开以便穿刺。女性通常髋部比双肩宽，侧卧时，脊椎的水平倾向于头低位；反之男性的双肩宽于髋部，脊椎的水平倾向于头高位。穿刺时可通过调节手术床来纠正脊椎的水平位。

（三）穿刺部位和消毒范围

蛛网膜下腔常选用 $L_{3~4}$ 棘突间隙，此处的蛛网膜下腔最宽。确定穿刺点的方法是：取两侧髂嵴的最高点作连线，与脊柱相交处，即为第 4 腰椎或 $L_{3~4}$ 棘突间隙。穿刺前须严格消毒皮肤，消毒范围应上至肩胛下角，下至尾椎，两侧至腋后线。消毒后穿刺点处需铺孔巾或无菌单。

（四）穿刺方法

1. 直入法

用左手拇、示两指固定穿刺点皮肤。将穿刺针在棘突间隙中点，与患者背部垂直，针尖稍向头侧作缓慢刺入，并仔细体会针尖处的阻力变化。当针穿过黄韧带时，有阻力突然消失的"落空"感，继续推进常有第二个"落空"感觉，提示已穿破硬膜与蛛网膜而进入蛛网膜下腔。如果进针较快，常将黄韧带和硬膜一并刺穿，则往往只有一次"落空"感觉。此时拔出针芯，有脑脊液缓慢流出。穿刺针越细，黄韧带的突破感和硬膜的阻力感消失越不明显，脑脊液流出也就越慢。连接装有局麻药的注射器，回抽脑脊液通畅，注入局麻药。

2. 旁正中入法

于棘突间隙中点旁开 0.5~1.0 cm 处作局部浸润。穿刺针与皮肤成 30°角对准棘突间孔刺入，经黄韧带及硬脊膜而达蛛网膜下腔。本法可避开棘上及棘间韧带，特别适用于韧带钙化的老年患者或脊椎畸形或棘突间隙不清楚的肥胖患者。

三、常用药物

（一）局麻药

与脑脊液的比重相比，可将局麻药分为低比重、等比重和重比重三类。低比重局麻药由于比较难控制阻滞平面，目前较少使用。常用 0.5% 丁哌卡因 10~15 mg，或 0.5%~0.75% 罗哌卡因 15 mg，也可用 0.5% 丁卡因 10~15 mg，推荐局麻药用 5%~10% 葡萄糖注射液稀释为重比重溶液。局麻药的作用时间从短至长依次为：普鲁卡因、利多卡因、丁哌卡因、丁卡因。

（二）血管收缩药

血管收缩药可减少局麻药血管吸收，使更多的局麻药浸润至神经中，从而使麻醉时间延长。常用的血管收缩药有麻黄碱（1∶1 000）200~500 μg（0.2~0.5 mL）或去氧肾上腺素（1∶100）2~5 mg（0.2~0.5 mL）加入局麻药中。

四、影响阻滞平面的因素

许多因素影响蛛网膜下腔阻滞平面，其中最重要的因素是局麻药的剂量及比重，椎管的形状以及注药时患者的体位。患者体位和局麻药的比重是调节麻醉平面的两个主要因素，局麻药注入脑脊液中后，重比重液向低处移动，轻比重液向高处移动，等比重液即停留在注药点附近。

（一）局麻药容量

局麻药的容量越大，在脑脊液中扩散范围越大，阻滞平面越广。重比重药物尤为明显。

（二）局麻药剂量

局麻药剂量越大，阻滞平面越广，反之阻滞平面越窄。

（三）注药速度

注药速度缓慢，阻滞平面不易上升；当注药速度过快或采用脑脊液稀释局麻药时，容易产生脑脊液湍流，加速药液的扩散，阻滞平面增宽。一般注药速度 1 毫升/3~5 秒。

（四）局麻药特性

不同局麻药，其扩散性能不同，阻滞平面固定时间不同。如利多卡因扩散性能强，平面易扩散。普鲁卡因平面固定时间约 5 分钟，丁卡因 5~10 分钟，丁哌卡因甚至长达 15~20 分钟平面才固定。

（五）局麻药比重

重比重液一般配成含 5% 葡萄糖注射液的局麻药，使其相对密度达到 1.024~1.026，而高于脑脊液，注药后向低的方向扩散。等比重液一般用脑脊液配制，在脑脊液中扩散受体位影响较小，如加大剂量，对延长阻滞时间的作用大于对阻滞平面的扩散作用。轻比重液用注射用水配制，但由于难以控制平面，目前较少应用。腰椎前凸和胸椎后凸影响重比重局麻药向头端扩散。

（六）患者体位

是影响阻滞平面的重要因素。结合局麻药比重，利用体位调节平面需要在平面固定之前进行。如超过时间（15 分钟左右），平面已固定，则调节体位对平面影响不大。

（七）穿刺部位

脊柱有 4 个生理弯曲，平卧时 L_3 位置最高，如果经 $L_{2~3}$ 间隙穿刺注药，药液将沿着脊柱的坡度向胸段移动，使麻醉平面偏高；如果经 $L_{3~4}$ 或 $L_{4~5}$ 间隙穿刺注药，药液会向骶段移动，使麻醉平面偏低。

（八）患者所患疾病

腹腔内压增高如妊娠妇女、腹水患者，下腔静脉受压使硬膜外静脉血流量增加，脑脊液的容量减少，药液在蛛网膜下腔容易扩散。

五、操作注意事项

（一）穿刺针进入蛛网膜下腔而无脑脊液流出

应等待30秒然后轻轻旋转穿刺针，如仍无脑脊液流出，可用注射器注入0.5 mL生理盐水以确保穿刺针无堵塞。缓慢稍退针或进针，并同时回抽脑脊液，一旦有脑脊液抽出即刻停止退针或进针。否则需重新穿刺。

（二）穿刺针有血液流出

穿刺针有血液流出，如血液呈粉红色并能自行停止，一般没问题。如果出血呈持续性，表明穿刺针尖位于硬膜外腔静脉内，只需稍稍推进穿刺针进入蛛网膜下腔便可。

（三）穿刺针进入蛛网膜下腔出现异感

患者述说尖锐的针刺或异感，表明穿刺针偏离中线，刺激脊神经根，需退针，重新定位穿刺。

（四）穿刺部位疼痛

表明穿刺针进入韧带旁的肌肉组织。退针后，往中线再穿刺或再行局部麻醉。

（五）穿刺困难

穿刺中无论如何改变穿刺针的方向，始终遇到骨骼，应重新正确定位，或可改为旁正中或更换间隙穿刺。

六、麻醉中及麻醉后发症处理

（一）血压下降和心率减慢

蛛网膜下腔阻滞平面超过胸$_4$后常出现血压下降，多数在注药后15～30分钟发生，同时伴心率缓慢，严重者可因脑供血不足而出现恶心、呕吐、面色苍白、躁动不安等症状。其主要原因是由于交感神经节前神经纤维被阻滞，使小动脉扩张，外周阻力下降，静脉回心血量减少，心排出量降低所致。心率减慢是由于交感神经部分被阻滞，迷走神经呈相对亢进所致。血压下降的程度，主要取决于阻滞平面的高低，但与患者心血管功能代偿状态以及是否伴有高血压、血容量不足等有密切关系。处理：①补充血容量，输注500～1 000 mL晶体或胶体液；②给予血管活性药物（麻黄碱、间羟胺等），直到血压回升为止；③心动过缓者可静注阿托品0.3～0.5 mg。

（二）呼吸抑制

因胸段脊神经阻滞引起肋间肌麻痹，可出现呼吸抑制表现，如胸式呼吸微弱，腹式呼吸增强，严重时患者潮气量减少，咳嗽无力，不能发声，甚至发绀，应迅速有效吸氧，必要时面罩加压呼吸。如果发生全脊麻而引起呼吸停止，血压骤降或心搏骤停，应立即进行抢救，支持呼吸和维持循环功能。

（三）恶心、呕吐

脊麻中恶心、呕吐发生率高达13%～42%。诱因：①血压降低，脑供血减少，导致脑缺氧，兴奋呕吐中枢；②迷走神经功能亢进，胃肠蠕动增加；③手术牵引内脏。一旦出现恶心呕吐，应检查是否有麻醉平面过高及血压下降，并采取相应措施，或暂停手术以减少迷走刺激，一般能获得良好效果。若仍不能制止呕吐，可考虑使用甲氧氯普胺、氟哌利多及抗五羟色胺止吐剂。

（四）脊麻后头痛

由于脑脊液通过硬膜穿刺孔不断丢失，使脑脊液压力降低所致，发生率为3%～30%。典型的症状为直立位头痛,而平卧后则好转。疼痛多为枕部、顶部,偶尔也伴有耳鸣、畏光。女性的发生率高于男性,发生率与年龄成反比,与穿刺针的直径成正比。直入法引起的脑脊液漏出多于旁入法,头痛发生率也高于旁入法。

治疗脊麻后头痛的措施包括:

1. 镇静、卧床休息及补液

80%~85%脊麻后头痛患者,5天内可自愈。补液的目的是增加脑脊液的量,使其生成量多于漏出量,脑脊液的压力可逐渐恢复正常。据报道脊麻后头痛的患者,50%症状轻微,不影响日常生活,35%有不适,需卧床休息,15%症状严重,甚至不能坐起来进食。

2. 一般治疗

(1) 饮用大量含咖啡因的饮料,如茶、咖啡、可口可乐等。

(2) 维生素C 500 mg和氢化可的松50 mg加入5%葡萄液注射液500 mL静脉滴注,连续2~3天。

(3) 必要时静脉输注低渗盐水。

(4) 口服解热镇痛药,咖啡因。

3. 硬膜外生理盐水输注

硬膜外输注生理盐水也可用于治疗脊麻后头痛,单次注射生理盐水并不能维持较高的硬膜外压力,而可防止持续脑脊液外漏。

4. 硬膜外充填血疗法

经上述保守治疗24小时后仍无效,可使用硬膜外充填血疗法。通过硬膜外充填血以封住脊膜的穿刺孔,防止脑脊液外漏。置针于原穿刺点附近的硬膜外间隙,无菌注入10~20 mL自体血,这种方法有效率达90%~95%。如疼痛在24小时后未减轻,可重复使用。如经2次处理仍无效,应重新考虑诊断。硬膜外充填血可能会引起背痛等不适,但与其有关的严重并发症尚未见报道。

(五) 背痛

脊麻后严重的背痛少见。穿刺时骨膜损伤、肌肉血肿、韧带损伤及反射性肌肉痉挛均可导致背痛。手术时间长和截石位手术因肌肉松弛可能导致腰部韧带劳损。住院患者脊麻后背痛发生率低,而门诊年轻患者脊麻后背痛发生率高达32%~55%,其中约有3%患者诉背痛剧烈。处理办法包括休息、局部理疗及口服止痛药,如背痛由肌肉痉挛所致,可在痛点行局麻药注射封闭治疗。通常脊麻后背痛较短暂,经保守治疗后48小时可缓解。

(六) 神经损伤

比较少见。在同一部位多次腰穿容易损伤神经,尤其当进针方向偏外侧时,可刺伤脊神经根。脊神经被刺伤后表现为1根或2根脊神经根炎的症状,除非有蛛网膜下腔出血,一般不会出现广泛性脊神经受累。

(1) 短暂性神经综合征(TNS)。发病率4%~33%。相关危险因素包括:①局麻药的脊神经毒性,利多卡因刺激神经根引起的神经根炎,浓度高和剂量大则危险增加;②穿刺损伤;③神经缺血;④手术体位使坐骨神经过度牵拉;⑤穿刺针尖位置或添加葡萄糖注射液使局麻药分布不均。临床表现:TNS为亚临床神经毒性的表现,在脊麻后4~5小时出现腰背痛,向臀部、小腿放射或感觉异常,通常为中等度或剧烈疼痛,查体无明显运动和反射异常,持续3~5天,1周之内可恢复。无后遗运动感觉损害,脊髓与神经根影像学检查和电生理无变化。应用激素、营养神经药、氨丁三醇或非甾体抗炎药治疗有效。

(2) 马尾综合征。相关危险因素包括:①患者原有脊髓炎症、肿瘤等疾病;②穿刺或导管损伤;③高血压、动脉硬化、脑梗及糖尿病等;④局麻药的浓度过高或神经毒性;⑤脊髓动脉缺血;⑥椎管狭窄、椎间盘突出。临床表现:以S_{2-4}损伤引起的症状为主,如膀胱、直肠功能受损和会阴部知觉障碍,严重者大小便失禁;当L_5S_1受累时可表现为鞍型感觉障碍,进一步发展可能导致下肢特别是膝以下部位的运动障碍,膝反射、跟腱反射等也可减弱或消失。

对于神经损伤，需要积极防治。①按指南正规操作，减少操作不当引起的损伤。②预防感染，严格无菌技术。③控制适当的局麻药浓度和剂量。④严格掌握适应证和禁忌证。如老年病患者伴发高血压、动脉硬化、糖尿病和椎管狭窄及椎间盘突出，有明显下肢疼痛与麻木，或肌力减弱，均应慎用或不用椎管内麻醉。治疗：①药物治疗包括大剂量甲泼尼龙冲击疗法；②维生素 B_1 和甲钴胺等；③止痛，消炎镇痛药和三环抗抑郁药和神经阻滞；④高压氧治疗、康复治疗，包括电刺激、穴位电刺激、激光、自动运动和被动运动疗法等。

第三节　硬膜外阻滞

将局麻药注入硬脊膜外间隙，阻滞脊神经根，使其支配的区域产生暂时性麻痹，称为硬膜外阻滞。

一、适应证和禁忌证

（一）适应证

（1）外科手术。因硬膜外穿刺上至颈段、下至腰段，通过给药可阻滞颈段至腰段脊神经所支配的相应区域，理论上讲，硬膜外阻滞可用于除头部以外的任何手术。但从安全角度考虑，硬膜外阻滞主要用于腹部及以下的手术，包括泌尿科、妇产科及盆腔和下肢手术。颈部、上肢及胸部手术虽可应用，但风险较大和管理复杂。胸部、上腹部手术，目前已不主张单独应用硬膜外阻滞，可用硬膜外阻滞复合全麻。

（2）镇痛。包括产科镇痛、术后镇痛及一些慢性疼痛和癌痛的镇痛可用硬膜外阻滞。

（二）禁忌证

（1）低血容量。由于失血、血浆或体液丢失导致的低血容量，机体常常通过全身血管收缩来代偿，以维持正常的血压，一旦给予硬膜外阻滞，其交感阻滞作用使血管扩张，迅速导致严重的低血压。

（2）穿刺部位感染，可能使感染播散。

（3）菌血症，可能导致硬膜外脓肿。

（4）凝血功能障碍和抗凝治疗，血小板低于 $75\,000/mm^3$，容易引起硬膜外腔出血及硬膜外腔血肿。

（5）颅高压及中枢神经疾病。

（6）脊椎解剖异常和椎管内疾病。

二、硬膜外阻滞穿刺技术

（一）穿刺前准备

麻醉前可给予巴比妥类或苯二氮䓬类药物，也可用阿托品，以防心率减慢，术前有剧烈疼痛者适量使用镇痛药。准备好常规硬膜外穿刺用具。

（二）穿刺体位及穿刺部位

穿刺体位有侧卧位及坐位两种，临床上主要采用侧卧位，具体要求与蛛网膜阻滞法相同。穿刺点应根据手术部位选定，一般取支配手术范围中央的相应棘突间隙。

（三）操作方法

1. 穿刺方法

硬膜外间隙穿刺术有直入法和旁正中法两种。颈椎、胸椎上段及腰椎的棘突相互平行，多主张用直入法，穿刺困难时可用旁正中法。胸椎的中下段棘突呈叠瓦状，间隙狭窄，老年人棘上韧带钙化、脊柱弯曲受限制者，宜用旁正中法。穿透黄韧带有阻力骤失感，即提示已进入硬膜外间隙。由于硬膜外静脉、脊髓动脉、脊神经根均位于硬膜外间隙的外侧，而且硬膜外的外侧间隙较狭窄，此法容易损伤这些组织，因此，穿刺针必须尽可能正确对准硬膜外间隙后正中部位。

2. 确定穿刺针进入硬膜外间隙的方法

（1）黄韧带突破感：由于黄韧带比较坚韧及硬膜外间隙为一个潜在的间隙，硬膜外穿刺针进入黄韧带的一瞬间会有一种突破感。

（2）黄韧带阻力消失：穿刺针抵达黄韧带后，用注射器抽取 2~3 mL 生理盐水并含有一个小气泡，与穿刺针连接，缓慢进针并轻推注射器，可见气泡压缩，也不能推入液体。继续进针直到阻力消失，针筒内的小气泡变形，且无阻力地推入液体，表明已进入硬膜外间隙。但禁止注入空气。

（3）硬膜外间隙负压：可用悬滴法和玻管法进行测试，硬膜外穿刺针抵达黄韧带时，在穿刺针的尾端悬垂一滴生理盐水或连接内有液体的细玻璃管，当进入硬膜外间隙时，可见尾端的盐水被吸入或玻管内液柱内移，约80%的患者有负压现象。

3. 放置硬膜外导管

先测量皮肤至硬膜外间隙的距离，然后用左手固定针的位置，右手安置导管约 15 cm。然后左手退针，右手继续送入导管，调整导管深度，留置硬膜外间隙内 3~4 cm 并固定导管。

三、常用麻醉药物

用于硬膜外阻滞的局麻药应该具备弥散性强、穿透性强、毒性小、起效时间短、维持时间长等特点。目前常用的局麻药有利多卡因、丁卡因、罗哌卡因及丁哌卡因。利多卡因作用快，5~12 分钟即可发挥作用，在组织内浸透扩散能力强，所以阻滞完善，效果好，常用 1%~2% 浓度，作用持续时间为 1~1.5 小时，成年人一次最大用量为 400 mg。丁卡因常用浓度为 0.25%~0.33%，10~15 分钟起效，维持时间达 3~4 小时，一次最大用量为 60 mg。罗哌卡因常用浓度为 0.5%~1%，5~15 分钟起效，维持时间达 2~4 小时。丁哌卡因常用浓度为 0.5%~0.75%，4~10 分钟起效，可维持 4~6 小时，但肌肉松弛效果只有 0.75% 溶液才满意。

决定硬膜外阻滞范围的最主要因素是药物的容量，而决定阻滞深度及作用持续时间的主要因素则是药物的浓度。根据穿刺部位和手术要求的不同，应对局麻药的浓度作不同的选择。可用一种局麻药，也可用两种局麻药混合，最常用的混合液是利多卡因、丁哌卡因或丁卡因，以达到阻滞作用起效快、持续时间长和降低局麻药毒性的目的。

四、影响阻滞平面的因素

（一）穿刺部位

胸部硬膜外间隙比腰部的硬膜外间隙小，因此胸部硬膜外间隙药物剂量比较小，其阻滞范围与穿刺间隙密切相关。腰部硬膜外间隙较大，注药后往头尾两端扩散，尤其 L_5 和 S_1 间隙，由于神经较粗，阻滞作用出现的时间延长或不完全。

（二）局麻药剂量

通常需要 1~2 mL 容量的局麻药阻断一个椎间隙。药物剂量随其浓度不同而不同。一般较大剂量的低浓度局麻药能产生较广平面的浅部感觉阻滞，但运动和深部感觉阻滞作用较弱。而高浓度局麻药则肌松作用较好。持续硬膜外阻滞法，追加剂量通常为初始剂量的一半，追加时间为阻滞平面减退两个节段时，追加注药量可增加其沿纵轴扩散范围。容量愈大，注速愈快，阻滞范围愈广，反之，则阻滞范围窄，但临床实践证明，快速注药对扩大阻滞范围的作用有限。

（三）导管的位置和方向

导管向头侧时，药物易向头侧扩散；向尾侧时，则可多向尾侧扩散 1~2 个节段，但仍以向头侧扩散为主。如果导管偏于一侧，可出现单侧麻醉，偶尔导管置入椎间孔，则只能阻滞几个脊神经根。

（四）患者情况

（1）年龄、身高和体重：随着年龄的增长，硬膜外间隙变窄，婴幼儿、老年人硬膜外间隙小，用药量须减少。身高与剂量相关，身材较矮的患者约需 1 mL 容量的局麻药阻滞一个节段，身材较高的患者需 1.5~2 mL 阻滞一个节段。体重与局麻药的剂量关系并不密切。

（2）妊娠妇女：由于腹间隙内压升高，妊娠后期下腔静脉受压，增加了硬膜外静脉丛的血流量，硬膜外间隙变窄，药物容易扩散，用药剂量需略减少。

（3）腹腔内肿瘤、腹水患者也需减少用药量。

（4）某些病理因素，如脱水、血容量不足等，可加速药物扩散，用药应格外慎重。

（五）患者体位

体位与药物的关系目前尚未找到科学依据。但临床实践表明，由于药物比重的关系，坐位时低腰部与尾部的神经容易阻滞。侧卧位时，下侧的神经容易阻滞。

（六）血管收缩药

局麻药中加入血管收缩药减少局麻药的吸收，降低局麻药的毒性反应，并能延长阻滞时间，但丁哌卡因中加入肾上腺素并不延长作用时间。控制肾上腺素浓度小于 1 : 400 000 ~ 1 : 500 000（2.0 ~ 2.5 μg/mL）。禁忌证：①糖尿病，动脉粥样硬化，肿瘤化疗患者；②神经损伤，感染或其他病理性改变；③术中体位，器械牵拉挤压神经；④严重内环境紊乱，如酸碱平衡失衡等。

（七）局麻药 pH

局麻药大多偏酸性，pH 为 3.5~5.5。在酸性溶液中，局麻药的理化性质稳定并不利于细菌的生长。但由于局麻药的作用原理是以非离子形式进入神经细胞膜，在酸性环境中，局麻药大多以离子形式存在，药理作用较弱。

（八）阿片类药物

局麻药中加入芬太尼 50~100 μg，通过对脊髓背角阿片类受体的作用，加快其起效时间，增强局麻药的阻滞作用，延长作用时间。

（九）术中管理

硬膜外间隙注入局麻药 5~10 分钟内，在穿刺部位的上下各 2、3 节段的皮肤支配区可出现感觉迟钝；20 分钟内阻滞范围可扩大到所预期的范围，麻醉也趋完全。针刺皮肤测痛可得知阻滞的范围和效果。除感觉神经被阻滞外，交感神经、运动神经也会阻滞，由此可引起一系列生理扰乱。同脊麻一样，最常见的是血压下降、呼吸抑制和恶心呕吐。因此术中应注意麻醉平面，密切观察病情变化，及时进行处理。

五、并发症

（一）局麻药全身中毒反应

由于硬膜外阻滞通常需大剂量的局麻药（5~8 倍的脊麻剂量），容易导致全身中毒反应，尤其是局麻药误入血管内更甚。局麻药通过稳定注药部位附近的神经纤维的兴奋性膜电位，从而影响神经传导，产生麻醉作用。如果给予大剂量的局麻药，尤其是注药过快或误入血管内时，其血浆浓度达到毒性水平，其他部位（如大脑、心肌）的兴奋性膜电位也受影响，即会引发局麻药的毒性反应。

大脑比心脏对局麻药更敏感，所以局麻药早期中毒症状与中枢神经系统有关。患者可能首先感觉舌头麻木、头晕、耳鸣，有些患者表现为精神错乱，企图坐起来并要拔掉静脉输液针，这些患者往往被误认为癔症发作。随着毒性的增加，患者可以有肌颤，肌颤往往是抽搐的前兆，病情进一步发展，患者可出现典型的癫痫样抽搐。如果血药浓度继续升高，患者迅速出现缺氧、发绀和酸中毒，随之而来的是深昏迷和呼吸停止。

如果血药浓度非常高，可能出现心血管毒性反应。局麻药可直接抑制心肌的传导和收缩，对血管运动中枢及血管床的作用可能导致严重的血管扩张，表现为低血压、心率减慢，最后可能导致心脏停搏。相当多的证据表明，脂溶性、蛋白结合率高的局麻药，如丁哌卡因可能引起严重的心律失常，甚至是心室纤颤，这可能与其影响心肌细胞离子通道的特征有关。

（二）误入蛛网膜下腔

硬膜外阻滞的局麻药用量远高于脊麻，如果局麻药误入蛛网膜下腔，可能导致阻滞平面异常升高或全脊麻。

1. 症状和体征

全脊麻的主要特征是注药后迅速发展的广泛的感觉和运动神经阻滞。由于交感神经被阻滞，低血压是最常见的表现。如果颈$_3$、颈$_4$和颈$_5$受累，可能出现膈肌麻痹，加上肋间肌麻痹，可能导致呼吸衰竭甚至呼吸停止。随着低血压及缺氧，患者可能很快意识不清、昏迷。如用药量过大，症状典型，诊断不难，但须与引起低血压和昏迷的其他原因进行鉴别，如迷走－迷走昏厥。当用药量较少时（如产科镇痛），可能仅出现异常高平面的麻醉。

2. 处理

全脊麻的处理原则是维持患者循环及呼吸功能。患者神志消失，应行气管插管人工通气，加速输液以及滴注血管收缩药升高血压。若能维持循环功能稳定，30 分钟后患者可清醒。全脊麻持续时间与使用的局麻药有关，利多卡因可持续 1~1.5 小时，而丁哌卡因持续 1.5~3.0 小时。尽管全脊麻来势凶猛，影响患者的生命安全，但只要诊断和处理及时，大多数患者均能恢复。

3. 预防措施

（1）预防穿破硬膜：硬膜外阻滞是一种盲探性穿刺，所以要求熟悉有关椎管解剖，操作应轻巧从容，用具应仔细挑选，弃掉不合用的穿刺针及过硬的导管。对于那些多次接受硬膜外阻滞、硬膜外间隙有粘连或脊柱畸形有穿刺困难者，不宜反复穿刺以免穿破硬膜。老年人、小儿的硬膜穿破率比青壮年高，所以穿刺时尤其要小心。一旦穿破硬膜，最好改换其他麻醉方法，如全麻或神经阻滞。

（2）应用试验剂量：强调注入全量局麻药前先注入试验剂量，观察 5~10 分钟有无脊麻表现，改变体位后若须再次注药也应再次注入试验剂量。首次试验剂量不应大于 3~5 mL。麻醉中若患者发生躁动可能使导管移位而刺入蛛网膜下腔。有报道硬膜外阻滞开始时为正常的节段性阻滞，以后再次注药时出现全脊麻，经导管抽出脑脊液，说明在麻醉维持期间导管还会穿破硬膜进入蛛网膜下腔。

（三）误入硬膜下间隙

局麻药误入硬膜和蛛网膜之间的间隙，即硬膜下间隙阻滞。由于硬膜下间隙为一潜在间隙，小量的局麻药进入即可在其中广泛弥散，出现异常的高平面阻滞，但起效时间比脊麻慢，因硬膜下间隙与颅内蛛网膜下腔不通，除非出现严重的缺氧，一般不至于引起意识消失。颈部硬膜外阻滞时误入的机会更大些。

（四）导管折断

这是连续硬膜外阻滞的并发症之一，发生率为 0.057%~0.2%。其原因为：①穿刺针切断，遇导管尖端越过穿刺针斜面不能继续进入时，正确的处理方法是将穿刺针连同导管一并拔出，然后穿刺，若错误地将导管拔出，已进入硬膜外间隙的导管部分可被锐利的穿刺针斜面切断。②导管质地较差，导管多次使用后易变硬变脆，近来使用的大多为一次性导管，可防止导管折断。如果导管需要留置，应采用聚四氯乙烯为原料的导管，即便如此留置导管也不宜超过 72 小时，若需继续保留者应每 3 天更换一次导管。导管穿出皮肤的部位，应用棉纤维衬垫，避免导管在此处呈锐角弯曲。

处理：传统的原则是体内存留异物应尽可能取出，但遗留的导管残端不易定位，即使采用不透 X 线的材料制管，在 X 线片上也很难与骨质分辨，致手术常遭失败。而残留导管一般不会引起并发症，无活性的聚四乙烯导管取出时，会造成较大创伤，所以实无必要进行椎板切除手术以寻找导管。大量临床经验证明即使进行此类手术也很难找到导管。最好的办法是向患者家属说明，同时继续观察。如果术毕即发生断管，且导管断端在皮下，可在局麻下作小切口取出。

（五）拔管困难

拔管困难时不可用力硬拔，应采用以下方法。①告知患者放松，侧卧位，头颈部和双下肢尽量向前屈曲，试行拔管，用力适可而止。②导管周围肌肉注入 1% 利多卡因后试行拔管。③也可从导管内插入钢丝（钢丝尖端不可进入硬膜外间隙）试行拔管。④必要时使用镇静药或在全麻肌松（喉罩通气）状态下拔管。

（六）异常广泛阻滞

注入常规剂量局麻药后，出现异常广泛的脊神经阻滞现象，但不是全脊麻。因阻滞范围虽广，但仍为节段性，骶神经支配区域，甚至低腰部仍保持正常。临床特点是高平面阻滞总是延缓地发生，多出现在注完首量局麻药后20～30分钟，常有前驱症状如胸闷、呼吸困难、说话无声及烦躁不安，继而发展至通气严重不足，甚至呼吸停止，血压可能大幅度下降或无多大变化。脊神经阻滞常达12～15节段，但仍为节段性。

异常广泛的脊神经阻滞有两种常见的原因，包括前述的硬膜下间隙阻滞以及异常的硬膜外间隙广泛阻滞。硬膜外间隙异常广泛阻滞与某些病理生理因素有关，下腔静脉回流不畅（足月妊娠及腹部巨大肿块等），硬膜外间隙静脉丛怒张，老年动脉硬化患者由于退行性变及椎间孔闭锁，均使硬膜外有效容积减少，常用量局麻药阻滞平面扩大。足月妊娠比正常情况时麻醉平面扩大30%，老年动脉硬化患者扩大25%～42%。若未充分认识此类患者的特点，按正常人使用药量，会造成相对逾量而出现广泛的阻滞。预防的要点是对上述患者要相应减少局麻药用量，有时减至正常人用量的1/3～1/2。

（七）硬膜穿破和头痛

硬膜穿破是硬膜外阻滞最常见的意外和并发症，据报道，其发生率高达1%。硬膜穿破除了会引起阻滞平面过高及全脊麻外，最常见的是头痛。由于穿刺针孔较大，穿刺后头痛的发生率较高。头痛与患者体位有关，即直立位头痛加剧而平卧后好转，所以容易诊断。头痛常出现于穿刺后6～72小时，头痛的原因与脑脊液漏入硬膜外间隙有关。一旦出现头痛，应认真对待，因这种头痛可使日常生活受累，甚至可能导致颅内硬膜下血肿。

尽管有许多不同的方法处理穿刺后头痛，但毫无疑问，最有效的方法是硬膜外注入自体血进行充填治疗，一旦诊断为穿刺后头痛，应尽快行硬膜外血充填治疗，治疗越早效果越好。抽取自体血10～15 mL，注入硬膜外腔，不需要在血中加入抗凝剂，因靠凝血块来堵塞穿刺孔。操作时注意无菌技术，有效率可达90%。

（八）神经损伤

硬膜外阻滞后出现持久的神经损伤比较罕见。引起神经损伤的4个主要原因为：操作损伤、脊髓前动脉栓塞、粘连性蛛网膜炎及椎管内占位性病变引起的脊髓压迫。

1. 操作损伤

通常由穿刺针及硬膜外导管所致。患者往往在穿刺时就感觉疼痛，神经纤维的损伤可能导致持久的神经病变，但大多数患者的症状，如截瘫、疼痛、麻木，均可在数周内缓解。损伤的严重程度与损伤部位有关，胸段及颈段的脊髓损伤最严重。

损伤可能伤及脊神经根和脊髓。脊髓损伤早期与脊神经根损伤的鉴别要点如下。①脊神经根损伤当时有"触电"感或痛感，而脊髓损伤时为剧痛，偶伴一过性意识障碍。②脊神经根损伤以感觉障碍为主，有典型"根痛"，很少有运动障碍。③脊神经根损伤后感觉缺失仅限于1～2根脊神经支配的皮区，与穿刺点棘突的平面一致，而脊髓损伤的感觉障碍与穿刺点不在同一平面，颈部低一节段，上胸部低二节段，下胸部低三节段。

脊神经根损伤的"根痛"以伤后3天内最剧，然后逐渐减轻，2周内多数患者症状缓解或消失，遗留片状麻木区数月以上，采用对症治疗，预后较好。而脊髓损伤后果严重，若早期采取积极治疗，可能不出现截瘫，或即使有截瘫，恰当治疗也可以使大部分功能恢复。治疗措施包括脱水治疗，以减轻水肿对脊髓内血管的压迫及减少神经元的损害，皮质类固醇能防止溶酶体破坏，减轻脊髓损伤后的自体溶解，应尽早应用。

2. 脊髓前动脉栓塞

脊髓前动脉栓塞可迅速引起永久性的无痛性截瘫，因脊髓前侧角受累（缺血性坏死），故表现以运动功能障碍为主的神经症状。脊髓前动脉实际上是一根终末动脉，易遭缺血性损害。诱发脊髓前动脉栓塞的因素有严重的低血压、钳夹主动脉、局麻药中肾上腺素浓度过高，引起血管持久痉挛及原有血管病变（如糖尿病）。

3. 粘连性蛛网膜炎

粘连性蛛网膜炎是严重的并发症，患者不仅有截瘫，而且有慢性疼痛。通常由误注药物入硬膜外间隙所致，如氯化钙、氯化钾、硫喷妥钠及各种去污剂误注入硬膜外间隙会并发粘连性蛛网膜炎。其他药物的神经毒性：晚期癌性疼痛患者椎管内长期、大剂量应用吗啡，需注意其神经毒性损害。瑞芬太尼因含甘氨酸对神经有毒性，不可用于硬膜外或鞘内给药。实验研究证明右美托咪定注入硬膜外间隙对局部神经髓鞘有损害。如氯胺酮含氯化苄甲乙氧胺等杀菌剂或防腐剂，可引起神经损伤。

粘连性蛛网膜炎的症状是逐渐出现的，先有疼痛及感觉异常，以后逐渐加重，进而感觉丧失。运动功能改变从无力开始，最后发展到完全性弛缓性瘫痪。尸检可以见到脑脊膜上慢性增生性反应，脊髓纤维束及脊神经腹根退化性改变，硬膜外间隙及蛛网膜下腔粘连闭锁。

4. 脊髓压迫

引起脊髓压迫的原因为硬膜外血肿及硬膜外脓肿，其主要临床表现为严重的背痛。硬膜外血肿的起病快于硬膜外脓肿，两者均需尽早手术减压。

（1）硬膜外血肿：硬膜外间隙有丰富的静脉丛，穿刺出血率为2%～6%，但形成血肿出现并发症者，其发生率仅0.001 3%～0.006%。形成血肿的直接原因是穿刺针尤其是置入导管的损伤，促使出血的因素有患者凝血功能障碍及抗凝血治疗。硬膜外血肿虽罕见，但在硬膜外阻滞并发截瘫的原因中占首位。

临床表现：开始时背痛，短时间后出现肌无力及括约肌功能障碍，最后发展到完全性截瘫。诊断主要依靠脊髓受压迫所表现的临床症状及体征，椎管造影、CT或磁共振对于明确诊断很有帮助。

预后取决于早期诊断和及时手术，手术延迟者常致永久残疾，故争取时机尽快手术减压为治疗的关键（8小时内手术效果较好）。预防硬膜外血肿的措施有：有凝血功能障碍及正在使用抗凝治疗的患者应避免椎管内麻醉；穿刺及置管时应轻柔，切忌反复穿刺；万一发生硬膜外腔出血，可用生理盐水多次冲洗，待血色回流变淡后，改用其他麻醉。

（2）硬膜外脓肿：为硬膜外间隙感染所致。其临床表现为：经过1～3天或更长的潜伏期后出现头痛、畏寒及白细胞增多等全身征象。局部重要症状是背痛，其部位常与脓肿发生的部位一致，疼痛很剧烈，咳嗽、弯颈及屈腿时加剧，并有叩击痛。在4～7天出现神经症状，开始为神经根受刺激出现的放射状疼痛，继而肌无力，最终截瘫。与硬膜外血肿一样，预后取决于手术的早晚，凡手术延迟者可致终身瘫痪。硬膜外脓肿的治疗效果较差，应强调预防为主，麻醉用具及药品应严格无菌，遵守无菌操作规程。凡局部有感染或有全身性感染疾病者（败血症），应禁行硬膜外阻滞。

六、骶管阻滞

硬膜外间隙在骶管的延续部分是骶管间隙，该间隙末端终止于骶裂孔。骶管阻滞是经骶裂孔穿刺进入骶管后将局麻药注入该间隙产生该部脊神经阻滞。

（一）适应证

（1）肛门及会阴部手术。
（2）小儿下腹部及腹股沟手术。
（3）连续骶管阻滞可用于术后镇痛。
（4）疼痛治疗，如椎间盘突出压迫神经引起下肢急慢性疼痛，可从骶管注入局麻药和激素。

（二）解剖和穿刺方法

确定骶裂孔的骨性标志是位于骶裂孔两侧的骶骨角（S_3的下关节突），骶裂孔为骶尾韧带覆盖。骶管间隙内有脂肪、骶神经、静脉丛及硬膜囊。硬膜囊的终止平面相当于S_2下缘。针尖穿过骶尾韧带进入骶管时有突破感,针穿过骶尾韧带进入骶管间隙后进针角度与构成骶管的骨板相平行,与皮肤成 70°~80°,针尖深度不超过 S_2 水平。新生儿硬膜囊终止水平在 S_4,因此进针深度更浅。穿刺成功后与硬膜外阻滞一样要确认穿刺针在硬膜外间隙内,避免针已穿破硬膜进入蛛网膜下腔或针尖在静脉内。

(三)注意事项

(1)严格无菌操作,以免感染。
(2)穿刺针位于正中线,并不可太深,以免损伤血管或穿破硬膜。
(3)试验剂量 3~5 mL。
(4)预防局麻药进入蛛网膜下腔或误注入血管。
(5)骶管先天畸形较多,容量差异也大,一般为 15~20 mL。阻滞范围很难预测。

第四节 腰硬联合麻醉

蛛网膜下腔和硬膜外间隙联合阻滞简称腰硬联合麻醉。腰硬联合麻醉(CSEA)是脊麻与硬膜外麻醉融为一体的麻醉方法,优先用脊麻方法的优点是起效快、阻滞作用完全、肌松满意,应用硬膜外阻滞后阻滞时间不受限制并可行术后镇痛,同时减少局麻药的用药量和不良反应,降低并发症的发生率。CSEA 已广泛应用于下腹部及下肢手术麻醉及镇痛,尤其是剖宫产手术。但 CSEA 也不可避免地存在脊麻和硬膜外麻醉的缺点。

一、实施方法

(一)穿刺针

常用的为蛛网膜下腔与硬膜外间隙联合阻滞套管针,其硬膜外穿刺针为 17 G,距其头端 1~2 cm 处有一侧孔,蛛网膜下腔穿刺针可由此通过。蛛网膜下腔穿刺针为 25~27 G 的笔尖式穿刺针。

(二)穿刺方法

穿刺间隙为 $L_{2~3}$ 或 $L_{3~4}$。先用硬膜外穿刺针行硬膜外间隙穿刺后,再经硬膜外穿刺针置入 25 G 或 26 G 的蛛网膜下腔穿刺针,穿破硬膜时有轻轻的突破感,拔出针芯后有脑脊液缓慢流出。蛛网膜下腔穿刺针的侧孔一般朝向患者头端,有利于脑脊液的流出。在蛛网膜下腔内注入局麻药后,拔出蛛网膜下腔的穿刺针。然后置入硬膜外导管,留置导管 3~4 cm,退针,固定导管。患者平卧测试和调整阻滞平面,同时注意监测血流动力学变化,低血压和心动过缓者应及时处理。待蛛网膜下腔阻滞作用开始消退,如手术需要,经硬膜外导管注入局麻药行硬膜外阻滞。

(三)用药方法

由于蛛网膜下腔阻滞作用开始消退时,开始硬膜外间隙注药,因此无法观察硬膜外试验剂量及其效应,一般采用分次注药方法或持续注药方法。同时严密观察是否有全脊麻的征象,以及局麻药毒性反应。联合穿刺时,硬膜外导管可能误入蛛网膜下腔,通常有脑脊液从导管内流出,因此每次硬膜外间隙注药时,须回抽无脑脊液后再注药。并且蛛网膜下腔与硬膜外间隙的局麻药用药剂量均较小,阻滞平面容易扩散,可能有一部分局麻药经硬膜孔渗入蛛网膜下腔,以及硬膜外间隙的压力改变后,局麻药易在蛛网膜下腔扩散。

二、注意事项

(1)硬膜外导管可能会误入蛛网膜下腔,有脑脊液从导管内流出。因此每次硬膜外间隙注药时,须回抽无脑脊液后再注药。
(2)蛛网膜下腔与硬膜外间隙的局麻药用药剂量均较小,但阻滞平面容易扩散。可能有一部分局麻药经硬膜破孔渗入蛛网膜下腔(称为渗漏效应),以及注入局麻药后硬膜外间隙的压力改变,使蛛网膜下腔的脑脊液容积相应减少，局麻药在蛛网膜下腔容易扩散（称为容量效应）。多数研究认为容量效应是腰硬联合麻醉平面容易扩散的主要原因。

（3）实施 CSEA 在蛛网膜下腔注入局麻药后，如出现硬膜外导管置入困难，会导致蛛网膜下腔注药后恢复仰卧体位延迟。如果患者侧卧头低位，重比重液将向头侧移动，使阻滞平面过高，可能发生严重低血压，应严密监测并及时处理。如侧卧头高位，重比重液将向尾侧移动，使阻滞平面较低。

（4）穿刺成功后，患者转平卧位测试和调整阻滞平面，同时注意监测血流动力学变化，低血压和心动过缓应及时处理。脊麻丁哌卡因剂量一般 12 mg 左右，最多用至 15 mg。待蛛网膜下腔阻滞作用固定，根据手术需要，经硬膜外导管注入局麻药行硬膜外阻滞。

三、风险和并发症

（一）阻滞平面异常广泛

CSEA 的阻滞范围较一般腰麻或硬膜外阻滞范围广，其原因：①注入硬膜外间隙的局麻药经硬脊膜破损处渗入蛛网膜下腔；②硬膜外间隙的负压消失，促使脑脊液中局麻药扩散；③硬膜外间隙注入局麻药液容积增大，挤压硬脊膜，使腰骶部蛛网膜下腔压力增加，促使局麻药向头端扩散，阻滞平面可增加 3~4 个节段；④脑脊液从硬脊膜针孔溢出，使硬膜外间隙的局麻药稀释、容量增加及阻滞平面升高；⑤局麻药在蛛网膜下腔因体位改变而向上扩散；⑥为补救腰麻平面不足，经硬膜外导管注入局麻药量过多。

临床上应尽量避免阻滞平面广泛的情况发生，建议对策：①如蛛网膜下腔阻滞平面能满足整个手术需要，则术中硬膜外间隙无须用药，仅作为术后镇痛；②硬膜外间隙注药应在腰麻平面完全固定后再给予；③避免硬膜外间隙一次注入大量局麻药，应分次给予；每次注药后都应测试阻滞平面，根据阻滞平面的高低决定是否继续注药及药量；④密切监测患者的生命体征，必要时加快血容量补充并适当应用升压药。

（二）循环及呼吸系统并发症

主要与麻醉平面过高有关。蛛网膜下腔注入局麻药后，如阻滞平面过高，交感神经受到广泛阻滞，易引起低血压，严重者导致心搏骤停。当腰麻平面过高，尤其是肋间肌和膈肌出现瘫痪时，将引起患者严重的呼吸抑制甚至呼吸停止。这种情况多因腰麻作用已开始，而硬膜外置管困难，阻滞平面已经升高，麻醉医师又没能及时发现所致。对老年、全身状况较差或有相对血容量不足的患者后果更为严重。因此，在 CSEA 操作过程中，一定要加强生命体征监测，合理应用局麻药，及时调控腰麻平面。若硬膜外间隙置管困难，应及时放弃硬膜外置管并拔除硬膜外穿刺针。

（三）神经系统并发症

1. 马尾综合征

主要表现为不同程度的大便失禁及尿道括约肌麻痹、会阴部感觉缺失和下肢运动能力减弱。引起该综合征的原因包括：①局麻药对鞘内神经直接毒性，与注入局麻药的剂量、浓度、种类及加入的高渗葡萄糖注射液和血管收缩药有关；②压迫型损伤，如硬膜外血肿或脓肿；③操作时损伤。预防措施：①最小有效剂量的局麻药；②最低局麻药有效浓度，局麻药注入蛛网膜下腔前应适当稀释；③注入蛛网膜下腔的葡萄糖注射液的终浓度不得超过 8%。

2. 短暂神经症

表现为以臀部为中心向下肢扩散的钝痛或放射痛，部分患者同时伴有背部疼痛，活动后疼痛可减轻，体格检查和影像学检查无神经学阳性改变。症状常出现在腰麻后的 12~36 小时，2 天至 2 周内可缓解，非甾体抗炎药能有效缓解 TNS 引起的疼痛。病因尚不清楚，可能与注入蛛网膜下腔的局麻药剂量和浓度、穿刺时神经损伤以及手术体位等因素相关。

3. 穿刺时直接的神经根或脊髓损伤

应严格遵守操作规范，避免反复穿刺，硬膜外穿刺针刺到神经根或脊髓应立即放弃椎管内阻滞。

4. 硬脊膜穿破后头痛

处理方法见本章第二节相关内容。

第五节 椎管内麻醉并发症

椎管内麻醉并发症是指椎管内注射麻醉药及相关药物所引起的生理反应、毒性作用以及技术操作给机体带来的不良影响。总体而言，椎管内麻醉并发症可分为椎管内麻醉相关并发症、药物毒性相关并发症和穿刺与置管相关并发症三类。根据中华医学会麻醉学分会制定的《椎管内阻滞并发症防治专家共识》（2017年）总结如下。

一、椎管内麻醉相关并发症

（一）心血管系统并发症

低血压和心动过缓是椎管内麻醉最常见的心血管反应。低血压一般定义为收缩压低于 90 mmHg，也可定义为收缩压（或平均动脉压）的下降幅度超过基础值的30%。椎管内麻醉中低血压的发生率为8%~33%。心动过缓一般指心率低于 50 次/分，其发生率为2%~13%。严重的低血压和心动过缓会导致心搏骤停，是椎管内麻醉严重的并发症。

1. 低血压和心动过缓的发生机制

（1）交感神经阻滞引起体循环血管阻力降低和回心血量减少，是最常见的原因。

（2）椎管内麻醉后血液再分布、心室充盈不足，引起副交感神经活动增强及交感神经活动减弱，导致椎管内麻醉后突发低血压、心动过缓，甚至心搏骤停。

（3）T_4 以上高平面麻醉，阻断心脏交感神经纤维（发自 $T_{1～4}$ 水平），削弱心脏代偿功能，进一步加重血流动力学的变化。

（4）其他因素，如局部麻醉药吸收入血引起心肌负性肌力作用，所添加的小剂量肾上腺素吸收入血的 $β_2$ 兴奋作用（扩血管效应）；可乐定的 $α_2$ 兴奋作用、抑制突触前去甲肾上腺素释放和直接增加副交感活性等机制，均可引起血流动力学的变化。

2. 危险因素

（1）引起低血压的危险因素包括：①广泛的麻醉平面；②原有低血容量；③原有心血管代偿功能不全、心动过缓；④术前合并应用抗高血压药物或丙嗪类药物；⑤老年或体弱患者；⑥高体重指数；⑦椎管内麻醉与全身麻醉联合应用；⑧突然体位变动。

（2）引起心动过缓的危险因素包括：①广泛的麻醉平面、T_2 以上的高平面麻醉；②应用 β 受体阻滞药；③原有心动过缓或传导阻滞。

（3）引起心搏骤停的危险因素包括：①蛛网膜下腔麻醉（与硬膜外麻醉比较而言）；②进行性心动过缓；③老年患者；④髋关节手术；⑤突然体位变动。

3. 预防

（1）避免不必要的麻醉平面过广，纠正低血容量，必要时适当头低脚高位和（或）抬高双下肢以增加回心血量。

（2）对施行剖宫产的患者常规采用左侧倾斜30°体位。

（3）椎管内麻醉前必须建立通畅的静脉通路，输入适量液体。

4. 治疗

（1）一般治疗措施包括吸氧、抬高双下肢、加快输液等。

（2）中度到重度或迅速进展的低血压，静脉注射适量去氧肾上腺素、去甲肾上腺素或麻黄碱。麻黄碱或去氧肾上腺素均能治疗剖宫产手术椎管内麻醉后的低血压，若产妇无心动过缓，推荐使用去氧肾上腺素，有利于改善胎儿酸碱平衡状态。

（3）对严重的心动过缓，静脉注射阿托品。

(4) 同时出现严重低血压和心动过缓，静脉注射适量麻黄碱或多巴胺，如无反应立即静脉注射小剂量肾上腺素（5~10 μg）。

(5) 一旦发生心搏骤停立即施行心肺复苏。因椎管内麻醉所致严重低血压和心动过缓而继发的心搏骤停有别于院外或院内其他原因引起的心搏骤停，心肺复苏的关键在于迅速地增加回心血量、改善循环，强调早期使用肾上腺素的重要性（在心脏按压和机械通气之前），可考虑应用血管升压素和阿托品，必要时实施完整的后续复苏。

（二）呼吸系统并发症

严重呼吸抑制或呼吸停止极为罕见。呼吸停止多由于全脊髓麻醉或广泛的硬膜外麻醉时，局部麻醉药直接作用于延髓呼吸中枢或严重低血压导致脑干缺血以及呼吸肌麻痹所引起；硬膜外麻醉对呼吸的影响与运动麻醉平面和程度相关。静脉辅助应用镇痛药、镇静药可引起呼吸抑制或加重椎管内麻醉的呼吸抑制。椎管内麻醉，特别是复合静脉给予镇痛药、镇静药引起呼吸抑制未被及时发现和处理，可导致心搏骤停，预后较差。

1. 危险因素

(1) 呼吸功能不全患者在应用椎管内麻醉时容易出现呼吸功能失代偿。

(2) 高平面麻醉、高浓度局部麻醉药或合并使用抑制呼吸的镇痛药和镇静药，可引起严重呼吸抑制。

2. 预防

(1) 选择适当的局部麻醉药（浓度、剂量及给药方式），避免麻醉平面过高。

(2) 凡辅助应用镇痛药、镇静药者，应严密监测呼吸功能，直至药物作用消失。

(3) 常规吸氧。

3. 治疗

(1) 椎管内麻醉中应严密监测麻醉平面，早期诊断和及时治疗呼吸功能不全。

(2) 呼吸困难一旦发生，先应排除高平面麻醉的存在。麻醉后出现呼吸困难多与呼吸肌麻痹、深感觉消失而引起患者不能体验深呼吸有关。患者能够正常说话，以及有力地握手证明麻醉平面在颈段以下及膈肌功能尚未受累，此时不需要特殊处理，吸氧即可。

(3) 患者出现呼吸困难伴有言语困难或低氧血症、高碳酸血症，应采取面罩辅助通气，必要时建立人工气道，进行机械通气。

（三）全脊髓麻醉

全脊髓麻醉多由硬膜外麻醉剂量的局部麻醉药误入蛛网膜下腔所引起。由于硬膜外麻醉的局部麻醉药用量远高于脊髓麻醉的用药量，注药后迅速出现广泛的感觉和运动神经阻滞。表现为注药后迅速出现（一般5分钟内）意识不清、双瞳孔扩大固定、呼吸停止、肌无力、低血压、心动过缓，甚至出现室性心律失常或心搏骤停。

1. 预防

(1) 正确操作，确保局部麻醉药注入硬膜外间隙。注药前回吸确认无脑脊液回流，缓慢注射及反复回吸。

(2) 强调采用试验剂量，且从硬膜外导管给药，试验剂量不应超过脊髓麻醉用量，观察时间足够（不短于5分钟）。

(3) 如发生硬膜穿破建议改用其他麻醉方法，如继续使用硬膜外麻醉，应严密监测并建议硬膜外间隙少量分次给药。

2. 治疗

(1) 建立人工气道和人工通气。

(2) 静脉输液，使用血管活性药维持循环稳定。

(3) 如发生心搏骤停应立即施行心肺复苏。

（4）对患者进行严密监测直至麻醉症状消失。

（四）异常广泛的阻滞脊神经

异常广泛的阻滞脊神经是指硬膜外麻醉时注入常用量局部麻醉药后，出现异常广泛的脊神经被阻滞现象。其临床特征为：延迟出现（注药后 10~15 分钟）的广泛神经被阻滞，阻滞范围呈节段性，没有意识消失和瞳孔变化，常表现为严重的呼吸及循环功能不全。

1. 发生原因

（1）局部麻醉药经误入硬膜下间隙的导管注入。

（2）患者并存的病理生理因素，如妊娠、腹部巨大肿块、老年动脉硬化、椎管狭窄等，致使潜在的硬膜外间隙容积减少。

2. 预防

椎管内麻醉应采用试验剂量。对于妊娠、腹部巨大肿块、老年动脉硬化、椎管狭窄等患者局部麻醉药的用量应酌情减少。

3. 治疗

异常广泛的阻滞脊神经的处理原则同全脊髓麻醉，即严密监测并维持呼吸和循环功能稳定，直至局部麻醉药阻滞脊神经的作用完全消退。

（五）恶心、呕吐

恶心、呕吐是椎管内麻醉常见的并发症，脊髓麻醉中恶心、呕吐的发生率高达 13%~42%。女性发生率高于男性，尤其是年轻女性。

1. 发生诱因

（1）血压骤降造成脑供血骤减，呕吐中枢兴奋。

（2）迷走神经功能亢进，胃肠蠕动增强。

（3）手术牵拉内脏。

2. 危险因素

麻醉平面超过 T_5、低血压、术前应用阿片类药物、有晕动史。

3. 治疗

一旦出现恶心、呕吐，立即给予吸氧，嘱患者深呼吸，并将头转向一侧以防误吸，同时应检查是否有麻醉平面过高及血压下降。高平面（T_5 以上）麻醉所致的恶心、呕吐应用麻黄碱或阿托品有效，或暂停手术以减少迷走刺激，或施行内脏神经麻醉；若仍不能缓解呕吐，可考虑使用氟哌利多等药物。

（六）尿潴留

椎管内麻醉常引起尿潴留，需留置导尿管，延长门诊患者出院时间。尿潴留由位于腰骶水平支配膀胱的交感神经和副交感神经麻痹所致，也可因应用阿片类药物或患者不习惯卧位排尿所引起。如果膀胱功能失调持续存在，应除外马尾神经损伤的可能性。

1. 危险因素

椎管内麻醉采用长效局部麻醉药（如布比卡因）、腰骶神经分布区的手术、输液过多以及应用阿片类药物等。

2. 防治

（1）对于围手术期未放置导尿管的患者，为预防尿潴留引起的膀胱扩张，尽可能使用能满足手术需要作用时间最短的局部麻醉药，并给予最小有效剂量，同时在椎管内麻醉消退前，在可能的范围内控制静脉输液量。

（2）椎管内麻醉后应监测膀胱充盈情况。如术后 6~8 小时患者不能排尿或超声检查排尿后残余尿量大于 400 mL，则有尿潴留发生，需放置导尿管直至椎管内麻醉作用消失。

二、药物毒性相关并发症

药物毒性包括局部麻醉药、辅助用药和药物添加剂的毒性，其中局部麻醉药的毒性有两种形式：

①全身毒性，即局部麻醉药通过血管到达中枢神经系统和心血管系统，引起各种生理功能的紊乱；②神经毒性，即局部麻醉药与神经组织直接接触引起的毒性反应。

（一）局部麻醉药的全身毒性反应

局部麻醉药的全身毒性反应主要表现为中枢神经系统和心血管系统毒性，是由于局部麻醉药误入血管、给药量过多及作用部位的加速吸收等因素导致药物的血液浓度过高所引起。由于脊髓麻醉所使用的局部麻醉药量较小，因此并发症主要见于硬膜外麻醉以及外周神经麻醉。硬膜外麻醉的中枢神经系统毒性发生率为3/10 000。中枢神经系统对局部麻醉药的毒性较心血管系统更为敏感，大多数局部麻醉药产生心血管毒性的血药浓度较产生惊厥的浓度高3倍以上。但布比卡因和依替卡因产生心血管系统毒性的血药浓度接近于惊厥浓度，应引起临床注意。

1. 临床表现

（1）局部麻醉药的中枢神经系统毒性表现为初期的兴奋相和终末的抑制相，最初表现为患者不安、焦虑、感觉异常、耳鸣和口周麻木，进而出现面肌痉挛和全身抽搐，最终发展为严重的中枢神经系统抑制、昏迷和呼吸心跳停止。局部麻醉药中毒的中枢神经系统症状有时并不特异或十分轻微，甚至直接表现为心血管系统的毒性反应，而无明确的神经系统前驱症状。

（2）心血管系统初期表现为由于中枢神经系统兴奋而间接引起的心动过速和高血压，晚期则由于局部麻醉药直接作用于心脏，抑制心肌收缩功能而引起低血压、传导阻滞、心动过缓、室性心律失常（室性心动过速、尖端扭转型室性心动过速），甚至心搏骤停。

2. 危险因素

（1）婴幼儿及老年人。

（2）心脏病患者（尤其是缺血性心脏病、传导阻滞或低心排状态）。

（3）肝功能受损。

（4）妊娠。

（5）低氧血症和酸中毒。

（6）注射的部位（局部麻醉药吸收的速度：经气管＞肋间神经麻醉＞宫颈旁麻醉＞硬膜外间隙或骶管麻醉＞神经丛麻醉）、注射的速度。

（7）局部麻醉药的种类（心脏毒性：丁卡因＞布比卡因＞左旋布比卡因＞罗哌卡因＞利多卡因＞普鲁卡因）。

3. 预防

为使局部麻醉药全身毒性反应的风险降到最低，临床医师应严格遵守临床常规。

（1）麻醉前吸氧，积极纠正低氧血症和酸中毒。

（2）麻醉前给予苯二氮䓬类或巴比妥类药物可以降低惊厥的发生率。

（3）应进行严密监护以利于早期发现局部麻醉药中毒的症状和体征。应注意的是，即便是轻度的镇静也可能掩盖局部麻醉药中毒的早期症状和体征，不利于临床上对局部麻醉药中毒的早期识别。

（4）注射局部麻醉药前回吸，小剂量分次给药，先注入试验剂量，采用局部麻醉药的最低有效浓度及最低有效剂量。

（5）在无禁忌证情况下，局部麻醉药中添加肾上腺素（5 μg/mL 或更低）有助于判定是否误入血管，并减少注射部位局部麻醉药的吸收。对于怀疑硬膜外导管误入硬膜外间隙血管的患者，可采用经硬膜外导管注入含少量肾上腺素的局部麻醉药的方法予以鉴别。传统的方法为：取含肾上腺素（5 μg/mL）的2%利多卡因溶液3 mL（含肾上腺素15 μg），经硬膜外导管缓慢注入，观察注药后2分钟内患者的心率和血压的变化。出现以下三项中的一项或以上时，即为阳性反应，应考虑硬膜外导管在血管内：心率升高≥15～20次/分，收缩压升高≥15 mmHg，心电图T波增高≥25%或0.1 mv。但对于高血压、冠心病等患者应慎用，以免出现心率、血压的剧烈波动而致意外。

（6）当需要大剂量、高浓度的长效局部麻醉药时，选择对心脏毒性小的局部麻醉药。

（7）加强监测：对注射大剂量局部麻醉药的患者应进行言语交流和状态观察，时刻警惕可能出现的精神或神经症状以及心血管功能改变，以便早期发现局部麻醉药中毒的症状和体征。在局部麻醉药注射期间和注射完毕之后均需对患者进行严密监管，局部麻醉药毒性反应可能延迟至30分钟后发生。

4. 治疗

局部麻醉药全身毒性反应轻微的可自行缓解或消除，严重反应需根据程度进行治疗。

（1）早期发现局部麻醉药中毒的症状和体征并进行早期治疗是成功治疗局部麻醉药中毒的关键。

（2）明确诊断以后，首先应立即保证呼吸道通畅，纯氧吸入；必要时气管内插管控制呼吸。

（3）抑制惊厥，首选苯二氮䓬类药物，在控制气道的基础上可考虑肌肉松弛药。血流动力学不稳定者禁用丙泊酚。

（4）一旦局部麻醉药中毒的诊断成立，应立即给予脂质治疗。推荐剂量为：20%脂肪乳单次静脉注射1.5 mL/kg，注射时间超过1分钟，然后0.25 mL/（kg·min）持续静脉输注。顽固性心血管抑制者可重复单次静脉注射1~2次，持续输注剂量可增加至0.5 mL/（kg·min）。循环功能稳定后继续输注至少10分钟。建议最初30分钟内脂肪乳使用剂量上限为10 mL/kg。不能用丙泊酚代替脂肪乳进行脂质治疗。

（5）控制心律失常，与其他原因引起的心搏骤停复苏措施不同，对由局部麻醉药引起的心搏骤停所实施的基础和高级心脏生命支持需要调整用药，并且心脏复苏可能持续较长的时间。应减少肾上腺素用量（<1 μg/kg），避免使用血管升压素、钙通道阻滞药、β受体阻滞药或者局部麻醉药。

（6）在治疗局部麻醉药全身毒性，尤其当患者出现明显的血流动力学不稳定时，应尽早准备心肺转流装置，作为脂质治疗无效时最后的补救治疗措施。

（7）对发生局部麻醉药全身毒性的患者应延长监管时间（>12小时），因为局部麻醉药的心血管抑制作用可能持续时间较长，或在脂质治疗作用消失后再发生心血管抑制。

（二）马尾综合征

马尾综合征是以脊髓圆锥水平以下神经根受损为特征的临床综合征，其表现为不同程度的大便失禁及尿道括约肌麻痹、会阴部感觉缺失和下肢运动功能减弱。

1. 病因

（1）局部麻醉药鞘内的直接神经毒性。

（2）压迫性损伤，如硬膜外间隙血肿或脓肿。

（3）操作时损伤。

2. 危险因素

（1）局部麻醉药的浓度：影响局部麻醉药神经毒性最重要的是在蛛网膜下腔神经周围的局部麻醉药浓度，其主要因素如下。

1）脊髓麻醉使用的局部麻醉药浓度。

2）给药剂量是最重要的因素。

3）影响局部麻醉药在蛛网膜下腔分布的因素，如重比重溶液（高渗葡萄糖）、脊髓麻醉中选择更接近尾端的间隙、注药速度缓慢（采用小孔导管）等，将导致局部麻醉药的分布受限而增加其在尾端的积聚，使相应部位神经周围局部麻醉药浓度增加，加重对神经的毒性作用。

（2）局部麻醉药的种类：局部麻醉药直接的神经毒性，与布比卡因和丁卡因相比，利多卡因神经毒性发生率更高。

（3）血管收缩剂：肾上腺素本身无脊髓损伤作用，但脊髓麻醉药中添加肾上腺素可加重鞘内应用利多卡因和2-氯普鲁卡因引起的神经损伤。

3. 预防

由于局部麻醉药的神经毒性目前尚无有效的治疗方法，预防显得尤为重要。

（1）连续脊髓麻醉的导管置入蛛网膜下腔的深度不宜超过4 cm，以免置管向尾侧过深。

（2）采用能够满足手术要求的最小局部麻醉药剂量，严格执行脊髓麻醉局部麻醉药最高限量的规定，利多卡因和2-氯普鲁卡因用于蛛网膜下腔麻醉推荐最高限量为60 mg。如果已达限量而麻醉效果不满意，就应该放弃此技术，改行全身麻醉。

（3）脊髓麻醉中应当选用最低有效局部麻醉药浓度。

（4）注入蛛网膜下腔的局部麻醉药终浓度（1.25%~8%）不得超过8%。

（5）应用利多卡因和2-氯普鲁卡因进行蛛网膜下腔麻醉时，应避免合用肾上腺素。

（6）在硬膜外麻醉时应常规采用试验剂量、注药前回吸及分次给药方法。

（7）如硬膜外麻醉剂量的局部麻醉药误入蛛网膜下腔，无论使用的是何种局部麻醉药，应多次回吸少量（5~10 mL）脑脊液并以等容量生理盐水注入，同时采用改变体位等方法促进局部麻醉药在蛛网膜下腔的扩散。

4. 治疗

马尾综合征一旦发生，目前尚无有效的治疗方法，可用以下措施辅助治疗。

（1）早期可采用大剂量激素、脱水、利尿、营养神经等措施。

（2）后期可采用高压氧治疗、理疗、针灸、功能锻炼等。

（3）局部麻醉药神经毒性引起马尾综合征的患者，肠道尤其是膀胱功能失常较为明显，需要支持疗法以避免继发感染等其他并发症。

（三）短暂神经症（TNS）

1. 临床表现

症状常发生于脊髓麻醉作用消失后24小时内，大多数患者表现为单侧或双侧臀部疼痛，50%~100%的患者并存背痛，少部分患者表现为放射至大腿前部或后部的感觉迟钝。疼痛的性质为锐痛或刺痛、钝痛、痉挛性痛或烧灼痛，通常活动能改善，而夜间疼痛加重，给予非甾体抗炎药有效。至少70%患者的疼痛程度为中度至重度，症状在6小时到4天消除，约90%可以在1周内自行缓解，疼痛超过2周者少见。体格检查和影像学检查无神经学阳性改变。

2. 病因和危险因素

目前病因尚不清楚，可能的病因或危险因素如下。

（1）局部麻醉药特殊神经毒性，利多卡因脊髓麻醉发生率高，且降低利多卡因的浓度并不能降低TNS的发生率，布比卡因发生TNS的风险最小。

（2）患者的体位影响，截石位手术发生率高于仰卧位。

（3）手术种类，如膝关节镜手术等。

（4）穿刺针损伤、坐骨神经牵拉引起的神经缺血、小口径笔尖式腰麻针造成局部麻醉药的浓聚等。

3. 预防

尽可能采用最低有效浓度和最低有效剂量的局部麻醉药，尽量避免危险因素。

4. 治疗

尽管TNS的自然病程短暂，但患者感觉非常不适且目前治疗难以有效缓解。

（1）椎管内麻醉后出现背痛和腰腿痛时，应首先排除椎管内血肿或脓肿、马尾综合征等后，再开始TNS的治疗。

（2）最有效的治疗药物为非甾体抗炎药。

（3）对症治疗，包括热敷、下肢抬高等。

（4）如伴随有肌肉痉挛可使用环苯扎林。

（5）对非甾体抗炎药治疗无效可加用阿片类药物。

（6）扳机点注射局部麻醉药和地塞米松混合液，无对照研究，但风险低。

（四）肾上腺素的不良反应

局部麻醉药中添加肾上腺素的目的是延长局部麻醉药的作用时间、减少局部麻醉药的吸收、强化镇痛效果，以及作为局部麻醉药误入血管的指示剂。若无禁忌证，椎管内麻醉的局部麻醉药中可添加肾上腺素（浓度不超过5 μg/mL）。不良反应如下。

（1）血流动力学效应，肾上腺素吸收入血常引起短暂的心动过速、高血压和心排血量增加。

（2）肾上腺素无直接的神经毒性，但动物实验显示局部麻醉药中添加肾上腺素用于脊髓麻醉可增强局部麻醉药引起的神经损伤；动物实验和临床观察显示常规添加肾上腺素不减少脊髓血流，但动物实验显示可明显减少外周神经的血流。

（五）蛛网膜炎

椎管内麻醉引起蛛网膜炎十分罕见，可能由某种未知诱发物的特殊反应所引起。最近，有关皮肤消毒液（特别是氯己定－酒精混合物）引起蛛网膜炎的可能性越来越引起广泛关注。在椎管内麻醉操作过程中，消毒剂的使用应暂时远离穿刺器具和穿刺托盘，等待皮肤上的消毒溶液完全干燥后（2~3分钟）再行穿刺针的置入。避免穿刺针和导管被氯己定溶液或蘸有氯己定的皮肤消毒棒所污染。

三、穿刺与置管相关并发症

（一）椎管内血肿

椎管内血肿是一种罕见但后果严重的并发症，临床表现为在麻醉12小时内出现严重背痛，短时间后出现肌无力及括约肌功能障碍，最后发展到完全性截瘫。如感觉麻醉平面恢复正常后又重新出现或更高的感觉和（或）运动麻醉平面，则应警惕椎管内血肿的发生。其诊断主要依靠临床症状、体征及影像学检查。

1. 血肿的形成因素

（1）椎管内麻醉穿刺针或导管对血管的损伤。

（2）椎管内肿瘤或血管畸形、椎管内"自发性"出血，大多数"自发性"出血发生于抗凝或溶栓治疗之后，尤其后者最为危险。

2. 危险因素

患者凝血功能异常或接受某些抗血小板聚集药、抗凝药物或溶栓药物治疗是发生椎管内血肿的最危险因素，应引起高度重视。

（1）患者因素：高龄，女性，并存有脊柱病变或出凝血功能异常。

（2）麻醉因素：采用较粗穿刺针或导管，穿刺或置管时损伤血管出血，连续椎管内麻醉导管的置入及拔除。

（3）治疗因素：围手术期应用抗血小板聚集药以及抗凝或溶栓治疗。

3. 预防

（1）穿刺及置管时操作应轻柔，避免反复穿刺。

（2）对有凝血障碍及接受抗凝或溶栓治疗的患者尽量避免椎管内麻醉。对凝血功能异常的患者，应根据血小板计数、凝血酶原时间（PT）、活化部分凝血活酶时间（aPTT）、纤维蛋白原定量等指标对患者的凝血状态做出评估，仔细权衡施行椎管内麻醉的利益和风险后做出个体化的麻醉选择。有关椎管内麻醉血小板计数的安全低限，目前尚不明确。一般认为，血小板低于 50×10^9/L 禁止施行蛛网膜下腔麻醉，血小板低于 80×10^9/L 禁止施行硬膜外麻醉。

（3）产科患者凝血异常和血小板减少症较常见，其麻醉前血小板下降的速度与血小板计数同样重要，血小板进行性下降提示椎管内血肿的风险较大。

（4）针对接受抗凝药物或预防血栓形成药物治疗的患者如何进行椎管内麻醉，相关学会与组织发布了诸多指南或建议，如2010年美国区域麻醉与疼痛医学学会（ASRA）和欧洲麻醉学会（ESA）分别发布了《接受抗栓或溶栓治疗患者的区域麻醉：美国区域麻醉与疼痛医学学会循证指南（第3版）》和《区域麻醉与抗栓药物：欧洲麻醉学会的建议》；2013年大不列颠和爱尔兰麻醉科医师学会（AAGBI）、产科麻醉科医师学会（OAA）和英国区域麻醉学会（RAUK）联合发布了《凝血功能异常患者区域麻醉风险评估指南》。综合上述指南或建议，接受抗凝药物或溶栓药物治疗的患者椎管内麻醉/镇痛的建议见表4-1。

表 4-1　接受抗凝药物、抗血小板聚集药物或溶栓药物治疗的患者椎管内麻醉/镇痛管理的建议

华法林	长期服用华法林抗凝的患者在椎管内麻醉/镇痛及评估 INR 前 4~5 天停药。椎管内穿刺（置管）或拔除硬膜外导管时 INR 应≤1.4 近年来，为缩短术前准备时间，较多采用"华法林快速停药法"。术前华法林停药仅 1~2 天，静脉注射维生素 K_1 （2.5~10）mg/d，并监测 INR。但须保证椎管内穿刺（置管）或拔除硬膜外导管时 INR 应≤1.4
抗血小板聚集药物	阿司匹林或 NSAIDs 无禁忌。噻吩吡啶类衍生物（氯吡格雷和噻氯匹定）应在椎管内穿刺（置管）前分别停药 7 天和 14 天，拔管后 6 小时才可接受用药。血小板糖蛋白Ⅱb/Ⅲa 受体拮抗剂操作前应停用，以确保血小板功能的恢复（替罗非班、依替巴肽停用 8 小时，阿昔单抗停用 48 小时），拔管后 6 小时才可接受用药
溶栓剂/纤维蛋白溶解剂	没有数据显示椎管内麻醉/镇痛前或拔管前/后应何时停用或使用这类药物。建议实施椎管内麻醉/镇痛前或拔管前/后 10 天禁用这类药物
低分子肝素	最后一次使用预防血栓剂量的 LMWH 后至少 10~12 小时，才可行椎管内穿刺（置管）或拔除硬膜外导管，且麻醉或拔管后 4 小时才可给予 LMWH；而对于使用治疗剂量的 LMWH，停用至少 24 小时，才可行椎管内穿刺（置管）或拔除硬膜外导管，且麻醉或拔管后 4 小时才可给予 LMWH。严格避免额外使用其他的影响止血功能的药物，包括酮咯酸
皮下注射预防剂量普通肝素	预防剂量普通肝素在最后一次用药后 4~6 小时或 APTTR 正常，可行椎管内穿刺（置管）或拔除硬膜外导管，且麻醉或拔管后 1 小时才可给予普通肝素
治疗剂量普通肝素	静脉注射治疗剂量普通肝素在最后一次用药后 4~6 小时或 APTTR 正常，才可行椎管内穿刺（置管）或拔除硬膜外导管，且麻醉或拔管后 4 小时才可给予普通肝素。皮下注射治疗剂量普通肝素在最后一次用药后 8~12 小时或 APTTR 正常，才可行椎管内穿刺（置管）或拔除硬膜外导管，且麻醉或拔管后 4 小时才可给予普通肝素。应监测神经功能，并且应当谨慎联合使用抗血小板聚集药物
达比加群	根据用量，在椎管内麻醉/镇痛前应停药 48~96 小时；在穿刺置管 24 小时后及导管拔除 6 小时方可使用

4. 诊断及治疗

（1）椎管内血肿治疗的关键在于及时发现和迅速果断处理，避免发生脊髓不可逆性损害，脊髓压迫超过 8 小时则预后不佳。

（2）为早期发现硬膜外血肿，对高危人群应避免椎管内持续输注局部麻醉药。神经功能监测时间间隔的确定应综合考虑可能发生椎管内血肿的风险，对高危人群（如行溶栓治疗的患者）应每 2 小时进行一次神经功能检查。

（3）注意观察新发生或持续进展的背痛、感觉或运动缺失、大小便失禁。如果出现任何新发神经症状或原有神经症状出现变化，应高度怀疑有椎管内血肿的发生，立即终止椎管内药物输注，同时保留导管于原位，尽可能快速地进行影像学检查，最好行磁共振成像（MRI）检查，同时尽可能快速地请专科医师会诊以决定是否需要行急诊椎板切除减压术。

（4）如有止血功能障碍或应用抗凝药，可考虑有针对性地补充血小板和/或凝血因子。

（二）出血

在行椎管内麻醉穿刺过程中，可因穿刺针或置管刺破硬脊膜外间隙血管，见血液经穿刺针内间隙或导管溢出，其发生率为 2%~6%。对于凝血功能正常的患者，此情况极少导致严重后果（如硬膜外血肿），但对于穿刺置管后出血不止并且有凝血功能异常或进行抗血小板聚集抗凝或溶栓治疗的患者，则是硬膜外血肿的危险因素。

处理：

（1）是否取消该次手术，应与专科医师沟通，权衡利弊，根据患者具体情况作出决定。

（2）如仍行椎管内麻醉，鉴于原穿刺间隙出血，难以判断穿刺针尖所达部位是否正确，建议改换间隙重新穿刺。

（3）麻醉后应密切观察有无硬膜外血肿相关症状和体征。

（三）感染

椎管内麻醉的感染并发症包括穿刺部位的浅表感染和深部组织的严重感染，前者表现为局部组织红

肿或脓肿，可伴有全身发热；后者包括蛛网膜炎、脑膜炎和硬膜外脓肿。细菌性脑膜炎多表现为发热、脑膜刺激症状、严重的头痛和不同程度的意识障碍，潜伏期约为40小时。其确诊依靠腰穿脑脊液化验结果和影像学检查。

1. 危险因素

（1）全身性感染或菌血症。

（2）穿刺前穿刺部位存在皮肤、软组织或脊椎的感染。

（3）无菌术不严格。

（4）硬膜外间隙置管（相对于蛛网膜下腔麻醉），以及导管长时间留置。

（5）预防血栓形成的相关治疗。

（6）激素治疗、慢性疾病或免疫抑制状态（如艾滋病、化疗、器官移植、糖尿病、慢性消耗状态、慢性酒精中毒、静脉药物滥用等）。

2. 预防

（1）麻醉的整个过程应严格遵循无菌操作程序，建议使用一次性椎管内麻醉材料。

（2）理论上任何可能发生菌血症的患者都有发生椎管内感染的风险，是否施行椎管内麻醉取决于对每例患者个体化的利弊分析。

（3）除特殊情况，对未经治疗的全身性感染患者不建议采用椎管内麻醉。

（4）对于有全身性感染的患者，如已经过适当的抗生素治疗，且已有治疗效果（如发热减轻），可以施行脊髓麻醉，但对这类患者是否可留置硬膜外间隙导管或鞘内导管仍存在争议。

（5）对在椎管穿刺后可能存在轻微短暂菌血症风险的患者（如泌尿外科手术等），可施行脊髓麻醉。

（6）硬膜外间隙注射类固醇激素以及并存潜在的可引起免疫抑制的疾病，理论上会增加感染的风险，但HIV感染者并不作为椎管内麻醉的禁忌。

3. 治疗

（1）中枢神经系统感染早期诊断和治疗至关重要，即使是数小时的延误也将明显影响神经功能的预后。

（2）浅表感染经过治疗很少引起神经功能障碍，其治疗需行外科引流和静脉应用抗生素。

（3）硬膜外间隙脓肿伴有脊髓压迫症状，使用广谱抗生素治疗同时，尽早地进行积极的手术治疗。应在症状出现后12小时内行手术治疗，以获得最好的神经功能恢复。如同椎管内血肿一样，神经功能的恢复取决于治疗前功能损害的持续时间和严重程度。当病原微生物和敏感的抗生素确定后，应给予针对性的抗生素。

（4）脑膜炎最初的治疗是应用广谱抗生素和支持治疗，在病情诊断期间不应推迟抗生素开始应用的时间。

（四）硬脊膜穿破后头痛（PDPH）

按照世界头痛协会（IHS）的最新定义，硬脊膜穿破后头痛（PDPH）是指"腰椎穿刺后5日内，因脑脊液（CSF）从硬脊膜穿刺孔漏出而引起的头痛。常伴有颈项僵硬和（或）主观性的听觉症状。其往往在2周内自愈或采用腰段硬膜外自体血封闭漏口后缓解"。

PDPH是硬脊膜穿破后或脊髓麻醉后的常见并发症，因其在产科麻醉中较多见，因而有关PDPH的诊断和治疗方面的文献多数来自于产科麻醉。据统计，使用16~18 G穿刺针穿破硬脊膜后PDPH的发病率在50%以上，脊髓麻醉后的发病率为1.5%~11.2%。

PDPH的病理生理机制尚不清楚，可能的机制包括：①影像学证据显示，硬脊膜穿破后引起的CSF漏出导致颅内脑组织的"下垂"和牵拉，直立位下加重，这可能是引起体位性头痛的主要原因；②CSF漏出后引起的颅内压下降可能导致代偿性的脑血管扩张，诱发或加剧头痛。但患者头痛的症状和CSF漏/低颅内压的程度并非完全一致。

1. 临床表现

(1) 症状延迟出现，最早1天，最晚7天，一般为12~48小时（66%），98%在3天内发病。70%患者在7天后症状缓解，90%在6个月内症状完全缓解或恢复正常。

(2) 头痛特点为体位性，即在坐起或站立15分钟内头痛加重，平卧后30分钟内头痛逐渐缓解或消失；症状严重者平卧时也感到头痛，转动头颈部时疼痛加剧。

(3) 头痛多为双侧性，通常发生在额部和枕部或两者兼有，极少累及颞部。

(4) 头痛的严重程度因人而异，头痛严重程度的分级是制订治疗方案的重要依据。依据临床症状，头痛通常分为三级：轻度，为日常活动轻微受限的体位性头痛，患者可以在任何时间起床活动，无伴随症状；中度，为日常活动明显受限的体位性头痛，患者部分时间需卧床，伴随症状可有可无；重度，为全天均需卧床的严重体位性头痛，常有伴随症状出现。

(5) 可能伴随有其他神经症状，如前庭症状（恶心、呕吐、头晕），耳蜗症状（听觉丧失、耳鸣），视觉症状（畏光、闪光暗点、复视、聚集障碍），骨骼肌症状（颈部强直、肩痛）。

极少数情况下，PDPH可导致严重的并发症，如硬膜下血肿、颅内出血或颅内静脉栓塞、脑神经麻痹，甚至有致死的个案报道。少数患者症状迁延不愈，有演变成慢性头痛的风险。

2. 危险因素

(1) 患者因素：最重要的是年龄和性别，年轻和女性是PDPH的明确危险因素。其他因素还可能有妊娠、肥胖、慢性双侧性张力性头痛病史、既往有硬脊膜穿破后头痛病史、既往有意外穿破硬脊膜病史等。有研究表明，低体重指数的年轻女性发生PDPH的风险最高。

(2) 操作因素：脊髓麻醉时细针发病率低、锥形针尖较切割型针尖发病率低；穿刺针斜口与脊柱长轴方向平行发病率低；穿刺次数增加时发病率高。然而硬膜外穿刺的Tuohey针斜口平行或垂直，其硬膜穿刺后脑脊液泄露的概率几乎相同。

3. 诊断与鉴别诊断

PDPH在治疗前及治疗过程中出现头痛性质的改变或疗效不显著时，均应进行相应的鉴别诊断，以免漏诊和误诊。

(1) PDPH的诊断：有硬脊膜穿破史+体位性头痛的患者的诊断多不困难。但高达1/3以上的患者并无明确的硬脊膜穿破史。

按照头痛国际诊断标准Ⅱ（CHD-Ⅱ），PDPH的诊断标准如下。

1) 进行过硬脊膜穿刺操作。

2) 头痛，坐位或站立位15分钟内加重，平卧15分钟内改善，并出现下列至少一个症状：①颈项部僵硬；②耳鸣；③听力下降；④畏光；⑤恶心。

3) 头痛出现在硬脊膜穿刺后5天内。

(2) PDPH的鉴别诊断：头痛是临床常见的症状，尤其是孕产妇，其发病率更高。需要鉴别诊断的常见疾病包括：①原发性头痛，如偏头痛和紧张性头痛等；②孕妇的子痫前期和高血压性疾病；③出血性或缺血性脑血管疾病等。

4. 预防

(1) 对于既往有硬脊膜穿破或硬脊膜穿破后头痛史的患者（尤其是女性），尽可能避免椎管内麻醉。

(2) 临床上常采用麻醉后延长患者卧床时间、大量口服液体或静脉输液的方法来预防硬脊膜穿破后头痛的发生。但现有的证据并不支持上述方法的有效性。既往常规的去枕平卧6小时的做法甚至可能增加头痛的发生率，长时间卧床还有增加深静脉血栓形成和肺栓塞的风险。

(3) 脊髓麻醉尽量选择非切割型穿刺针，如使用切割型穿刺针，则针尖斜面应与脊柱长轴平行方向进针。有关硬膜外穿刺针斜面方向仍存在争议，考虑到针尖斜面平行脊柱长轴穿刺可能发生针侧向偏移、导管置入困难、置管时针90°旋转存在硬脊膜损伤风险，目前临床仍倾向于硬膜外穿刺针斜面垂直于脊柱长轴刺入黄韧带。

（4）脊－硬联合麻醉技术可降低头痛的发生率，采用脊－硬联合麻醉技术时建议选用 25～27 G 非切割型蛛网膜下腔穿刺针。

（5）在硬膜外间隙阻力消失试验中，使用不可压缩介质（通常是生理盐水）较使用空气发生硬脊膜意外穿破的风险较低。

（6）近年来超声技术的应用有可能降低硬膜外穿刺时硬脊膜穿破的风险，但仍缺乏循证医学证据。

5. 治疗

以减少脑脊液渗漏，恢复正常脑脊液压力为治疗重点。按照治疗方法和途径的不同，大致可以分为保守治疗、药物治疗、有创操作治疗、硬膜外液体填充治疗及硬膜外自体血补丁（EBP）治疗 5 类。

（1）保守治疗。

1）卧床休息：尽管多数患者，尤其是轻症患者，平卧位休息可以使症状得到一定程度的缓解，但其作用往往是一过性和暂时的。无循证医学证据表明卧床休息可以促进 PDPH 的治愈。另外，长时间卧床（>24 小时）可能增加患者血栓形成的发生风险，如有需要，应考虑加用预防血栓形成的措施。

2）口服或静脉补液治疗：脱水可能使头痛症状加剧，但无证据表明液体过多对患者有利，并可能增加相应并发症发生风险。因此，无论何种途径补液，应以维持正常循环内血容量为度，不推荐过量补充液体。

3）腹带加压治疗：目前无证据支持患者腹带加压可以治疗 PDPH，其预防 PDPH 的作用尚不明确，且患者对腹带加压的耐受性和依从性往往较差。

（2）药物治疗。

1）口服或静脉使用镇痛药物：所有 PDPH 患者均应根据临床疼痛的评估，适当进行镇痛治疗。口服非甾体抗炎药（NSAIDs）、对乙酰氨基酚和弱阿片类药物（曲马多等）可能部分有效。口服镇痛药无效时，可以考虑适当使用更强效的阿片类药物。但药物镇痛的效果多是暂时性的，为避免出现阿片类药物的明显不良反应，不推荐长时间（>72 小时）使用阿片类药物。

2）咖啡因：用药目的在于希望能扩张脑血管并增加 CSF 的生成。尽管临床使用较普遍，但缺乏循证医学证据支持，且症状缓解作用较短暂。增加剂量后（≥1 g/d）可能导致惊厥和心律失常（如房颤），欧美国家已趋于少用。如需试用，推荐首选口服给药，常用剂量为 300 mg，最大剂量不超过 900 mg/d，使用不超过 24 小时。哺乳期的产妇最大剂量推荐不超过 200 mg/d。

3）其他：如茶碱类药物、促肾上腺皮质激素（ACTH）及其类似物、皮质激素、曲坦类药物、加巴喷丁类药物以及针灸等，均有用于 PDPH 治疗的小样本研究和回顾性报道，但均尚无足够的证据支持用于 PDPH 的常规治疗。

（3）有创操作治疗：多种有创操作技术，包括枕大神经阻滞（GONBs）、蝶腭骨神经节阻滞（SPGBs）等，用于治疗 PDPH 的报道，但无明确证据支持其确切有效。

（4）硬膜外液体填充治疗：既往国内麻醉界，曾一度认为硬膜外液体填充是治疗中重度 PDPH 的首选最有效的方法。但这一观念目前已趋于被否定。

1）硬膜外晶体液填充治疗：尽管有多项研究提示硬膜外单次晶体液填充（15～30 mL）可以缓解头痛症状，但由于其难以持续维持硬膜外压力，因而作用时间短暂（通常<10～15 分钟）；而且晶体液不能起到"封堵"穿刺孔的作用，也不能诱发局部炎症反应而促进漏孔的愈合，因而其临床应用日益减少。现有的少数几项研究也不足以推荐硬膜外持续输注（数小时至数日）晶体液的方法用于 PDPH 的治疗。

2）硬膜外填充右旋糖酐、羟乙基淀粉、明胶或纤维蛋白胶：上述方法均有少量用于 PDPH 治疗的报道，但总体而言均缺乏前瞻性随机对照研究的证据，相关的安全性也不明确，因而不足以支持推荐用于 PDPH 的治疗。

（5）硬膜外自体血补丁（EBP）治疗：自 1960 年 Gor mLey 等首次将自体血（2～3 mL）注入硬膜外间隙预防硬脊膜意外穿破后的头痛以来，EBP 的方法已得到了很大改进，并逐渐被公认为治疗 PDPH 的"金标准"，其 20 世纪 70～80 年代报道的成功率大于 90%。但近年来越来越多的证据表明，影响

EBP 效果的因素众多，早期报道的成功率"奇高"的原因可能与实验设计欠妥及观察时间不足等有关。目前看，EBP 用于治疗严重 PDPH 的完全治愈率不超过 1/3，部分或完全有效率也仅为 50%～80%，部分患者可能需要再次甚至多次 EBP 治疗。尽管如此，EBP 仍是目前治疗中重度 PDPH 的最有效方法。

1) 可能的作用机制：①硬膜外注入一定容量的自体血后可增加腰段 CSF 压力，继而改善低颅内压症状，也可能使代偿性扩张的脑血管恢复收缩；②自体血在 CSF 的激活下凝固，起到"封堵"硬脊膜漏口的作用；同时激活损伤组织部位的炎症反应，加速修复和愈合。而自体血凝血块于 18～24 小时后被吸收溶解，不致引起明显的组织粘连和长时间血肿。

2) EBP 的适应证：因其具有一定的有创性，因而不推荐用于硬脊膜穿破后的预防性应用或用于 PDPH 轻症患者。目前一般推荐 EBP 用于经保守治疗无效的中重度 PDPH 患者，尤其是在症状已影响患者的日常活动和生活质量时。

硬脊膜穿破后第 1 天即出现严重症状的患者，应首选立即行 EBP 治疗。症状仅部分缓解或完全缓解后症状于数日内复发的患者，可以考虑再次行 EBP 治疗，这一比例可能高达 30%。当发现 EBP 治疗完全无效时，应考虑 PDPH 的诊断是否有误，并及时进行鉴别诊断。

3) EBP 的禁忌证：①患者明确拒绝；②全身性感染或穿刺部位局部感染；③凝血功能障碍，同椎管内麻醉的禁忌证；④颅内压显著增高；⑤患者不能配合完成操作等。

4) EBP 的使用时机：回顾性研究发现，硬脊膜穿破后 24～48 小时内行 EBP 治疗的效果常常欠佳，原因不明，可能与漏口 CSF 流速过高、局部麻醉药对自体血的稀释作用及凝血块的降解较快等有关。另外，在椎管内麻醉作用消退前过早进行 EBP 治疗可能会掩盖注射引起的腰痛症状，并有导致椎管内麻醉平面过高，甚至全脊髓麻醉的报道。因此，EBP 治疗较适宜的时机应在硬脊膜穿破后 24～48 小时。

但有研究显示，推迟进行 EBP 治疗可能增加患者的痛苦及其持续时间，并可能显著增加严重并发症的风险，如脑神经麻痹、惊厥和颅内出血等。因此，目前不推荐单纯为了追求提高 EBP 的疗效而延迟进行操作。严重 PDPH 患者应及时进行 EBP 治疗，并告知患者有效果欠佳和可能需要重复 EBP 治疗的风险。

5) EBP 穿刺部位：自体血在硬膜外腔的扩散以向头侧较为明显，因而 EBP 的穿刺部位推荐采用与椎管内麻醉或穿刺时相同的节段，或下移 1 个椎间隙。

6) EBP 自体血的用量：目前推荐 EBP 时自体血的注射量以 ±20 mL 为宜，但若在 20 mL 注射完成前患者即出现难以耐受的腰痛时，即应停止注射。增加注射量（30 mL）并不增加疗效，且显著增加腰痛的发生率和强度。

7) 重复进行 EBP 治疗的指征：对于 EBP 治疗部分有效或完全有效后复发的患者，在排除其他原因引起的头痛后，可以考虑再次行 EBP 治疗。两次 EBP 治疗后症状仍不能缓解或再次复发的患者，行第 3 次治疗应十分慎重，须进一步明确诊断，并及时请神经内科等相关科室的专家会诊。

8) EBP 的常见并发症：自体血注射过程中，约 50% 的患者会出现腰痛；注射后 24 小时内腰痛的发生率可达 80% 以上，并持续数天（通常逐渐减轻），严重的患者可能持续数周，限制自体血的用量可能有帮助。EBP 与慢性头痛等的联系尚不明确。

尽管有影像学的直接证据表明硬膜外注入自体血 18～24 小时后大部分的凝血块可被吸收或溶解，但目前尚无法明确 EBP 是否会影响后续椎管内麻醉时麻醉平面的扩散和麻醉成功率等。

有案例报道，EBP 后偶可出现蛛网膜炎、脊髓血肿、惊厥、颅内静脉窦血栓形成、心动过缓、视觉障碍和感染等，但其发病率及与 EBP 之间的因果关系均不明确。操作前应告知患者相关风险。

（五）神经机械性损伤

神经损伤的发生率，脊髓麻醉为 3.5/10 000～8.3/10 000，硬膜外麻醉为 0.4/10 000～3.6/10 000。

1. 病因

（1）穿刺针或导管的直接机械损伤：包括脊髓损伤、脊髓神经损伤、脊髓血管损伤。

（2）间接机械损伤：包括硬膜内占位性损伤（如阿片类药物长期持续鞘内注射引起的鞘内肉芽肿）和硬膜外间隙占位性损伤（如硬膜外间隙血肿、硬膜外间隙脓肿、硬膜外间隙脂肪过多症、硬膜外间隙肿瘤、椎管狭窄）。

2. 临床表现及诊断

对于椎管内麻醉后发生的神经损伤，迅速的诊断和治疗是至关重要的。

（1）穿刺时的感觉异常和注射局部麻醉药时出现疼痛提示神经损伤的可能。

（2）临床上出现超出预期时间和范围的感觉和（或）运动阻滞、感觉和（或）运动阻滞的再现，应立即怀疑是否有神经损伤的发生。

（3）进展性的神经症状，如伴有背痛或发热，则高度可疑硬膜外间隙血肿或脓肿，应尽快行影像学检查以明确诊断。

（4）值得注意的是产科患者椎管内麻醉后神经损伤的病因比较复杂，并不是所有发生于椎管内麻醉后的神经并发症都与椎管内麻醉有关，还可能由妊娠和分娩所引起，应加以鉴别诊断。

（5）影像学检查有利于判定神经损伤发生的位置，肌电图检查有利于神经损伤的定位。由于去神经电位出现于神经损伤后两周，如果在麻醉后不久便检出该电位则说明麻醉前就存在神经损伤。

3. 危险因素

尽管大多数的神经机械性损伤是无法预测的，但仍有一些可以避免的危险因素。

（1）肥胖、脊柱侧弯等体表解剖异常的患者，可能存在椎间隙定位错误、穿刺针偏离中线、脊髓终止位置异常、黄韧带中线融合不良等椎管内穿刺引起脊髓损伤的危险因素。

（2）外科特殊体位、严重椎管狭窄、椎管内占位性病变（如硬膜外脂肪过多症、黄韧带肥厚、硬膜囊肿、室管膜瘤等）可能导致椎管内麻醉后短暂或永久的脊髓损伤，尤其合并有硬膜外血肿或脓肿的情况更容易发生严重的后果。

（3）硬膜外肿瘤患者应进行影像学检查以明确肿瘤位置，并尽量避免实施椎管内麻醉。

（4）长期鞘内应用阿片类药物治疗的患者，有发生鞘内肉芽肿风险。

（5）伴后背痛的癌症患者，90%以上有脊椎转移。

（6）全身麻醉或深度镇静下穿刺，是否为椎管内麻醉神经机械性损伤的危险因素目前尚有争议。尽管许多清醒的患者在造成脊髓损伤时并无感觉，但清醒的患者至少有机会及时报告在穿刺、置管和注射麻醉药时异常的感觉，对麻醉者会起到警示的作用。因此，不建议常规对于正在接受全身麻醉或者深度镇静的成年患者实施椎管内麻醉操作，椎管内穿刺、置管及注射首次麻醉药最好于全身麻醉诱导前实施。

4. 预防

神经损伤多无法预知，故不可能完全避免。以下方法可能会减少其风险。

（1）对于体表解剖异常的患者，采用超声或X线进行椎骨定位。

（2）椎间隙精确定位，严格无菌操作，细心实施操作。

（3）在实施操作时尽可能保持患者清醒或轻度镇静。

（4）对已知硬膜外肿瘤转移高风险患者，或下肢神经病变的患者，尽可能避免应用椎管内麻醉。

（5）对于已知椎管狭窄的患者，应明确狭窄的位置和严重程度，以便为麻醉医师改变穿刺进针的路线，或为考虑改变麻醉方法提供参考，例如用低容量的蛛网膜下腔麻醉技术替代大容量的硬膜外麻醉技术，或者避免实施椎管内麻醉。

（6）硬膜外置管时若伴有肢体异常、明显的疼痛，如症状为短暂性（通常无远期后遗症），可重新调整硬膜外进针或导管方向，必要时重新定位及穿刺；如椎管内麻醉穿刺时发生明显的突发性疼痛或肢体异动，则提示穿刺针触及或损伤神经，应立即撤回穿刺针，放弃椎管内麻醉，改行其他麻醉方法。

5. 治疗

出现神经机械性损伤应立即静脉给予大剂量的类固醇激素（氢化可的松 300 mg/d，连续 3 天），严重损伤者可立即静脉给予甲泼尼龙 30 mg/kg，45 分钟后静脉注射 5.4 mg/（kg·h）至 24 小时，同时给予神经营养药物。有神经占位性损伤应立即请神经外科会诊明确诊断，尽早实施手术解除神经压迫。

(六) 脊髓缺血性损伤和脊髓前动脉综合征

脊髓的血供有限，脊髓动脉是终末动脉，但椎管内麻醉引起脊髓缺血性损伤极为罕见。脊髓前动脉综合征是脊髓前动脉血供受损引起，典型的表现为患者突发下肢无力伴有分离性感觉障碍（痛温觉缺失而本体感觉尚存）和膀胱直肠功能障碍。

1. 产生脊髓缺血性损伤的原因

（1）手术操作直接损伤血管或误注药物阻塞血管可造成脊髓缺血性损伤。

（2）患者原有疾病致脊髓血供减少，如脊髓动静脉畸形，椎管内占位性病变的压迫或动脉粥样硬化和糖尿病，椎管内麻醉可能进一步减少脊髓的血液供应。

（3）外科手术时钳夹或牵拉胸、腹主动脉致脊髓无灌注或血供不足。

（4）椎管内血肿或脓肿压迫血管引起脊髓血供不足或无灌注。

（5）局部麻醉药液内应用强效缩血管药或肾上腺素的浓度过高（肾上腺素安全浓度不超过 5 μg/ mL），致动脉长时间显著收缩影响脊髓血供。

（6）尽管经常提及术中低血压是术后脊髓缺血的原因，但低血压本身并不是主要原因。全身低血压时，某些器官（脑、心肌）比脊髓更易遭受缺血性损伤，因此在没有脑和心肌等重要脏器损伤情况下，单纯低血压不可能造成脊髓缺血性损伤。但当有其他危险因素（如血管疾病、严重椎管狭窄、硬膜外脂肪过多或肿瘤等）并存时，全身性低血压可能是脊髓缺血的一个诱因。

（7）手术中患者过度伸展体位造成脊髓血管（脊髓内和脊髓外）受压，或者造成椎间盘突出患者脊髓受压，也是导致脊髓缺血的原因之一。

2. 防治

重视预防，椎管内麻醉时应注意如下 7 点。

（1）测试穿刺针是否在硬膜外间隙时建议使用生理盐水。

（2）椎管内避免使用去氧肾上腺素等作用强的缩血管药，应用肾上腺素的浓度不超过 5 μg/ mL。

（3）采用满足麻醉要求的最小局部麻醉药液容量。

（4）术中尽可能维护血流动力学稳定，避免长时间低血压。目前认为，椎管内麻醉术中应避免平均动脉压下降幅度超过基础值的 20%~30%，避免低血压持续时间超过 20 分钟。

（5）脊髓缺血性损伤有明确病因者，如硬膜外血肿或脓肿，必须早期诊断、早期处理才能使神经功能尽可能恢复。

（6）脊髓缺血性损伤没有明确病因者，需采取适当的支持治疗措施。如维持稍高于正常的血压，脑脊液引流，避免高血糖、高体温、低氧和贫血。

（7）在创伤性脊髓损伤的治疗中，大剂量甲泼尼龙的使用仍有争议。纳洛酮、硫酸镁、甘露醇、雌激素、右美沙芬和环孢素 A 在一些动物实验研究中证明能够减轻继发性神经损伤，但还缺乏足够的临床证据可用于人类脊髓缺血的治疗。

(七) 导管折断或打结

导管折断或打结是连续硬膜外麻醉的并发症之一。其发生的原因有导管被穿刺针切断，导管质量较差，导管拔出困难以及导管置入过深。

1. 预防

（1）导管尖端越过穿刺针斜面后，如需拔出时应连同穿刺针一并拔出。

（2）硬膜外间隙导管留置长度以 2~4 cm 为宜，不宜过长，以免打结。

（3）采用一次性质地良好的导管。

2. 处理

（1）如遇导管拔出困难，应使患者处于穿刺相同的体位，不要强行拔出。

（2）椎肌群强直者可用热敷或在导管周围注射局部麻醉药。

（3）可采用钢丝管芯作支撑拔管。

（4）导管留置3天以便导管周围形成管道有利于导管拔出。

（5）硬膜外间隙导管具有较高的张力，有时可以轻柔地持续牵拉使导管结逐渐变小，以便使导管完整拔出。

（6）如果导管断端位于硬膜外间隙或深部组织内，手术方法取出导管经常失败，且残留导管一般不会引起并发症，所以不必进行椎板切除术以寻找导管，应密切观察。

（八）其他

药物毒性相关性粘连性蛛网膜炎通常由误注有关药物入硬膜外间隙所致，临床症状逐渐出现，先有疼痛及感觉异常，以后逐渐加重，进而感觉丧失，运动功能改变从无力开始，最后发展为完全性弛缓性瘫痪。

第六节 超声引导下椎管内麻醉

随着现代超声分辨率的提高，以辨别筋膜、韧带、骨性结构影像为解剖基础的椎管内麻醉实现了可视化。

一、超声仪器准备

超声很难透过骨骼，脊柱的骨性结构非常复杂，使超声影像在脊柱麻醉中受到极大限制。1971年，超声首次被报道用来识别腰椎解剖结构。目前新一代超声仪已经能够较好地辨别脊柱周围的解剖结构，特别是脊椎的中线和间隙，明显提高了穿刺成功率。对于那些病态肥胖患者以及难以扪及骨性标志的患者，超声引导技术显示了极大优越性。年龄越小，骨骼钙化不全，超声在婴幼儿的椎管内麻醉应用上也具优势。通常选用2～15 MHz的超声探头，这样的探头能够产生高质量的图像分析，得到正确的角度。线阵探头是神经结构成像的最有效的探头，用这种探头获得的图像能够确定理想的穿刺点、穿刺方向以及皮肤至黄韧带和硬膜外间隙的距离，对于BMI处于平均水平或以下的患者，采用高频线阵探头，探测表面骨性结构具有最佳分辨率；而凸阵探头也能够获得较好的骨骼及黄韧带图像，从而能够观察硬膜及椎间隙；对于BMI较高的患者，首选低频、凸阵探头，其可穿透较深的部位以显示脊柱结构。

二、体位与扫查方法

患者体位可以是坐位或侧卧位。根据超声探头放置位置及方向产生以下3个切面。

（一）短轴切面

探头定位于脊柱短轴平面，垂直脊柱。在此平面上，棘突表现为小的亮白色，棘突的尖端处于表面靠近屏幕的顶部。从棘突垂直延伸至屏幕底部的阴影部分为骨的深部。棘突在短轴切面上比长轴切面上看起来要薄一些。在棘突两侧几厘米深的地方，横突在超声下表现为两条平行的白线，也可以进一步确定中线的位置。将探头精确地至于脊柱中线上，沿棘突垂直于探头做标记。

（二）长轴切面

探头平行脊柱，在正中线上处于长轴切面，在该切面上调整深度以在间隙内显示棘突和黄韧带。

（三）旁正中切面

是应用较多的扫查方法。于长轴切面在脊柱正中线两侧滑动探头可清楚显示椎板和棘突。因为在旁正中平面中，椎板可能被误认为棘突，尤其是在病态肥胖患者，导致被误判成正中长轴平面。另外，在椎板的表面有竖脊肌的肌纤维，而在棘突表面仅有皮肤和皮下组织。此位置腰椎棘突在B超下的图像类似于"墓碑"状。旁正中入路是成年人观察硬脊膜的最佳途径，此入路使硬脊膜最大限度地可视化。在幼儿可见椎管内脊髓及马尾神经。若需尽可能提高图像质量时，应用旁正中入路。旁正中入路可以减少超声区域内钙化结构的影响，扩大椎间隙"可视窗口"的利用率。"可视窗口"的扩大，使得可视程度提高并加强了硬膜外间隙结构细节的显像。这种入路大幅提高了硬脊膜及蛛网膜内神经结构的成像。还可以应用 BW 探测和彩色多普勒有选择地展示硬膜外间隙的血管。旁正中入路允许更加准确地评价胸部硬膜外间隙这一紧密结构的超声影像及穿刺路径。超声可以观察到硬膜穿破后形成的裂隙，并在超声观察下放置血液补片。

三、超声引导下椎管内麻醉操作

穿刺前定位：先定位髂后上棘连线，L_4 棘突位于该连线水平。通过长轴切面在连线上或连线下的 5 个腰椎棘突与间隙均可清楚识别。以短轴切面开始，将探头置于臀沟上方的骶骨上。探头的定位标记指向操作者的左侧。骶骨容易辨别，因为其在 B 超下有明显的强回声，并且超声下融合的骶骨有一个粗糙不平的表面。滑动探头首先看到的是 L_5 棘突。L_5 棘突相对位置一般较深，甚至在偏瘦的患者身上也是如此。持续滑动探头可显示 L_4、L_3、L_2、L_1 棘突并做好标记。穿刺方法可采用多种入路，在超声引导下完成。

如脊髓麻醉可选择旁矢状斜位穿刺技术，操作如下：在两髂嵴连线水平，探头置于横突上方做旁矢状面扫查，可见横突及后方声影；在旁矢状面内向尾侧平移探头可见尾侧高回声的骶骨线，头侧依次排列着 L_5、L_4 横突；向中线平移探头落在关节突上方做旁矢状面扫查，可见由上下关节突构成的"驼峰征"；探头向中线倾斜约 15°做旁矢状斜位扫查，调校探头角度令超声穿过椎间隙，可见两条高回声亮线，浅部的强回声带为黄韧带和背侧硬脊膜构成的后复合体，深部的强回声带由腹侧硬脊膜、后纵韧带和腰椎椎体组成（前复合体）。自尾侧向头侧依次鉴别至 $L_{3\sim4}$ 间隙穿刺。

四、超声引导下椎管内麻醉的价值

（一）预判穿刺的困难程度，协助确定不能扪及的穿刺椎间隙

患者是否存在穿刺困难是麻醉医师进行椎管内操作前必须评估的重要内容。传统的穿刺方法依赖体表解剖标志定位，解剖标志方法有效但毕竟是间接标志，且在肥胖患者很难触摸。即使是正常体重指数的患者，麻醉医师也有错误定位的可能。超声显像技术在椎管内麻醉中应用的优势之一是直观显示椎管内的解剖结构，不但为预测椎管内穿刺是否存在困难提供依据，而且与临床判断相比超声下判断穿刺椎间隙极大提高了准确性，减少了潜在的高于 L_3 棘突水平穿刺行脊髓麻醉带来严重并发症的可能性，这有助于临床医师做出更好的临床决策。

（二）超声可准确测量及预估穿刺深度

应用超声进行硬膜外间隙的研究最先是应用正中平面入路，这是麻醉实施穿刺进入硬膜外间隙的传统方法。应用超声影像，可得到正确的穿刺间隙、最佳角度和硬膜外置管深度，从而减少穿破硬膜误入蛛网膜下腔的风险。有关腰部硬膜外间隙深度与腰椎穿刺时直接测得的深度之间的相关系数为 0.79~0.99。

（三）超声指导穿刺角度

穿刺过程中，皮肤至硬膜外间隙的深度不仅取决于穿刺点的位置，还取决于穿刺针穿刺路径的角度。因为穿刺针穿刺的实际角度可能与超声评估穿刺时的超声角度有所不同，在估计的穿刺深度内，可能会发生 10%~30% 的错误率。需要用一个更正因素来更准确地评估穿刺角度。因此，有必要在超声测量角度与实际穿刺角度之间设定一个差别，尤其是当穿刺角度有倾斜的时候，这种穿刺角度的可变性相对于所测量的角度称为测量的精度。精度仍然是一个问题，除非用超声仪进行同步实时超声引导并一次穿刺成功才能解决。

（四）超声实时引导小儿硬膜外导管置入

由于婴幼儿骨骼尚未完全骨化，硬膜外导管的超声影像比较容易观察。超声引导下硬膜外导管置入，主要应用于婴幼儿。婴幼儿硬膜外间隙的鉴别困难，硬膜外导管经常很难置入。采用线阵探头进行旁正中纵切面扫描是胸腰部解剖结构成像的最佳方法，特别是小于 3 个月的婴儿。现行应用的硬膜外穿

刺针及导管在超声下可见度比较低，随着最佳的高回声材料的应用（如金属加强型硬膜外导管），可以更清晰地显示硬膜外穿刺针及导管，实现超声引导硬膜外导管准确到位。

（五）超声显像判断药液扩散方向

X线通常是评估局部麻醉药扩散的直接影像学证据，但由于其放射性损伤，临床不常用。一般是通过感觉麻醉平面法间接判断。近年来研究指出超声作为另一项可视化技术，可用于直接显示药液在椎管内的扩散情况。在超声图像中，硬膜外间隙清晰可见，因而可以观察到局部麻醉药的扩散范围。

（六）超声引导提高穿刺成功率，减少穿刺相关并发症

大量文献研究报道超声引导的儿童椎管内穿刺中，硬脊膜破损以及出血事件的发生率显著降低，有的甚至降低为零。在成人患者，超声引导骶管麻醉时血管内注射的发生率也明显降低。另有研究结果表明穿刺总体并发症发生率也明显下降。

（七）超声引导脊柱结构异常或并存神经系统疾病患者的椎管内穿刺

神经系统疾病如多发性硬化、慢性脊髓损伤等一直是椎管内麻醉的禁忌证。有研究表明，在脊柱结构解剖异常或神经系统病变患者中超声引导椎管内麻醉中具有明显的临床优势，可以安全使用。

五、超声用于椎管内麻醉展望

目前超声已经成为麻醉学科必不可少的工具，相关的技术需要规范化培训才可能掌握。超声仪成本比较高，包括购买超声仪并对其进行维护，都限制了其推广应用。此外超声本身在脊柱区域的应用也存在技术局限性。脊柱的超声深度为 6~8 cm，因此图像清晰度受到限制。四面环绕的骨性结构阻挡了较多超声声束进入硬膜外间隙，加之反射较多，致使声束减弱，最终削弱了超声成像的能力。脊柱部位允许超声研究的窗口是很小的，尤其是胸部脊柱，因此，获得脊柱硬膜外间隙的全貌是相当困难的。在声窗或可观察范围狭小的情况下，进行超声实时引导椎管内麻醉的评估，在技术上也有较大的困难。

尽管如此，超声研究人员正在研制新型的超声探头，增强脊柱解剖成像的清晰度，通过获得最佳对比度的多重平面来显示椎管内神经麻醉过程，未来椎管内神经麻醉将更加准确安全。

第五章

神经外科手术麻醉技术

第一节 颅脑创伤手术的麻醉

颅脑创伤（TBI）是指头部遭受撞击或贯穿伤，引起脑功能障碍。在所有创伤中，颅脑创伤往往是最严重和最易危及生命的，是导致儿童和青壮年残疾和死亡的首要原因。TBI 围手术期正确的麻醉管理对改善患者的转归至关重要。

一、颅脑创伤的分类和病理生理

按照创伤发生时间，TBI 可分为原发性颅脑创伤和继发性颅脑创伤。原发性颅脑创伤在创伤即刻发生，是对颅骨和脑组织的机械撞击和加速挤压引起的颅骨骨折和颅内损伤，主要有脑震荡、弥漫性轴索损伤、脑挫裂伤和原发性脑干损伤等。目前还没有应对原发性颅脑创伤的有效办法。继发性颅脑创伤发生于伤后数分钟、数小时或数天，表现为源于原发性损伤的一系列复杂病理生理过程，主要有脑水肿和颅内血肿，后者按血肿的来源和部位又分为硬脑膜外血肿（通常是由于颅骨骨折和硬脑膜动脉或静脉窦破裂所致）、硬脑膜下血肿（通常是由于大脑皮质和脑膜之间的静脉撕裂所致）和脑内血肿等。最常见加重损伤的因素包括缺氧、高碳酸血症、低血压、贫血和高血糖，这些因素都是可以预防的。伤后数小时或数天若出现癫痫、感染和败血症会进一步加重脑损伤，必须及时防治。继发的神经损害和全身性并发症是可以预防和治疗的。颅脑创伤管理的目标是采取及时有效的措施预防继发性脑创伤。

TBI 后典型表现为颅内血肿形成、脑血管自主调节功能障碍、颅内压（ICP）升高和脑血流（CBF）降低。创伤局部 CBF 降低导致脑细胞缺血缺氧，引起细胞毒性脑水肿，而 TBI 又常常伴发不同程度的血脑屏障（BBB）破坏，并发血管源性脑水肿。由于颅腔是一个几乎封闭的结构，颅内血肿和脑水肿的形成都会导致 ICP 升高，这时机体会启动代偿机制抑制 ICP 的增加，初期以减少颅内脑脊液容量为主，后期全脑 CBF 进一步降低，形成缺血—水肿恶性循环，最终导致脑疝。

TBI 后还会引起全身其他器官系统并发症，在呼吸系统可表现为呼吸节律异常、舌后坠、反流误吸、支气管痉挛和肺不张等，TBI 后剧烈的应激反应可引起急性神经源性肺水肿。由于出血、呕吐和脱水利尿治疗等因素，绝大多数 TBI 患者伴有不同程度的低血容量，但临床上机体为了维持 CBF 的代偿性反应以及应激状态，多表现为高血压，高血压反应又会引起反射性地心动过缓。当创伤累及心血管运动中枢时会出现各种心律失常，当心电图出现高 P 波、P-R 和 Q-T 间期延长，以及深 U 波、ST 段和 T 波改变、严重的室性期前收缩或传导阻滞提示预后不良。TBI 患者还常常伴发高热、应激性溃疡和弥散性血管内凝血等。

二、颅脑创伤的麻醉管理

TBI 患者围手术期管理的重点是内环境，避免引起继发性损伤的全身和颅内损害。继发性脑创伤加重病情，严重影响预后。麻醉管理目标是迅速恢复心肺功能，维持脑灌注压（CPP）和脑供血供氧，降低 ICP，减轻脑水肿，避免继发性脑创伤。

1. TBI 患者的麻醉前评估

对 TBI 患者的诊治要争分夺秒,应在最短的时间内对患者的脑创伤程度、呼吸和循环状态进行快速评估,包括既往病史,受伤过程和时间,最后进食水时间,意识障碍的程度和持续时间,ICP 情况以及是否并发颈椎、颌面部和肋骨骨折以及内脏器官出血等。通过已有的辅助检查如头颅 CT、MRI、胸片、血常规、出凝血时间、血生化、电解质和血气分析等迅速了解患者的一般状况并制订麻醉方案。

TBI 患者的预后与入院时格拉斯哥评分(GCS,见表 5-1)、年龄、循环呼吸状态、继发性颅脑创伤的救治等因素相关。重度 TBI(GCS≤8)患者死亡率可达 33%,轻度(GCS 13~15)和中度(GCS 9~12)TBI 患者约 50% 可能后遗致残和认知功能障碍。

表 5-1 格拉斯哥昏迷评分

项目	得分	项目	得分
睁眼		言语错乱	4
不睁眼	1	正常交谈	5
刺激睁眼	2	运动反应	
呼唤睁眼	3	无反应	1
自动睁眼	4	异常伸展(去脑状态)	2
言语反应		异常屈曲(去皮层状态)	3
无发音	1	对疼痛刺激屈曲反应	4
只能发音	2	对疼痛刺激定位反应	5
只能说出(不适当)单词	3	按指令动作	6

2. TBI 患者的呼吸管理

TBI 患者多为饱胃,且常并发颅底骨折、胸部创伤和通气不足等。大多数轻中度 TBI 患者的呼吸功能仍可维持稳定,无须紧急气管插管,但应尽早实施面罩吸氧,密切观察,可待麻醉诱导后进行气管插管。GCS≤8 分的 TBI 患者应尽早行气管插管以保护呼吸道,并进行有效呼吸支持。

2%~3% 的 TBI 患者并发有颈椎骨折,而 GCS≤8 的重型 TBI 患者颈椎骨折可高达 8%~10%。颈椎骨折患者进行气管插管操作有导致进一步脊髓损伤的风险,因此除非已经有影像学指标明确排除颈椎损伤,在插管过程中所有患者都应进行颈椎保护。插管时由助手用双手固定患者头部于中立位,保持枕部不离开床面可以维持头颈部不过度后仰,颈部下方放置颈托也有助于保护颈椎。颈椎固定后增加了喉镜暴露和气管插管的难度,而 TBI 患者对缺氧的耐受性很差,必须事先准备好应对插管困难的措施,如训练有素的助手和各种插管设备等,紧急时应迅速行气管切开。颅底骨折患者经鼻插管和置入鼻咽通气道有可能损伤脑组织,属相对禁忌证。

麻醉中应保证 PaO_2 在 100 mmHg 以上。并发肺挫伤、误吸或神经源性肺水肿的患者需要呼气末正压通气(PEEP)来维持充分的氧合,同时应尽量避免过高的 PEEP 导致 ICP 显著升高。

过度通气可引起脑血管收缩、减少脑血容量而达到降低 ICP 的目的,但近年来其应用价值受到广泛质疑。在 TBI 的早期 CBF 通常是降低的,过度通气会进一步降低 CBF,加重脑缺血。在 TBI 后 5 天内,尤其是 24 小时内要避免预防性的过度通气治疗。过度通气的缩血管效应时效较短,研究发现其降低 CBF 的效应仅能维持 6~18 小时,所以不应长时间应用,尤其不能将 $PaCO_2$ 降至 25 mmHg 以下。对 TBI 患者是否采用过度通气应综合考虑 ICP 和脑松弛等方面因素,尽量短时间使用。过度通气后将 $PaCO_2$ 恢复正常范围时也应逐步进行,快速升高 $PaCO_2$ 同样会干扰脑生理。

3. TBI 患者的循环管理

TBI 患者往往伴有中枢神经反射(Cushing 反射),在循环方面表现为高血压和心动过缓,是机体为了提高脑灌注的重要保护性反射,所以在此时不可盲目地将血压降至正常水平。ICP 升高的患者若伴有低血压会严重影响脑灌注,应进行积极纠正。心率若不低于 45 次/分,一般无须处理,若用抗胆碱药宜首选格隆溴铵,阿托品可通过血脑屏障,可能引起中枢抗胆碱综合征,表现为烦躁、精神错乱和梦幻,甚至可出现惊厥和昏迷，应避免用于 TBI 患者。TBI 患者出现心动过速常提示可能有其他部位的出血。

TBI 早期 CBF 大多先明显降低，然后在 24~48 小时内逐步升高，TBI 后脑组织对低血压和缺氧十分敏感，多项研究证实轻度低血压状态就会对转归产生明显不利影响，所以目前认为对 TBI 患者应给予积极的血压支持。

正常人平均动脉压在 50~150 mmHg 范围内波动时，通过脑血管自动调节功能可使 CBF 保持恒定，而 TBI 患者这一调节机制受到不同程度破坏，有研究表明约 1/3 TBI 患者的 CBF 被动地随 CPP 同步改变，所以此时维持 CPP 至少在 60 mmHg 以上对改善 CBF 十分重要（儿童推荐维持 CPP 在 45 mmHg 以上）。

对于无高血压病史的 TBI 患者，为保证 CPP > 60 mmHg，在骨瓣打开前应将平均动脉压至少维持在 80~90 mmHg 以上。血压过高也会增加心肌负担和出血风险，应给予降压治疗，但一定小剂量分次进行，谨防低血压的发生。手术减压后（打开骨瓣或剪开硬膜）ICP 降为零，此时 CPP = MAP，同时脑干的压迫缓解，Cushing 反射消失，很多患者会表现为血压突然降低和心率增快，在此期应维持 MAP 高于 60~70 mmHg，可通过使用血管收缩药和加快输液提升血压。由于骨瓣打开后血压降低的程度很难预料，所以不提倡预防性给予升压药，但应预先进行血容量的准确估计，在开颅前补充有效循环血量。

4. TBI 患者的液体治疗

TBI 患者多伴有不同程度的低血容量，但往往被反射性的高血压状态所掩盖，此时液体治疗不要仅以血压为指导，还要监测尿量和中心静脉压（CVP）等的变化，尤其复合伤伴有其他部位出血时。在围手术期应避免血浆渗透压降低以防加重脑水肿，0.9% 盐水属轻度高渗液（308 mOsm/L），适用于神经外科手术中，但大量使用可引起高氯性酸中毒，乳酸钠林格液可避免此情况，但它属于低渗液（273 mOsm/L），大量使用会引起血浆渗透压降低，所以在需要大量输液的情况下，可以混合使用上述两种液体并在术中定期监测血浆渗透压和电解质作为指导。

关于 TBI 手术中晶体液和胶体液的选择方面一直存在争议，目前认为对于出血量不大者无须输入胶体液，但需要大量输液时应考虑加入胶体液。胶体液可选择白蛋白、明胶和羟乙基淀粉等，前两种有引起变态反应的风险，而后者大量使用会影响凝血功能，要注意 TBI 本身即可引发凝血异常。

甘露醇和呋塞米都可以用来降低脑组织细胞外液容量，甘露醇起效快且效果强，对于 BBB 破坏严重的患者使用甘露醇有加重脑水肿的顾虑，但目前临床上仍将其作为脱水治疗的首选。甘露醇的常用剂量为 0.25~1.0 g/kg，使用后产生有效降低 ICP 或脑松弛效果时可考虑继续应用，而无效或血浆渗透压已经超过 320 mOsm/L 时则不推荐继续使用。近年来高渗盐水（3% 或 7.5%）用于 TBI 患者的效果引起广泛兴趣，尤其在多发创伤患者的急救方面，但已有研究未能证实高渗盐水较甘露醇具有明显优势，使用不当反而可导致严重的高钠血症，以及中枢系统脱髓鞘改变。

高血糖状态与神经系统不良预后密切相关，所以应尽量避免单纯使用含糖溶液。

围手术期应将血细胞比容维持在 30% 以上，不足时应输入浓缩红细胞，闭合性脑创伤可进行术野自体血回收利用。小儿本身血容量就很小，单纯的帽状腱膜下血肿和头皮撕裂即可引起相对大量的失血，应注意及时补充。

三、麻醉实施

（一）麻醉诱导

麻醉诱导的原则是快速建立气道，维持循环稳定，避免呛咳。临床上常用快速序贯诱导插管法。给药前先吸入 100% 氧气数分钟，静脉注射丙泊酚、硫喷妥钠、依托咪酯或咪达唑仑后立即给予插管剂量的肌肉松弛药。饱食患者不可加压通气，待自主呼吸停止即进行气管插管。除非明确排除颈椎损伤，插管过程中应保持头部中立位，助手持续环状软骨压迫直到确认导管位置正确、套囊充气。

低血容量患者使用丙泊酚会引起明显的低血压，可选用依托咪酯或咪达唑仑。循环衰竭患者可不使用任何镇静药。在置入喉镜前 90 秒静脉注射利多卡因 1.5 mg/kg 可减轻气管插管引起的 ICP 升高反应。

虽然琥珀胆碱可引起 ICP 升高，但程度较轻且持续时间短暂，在需要提供快速肌肉松弛时仍不失为较好的选择。传统观点认为琥珀胆碱引起的肌颤可升高胃内压，增加反流的概率，但实际上其增加食管下段括约肌张力的作用更强，并不会增加误吸的发生率。

苄异喹啉类非去极化肌肉松弛药如阿曲库铵等可引起组胺释放，导致脑血管扩张，引起ICP升高，而全身血管扩张又会导致平均动脉压（MAP）降低，进一步降低CPP，所以不主张用于TBI患者。甾类非去极化肌肉松弛药对CBF和ICP无直接影响，适用于TBI患者，但泮库溴铵的解迷走作用可使血压升高，心率加快，用于脑血流自动调节机制已损害的患者可明显增加CBF和ICP，应慎用。维库溴铵和罗库溴铵几乎不引起组胺释放，对血流动力学、CBF、脑氧代谢率（$CMRO_2$）和ICP均无直接影响，尤其后者是目前临床上起效最快的非去极化肌肉松弛药，静脉注射1.0 mg/kg后约60秒即可达到满意的插管条件，尤其适用于琥珀胆碱禁忌时的快速气管插管。

（二）麻醉维持

麻醉维持的原则是不增加ICP、$CMRO_2$和CBF，维持合理的血压和CPP，提供脑松弛。静脉麻醉药除氯胺酮外都可减少CBF，而所有的吸入麻醉药都可引起不同程度脑血管扩张和ICP升高，因此当ICP明显升高和脑松弛不良时，宜采用全凭静脉麻醉方法，若使用吸入麻醉药应小于1MAC。气颅和气胸患者应避免使用氧化亚氮。

临床剂量的阿片类药物对ICP、CBF和$CMRO_2$影响较小，可提供满意的镇痛并降低吸入麻醉药的用量，对于术后需保留气管插管的患者，阿片类药物的剂量可适当加大。头皮神经阻滞或手术切口使用局部麻醉药有助于减轻手术刺激引起的血压和ICP的突然增高，避免不必要的深麻醉。

血糖宜维持在4.4~8.3 mmol/L，高于11.1 mmol/L时应积极处理。应定期监测血浆渗透压并控制在320 mOsm/L以内。常规使用抗酸药预防应激性溃疡。TBI患者术后有可能出现惊厥，如果没有禁忌证，可考虑在术中预防性应用抗惊厥药如丙戊酸钠。糖皮质激素可减轻肿瘤引起的脑水肿，之前也大量应用于TBI患者，以期减轻脑水肿，但被证实对TBI患者反而会产生不利影响，现在的共识是在TBI患者不再使用糖皮质激素。

（三）麻醉恢复期

术前意识清楚，手术顺利的患者术后可考虑早期拔管，拔管期应避免剧烈的呛咳和循环波动。重型TBI患者宜保留气管导管，待呼吸循环状态良好、意识恢复时再考虑拔管，为了抑制气管导管引起的呛咳反射，在手术结束后可在监测下追加小剂量的镇静药和阿片类药物。创伤程度重，预计需要长时间呼吸支持者应及时行气管切开术。

四、颅脑创伤患者的脑保护

药物脑保护主要是通过降低$CMRO_2$实现，尽管大量的动物实验表明钙通道阻滞剂、自由基清除剂和甘氨酸抑制剂等具有明确的脑保护作用，但无一能在临床上得到有效验证。巴比妥类药是目前临床上唯一证实具有脑保护作用的药物，但二级证据并不支持使用预防性巴比妥达到脑电图爆发抑制。推荐使用大剂量巴比妥类药处理难治性ICP升高，但必须在患者血流动力学稳定的前提下。

TBI后创伤核心区发生严重脑缺血，极短时间内即出现脑细胞坏死，治疗时间窗极其有限，而核心区周围的缺血半影区脑缺血程度相对较轻。如果局部CBF得到恢复，脑细胞坏死的程度和速度会明显改善，所以及时恢复缺血半影区的脑血流是临床上进行脑保护的关键，在此过程中，血压、$PaCO_2$、血糖和体温管理等对TBI患者的转归起到重要影响。

脑缺血时氧供减少，低温可降低氧耗。体温降低到33~35℃可能起到脑保护的作用。尽管一些临床试验得出了令人鼓舞的结果，但都没能表现出统计上的显著改善。一项TBI后亚低温治疗的多中心研究在收入392名患者后被中止，正常体温组和亚低温组的死亡率没有差异，而且亚低温组还出现了更多的并发症。目前还不清楚是否存在创伤后亚低温保护作用的治疗时间窗，当实施低温时，必须注意避免不良反应，如低血压、心律失常、凝血障碍和感染等。复温应缓慢进行，复温不当反而会加重脑损害，所以目前不推荐将低温作为一种常规治疗方案。围手术期体温升高会严重影响预后，必须积极处理。

为维持足够的 CBF，应保证 TBI 患者的 CPP 至少在 60 mmHg 以上，也有很多学者认为将 CPP 保持在 70 mmHg 以上更为合适。为了达到这一目标，临床上常常使用血管收缩药将血压提升基础值的 20% 左右，但应注意升压过快过高也会增加颅内出血的发生率。TBI 后低血压状态是导致预后不良的重要因素，必须积极纠正，α 受体激动剂苯肾上腺素提升血压的同时不引起 CBF 降低，是较为合适的选择。

葡萄糖在缺氧状态下会引起乳酸性酸中毒，加速脑细胞坏死，所以必须积极防治 TBI 患者的高血糖状态，可以通过输入含胰岛素的葡萄糖注射液调控血糖。对于将血糖控制到何种程度尚无定论，目前一般认为应将其维持 5.6~10.0 mmol/L 的范围内。治疗期间应加强血糖监测，随时调整胰岛素用量，避免血糖过低。

应积极采取防治措施预防 TBI 后惊厥。苯二氮䓬类药、巴比妥类药、依托咪酯和丙泊酚等都可快速处理惊厥，需长期抗惊厥治疗时考虑苯妥英钠等。

目前认为 TBI 后药物的脑保护作用是十分有限的，更应该将治疗的重点放在维持足够的 CPP、合理使用过度通气、积极控制血糖、避免体温升高和惊厥等生理治疗上。

第二节　脑血管疾病手术的麻醉

脑血管病是一类病死率高、后遗症多、严重危害人民健康的常见病，是造成人类死亡的三大疾病之一，在美国居人口死亡的第 3 位，日本居人口死亡的第 2 位，中国居人口死亡的第 1 位。发病年龄多为中年之后，通常分为出血性和缺血性两大类，前者主要是高血压性脑出血、颅内动脉瘤和脑动脉畸形，后者则主要指脑血栓形成和脑栓塞。

脑血管病外科治疗的原则是：凡因出血形成血肿引起脑受压者，应紧急清除血肿进行止血；如因动脉瘤及动脉畸形破裂出血，则应予以切除畸形血管或夹闭动脉瘤，以免再次出血危及生命。缺血性疾患可根据具体情况行颈动脉内膜切除术、颅外—颅内动脉吻合术。

一、动脉粥样硬化性脑出血

（一）临床特点

1. 发病概况

高血压动脉硬化是脑出血最常见的病因，男性发病率稍高，多见于 50~60 岁的患者，但年轻的高血压患者也可发病。出血好发于壳核、丘脑、脑桥和小脑等部位，其中以壳核最多，占 40% 左右。若出血多，可积聚成较大血肿或破入脑室或侵入脑干，后果严重，病死率很高。

2. 临床表现

剧烈活动或情绪激动常为发病的诱因，起病急剧，突然剧烈头痛、呕吐，偶有癫痫发作。常有不同程度的意识障碍，如破入脑室的大量出血或侵入脑干的出血，很快即进入深昏迷，四肢瘫痪，眼球固定，针尖样瞳孔，高热，病情迅速恶化，几小时内死亡。临床诊断除上述症状外，脑 CT 可很快定位。

（二）手术与麻醉

1. 手术适应证

手术的目的在于清除血肿、降低颅内压和止血。因此，适应证的选择很严格。凡出血不多、病情不重者不需手术。起病急剧，深昏迷者，手术无价值。只有起病时意识障碍不重，经内科治疗后有加重的趋势，年纪较轻，无严重心、肺、肾病变者才应力争尽快手术。

2. 麻醉管理

如意识障碍不严重，患者尚能合作者，可考虑局部麻醉加神经安定镇痛麻醉，这对正在出血的病情有所帮助，不至于由于全身麻醉诱导及术中呛咳屏气而加重出血。但是多数患者入院后不能合作，于 CT 造影过程中即需给予一定的镇静药，故全身麻醉仍为常用的麻醉方法。麻醉过程中必须注意以下问题。

（1）急诊入院手术，麻醉前准备不充分，过去病史往往不能全面了解。应着重了解主要脏器的功能及服药史，如时间及病情允许，应立即查心、肺功能。对45岁以上的患者要急查心电图。

（2）多数患者有高血压病史，并长期服用α、β受体阻滞药。麻醉诱导应慎重用药，为了减少药物对心血管功能的抑制，减少喉镜刺激引起的颅内压（ICP）升高和心血管反应。宜选用快速静脉诱导。术前如血压过高可先适当降压后再行气管插管。麻醉药应以芬太尼、冬眠合剂、硫喷妥钠及肌松药为主，对术前已昏迷且饱食的患者，以保留自主呼吸状态下行气管内插管、静脉复合麻醉为首选。

（3）术中尽量避免血压波动过剧，特别对有高血压的病例，更应竭力避免，以免加重心脏负担。对既往曾有过中枢性损害的患者，在颅内压较高的情况下，应防止血压下降过剧，使颅内灌注压降低，影响脑的自身调节功能。

（4）对病情较重的患者，术中应做有创血压、体温及呼吸监测。控制血压下降不应低于麻醉前水平的30%。过去多用氯丙嗪等药物配合体位调整，一般均可达到所要求的水平。另外，氯丙嗪对控制中枢性高热，减少机体的应激反应，降低脑水肿也有一定的作用。原则上不采用神经节阻滞药及血管平滑肌扩张药，尤其是对高血压动脉硬化的患者。对高热患者除应用冬眠合剂外，还需要同时配合应用物理性降温。如麻醉前已有高热，宜采用快速气管内插管，肌松药宜选用非去极化类，以免因肌颤而加重高热。降温应在维持较深全身麻醉下进行，以免出现寒战反应。平均体温每下降1 ℃，ICP一般可下降20 mmHg。目前，亚低温要求体温下降至34 ℃（鼻温）以下，特别是头部降温，同时术后配合冬眠药物效果较满意。

二、颅内动脉瘤

（一）病理特点和临床特征

1. 病理特点

颅内动脉瘤是由于脑血管异常改变产生的脑血管瘤样突起，其主要症状多由出血引起，部分因瘤体压迫及动脉痉挛造成。动脉瘤破裂出血常使患者致残或死亡，幸存者仍可再次出血。

2. 发病概况

主要见于中年人（30~60岁），青年人较少，最小年龄仅为5岁，最大70岁。临床上瘤体大小归纳为4类：①直径<0.5 cm为小动脉瘤；②直径≥0.5 cm及<1.5 cm为一般动脉瘤；③≥1.5 cm或<2.5 cm为大型动脉瘤；④≥2.5 cm为巨型动脉瘤。15.5%的颅内动脉瘤为<0.5 cm的小动脉瘤，而巨型动脉瘤仅占7.8%。

3. 好发部位

好发于脑底动脉及其邻近动脉的主干上，常在动脉分叉处呈囊状突起。过去的统计数字表明85%~90%的动脉瘤发生在脑底动脉环的前半部。发生在椎—基底动脉系者占3%~15%。颅内动脉瘤多为单发，仅10%~19%为多发。分布顺序一般为：颈内动脉与后交通动脉交接处：前交通动脉：大脑中动脉主干分叉处：其他动脉=4：3：2：1。

（二）病情分级

Hunt及Hess将颅内动脉瘤患者按照手术的危险性分成五级。

Ⅰ级：无症状，或轻微头痛及轻度颈强直。

Ⅱ级：中度及重度头痛，颈强直，除有神经麻痹外，无其他神经功能缺失。

Ⅲ级：嗜睡，意识模糊，或轻微的灶性神经功能缺失。

Ⅳ级：神志不清，中度至重度偏瘫，可能有早期的去皮质强直及自主神经系统功能障碍。

Ⅴ级：深昏迷，去皮质强直，濒死状态。

若有严重的全身疾患如高血压、糖尿病、严重动脉硬化、慢性肺部疾患及动脉造影上有严重血管痉挛者，病情分级要降一级。

临床表现归纳起来可分为局灶症状和破裂出血两大类。小的动脉瘤在破裂前常无症状。

(三)手术与麻醉

1. 手术时机的选择

关于颅内动脉瘤破裂后最佳手术时机选择的客观指标一直有争议,其焦点是在蛛网膜下腔出血(SAH)后"早期(出血后 48 小时至 8 天内)"和"延期(从出血后 8 天至 3 周)"的手术问题。延期手术的理由是在再次出血之前处理动脉瘤(再出血高峰时间为 SAH 后 7~10 天);早期手术的理由是在脑血管痉挛发生之前(SAH 后第 4 天前)。无论基于哪种理由,以下几种方法可以作参考。

(1)脑脊液压力监测,Nornes 认为颅内压降至 400 mmH$_2$O 时为手术最佳时期,继续下降易发生再破裂出血。

(2)循环时间由 SAH 后减慢到恢复正常。

(3)脑血管造影已无明显脑血管痉挛。

(4)脑血流量(CBF)测定,SAH 后 CBF 降低,Ishil 认为当 CBF > 30 mL/(100 g·min),脑血管对 CO_2 及 MAP 反应(自动调节功能)已恢复正常,为最佳手术时机。

(5)CT 检查脑水肿和蛛网膜下腔大量积血,预示将发生严重的血管痉挛,应推迟手术。

(6)Drake 认为,如能使动脉瘤破裂的患者安全生存 1 周以上,则动脉瘤的手术问题已接近于解决;Sundt 认为如能将手术安全地推迟 12 天,则脑血管痉挛将得以缓解。

2. 手术方式

虽然很多,但是至今仍以下列 4 种为常用方式。

(1)动脉瘤颈夹闭或结扎术:为首选手术方式,临床应用最多。

(2)载瘤动脉夹闭及动脉瘤孤立术:由于载瘤动脉很可能是颈内动脉或其分支,也可能是椎—基底动脉,因此手术危险性大,有可能造成瘫痪,偶尔可致命。所以,必须慎重行事,最好先行颅内—外动脉吻合后再夹闭。

(3)动脉瘤包裹术:适于瘤颈过于宽大,梭形动脉瘤或瘤颈内有钙化斑不宜上夹或结扎者,目的是采用不同的材料加固动脉瘤壁。目前有人推荐用乌拉坦聚合物效果较好。

(4)经血管内栓塞动脉瘤:用于开颅手术失败或全身情况及局部条件不适宜行开颅手术者。

3. 麻醉管理

颅内动脉瘤患者手术治疗时,麻醉管理的首要问题是麻醉诱导及手术过程中动脉瘤有破裂的可能,其次为脑血管痉挛和颅内压增高。

维持适当低值的 MAP 或收缩压,收缩压与动脉流速成正比,流速快时可以形成湍流损害瘤壁,如与动脉瘤发生共振则损害更大,故适当降压可以防止动脉瘤破裂。但要考虑脑血管自身调节的范围,MAP 低限应维持在 50 mmHg 以上,否则将使 CBF 降低,如 CBF 长期低于正常值的 5%,则脑电图会出现脑功能障碍的迹象。对于已存在脑血管痉挛和颅高压的患者,MAP 的低限应再提高,以扩大"安全"范围。

4. 麻醉管理的注意事项

(1)术前准备必须充分。一般原则与脑出血患者相同,根据神经外科病情分级标准,颅内动脉瘤 55% 患者属 Ⅰ~Ⅱ 级,Ⅲ 级占 30%,Ⅳ 级占 10%,Ⅴ 级占 5%。对于手术前情绪紧张者应加用镇静剂,剂量相对较大。如术前已处于中等程度意识障碍、偏瘫,并有早期去皮质强直和神经障碍者,必须积极进行内科治疗,以降低颅内压和解除脑血管痉挛,并卧床休息,防止呛咳、便秘,控制血压在接近正常范围。

(2)术前心电图异常的患者应力求弄清病因。SAH 患者中 60% 可能出现心电图异常,以出血后 48 小时内为多见。原因为 SAH 刺激自主神经中枢,引起交感神经兴奋。常见的 ECG 异常为 T 波倒置或低平,ST 段降低或抬高及 Q-T 间期延长,66% 的患者出现窦性心动过缓,22% 出现偶发或频发室性期前收缩或室性阵发性心动过速,大多在出血后 10 天内恢复,也有少数可持续至术前。因此,必须进行详细的术前检查,以了解心律失常的病因。

(3)麻醉诱导必须力求平稳。如血压过高,应先将其控制在合理的水平后再开始诱导,禁止清醒插管,并尽可能减少气管插管所引起的心血管反应。

麻醉和术中血压易出现较大波动的时期是诱导和插管、摆体位、切皮和开颅、检查并游离动脉瘤、缝皮和苏醒期,因此,为维持血压的平稳,可采取下列措施:①镇静药。②β受体阻滞药。③追加小剂量硫喷妥钠。④插管前给予利多卡因 1.5 mg/kg。⑤切口加用局部麻醉药浸润阻滞。⑥吸入麻醉药。⑦异丙酚。⑧镇痛药或神经安定药。

(4) 在分离、钳夹动脉瘤前,必须维持动脉瘤及母动脉透壁压力的稳定,浸润头皮的局部麻醉药中禁忌加入肾上腺素,否则该药吸收后在 30 分钟内可能会引起高血压。

(5) 麻醉维持应相对较深。特别在开颅过程中应维持相当于三期Ⅱ级左右的麻醉深度,同时采用过度通气,血气分析动态监测 PaO_2 及 $PaCO_2$,使其 $PaCO_2$ 维持在 30 mmHg 左右。

(6) 为了便于剥离动脉瘤,在接近母动脉前即开始实施控制性低血压。过去常用的降压药物为三磷酸腺苷(ATP)及硝普钠或樟磺咪芬。ATP用量控制在 300~500 μg/(kg·min)的速率较为安全可靠。硝普钠药量因个体差异较大,常不易控制。有学者曾对150例颅内动脉瘤夹闭术患者分别采用硝普钠、异氟烷、恩氟烷、硝酸甘油、维拉帕米(异搏定)、ATP、尼莫地平7种药物,对比观察降压效果、血流动力学变化和术后恢复情况,初步认为硝普钠具有直接扩张动脉平滑肌、降低心脏后负荷作用,大剂量使用具有扩张静脉,使回心血量减少、左右室充盈压降低,且心率明显增快,心肌耗氧量增加作用,而停药后血压回升,周围血管阻力会反跳性明显增高,对动脉瘤和心功能不全的患者不利;而异氟烷全身麻醉控制性降压可以使血压逐渐回升,无反跳性高血压和周围血管阻力升高,为目前常用的降压方法。经动脉、颈内静脉血氧含量测定,异氟烷降压过程中 $CMRO_2$ 反而减少,更有利于颅内动脉瘤手术过程中的降压。颅内动脉超声检查也证实异氟烷降压确系周围阻力降低所致,对SAH后的脑血管痉挛有缓解作用。钙通道阻滞药及 PGE_1 目前也用于颅内动脉瘤术中降压。

(7) 低温麻醉。对高热及需要较长时间阻断脑主要供应血管或应用体外循环时,可采用低温麻醉,但需注意,低温可使麻醉时间延长,术后苏醒延迟,复温过程易出现寒战,增加机体耗氧量等。

(8) 液体的管理。过去认为,如无特殊脱水及低血容量,应以 3~4 mL/(kg·h)的速率静滴乳酸林格液补充禁食及排尿的缺失量。如需甘露醇利尿脱水时,再补入相当于1/2尿量的乳酸林格液,防止过度扩容。由于颅内手术不存在胸腹腔手术的所谓第三间隙体液丢失,因此输液量不宜过多。但是近年来有人认为脑动脉瘤手术的患者,为防止脑血管痉挛,倾向于大量输血和晶体溶液,这有助于脑灌注及逆转神经功能的损伤。也有学者认为,颅内动脉瘤患者术前血容量低于正常17%,其原因是:①仰卧多尿;②卧床休息使红细胞生成抑制;③氮的负平衡。因此主张在颅内动脉瘤夹闭后,立即输入 200~400 mL 血液,如手术失血量>500 mL时,应再补充 200 mL(使 CVP>5 cmH_2O,HCT 30%~35%即可)。

(9) 防止脑缺血,加强监测。避免引起脑缺血的方法有:①直接皮质反应(DCR)观察,正常两半球间差(IHD3)为(0.2±0.2)ms,>0.6 ms 为异常;②体感诱发电位(SSEP)监测,主要观察中枢传导时间(CCT),CCT为 N_{14}~N_{20} 的峰间潜伏期,当 CBF<30 mL/(100 g·min)时,CCT延长。

三、颅内血管畸形

(一)病理特点和临床特征

1. 病理特点

颅内血管畸形是指脑血管发育障碍引起的脑局部血管数量和结构异常,并对正常的脑血流产生影响。Russell 等将颅内血管畸形分为4类。

(1) 动静脉畸形。

(2) 海绵状血管瘤。

(3) 毛细血管扩张。

(4) 静脉畸形。

2. 发病部位

颅内血管畸形幕上远比幕下多见，二者比例约为 9 : 1。按脑的解剖部位分，顶叶及额叶最多，颞叶及枕叶次之，丘脑、脑干及脑室系统均可发生。其供应动脉以大脑中动脉分布区为最多，约 50%，其次为大脑前动脉分布区。

3. 发病年龄与性别

好发年龄为 20~30 岁，绝大部分在 40 岁以前发病，男：女发病比例约为 2 : 1。

4. 术前情况

颅内血管畸形可与袋形脑动脉瘤同时存在，主要危险是出血，是病变中的小血管破裂所致，其他症状有抽搐、癫痫、脑实质出血伴脑萎缩、头痛、智力减退、面瘫、共济失调等，婴儿的巨大脑血管畸形可引起心脏扩大及心力衰竭。手术治疗不仅能杜绝往后的再出血，还能阻止脑盗血，从而改善脑组织血供。重要功能中枢的颅内血管畸形不宜手术者，可用血管内栓塞术，超选择导管及 IBC 塑胶注入治疗。

（二）手术与麻醉

1. 手术方法

手术种类甚多，如结扎表浅供应动脉，局部去骨瓣减压 + 深部放射 + 颈动脉结扎术，结扎主要供应动脉，人工栓塞法及血管畸形切除法。目前最为理想的方法即血管畸形切除术。近年来，由于手术显微镜在神经外科领域的应用，使手术能尽可能少地损伤正常脑组织和脑血管，大幅提高了手术的治愈率。

2. 麻醉

麻醉方法及术中注意事项如下。

（1）麻醉方法及一般原则均同于颅内动脉瘤手术。但是，其需要比较广泛的手术剥离操作和较长时间的中度控制性降压。因此，严密监测血流动力学、血气、酸碱平衡等至关重要。术中如遇突然大出血，应慎重地应用硝普钠或静滴 ATP（0.1%），在心电图监测下使患者尽可能短时间内处于较低血压状态，以利术者进行止血。同时应及时补充血容量。目前较多使用吸入异氟烷降压。对年老、体弱、心功能差的患者可以用硝酸甘油降压，速率为 0.02~0.04 mg/（kg·h）。尼莫地平对脑血管有选择性扩张作用，对心肌抑制轻，用药后心排血量反而增加，停药后无反跳现象，对预防手术后心脑血管痉挛尤其有效，在脑血管手术中已被列为首选。

（2）因动静脉瘘血流短路而形成的静脉动脉化和动脉静脉化改变，心脏为了将血液输送到周围器官，必须通过阻力增加的小血管，同时在血管瘤和瘘的部位潴留了很多动脉血，不能很好地加以利用，因此会引起心脏肥大、脉率增加、循环时间缩短、血液量增多，并使血管畸形处的脑组织缺氧。有 14%~30% 的患者会出现智力障碍。所以，术中必须注意充分给氧，维持脑组织较好的灌注压，降低颅内压，以减少颅内盗血现象。

四、烟雾病

烟雾病是颈内动脉末端狭窄、闭塞及脑底出现异常血管扩张网所致的脑出血性或缺血性疾病。此病首先由日本学者提出，因脑底的异常血管网在脑血管造影像上似"烟雾状"或"朦胧状"而得名。

（一）病理

基本病理变化为双侧对称性颈内动脉末端、大脑前动脉和大脑中动脉的主干狭窄、闭塞，病变呈进行性发展。由于长期缺血的刺激，使 Willis 动脉环及其周围主干动脉与周围大脑皮质、基底核、丘脑和硬脑膜有广泛的侧支代偿血管形成，从而构成脑底广泛的异常血管网。同时 Willis 动脉环的前部血管也有狭窄或闭塞。病变的血管腔内结缔组织增生，内膜增厚，内弹力板重叠和破坏，平滑肌细胞有变性、坏死；脑内其他部位血管（如眼动脉、大脑后动脉、基底动脉及脑底血管网的血管）、颈外动脉系统（如颞浅动脉和脑膜中动脉）等处也有上述病理变化，但程度较轻。

上述两种病理改变——病变血管进行性狭窄、闭塞和代偿性侧支循环血管的形成，分别是烟雾病引起脑缺血和脑出血的病因。颈内动脉末端、大脑前动脉、大脑中动脉和 Willis 动脉环前部主干血管的进行性狭窄和闭塞，使相应供血区脑组织发生缺血性改变。代偿性形成的侧支循环新血管不能耐受长期病变而导致的异常血流动力学压力，可形成微小动脉瘤、假性动脉瘤和真性动脉瘤，这些动脉瘤的破裂可引起脑出血。微小动脉瘤和假性动脉瘤多位于脑实质内，常引起基底核和丘脑、室管膜下和脑室内及皮质下出血；真性动脉瘤常引起蛛网膜下腔出血。

（二）临床表现

儿童患者主要表现脑缺血症状，如短暂性脑缺血发作（TIA）、缺血性脑卒中和脑血管性痴呆等，成人患者多表现为脑出血症状，常为脑内出血、脑室内出血和蛛网膜下腔出血3种类型。可有头痛、昏迷、偏瘫及感觉障碍。

（三）诊断

本病的诊断主要依靠影像学检查，特别是脑血管造影所见。

（1）脑血管造影：主要表现为双侧颈内动脉末端（虹吸段）、大脑前动脉和大脑中动脉起始段狭窄、闭塞，脑底部位有异常扩张的血管网。有时可见假性或真性动脉瘤以及广泛的颅内、外动脉血管吻合。

（2）CT扫描：对表现为脑缺血症状的患者，CT显示脑内多处点片状低密度灶；有不同程度脑萎缩影像，如脑室扩大、脑沟、脑回增宽。表现为脑出血症状的患者，早期CT显示脑内、脑室内或蛛网膜下腔高密度灶。

（3）MRI检查：主要有3个特征性改变，即Willis动脉环模糊不清，基底核有多个低信号区，灰质和白质的对比不清晰。出血病灶在MRI上的表现较复杂。

（四）治疗

手术方法主要有颞浅动脉—大脑中动脉吻合术、脑—颞肌血管连通术和脑—硬膜—动脉血管连通术。对有脑出血的患者，如出血灶较小可采取内科治疗；如出血灶较大有脑压迫者，或有脑室内出血者，应采取血肿清除术或脑室内引流术。如有动脉瘤应予夹闭。术中应特别注意尽量不要损伤脑底已形成的侧支循环血管，以免加重这些部位脑组织的缺血性损害。

（五）麻醉处理

该类手术出血量一般不多，输血较少。因为其常常涉及血管吻合和颅内外同时手术，故麻醉处理中可能有以下问题需要注意：显微外科手术操作精细复杂，患者需要长时间制动，要求麻醉浅而平稳，镇痛完善，确保术野绝对安静；周围循环要保持高水平，不仅术中需要，而且有利于术后维持血管通畅；苏醒期要平稳，无寒战和躁动，以免损害手术效果。此类手术的麻醉特点如下。

（1）麻醉前镇静药和镇痛药均应减少或不用。吗啡和哌替啶能抑制呼吸，应慎重使用，以免减少通气量，加重脑组织缺氧。

（2）选用麻醉者最熟悉的麻醉方法，尽可能减少对呼吸道的刺激，要求手术后快速清醒，无恶心呕吐，反应小。

（3）维持适当的麻醉深度，确保患者安静，提供良好的术野。

（4）选用不增加颅内压的麻醉药物，如硫喷妥钠、芬太尼、丙泊酚、γ-羟丁酸钠、依托咪酯、地西泮、异氟烷、恩氟烷等，既能维持麻醉平稳，又具有脑组织保护作用。术中可采用机械通气，并应加强监测和严密观察，防止缺氧和二氧化碳蓄积。

（5）加强呼吸管理，术中可采用机械通气，并应加强监测和严密观察，防止缺氧和二氧化碳蓄积。一般可维持正常$PaCO_2$或使其轻度增加，以扩张组织的微血管，有利于血管吻合以及吻合后的血流通畅。

（6）维持循环稳定，保证脑灌注压，这对伴有脑供血不足及循环功能障碍的患者尤为重要，特别要注意防止麻醉过深引起血压剧烈波动。麻醉时要保持患者头部处于略高位，以保证适当的脑静脉回流，并防止颅内压增高。

（7）长时间手术，应注意术中有效循环血量的维持，以保证移植处组织有足够的血流灌注。术中输注平衡盐液和低分子右旋糖酐，可减少血液黏度，防止吻合后血管栓塞。滥用血管收缩药可引起血管痉挛，影响移植组织的血液供应，故应尽量避免。

（8）术中需用抗凝药，以局部加用肝素常用。尽量避免全身应用。

（9）术中应用利尿药、脱水药以减轻脑水肿。避免脑"搏动性膨出"，其方法有头高位法，并通过控制心率和血压来减少脑随心跳搏动；减少通气压和潮气量，必要时可采用高频喷射通气来减少脑随呼吸的搏动。

（10）全身麻醉后拔管不宜过晚，过浅麻醉下拔管患者会因无法耐受气管导管而引起剧烈呛咳，因此会加重吻合血管的痉挛。术后可在患者通气量、咳嗽和吞咽反射恢复正常后即进行拔管。不必等待完全清醒。

（11）术后给予适量镇痛、镇静和镇吐药，使患者尽可能平稳度过苏醒期。

（12）术后要保证血供畅通和注意移植组织的保暖，根据需要可给予扩张血管药，如罂粟碱和山莨菪碱。

第三节　大脑半球疾病手术的麻醉

一、临床特点

大脑半球占位性病变，特别是右侧占位时，患者可能有患病数年而不出现临床症状的情况，肿瘤以神经胶质瘤、脑膜瘤多见，余为转移癌、结核瘤等。随着占位性病变的增长，可逐渐出现颅内压升高症状，伴视力、嗅觉障碍以及偏瘫、失语等。由于卧床活动量少，体弱、厌食加上反复使用脱水药常伴有电解质紊乱。特别是脑深部肿瘤患者，术前多有颅内压升高，需要在术前使用脱水药，以利手术的进行。如系额叶接近眶面的手术，牵拉额叶暴露术野时，若伤及额叶视丘索，可影响自主神经系统功能，血压、脉搏、呼吸可能有改变。如颞叶部位的手术，颅内压增加时会发生海马沟回疝，中脑功能受影响可出现高热和呼吸紊乱。当涉及颅中窝底部，牵拉脑膜中动脉与棘孔神经的脑膜，可出现血压上升、呼吸增快，甚至出现心律失常。这些对麻醉的实施有一定的影响，麻醉者必须对上述临床表现进行正确判断，并作出相应措施，以策安全。

二、麻醉管理

麻醉应以镇痛镇静为主，并应监测生命体征，注意患者体位的合理与舒适，同时要随时依据病情及手术需要进行输血输液。

1. 呼吸管理

颅脑手术过程中，保持呼吸道通畅极为重要，呼吸道阻塞和通气不足所致 CO_2 蓄积和缺氧是产生脑水肿和颅内压升高的常见原因。呼吸道阻塞也可引起呼吸用力和胸腹内压增加。因此，麻醉时必须保证呼吸道通畅及通气充足，切忌发生呛咳、屏气、呕吐等干扰呼吸和增加胸腹内压。全身麻醉时一般须行气管插管。对昏迷患者，采用气管插管有利于清除呼吸道分泌物，还可以充分供氧和防止呕吐物误入气管；一旦出现呼吸抑制便于进行辅助呼吸。

2. 体位安置

不同部位的颅脑病变需要不同的手术体位，无论采用何种体位，都要注意避免影响呼吸和循环功能，头部均应稍抬高，防止颈部受压或扭曲，以利于静脉血回流，减轻脑水肿和手术出血。俯卧位时应避免因胸腹受压影响通气量，导致脑部充血及水肿。坐位手术时，双下肢应缠弹性绷带，以免血液淤滞于下肢，回心血量减少，造成体位性低血压。

3. 输血输液

颅脑手术患者术前大多使用脱水利尿药，再加上术中失血、失液，极易导致有效循环血容量不足，较大手术时应常规开放两条静脉，并连续监测平均动脉压、中心静脉压及尿量，以指导维持循环稳定。

对体质较好的患者，可采用欠量输血补液，尿量保持在 30 mL/h 即可。颅脑手术时应以乳酸林格液配胶体液为宜，忌用葡萄糖注射液，以免葡萄糖透过血脑屏障增高颅内压，特别当脑缺血后，高血糖会使患者预后更差，即使血糖轻度增加也是有害的。故围术期不用含糖溶液，以期使血糖维持在正常水平。

4. 控制性低温与降压

严格掌握低温麻醉和控制性降压的适应证，对某些颅脑手术确有其特殊优点，如低温下脑血流量减少，脑耗氧量下降，脑体积缩小，为手术创造有利条件。但如实施不当可发生寒战反应，反而使耗氧量增加、颅内压增高。降温过低又可造成严重循环障碍，故仅适用于需暂时阻断血流的手术。目前提出，>32 ℃亚低温有脑功能保护作用，但其确切的临床效果仍需进一步观察。对于颅内高压患者，单纯为了降低颅内压和减少手术出血而不适宜选用控制性降压麻醉，故仅适用于血管丰富的肿瘤（脑膜瘤）和脑动静脉畸形的切除术及颅内动脉瘤的直接手术。

三、麻醉方法及实施

1. 局部麻醉

术前 30 分钟肌内注射苯巴比妥钠 0.1~0.2 g，阿托品 0.3~0.5 mg。常用局部麻醉药是 0.5% 普鲁卡因。为了减少头皮出血、延长麻醉作用时间、防止药物吸收过快产生中毒反应，每 150~250 mL 药液内可加用 0.1% 肾上腺素 0.5 mL。先在皮瓣四角做皮丘，再用长针头由皮丘刺入，对做切口的皮内、皮下神经末梢进行逐层浸润。为了减少出血和便于分离，再沿帽状腱膜下浸润，至整个皮瓣呈隆起状。

注意事项：①麻醉前认真核对药名、浓度，注药前应回抽，以防错用药及误入血管引起中毒；②肾上腺素有兴奋心肌作用，对心脏病、高血压患者应减量或不用；③小儿宜先作基础麻醉再行局部麻醉；④昏迷患者做局部麻醉前宜确保呼吸通畅后再进行，为防止分泌物和呕吐物误吸及便于呼吸管理，最好行气管内插管。

2. 局部麻醉加神经安定镇痛术

氟哌利多和芬太尼按 50∶1 配成合剂，为神经安定镇痛合剂（NLA），主要对皮质下中枢、边缘系统、锥体系统及下丘脑有抑制作用，具有很强的镇静作用，对外界刺激只表现出淡漠，但意识存在，处于觉醒状态。能降低脑血流量及脑耗氧量。配伍局部麻醉药适用于大脑半球颅内血肿的钻孔引流术、成人凹陷骨折复位术或头皮清创术等手术。

3. 全身麻醉

大脑半球各部位的肿瘤切除术，不论采取何种切口入路，均应选择气管内插管，全身麻醉。

（1）麻醉前用药：一般于麻醉前 30 分钟肌内注射苯巴比妥钠 0.1~0.2 g，阿托品 0.3~0.5 mg。

（2）麻醉实施：早期的方法是在冬眠药或依诺伐及地西泮静脉诱导下，以硫喷妥钠、氯琥珀胆碱快速诱导丁卡因喷雾咽喉部，完成气管内插管，维持麻醉可用：①1% 普鲁卡因持续静脉滴注；②γ-羟丁酸钠、丙泊酚等间断静脉应用，而后以肌松药维持机械控制呼吸。

目前可采用对心血管抑制较轻的依诺伐和依托咪酯或咪达唑仑加肌松药诱导插管，然后吸入低浓度异氟烷或七氟烷，并经微量泵持续输注丙泊酚维持麻醉。

（3）注意事项：①气管导管性能要好，固定要牢，防止导管扭曲及术中滑脱；②麻醉深度维持适当，三期Ⅰ级，无呛咳、屏气等不良反应；③加强呼吸道管理，无论是辅助呼吸或控制呼吸，均应注意避免增加呼吸阻力，以免影响 CO_2 排出和增加胸内压，从而导致颅内压升高；④有颅内压增高者，在切开硬脑膜前应采取滴注脱水药、脑室穿刺引流脑脊液等降颅压措施；⑤术毕如自主呼吸、吞咽及咳嗽反射恢复正常，其他生命体征平稳，可考虑拔除导管，否则应带气管导管回 ICU 病房。若估计昏迷时间较长者应考虑气管切开术。

四、术中麻醉的主要问题

1. 颅内高压

大脑深部肿瘤，如颅前窝底第三脑室后部肿瘤，解剖位置深，周围结构为重要传导系统及生命中枢,手术又不易于完整切除,处理不妥死亡率增高,颅内高压症状在早期出现,晚期可出现嗜睡和昏迷,故麻醉诱导后应立即静脉注射20%甘露醇1 g/kg,以利于手术进行。术中一旦出现血压下降,呼吸不均匀或暂停时,应提醒术者及早停止操作,否则会出现严重的下丘脑功能紊乱,导致高热、昏迷或死亡。术中应监测体温,以及早发现体温改变,必要时予以降温,应用激素、冬眠灵等药物,对中枢的保护比较理想。

2. 出血多的手术

脑膜瘤多沿大静脉窦发展,血运丰富,术中极易出血。一般可在分离肿瘤前行控制性降压,麻醉力求平稳,无缺氧及 CO_2 潴留。降压程度以手术区血管张力已有降低和出血速度减慢为准。若降压不当或持续将动脉压降至60 mmHg以下,脑血流量低于20 mL/(min·100 g),脑灌注量下降,以致不能满足脑代谢需要,尤其当伴有 CO_2 潴留和酸中毒时,脑毛细血管通透性明显增加,可出现脑血管扩张、颅内压增高及脑水肿。术中如出现低血压、心动过速,对降压药或吸入麻醉药异常敏感,或停用降压药后血压不能回升,往往提示血容量不足,应及时纠正。

3. 急性脑膨出

术中脑组织的连续挤压或患者体位不当、气道不通畅、缺氧及 CO_2 潴留,输液过多,麻醉药物(含肌松药)的不良反应或瘤内出血等均可造成脑水肿、脑肿胀、颅内压突然增加而出现急性脑膨出,使手术困难,麻醉也不易加深,此时应针对具体变化查明原因,果断处理,血气分析及 CO_2 监测仪对查明原因有重要意义。控制急性脑膨出的措施包括:①调整体位,以利静脉回流;②监测 $PaCO_2$、PaO_2,纠正缺 O_2 或 CO_2 潴留;③改变麻醉药物,可将 N_2O、恩氟烷、异氟烷改为阿片类静脉麻醉;④使用硫喷妥钠;⑤使用非去极化肌松药;⑥适量应用利尿药;⑦使用类固醇药物;⑧采取有效措施恢复脑顺应性,维持好血脑屏障功能;⑨必要时行脑脊液引流。

第四节 神经外科术中唤醒麻醉

近年来,随着神经影像学、神经导航及术中神经电生理监测技术在临床的应用和发展,神经外科手术已经从传统的解剖学模式向现代解剖—功能模式转化,从而大幅提高了手术质量并显著改善了手术效果。在术中唤醒状态下,应用电刺激技术进行脑功能监测,是目前在尽可能切除脑功能区病灶的同时保护脑功能的有效方法。通过术中直接电刺激判断大脑功能区,对全身麻醉术中唤醒技术的要求很高,这种麻醉方法既需要患者开关颅过程中镇痛充分、能够耐受手术从而在麻醉与清醒过程中平稳过渡,又需要患者术中大脑皮质电刺激时维持清醒状态,配合神经功能测试;而且在手术中有效控制气道,不发生呼吸抑制,同时保证患者的舒适性而不误吸、无肢体乱动。目前的麻醉方法主要有静脉全身麻醉或清醒镇静术,复合手术切口局部麻醉或区域神经阻滞麻醉。

一、术中唤醒麻醉适应证和禁忌证

1. 术中唤醒麻醉适应证

包括脑功能区占位、功能区顽固性癫痫、脑深部核团和传导束定位、难治性中枢性疼痛的手术治疗。

2. 术中唤醒麻醉禁忌证

包括术前严重颅内高压,已有脑疝者;术前有意识、认知障碍者;术前沟通交流障碍,有严重失语,包括命名性、运动性以及传导性失语,造成术前医患之间的沟通障碍,也难以完成术中的神经功能监测;并发严重呼吸系统疾病和长期大量吸烟者;枕下后颅窝入路手术需要俯卧位者;病理性肥胖,$BMI > 35 kg/m^2$,并发有肥胖性低通气综合征及阻塞性睡眠呼吸暂停综合征;不能耐受长时间固定体位的,如并发脊柱炎、关节炎患者;对手术极度焦虑恐惧,手术期间不合作者;无经验的外科医师和麻醉医师。

二、唤醒麻醉方法与实施

1. 麻醉前访视与医患沟通

麻醉前一天麻醉医师进行麻醉前访视，设法解除患者的紧张焦虑情绪，恰当阐明手术目的、麻醉方式、手术体位，以及麻醉或手术中可能出现的不适等情况，针对存在的顾虑和疑问进行说明，以取得患者信任，争取麻醉中的充分合作。对过度紧张而不能自控的患者应视为唤醒麻醉的禁忌证。

2. 麻醉前准备

麻醉前对气道的评估极为重要。对于并发困难气道、上呼吸道感染、未经控制的肺病患者应视为唤醒麻醉的禁忌证。癫痫、颅内肿瘤、运动障碍疾病及中枢性疼痛患者，术前常已接受一系列药物治疗，麻醉前除了全面检查药物治疗的效果外，还应重点考虑某些药物与麻醉药物之间存在的相互作用。

麻醉前用药目的为解除患者的焦虑，充分镇静和产生遗忘；抑制呼吸道腺体分泌；预防术后恶心、呕吐；预防术中癫痫发作等。常用药物包括苯二氮䓬类药、抗呕吐药、抗癫痫药、抗胆碱药等。

3. 手术体位摆放

唤醒麻醉手术最适宜体位为侧卧位，便于呼吸管理和术中监测。体位摆放既要充分考虑患者的舒适性和安全性，又要照顾术者手术操作的方便与舒适。头部应高于心脏平面，降低双侧颈静脉压和颅内压。避免过度扭转颈部，防止发生静脉回流和通气障碍，同时避免颈部关节及神经损伤。头架固定后，防止颈部肌肉过度牵拉损伤臂丛神经，同时缓解头架的压力。手术体位摆好后铺放手术单，应保证患者眼前视野开阔，减轻患者焦虑心情。

4. 头部神经阻滞与切口局部浸润麻醉

（1）头部神经支配与分布：头部伤害性知觉传入纤维主要源于三叉神经，也有发自面神经、舌咽神经和迷走神经，颈神经也参与其中。与唤醒麻醉技术有关的头部感觉神经包括枕大神经、枕小神经、耳颞神经、眶上神经、滑车上神经和额支。

（2）头皮神经阻滞和局部浸润麻醉的药物选择：常用的局部麻醉药有利多卡因、布比卡因、左旋布比卡因以及罗哌卡因。唤醒麻醉中常用局部麻醉药浓度、剂量与用法见表5-2。

表5-2 常用局部麻醉药浓度、剂量与用法

局部麻醉药	用法	浓度（%）	起效时间（min）	作用时效（min）	一次最大剂量（mg）	产生中枢神经系统症状的阈剂量（mg/kg）
利多卡因	头皮局部浸润	0.25~0.5	1.0	90~120	400	7.0
	头皮神经阻滞	1.0~1.5	10~20	120~240	400	7.0
	硬膜表面贴敷麻醉	2.0~4.0	5~10	60	400	7.0
布比卡因	头皮局部浸润	0.25~0.5		120~240	150	2.0
	头皮神经阻滞	0.25~0.5	15~30	360~720	200	2.0
罗哌卡因	头皮局部浸润	0.25~0.5	1~3	240~400	300	3.5
	头皮神经阻滞	0.5~1.0	2~4	240~400	300	3.5

5. 术中人工气道建立与呼吸管理

（1）人工气道建立：唤醒麻醉过程中依据手术步骤和麻醉深度可采用口咽和鼻咽通气道、带套囊的口咽通气道（COPA）和鼻咽通气道、喉罩通气道和气管内插管作为人工气道。

喉罩通气道适用于唤醒麻醉中建立人工通气道。食管引流型喉罩通气道通过引流管插入胃管吸引胃内的气体和胃液，可有效预防反流及误吸。唤醒麻醉插入喉罩前，应进行口腔和会厌部位充分的表面麻醉（2%~4%利多卡因），丙泊酚（1~2 mg/kg）诱导，抑制咽喉反射。一般不用肌肉松弛药以避免潜在危险。

（2）唤醒麻醉期间呼吸管理：唤醒期间出现通气不足必然导致缺氧与二氧化碳蓄积，前者可通过增加吸入氧浓度来弥补，后者则必须加强通气管理维持足够的通气量。通气量应维持 $P_{ET}CO_2$ 35~

45 mmHg。当麻醉中患者通气不足时,需通过人工通气道进行手法或机械通气。

双水平气道正压通气(BiPAP)本质为压力支持通气(PSV)与自主呼气状态下持续气道内正压通气(CPAP)的结合形式。PSV的特点是自主吸气时,采用设定的吸气正压辅助自主呼吸,以克服气道阻力,并协助呼吸肌在减轻负荷下做功。这种无创通气模式,可用于无气管内插管、无喉罩通气道的术中唤醒麻醉呼吸管理。

6. 清醒镇静麻醉

清醒镇静麻醉方法是早期神经外科唤醒麻醉时常用的麻醉技术之一,在切口局部浸润麻醉和(或)头部神经阻滞的基础上应用镇静/镇痛药物不仅可以减轻患者的恐惧、焦虑及术中疼痛,还能消除对伤害性刺激的记忆,从而提高患者的舒适度和接受程度。常用药物有咪达唑仑、丙泊酚、芬太尼、苏芬太尼。α_2 受体激动药右美托咪啶(DEX)具有剂量依赖性镇静、抗焦虑和止痛作用,且无呼吸抑制,还有止涎作用,可单独应用于唤醒麻醉,也可与阿片类或苯二氮䓬类药物合用。应用右美托咪啶可增加拔管期间患者的适应性,且容易唤醒。对血流动力学不稳定的患者,在快速注射右美托咪啶时应警惕引起心动过缓和低血压等。

采用清醒镇静麻醉方法在开颅和关颅阶段应充分镇痛,且达到足够的镇静深度,Ramsay分级应在4级以上。术中麻醉唤醒期间Ramsay分级应在2~3级。在术中唤醒阶段使用镇静药的同时,经常与患者交流使之适应周围环境、给予充分的镇痛以及改善周围环境都可以起到减轻焦虑的作用。

7. 全凭静脉唤醒麻醉

以丙泊酚和瑞芬太尼靶控输注的全凭静脉麻醉是目前唤醒麻醉的主要应用方法之一。在应用靶控输注静脉麻醉时,要获得满意的麻醉效果,必须熟悉所选择药物的血药浓度—效应的关系,以便在临床上设置靶浓度(表5-3)。

表5-3 常用药物血浆浓度与临床效应之间的关系

药物	诱导麻醉	切皮	自主呼吸	清醒	镇痛或镇静
丙泊酚(μg/mL)	4~6	2~6	—	0.8~1.8	1~3
瑞芬太尼(ng/mL)	4~8	4~6	<1~3	—	1~2
苏芬太尼(ng/mL)	1~3	1~3	<0.2	—	0.02~0.2

丙泊酚血药浓度为1.0~1.5 μg/mL时,患者有良好的镇静效果。全凭静脉麻醉维持期丙泊酚血药浓度达到3.5~5 μg/mL时,脑电双频指数可降到50左右。

瑞芬太尼输注速度与药效直接相关,由于其独特的药代动力学特点,适用于静脉持续输注。由于代谢过于迅速,停药后镇痛作用很快消失,可能造成麻醉唤醒期的患者躁动。应用瑞芬太尼也应采用头部神经阻滞和(或)切口局部麻醉,在瑞芬太尼停药前10分钟应用小剂量的芬太尼(1~2 μg/kg)或曲马多(50~100 mg)。

三、术中唤醒麻醉并发症及其防治

1. 麻醉唤醒期躁动

术前良好的交流和解释工作对于消除患者焦虑和恐惧至关重要。消除不良刺激,包括唤醒期镇痛完善,避免尿潴留等。由于疼痛引起的躁动给予芬太尼0.05 mg或曲马多100 mg效果较好。术中维持平稳,避免术中知晓,避免呼吸抑制、缺氧和二氧化碳潴留等。避免使用拮抗剂。不恰当的制动也是术后躁动的原因,适当安抚患者,放松强制制动有效。

2. 呼吸抑制

术前对唤醒麻醉患者呼吸功能障碍或并发睡眠呼吸暂停综合征患者呼吸代偿能力进行重点评估。麻醉药物抑制了缺氧和高二氧化碳的呼吸驱动。在低氧血症和二氧化碳蓄积发生时辅助和控制呼吸。

3. 高血压与心动过速

唤醒过程保持麻醉唤醒期适宜的镇静水平,避免患者焦虑紧张;保持适宜的镇痛水平,避免麻醉唤醒期疼痛刺激；保持呼吸道通畅，避免镇痛药和全身麻醉药抑制呼吸，必要时采用有效的辅助呼吸。对于麻醉唤醒过程中发生的高血压与心动过速，在加强监测和针对原因处理的同时，给予药物有效地控制血流动力学改变。

4. 癫痫

术中应保持患者安静，避免刺激，保证呼吸道畅通，维持生命功能等。在术中皮层功能区定位脑皮层暴露情况下发生癫痫，可立即局部冲洗冰盐水终止癫痫发作。使用丙泊酚静脉注射也可行，但药物作用时间较短。

5. 颅内压增高

对于颅内占位及病灶周围明显水肿，颅内顺应性降低患者，应积极治疗脑水肿。麻醉中保持呼吸道通畅、通气充分，避免二氧化碳蓄积。麻醉前行腰部蛛网膜下腔穿刺，术中打开颅骨骨瓣后放脑脊液。针对脑水肿主要采用高渗性利尿药和肾上腺皮质激素等。头高位（15~30℃）利于颅内静脉回流，降低颅内压。

6. 低温与寒战

对低温的预防比对并发症的处理更为重要，应根据体温监测及时采取保温和其他相应措施。维持正常体温可使用热温毯，维持适宜的室温，静脉输入液体和术野冲洗液体适当加温。曲马多（50 mg）在终止寒战和降低氧耗中非常有效。

总之，唤醒麻醉技术是保证神经外科手术过程中进行功能监测、准确定位病灶和功能区的必要方法。如何选择适宜的麻醉方法对提高麻醉效果、减少或预防并发症具有极其重要的作用。唤醒麻醉方法与术中管理尚需不断改进，最终保证手术最大限度切除病灶的同时尽可能保护患者脑功能的完整。

第五节 神经介入治疗麻醉

神经介入治疗就是利用血管内导管操作技术，在计算机控制的数字减影血管造影（DSA）的支持下，对累及神经系统血管的异常进行纠正，对所造成的神经功能和器质性损害进行诊断与治疗，从而达到治疗疾病、恢复正常功能的效果。神经介入治疗具有微创、精准度好、成功率高等优点，给很多高龄、多并发症、不能承受开颅手术打击和病变范围过广、手术切除风险过大的重症患者提供了治疗的机会，同时对麻醉医师也提出了更高的要求。

一、神经介入治疗临床特点

1. 神经介入治疗疾病特点

神经系统血管病大致可分为出血性血管病和闭塞性血管病两大类，前者主要包括动脉瘤、动静脉畸形（AVM）、硬脑膜动静脉瘘、海绵状血管瘤等，后者主要包括椎动脉、基底动脉狭窄，大脑中动脉、颈动脉狭窄，急性脑梗死等。此分类决定了神经介入治疗的目的，即对出血性病灶进行封堵、栓塞，而对闭塞性病变做溶栓、疏通或血管成形。

2. 神经介入治疗的并发症

神经介入治疗并发症的发生快而重，其中最严重的为脑梗死和蛛网膜下腔出血（SAH），其他的包括造影剂反应、微粒栓塞、动脉瘤穿孔、颅内出血、局部并发症、心血管并发症等。在紧急情况下首先要辨别并发症是阻塞性还是出血性，它决定不同的治疗措施。麻醉医师此刻首先要保证气道安全，其次是对症处理、提供脑保护。

（1）出血性并发症：出血多见于导管、金属导丝、弹簧圈或注射造影剂所致的动脉瘤破裂或普通血管穿孔。患者可表现为平均动脉压突然增高和心率减慢，提示颅内压升高和造影剂外溢。如果患者清醒，可能会出现意识丧失。处理措施包括：①解除病因，微小的穿孔可予以保守治疗，有时导管本身就可以用于阻塞破孔，或尽快置入更多的电解式可脱微弹簧圈以封闭裂口；②若颅内压持续增加，需要进一步行CT检查，可能需要紧急行脑室穿刺术甚至开颅血肿清除术（动脉瘤夹闭术）；③立即逆转肝素的抗凝作用；④降低收缩压，减少出血；⑤通过过度通气（将 $PaCO_2$ 维持在 30~35 mmHg）、给予甘露醇 0.25~0.5 g/kg 等措施减轻脑水肿、降低颅内压。

（2）阻塞性并发症：血栓栓塞、栓塞材料、血管痉挛、低灌注、动脉剥离或静脉梗阻等均可导致颅内血管阻塞、缺血，其中痉挛性缺血多见，因脑血管具有壁薄、易痉挛的特点。

颅内血管痉挛（CVS）的原因包括术中导管、导丝等介入治疗器械对血管壁的直接物理刺激；造影剂用量过大或浓度过高或存在动脉粥样硬化、高血压、吸烟等促 CVS 的危险因素。CVS 重在预防，术前可常规使用钙通道阻断剂（如尼莫地平），术中应维持正常范围的血压和血容量以及适当的血液稀释。CVS 的处理措施包括：①应用高血压、高容量、血液稀释的 3H 方法治疗，但应警惕肺水肿、心肌缺血、电解质失衡和脑水肿等相关并发症的出现；②动脉内灌注罂粟碱具有较好的解痉效果，但其作用为短暂效应，并可能引起低血压、惊厥、瞬间颅内压增高、瞳孔散大、呼吸暂停等不良反应，应注意；③也有报道动脉内灌注尼莫地平、尼卡地平或酚妥拉明治疗血管痉挛有效。

一旦出现阻塞，应采取以下处理措施：①提升动脉压以增加相关的血流并采取措施保护脑；②造影下可视的血栓可通过金属导丝或局部注射盐水机械碎栓；③通过微导管注射溶栓剂可治疗血栓；④血管成形术是最有效的治疗手段，2 小时内应用效果最佳；⑤肝素抗凝预防和治疗血管栓塞；⑥地塞米松治疗栓塞引起的脑水肿。

（3）造影剂性肾病：造影剂性肾病占医源性肾功能衰竭的第三位，其危险因素包括糖尿病、高剂量造影剂、液体缺乏、同时服用肾损害药物及既往肾脏病史等。已有肾功能不全的患者，应注意：①应用非离子造影剂可减少医源性肾病的发生；②液体治疗（容量的保证）是防止肾脏并发症的关键；③高风险患者建议应用 N-乙酰半胱氨酸、输注等张的重碳酸盐碱化肾小管的液体以减轻对肾小管的损害，血管扩张剂（小剂量多巴胺、酚妥拉明）、茶碱、钙通道阻滞剂、抗氧化剂（维生素 C）等都曾尝试应用，但无确凿证据。

（4）造影剂反应：多数目前应用的非离子等渗造影剂，过敏的发生率大大降低。对于有过敏史的患者，术前应给予激素、抗组胺药预防。

（5）心血管并发症：神经介入治疗过程中，特别是颈内动脉分支处的操作，可直接刺激颈动脉窦，产生减压反射，患者可出现心率减慢、血压显著降低、烦躁、微汗、胸闷等症状。因此，术前应建立可靠的静脉通路，积极扩容，正确使用血管活性药物，改善心脑供血，纠正心律失常；术中应操作熟练，尽量减少牵拉刺激，重要操作时密切观察循环的变化；对于频繁使用球囊扩张的，可给予阿托品；术后监护循环，防止迟发性心血管事件。

二、麻醉前评估与用药

1. 麻醉前评估

麻醉医师术前应详细询问病情，仔细观察患者，综合分析患者、疾病及手术三方面因素，适时地与手术医师沟通，最终制定出最适宜的麻醉方案。

缺血性脑血管病患者及大部分动脉瘤患者既往可能有高血压、冠心病，血管弹性差，术中循环极易波动、难控制，术前应掌握基础血压情况，仔细评估心血管贮备，尽量优化循环状况。患者日常服用的降压药、硝酸酯类药物、抗心律失常药等应持续用至术前。术前应用钙通道阻滞剂以预防脑缺血。

施行这类手术的患者，术前需要进行气道检查，为术中可能出现的紧急情况做准备。对术前存在肾功能不全的，应谨慎用药，避免进一步损害肾功能。认真评估凝血功能有助于围术期凝血及抗凝的管理。应详细询问患者既往过敏史，尤其是否有造影剂反应及鱼精蛋白、碘及贝壳类动物过敏史。术前应明确记录已存在的神经功能不全，以利于术中、术后的神经系统功能评估。

择期手术患者的状况通常较好，而急诊患者状况往往复杂且不稳定，可能存在高血压、心肌缺血、心律失常、电解质紊乱、肺水肿、神经功能损害及相应的气道保护性反射削弱等，更应充分做好术前评估及相应处理，并在适当的监测、管理下转运至手术室以确保生命安全。此外，应特别注意饱胃患者的处理。

2. 麻醉前用药

麻醉前用药无明确的规定，可给予适量抗焦虑药；对于意识改变的患者应尽量避免镇静类药物；既往有过敏史的，可预防性应用激素和抗组胺药；对于 SAH、肥胖和胃食管反流者，应使用 H_2 受体拮抗剂，以降低误吸导致的风险。

三、麻醉管理

1. 术中监测

神经介入治疗中的基本监护与手术室相同。术中应根据患者基础血压、手术步骤及病情需要来控制血压。对于颈动脉狭窄或 SAH 的患者，缺血区脑血管已丧失自身调节功能，术中控制和维持血压、预防和正确治疗低血压极为重要。应将血压控制于术前可耐受水平，发生低血压时，应停止刺激、减浅麻醉、补充液体，仍无效时宜用 α 肾上腺素受体激动药提升血压。在血管阻塞或痉挛患者，应采取控制性高血压。在 AVM 注射栓塞材料前或动脉瘤未被完全阻塞时，应降低血压以减缓供血动脉血流。治疗原发性或反应性高血压以防止再出血或脑水肿。

术中维持轻度呼吸性碱中毒（$PaCO_2$ 30~34 mmHg）利于降低颅内压，还可通过收缩血管，使造影剂流入动脉边缘而提高血管造影质量。高 $PaCO_2$ 在局部脑缺血时可引起脑内窃血，还可增加交感神经活性及心律失常的发生率，并破坏冠心病患者的心肌氧供需平衡，应避免。可在鼻导管的采样口进行 $P_{ET}CO_2$ 监测。脉搏氧饱和度探头夹在患者的趾端以观察是否有股动脉栓塞或远端梗死。

对于预计术中有较大循环波动或术中需要实施控制性降压、控制性高血压的患者应监测直接动脉压。穿刺困难时可从股动脉导管鞘的侧腔进行监测。对于心肺功能很差、术中循环极不平稳、需要药物控制血压等的特殊患者，可监测中心静脉压。

术中的造影剂、冲洗液及利尿剂（如甘露醇、呋塞米）都起到利尿的作用，应监测尿量并严格管理液体。

除术中密切观察患者意识状态、语言功能、运动功能及瞳孔变化外，可依需要监测脑电图、体感诱发电位、运动诱发电位等协助了解神经功能。对 SAH 已行脑室穿刺引流的患者，可监测颅内压。

2. 术中麻醉管理

监护下麻醉和全身麻醉是神经介入治疗中应用较多的麻醉方法，具体选择有赖于患者状况、手术需要及麻醉医师习惯等因素。

（1）监护下麻醉（MAC）：由于介入手术微创、刺激较小，MAC 曾被广泛使用。这种麻醉方法所要达到的目标是：镇静、镇痛、解除不适；保持不动；苏醒迅速。注入造影剂时可能会有脑血管烧灼感及头痛，并且长时间固定体位也会使患者感到不适。MAC 优点在于：①术中可以全面、有效地监测神经功能状态；②对生命体征影响小，尤其适用于伴有严重系统性疾病不能承受全身麻醉打击的患者；③避免了气管插管、拔管带来的循环波动；④使患者处于轻度镇静状态，减少紧张、焦虑，减轻应激反应。MAC 的缺点在于缺乏气道保护，不恰当运用可有误吸、缺氧、高碳酸血症的潜在危险；长时间的手术令患者紧张不适；无法避免突然的体动；一般不适用于小儿及丧失合作能力的患者；会延迟术中紧急情况的处理。在应用 MAC 时应注意：①对术中可能发生脑血管破裂、血栓形成、血管阻塞及心律失常等紧急情况的，应随时做好建立人工气道、循环支持的准备；②术中合理运用口咽或鼻咽通气道，密切观察，防止呼吸抑制或气道梗阻；③术中监测应视同全身麻醉；④股动脉穿刺置管及可解离式弹簧圈解离时都会有一定的头痛、疼痛、发热等不适感；⑤应常规导尿，以防止膀胱充盈，影响镇静效果。

具体采用哪种镇静方法，可以根据术者的经验及麻醉管理目标而定。几乎所有的镇静方式均会导致上呼吸道梗阻。由于给予抗凝治疗在放置鼻咽通气道时可能导致出血不止，故应避免使用。

应用 MAC 时选择短效麻醉药物（如瑞芬太尼、咪达唑仑、丙泊酚）使麻醉深度易于掌控，利于术中神经状况评估。药物可单独或组合应用，单次给予或持续输注均可。咪达唑仑复合阿片类药物、丙泊酚复合阿片类药物等为临床上常用的复合给药方式。应用阿片类药物出现恶心、呕吐时可给予抗呕吐药物。

右美托咪啶是选择性 α_2 受体激动剂，具有抗焦虑、镇静及镇痛的作用，最主要的优点是镇静而不抑制呼吸。但是该药对脑灌注的影响尚不明确，患者易发生苏醒期低血压。大部分介入治疗的患者存在脑侧支循环，并需保证足够的侧支灌注压。因此，任何致血压降低的方法均需慎重选用。

（2）全身麻醉：要求麻醉诱导应力求平稳，气管插管操作轻柔，避免循环波动，术中保证患者制动并控制 ICP、脑灌注压，维持生命体征及液体容量于最适合的状态，术后拔管和复苏尽可能快速、平稳。

全身麻醉具有以下优势：①能保证气道安全并改善氧合，控制通气可加强对 $PaCO_2$ 及颅内压的控制；②全身麻醉状态有利于对患者进行循环控制（包括控制性降压、控制性高血压）和脑保护；③发生严重并发症时，已建立的安全气道能为抢救和及时处理并发症赢得更多主动；④使用肌肉松弛药可确保患者制动，提高了重要步骤的操作安全性；⑤对于手术时间长、术中操作困难、儿童、不能合作及需要控制运动甚至暂时性呼吸停止以提高摄片质量的患者特别适用。全身麻醉因优点众多，越来越受到麻醉医师和神经介入医师的推崇，逐渐占据主导地位。

应注意全身麻醉期间气管插管、拔管引起的循环波动会导致心肌耗氧量增加，打破氧供需平衡；高血压、呛咳、屏气等最终会升高颅内压；循环的波动和随之而来的跨壁压增加会直接导致动脉瘤破裂；外科医师术中不能随时评估神经功能。

全身麻醉下气管内插管虽然利于呼吸管理，但插管、拔管操作可造成强烈的应激反应。用双腔喉罩避免了喉镜对会厌声门感受器、舌根和颈部肌肉深部感受器及气管导管对气管黏膜的机械性刺激，同时明显减少呛咳、应激及心血管反应，减少动脉瘤破裂的风险，加之神经介入手术刺激小，术中可减少麻醉药用量，从而缩短患者苏醒时间，有利于术后早期神经功能评估。应用喉罩时应注意破裂的动脉瘤术中再次破裂的风险较大，喉罩不能防止误吸，应禁用于饱食患者；应谨慎用于慢性阻塞性肺疾病的患者。

麻醉用药原则：应选择起效快、半衰期短、无残余作用、无神经毒性、无兴奋及术后神经症状，不增加颅内压和脑代谢，不影响血脑屏障功能、脑血流量的药物。目前的多数麻醉药，如丙泊酚、地氟烷、七氟烷，均为短效，诱导和恢复迅速，对循环影响较小，术中可快速、平稳地调整麻醉深度。介入手术有创伤小、并发症少、术后恢复快、疼痛轻、疼痛时间短且无须术后镇痛等特点，采用全凭静脉麻醉丙泊酚复合瑞芬太尼为目前首选方案。丙泊酚和瑞芬太尼起效快、半衰期短，术中复合应用可随时调整麻醉深度，可控性强，术后苏醒迅速彻底，无迟发性呼吸抑制。靶控输注的方法可将血浆或效应室的药物浓度维持在恒定水平，具有起效快、药物浓度维持稳定、可控性好的特点，有利于麻醉深度的稳定。

3. 术中管理的特殊要求

（1）控制性高血压：大脑具有高代谢、低储备的特点。慢性缺血患者依靠逐步建立侧支循环改善血流，而急性动脉阻塞或血管痉挛时，增加循环血量的唯一有效方法便是通过提高血压而提高灌注压。但升压前应权衡提高缺血区灌注之利与缺血区发生出血之弊。血压升高的幅度取决于患者全身状况及疾病情况，一般可将血压升至基础血压基线以上 20%~30%，或尝试升至神经系统缺血症状得到解决，应在升压同时严密监测生命体征。全身麻醉时可通过适当减浅麻醉，同时使用升压药的方法提升血压。通常首选去氧肾上腺素，首剂量 1 μg/kg，而后缓慢静脉滴注，并依据血压调节用药量。对于心率较慢或其他条件限制使用去氧肾上腺素的，可选择多巴胺持续输注。提高灌注压与缺血部位出血需要慎重权衡，但是在大多数情况下升压对急性脑缺血是有保护作用的。

（2）控制性降压：术中及时、准确地根据需要调控血压，使颅内血流动力学达到最优化，将有利于手术操作，降低并发症发生率。较大 AVM、动脉瘤栓塞术中或大动脉闭塞性试验时采用控制性降压以增加栓塞的准确性、降低破裂发生率或检测脑血管贮备，为永久性球囊栓塞做准备。控制性降压可用于对颈动脉闭塞的患者行脑血管容量测试以及闭合动静脉畸形的滋养动脉前减慢血流速度。选择合适的降压药可以安全快速地达到理想血压水平并能够维持患者的生理状态。可根据医师的经验、患者的情况进行选择用药。

在采用控制性降压时应注意以下事项。①降压的幅度不宜过大，速度不宜过快。平均动脉压低于 50 mmHg，脑血管对 $PaCO_2$ 的反应性消失，而平均动脉压降低大于 40% 时，脑血管的自身调节作用消失。对于术前合并动脉硬化、心脑血管疾病的患者，降压幅度应比对基础血压并考虑患者的承受能力。②降压效果应恰出现在栓塞材料脱离时。③清醒患者的降压过程会比较困难，血压的突然下降会让患者感觉不适、恶心、呕吐、难以忍受，以致被迫中断手术。因此，降压过程应更缓慢，并在实施降压前确保充分氧合，预防性给予抗恶心、呕吐药。清醒患者高度的紧张和焦虑会增高体内儿茶酚胺含量，加之无全身麻醉药额外的降压作用，需要加大降压药的剂量。

用于控制性降压的药物应能快速、安全地将血压降至适合的预定目标且药效能快速消失，药物的选择取决于麻醉方式、患者全身状况及血压所需要降低的程度，常用药物包括硝酸甘油、艾司洛尔、拉贝洛尔。

（3）术中并发症：麻醉医师在术前应综合考虑各方面因素并做好术中急救准备。发生紧急情况时，麻醉医师的首要任务是维持气体交换，即保持气道通畅，同时应判断是否出现出血或栓塞等并发症；其次应与外科医师及时沟通、商讨措施，并协作处理，必要时及时寻求上级医师帮助。

如并发症出现于手术刚结束时，可能需要进一步做 CT、MRI 等检查。基于对检查的需要和患者并发症的考虑，无论是全身麻醉还是监护下麻醉，应继续维持麻醉，同时应全面考虑手术室外麻醉所强调的各项内容。

出现血管栓塞时，不论是否直接溶栓均需要通过升压来增加末梢灌注。出血时，应立即停用肝素，并用鱼精蛋白进行拮抗。每 1 mg 鱼精蛋白用来拮抗 100 U 的肝素。通过测定 ACT 来调整用量。在应用鱼精蛋白时的主要并发症有低血压、过敏反应和肺动脉高压。若应用新型的长效直接凝血酶抑制剂如比伐卢定时，需要新的拮抗方法。

清醒患者在致命性大出血前往往会诉头痛、恶心、呕吐及动脉穿破部位的血管疼痛。颅内出血常不会导致意识的迅速消失。麻醉状态下或昏迷的患者，若突然出现心动过缓、血压升高（Cushing 反应）或术者发现造影剂外渗则说明有出血。血管造影术可以发现大部分的血管破裂。手术医师可以填塞破裂的动脉并停止手术，并应紧急行脑室引流。

四、术后管理

手术结束后应尽快复苏，尽早拔管，应避免复苏过程中的任何应激、躁动、呛咳和恶心。术后患者应送入监护室以监测血压及神经功能。术中及术后均应控制血压。出现并发症后首先应进行 CT 等影像学检查，在运送及进行影像学检查时均应进行监护。

血压的监控仍很重要，对于颅内高血流病变实施栓塞治疗的，术后 24 小时应将平均动脉压维持在低于术前基础值 15%~20% 的水平，以防止脑水肿、出血或过度灌注综合征；而对有阻塞或血管痉挛性并发症的患者则建议将平均动脉压维持在高于正常值 20%~30% 的水平以维持脑灌注压。对长期低血压或缺血的血管再灌注时，往往会引起颅内出血或脑水肿。血管成形术及颈动脉内膜切除术颅内出血或脑水肿的发生率约为 5%，AVM 或硬脑膜动静脉瘘栓塞术的发生率较低。虽然机制未明，但与脑内高灌注及术后血压不易控制有关。

由于术中应用的高渗性造影剂有大量利尿的作用，术后维持液体容量很重要。需要仔细观察穿刺点，及时发现血肿。术后的恶心、呕吐发生率高可能与术中应用造影剂和麻醉剂有关，可以给予氟哌利多、恩丹西酮等处理。

第六节　术中磁共振检查的麻醉

术中开放式磁共振影像学检查是神经外科近十几年来重要的发展领域，应用这种技术可最大限度地精确定位病变、明确病变边界及选择最佳或最安全的手术入路，为神经外科医师治疗肿瘤、血管畸形和其他一些脑内病变提供最佳的实时信息。总体来说，磁共振检查可以在清醒、镇静和麻醉三种状态下进行。磁共振成像（MRI）检查对环境要求苛刻，需要限制患者体位减少运动伪迹，而且要避免低温和低湿度，另外MRI在检查过程中往往需要患者变换体位或者变换设备线圈位置。MRI检查的麻醉从其临床特点、患者安全以及围麻醉期管理要求更高。本节重点讨论MRI检查的麻醉，其麻醉管理一般原则适用于所有影像学检查麻醉管理。

MRI复合手术间是由介入放射、MRI设备及手术室组合而成的复合体，属多学科相互交融的边缘学科。MRI检查需要各科室的医师及技术人员共同配合完成。术前评估患者的基本情况，选择合适的患者，体内存在磁性植入物的患者不适宜接受MRI检查。麻醉前评估中重点注意一些危险因素，例如困难气道、困难插管、建立静脉通路困难，以及循环、呼吸衰竭或者恶性高热等严重麻醉并发症的病史。

麻醉管理要考虑磁共振扫描对患者和外科手术造成影响的特殊性。由于MRI扫描仪对温度有要求，在MRI手术间可能会导致体温的下降，应该注意患者的保暖。另外由于和普通检查不同，术中MRI扫描时间可能会延长，同时患者处于无意识状态，可能会出现体温过高的现象，因此必须监测体温，防止热损伤。

麻醉诱导可以在MRI手术间旁边的麻醉准备间进行，这样可以减少患者焦虑，同时可以使用一些非强磁场耐受的设备例如纤支镜，降低麻醉诱导的难度。如果在MRI手术间进行麻醉诱导时，所有麻醉设备必须是非磁性的。

麻醉医师在手术和扫描的过程中不能靠近患者，只能在操作室观察，需要加强观察并需要辅助一些特殊设备。由于噪声的存在，无法听清楚脉搏的声音及报警声，应该在操作间使用专业的声音收集装置帮助麻醉医师实时了解患者的情况，同时还应该设置可视报警装置。

根据手术、患者、医师偏好、手术医师的水平等具体情况选择麻醉方法。一般分为清醒镇静麻醉和全身麻醉。清醒镇静麻醉的特点与清醒开颅手术的特点相同，但是观察患者的视野和靠近患者的途径受到限制，与患者沟通比较困难。另外，因为空间狭窄和噪声太大，可能会导致镇静效果不佳，患者紧张焦虑的程度较在普通手术间为重。全身麻醉的原则和注意事项与普通的神经外科手术全身麻醉相同。在MRI设备旁边工作限制了许多监测设备和方法的使用，增加了麻醉难度，同时如果出现意外情况限制了抢救设备的使用。药物和麻醉技术应该根据手术和患者的具体情况进行选择。

第六章

心脏手术麻醉技术

第一节 缺血性心脏病手术麻醉

缺血性心脏病指心肌相对或绝对缺血而引起的心脏病，其中约90%因冠状动脉粥样硬化引起，约10%为其他原因如冠状动脉痉挛、冠状动静脉瘘、冠状动脉瘤、冠状动脉炎等引起。因冠状动脉粥样硬化及冠状动脉痉挛引起的缺血性心脏病，简称"冠心病"。我国40岁以上人群中的患病率为5%～10%。缺血性心脏病的临床表现类型包括心绞痛、心肌梗死、心源性猝死及充血性心力衰竭。

一、心脏代谢的特点

心脏耗氧量居全身各脏器之首，静息时可达 7～9 mL/（100 g·min），因此在正常情况下，心肌从冠状动脉血流中的氧摄取量高达65%～75%，心肌氧储备量很低。当心肌氧耗量增加时，必须通过扩大冠状动脉管腔，增加冠状动脉血流量才能满足耗氧量增加的需求。

冠状动脉的血流量主要依赖于3个因素：冠状动脉管腔的大小、冠状动脉灌注压（体循环舒张压）的高低以及舒张期的时限。正常的冠状动脉具有一定的自主调节功能，当冠状动脉灌注压为60～180 mmHg时，冠状动脉能够通过自主调节管腔的大小来维持正常的冠状动脉血流量。然而当冠状动脉灌注压低于60 mmHg时，冠状动脉的管腔达到最大的舒张状态依然无法满足心肌的氧耗量，患者会出现心肌缺血的表现。对于冠心病的患者，由于冠状动脉动脉粥样硬化斑块形成、管腔狭窄，冠状动脉失去了自主代偿的功能，冠状动脉狭窄50%～70%为中度狭窄，患者在运动状态下可能出现心肌供血不足的表现，而冠状动脉狭窄70%以上为重度狭窄，患者在静息状态下即可能出现心肌供血不足的表现。冠状动脉循环的另一特点是心脏收缩期由于心肌毛细血管受挤压，冠状动脉循环血流量反而减少，因此冠状动脉的灌注主要发生在心脏舒张期。当心率增快，心脏舒张期缩短时可能发生冠状动脉灌注不足和心肌缺血。

影响冠状动脉氧供的因素包括：冠状动脉狭窄的程度，冠状动脉痉挛，斑块破裂血栓形成，心动过速导致心脏舒张期缩短，低氧血症导致冠状动脉含氧量下降，体循环舒张压降低导致冠状动脉灌注压不足，心肌肥厚导致心肌内毛细血管和心肌细胞的比例降低等。增加心肌耗氧的因素有：①心率加快；②心肌收缩力增强；③心室壁收缩期或舒张期张力增加。

二、术前评估

对于拟行冠状动脉搭桥手术的患者，除了术前常规脏器功能评估外，还需要通过详细的询问病史、细致的体格检查及实验室检查对患者的心脏情况进行充分评估。

1. 评估冠状动脉粥样硬化的严重程度

特别要注意患者是否存在严重的左冠状动脉动脉主干病变或等位病变，是否存在左冠状动脉前降支近端或三支病变等高危因素。

2. 临床心功能评估

血管造影术或超声心动图等检查可用来评估左心室的收缩功能。临床心功能评估可按照纽约心脏病协会的心功能分级：Ⅰ级（体力活动不受限，一般活动无症状）；Ⅱ级（一般活动引起疲劳、心悸、呼吸困难或心绞痛，休息时感觉舒适）；Ⅲ级（轻度活动即感心悸、呼吸困难、心绞痛，休息后缓解）；Ⅳ级（休息时也有症状或心绞痛）。成人正常左心室射血分数（LVEF）为 $60\% \pm 7\%$。一般认为 LVEF<50%即为心功能下降。心肌梗死患者若无心力衰竭，LVEF多在40%~50%；如果出现症状，LVEF多在25%~40%；如果在休息时也有症状，LVEF可能<25%。LVEF可通过左心室导管心室造影获得，也可通过超声心动图、核素心脏显像获得。LVEF正常或大于50%时，患者术后发生低心排综合征的危险度低，而LVEF为25%~50%的患者具有中等危险度，LVEF低于25%的患者具有高危险度。

3. 评估患者是否存在急性冠状动脉综合征

综合征引起的明显的充血性心力衰竭、严重心律失常以及瓣膜疾病等严重影响围术期生存率，存在上述病变的患者，围术期发生心梗、恶性心律失常、心源性休克等风险很高。

影响手术效果的危险因素如下：①年龄大于75岁；②女性，冠状动脉细小，吻合困难，影响通畅率；③肥胖；④LVEF<40%；⑤左冠状动脉主干狭窄>90%；⑥术前为不稳定性心绞痛，心力衰竭；⑦并发瓣膜病、颈动脉病、高血压、糖尿病、肾及肺疾病；⑧心肌梗死后7天内手术；⑨PTCA后急症手术；⑩再次搭桥手术，或同期施行其他手术。

三、术前准备

（1）冠心病二级预防用药包括降压药、降脂药、控制心率的β受体阻滞剂均口服至手术当日晨，小口水送服；抗血小板药物是否停药及是否使用抗凝治疗需根据患者冠状动脉病变的严重情况和外科医生的要求进行个体化决策；对于因病情不稳定继续服用阿司匹林、氯吡格雷等抗血小板药物的患者，术前需备血小板以防因血小板功能不全导致术中止血困难。

（2）对于冠心病患者，特别是存在急性冠状动脉综合征的患者，术前应采取各种措施来缓解患者紧张焦虑的情绪，包括精神安慰和镇静镇痛药物的使用；但对于并发心力衰竭或肺部疾病的患者，术前使用镇痛镇静药物时需注意药物的用量，并加强监测。

（3）对于存在心力衰竭的患者，术前应采取强心利尿等治疗纠正心力衰竭症状。

（4）术前准备过程包括监测并纠正电解质紊乱等情况，尤其需避免低钾血症和低镁血症。

（5）营养状况较差的患者需加强营养支持治疗，纠正低蛋白血症和贫血。

（6）对于高血压和糖尿病患者需调整降压药和降糖药的用量，使术前血压、血糖控制平稳。

同时麻醉医生应特别关注心电图或病史中的异常心律，例如房颤或其他室上性心动过速（可能导致血流动力学不稳定或增加栓塞性神经并发症的发生）、左束支传导阻滞、PR间期延长（可能发展为更进一步的心脏传导阻滞）及完全性心脏阻滞（可能已经安置起搏器）。应充分了解目前的抗心律失常治疗方法，麻醉前准备好相应的抗心律失常药物。

四、麻醉要点

1. 麻醉监测

标准的常规监测包括：有创动脉血压监测（通常采用桡动脉）、中心静脉压监测、五导联心电图监测、脉搏血氧饱和度监测、鼻温和肛温监测、术中动脉血气分析、ACT监测等。麻醉深度监测包括脑电双频指数和麻醉/脑电意识监测。对于存在肺动脉高压或右心室功能不全的患者可采用肺动脉导管监测，有条件的机构还可采用经食管超声心动图（TEE）和经外周静脉穿刺中心静脉置管等检查来监测术中的血流动力学指标，指导术中补液及血管活性药物的使用。同时TEE还能够早期发现心肌缺血的部位和范围，指导外科手术方案，评估心脏瓣膜功能。复杂的神经系统功能监测包括术中脑电图监测、多普勒脑血流图及脑氧监测等，但这些监测手段的使用与神经系统功能改善并无直接相关性。

2. 麻醉方法及药物的选择

患者进入手术间后先建立心电图、脉搏氧饱和度、无创袖带血压监测，镇静吸氧，开放 1~2 条 14 G 的外周静脉通道，并在局部麻醉下建立桡动脉有创监测。对于存在左冠状动脉主干严重病变或心功能不全的患者，需在麻醉诱导前放置主动脉球囊反搏装置。

目前仍没有确切证据证实某一种麻醉药物明显优于其他药物。所以无论采用七氟醚、异氟醚还是以丙泊酚为基础的静脉麻醉，只要血流动力学控制平稳都能够取得满意的麻醉效果。传统的心血管手术主要依赖于大剂量阿片类药物的使用，但大剂量长效阿片类药物的使用使患者术后麻醉苏醒缓慢、拔管延迟、术后并发症和医疗费用明显增加。目前的临床实践已经证实，使用中小剂量阿片类药物能够达到和大剂量阿片类药物相同的血流动力学效果。

3. 术中注意事项

手术开始后外科医生先取大隐静脉，此过程手术疼痛刺激较小，因此麻醉深度不宜过深，否则容易导致严重的心动过缓和低血压。如果同时取乳内动脉，劈胸骨的疼痛刺激较强烈，需达到足够的镇痛和麻醉深度，以避免心动过速和高血压导致心肌缺血。外科医生取乳内动脉时应将手术床升高并稍向左侧倾斜以便于操作；同时采用小潮气量、高通气频率的方式以减少胸膜膨胀对术野的干扰。

4. 体外循环

体外循环前需要对患者进行肝素化，肝素的剂量通常为 3 mg/kg，ACT 需大于 480 秒。同时要追加镇痛药和肌松药，以弥补体外循环后药物分布容积增大及体外循环机器黏附造成的药物浓度降低。在主动脉插管前，采用 TEE 评估升主动脉或主动脉弓部有无钙化或游离粥样斑块，并确定它们的具体位置以指导插管的位置。主动脉插管时需适当降低血压，收缩压小于 110 mmHg，对于动脉粥样硬化严重的患者收缩压甚至要降得更低。在动静脉插管期间，由于容量丢失、心脏受压等因素，患者极易发生严重低血压、恶性心律失常等并发症，麻醉医生应密切关注患者的血流动力学情况，随时提醒外科医生。体外循环开始后停止机械通气，采用静态膨肺的方法减少术后肺不张的发生率；定期检查颈静脉的压力，查看患者的颜面部有无水肿，及时发现由于颈静脉梗阻导致的颜面静脉回流障碍；体外循环期间可以采用单次推注苯二氮䓬类药物或持续泵注丙泊酚，定期追加阿片类药物和肌松药来维持麻醉深度。体外循环期间由于药物分布容积扩大、体外循环机器管壁对药物的黏附作用、机体温度降低导致药物代谢减慢等各种因素的影响，麻醉药物的药代动力学无法按照常规方法进行计算，因此术中加强麻醉深度监测对于避免麻醉过浅和术中知晓极为重要。

5. 心脏复跳前的准备

复查动脉血气分析，确保酸碱平衡及电解质在正常范围内，血细胞比容大于 20%；肛温恢复至 35 ℃ 以上；压力换能器重新调零；各种监护仪工作正常；准备好可能用到的各种血管活性药物，例如硝酸甘油、肾上腺素、去甲肾上腺素、胺碘酮等。

6. 体外循环停机前注意事项

包括复温完全，肛温大于 36 ℃；电解质在正常范围内，血红蛋白在 9 g/dL 以上；TEE 检查示心腔内没有大量的气泡；容量基本正常，在使用或者未使用血管活性药物的情况下，心肌收缩力基本良好；无论是起搏心律还是自主心律，要求没有恶性心律失常；血流动力学基本平稳的情况下可以考虑脱离体外循环。体外循环停机后，给予鱼精蛋白拮抗体内的残余肝素。鱼精蛋白和肝素之比为 0.8∶1~1.0∶1，之后根据 ACT 的情况决定是否追加鱼精蛋白。

7. 体外循环后麻醉管理

需要避免容量过负荷，避免左心室室壁张力过高导致心肌氧耗量增加；维持冠状动脉灌注压，对于术前存在心功能不全的患者，可能需使用正性肌力药物及缩血管药物来维持血压，部分患者甚至需要主动脉内球囊反搏来维持冠状动脉灌注压；避免过度通气、麻醉过浅等因素导致的冠状动脉痉挛，尤其是对于搭动脉桥的患者需泵注硝酸甘油或钙通道拮抗剂类药物以防冠状动脉痉挛；输注机血时需适当补充鱼精蛋白，但要避免鱼精蛋白过量导致桥血管血栓形成。

8. 冠状动脉搭桥手术中外科和技术性缺血并发症

（1）移植物近端或远端吻合不佳。

（2）失误导致冠状动脉后壁切口而形成冠状动脉夹层。

（3）冠状动脉缝闭。

（4）静脉移植物长度不够使血管在心脏充盈时受到牵拉。

（5）静脉移植物过长导致静脉扭结。

（6）静脉移植物血栓形成。

缺血的其他原因包括：①冠状动脉气体栓塞或粥样斑块碎片栓塞；②冠状动脉痉挛；③肺过度充气导致的静脉移植物牵拉或乳内动脉血流阻塞。心脏停搏液的残留、室壁瘤或心包炎可能导致在没有真正缺血的情况下出现 ST 段抬高。

9. 心肌缺血监测

心电图仍然是监测心肌缺血的标准方法。心脏手术患者使用的监护仪应能够同时查看两个导联的心电图，通常是 II 导联和 V_5 导联，能同时自动分析 ST 段者更优。但对于心肌缺血的监测，心电图改变的敏感性低于 TEE 监测到的局部室壁运动异常。因此，在血管重建手术中可以采用 TEE 来动态观察心腔半径的缩短和心室壁厚度的增加，用以评价局部心肌是否存在缺血的情况。与其他方法相比，TEE 通常可以提供更好的信息，这对脱离体外循环后患者的评估具有十分重要的价值。

五、术后注意事项

1. 保证氧供

（1）维持血压和心脏收缩功能，必要时辅以小剂量血管活性药物。同时保证足够的血容量，使 CVP 维持在满意的水平。应用小剂量硝酸甘油，防止冠状动脉痉挛，扩张外周血管。

（2）维持血红蛋白浓度，桥血管通畅的患者维持 8 g/dL 即可满足心肌氧摄取率、混合静脉血氧张力及冠状窦氧张力。但对于心功能不全、年龄 >65 岁或术后出现并发症导致机体氧耗量增加，血红蛋白浓度应维持 10 g/dL 或更高。

（3）维持血气及酸碱度正常，充分给氧。积极治疗酸中毒、糖尿病及呼吸功能不全。

2. 减少氧耗

（1）保持麻醉苏醒期平稳，避免术后过早减浅麻醉，应用镇静、镇痛药以平稳过渡到苏醒期。

（2）预防高血压和心动过速，必要时使用 α 受体阻滞剂（压宁定）、β 受体阻滞剂（美托洛尔）、钙通道拮抗剂等药物。如果仍出现血压升高，试用小剂量硝普钠，但应注意术后患者对硝普钠较敏感，需慎重掌握剂量。控制心率，避免心动过速导致心肌缺血。

3. 早期发现心肌梗死

冠状动脉搭桥患者围术期心肌缺血的发生率为 36.9%～55%，其中 6.3%～6.9% 发生心肌梗死。临床上小范围的心肌梗死往往不易被发现；大范围心肌梗死则可引起低心排综合征或恶性心律失常，其中并发心源性休克者为 15%～20%，病死率高达 80%～90%；并发心力衰竭者为 20%～40%。早期发现心肌梗死具有重要性，其诊断依据有：①主诉心绞痛，不明原因的心率增快和血压下降；②心电图出现 ST 段及 T 波改变，或心肌梗死表现；③心肌肌钙蛋白（cTnI）、CK-MB、肌红蛋白（Myo）有重要的诊断价值。

4. 防治心律失常

心律失常可加重血流动力学紊乱，使心肌氧耗量增加，氧供减少，易导致心肌及体循环灌注不足，因此术后及时纠正心律失常对于维持患者血流动力学平稳、减少术后并发症极为重要。当患者发生心律失常时，首先要去除心律失常的诱发因素，例如电解质紊乱、酸碱失衡、缺氧、二氧化碳蓄积、疼痛刺激、情绪紧张等。去除诱因后若心律失常仍持续存在，则根据患者心律失常的类型选用合适的抗心律失常药物。搭桥手术后器质性的心律失常通常为室性心律失常，可以选用胺碘酮治疗，先给予负荷剂量 150 mg 在 10 分钟内缓慢注射，然后以 1 mg/min 速度持续输注 6 小时，再以 0.5 mg/min 的速度输注

18小时进行维持。

5. 术后镇痛

心脏手术后伤口疼痛不仅会增加患者的痛苦,还有可能引起机体一系列的病理生理改变。例如:①患者取强迫体位,不敢呼吸,肺通气量下降,导致低氧血症和CO_2蓄积;②患者不能有效咳嗽排痰,易诱发肺不张和肺炎;③患者焦虑、烦躁、睡眠不佳,可使体内儿茶酚胺、醛固酮、皮质醇、肾素—血管紧张素系统分泌增多,从而导致高血压、心动过速、心肌耗氧量增加,引起心肌缺血;④引起交感神经兴奋,使胃肠道功能受到抑制,引发腹胀、恶心、尿潴留等。综上所述,对于冠状动脉搭桥手术后的患者施行有效的镇痛具有极为重要的意义。

第二节 心脏瓣膜病手术麻醉

心脏瓣膜病是指由于炎症性、先天性、老年退行性、缺血性坏死或创伤等原因引起瓣膜的结构(如瓣叶、瓣环、腱索或乳头肌)或功能异常,从而导致瓣口狭窄和(或)关闭不全。心室或动脉根部严重扩张也可引起相应瓣膜的相对性关闭不全。

目前我国的心脏瓣膜疾病中以风湿性瓣膜病最为常见。在20~40岁的心脏瓣膜病患者中,约70%的患者为风湿性心脏病。成人风湿性心脏病中,1/3~1/2病例可无明显风湿病史。风湿性瓣膜病以累及左心瓣膜为多见,其中单独二尖瓣病变约占70%,二尖瓣并发主动脉瓣病变约占25%,单独主动脉瓣病变占2%~3%。

风湿性心脏病的发病率在逐年下降,而随着诊疗技术及外科技术的提高,感染性心内膜炎、白塞病、梅毒以及马方综合征等原因导致的瓣膜病变比例逐年增加。因此心脏瓣膜置换术仍然是心脏手术十分重要的一个部分。熟练掌握心脏瓣膜疾病的特点及其麻醉处理原则是心血管麻醉医生的基本技能之一。

一、瓣膜病分类

1. 二尖瓣狭窄

正常二尖瓣瓣口面积为4~6 cm^2,瓣口长径为3~3.5 cm。二尖瓣狭窄几乎都是继发于风湿性心脏病。风湿性瓣膜病的病变进展过程较长,患者通常在风湿热后10~20年甚至更长时间才出现症状。自然病程是一个缓慢的进行性衰退的过程,首先是劳力性呼吸困难,然后发展为静息性呼吸困难,夜间阵发性呼吸困难,同时可伴有疲劳、心悸、咯血,以及扩大的心房和增粗的肺动脉压迫喉返神经引起声嘶等。随着二尖瓣狭窄病程的延长,左心房逐渐瘀血扩大,左心房壁纤维化及心房肌束排列紊乱,导致传导异常,可并发心房纤颤。心房颤动使左心室充盈进一步受限,患者的症状进一步加重;同时增大的心房内形成湍流,易导致血栓形成。血栓脱落可导致体循环栓塞的症状。

随着风湿性瓣膜病病程的进展,二尖瓣狭窄的严重程度可根据瓣口面积的大小分为轻度、中度和重度。①轻度二尖瓣狭窄:瓣口面积达到1.5~2.5 cm^2,此时中度运动可引起呼吸困难,患者处于无症状的生理代偿期。②中度二尖瓣狭窄:瓣口面积达到1.0~1.5 cm^2,轻中度的活动即可引起呼吸困难等症状。此时,由左心房收缩引起的心室充盈量占左心室总充盈量的30%,因此心房颤动或其他原因(如甲亢、妊娠、贫血或发热等)引起的高心排血量状态均可引起严重的充血性心力衰竭。同时左心房压力逐渐升高,肺循环瘀血,肺动脉收缩、肺动脉内膜增生、肺动脉中层肥厚,最终造成慢性肺动脉高压,右心功能不全。③重度二尖瓣狭窄:瓣口面积<1.0 cm^2,患者在静息状态下即可出现呼吸困难等症状。此时患者左心房压力明显升高,休息状态下出现充血性心力衰竭的表现,同时心排血量明显降低,可出现心源性休克。慢性肺动脉高压使右心室扩大,室间隔受压左移使左心室容积进一步减小;右心扩大可致三尖瓣相对关闭不全,出现三尖瓣反流,右心负荷进一步加重,进而出现右心功能不全,引起体循环瘀血症状。

2. 二尖瓣关闭不全

二尖瓣关闭不全根据病程的长短可分为急性二尖瓣关闭不全和慢性二尖瓣关闭不全。①急性二尖瓣关闭不全的常见病因包括心肌缺血导致的乳头肌功能不全或腱索断裂，感染性心内膜炎导致的瓣膜损伤等。急性二尖瓣关闭不全患者由于病程进展较快，短时间内左心房压力明显升高可致肺瘀血、水肿；左心室容量超负荷使左心室舒张末压增高，代偿性交感兴奋使心率增快，外周阻力增加，这两者可增加心肌的氧耗量，加重心肌缺血。②慢性二尖瓣关闭不全的常见病因是风湿性心脏病，但风湿性二尖瓣关闭不全很少单独发生，通常并发有二尖瓣狭窄。风湿性二尖瓣关闭不全的发病也是一个缓慢而无症状的过程。患者在患病后的 20~40 年内可以很好地耐受，而没有临床不适主诉。但患者一旦出现明显的疲劳、呼吸困难或端坐呼吸等症状，则预示着疾病已进入晚期，未经诊治的患者可在 5 年内死亡。慢性二尖瓣关闭不全根据反流的程度和患者的症状又可分为轻度、中度和重度。a. 轻度二尖瓣关闭不全为无症状的生理性代偿状态。在这个阶段，随着病程的进展，左心室发生偏心性肥厚，左心室腔逐渐扩大。尽管左心室舒张末容积显著增加，但由于左心室扩大，左心室舒张末压基本维持在正常水平。左心室总每搏量的增加补偿了反流每搏量，因此前向每搏量也基本保持在正常水平。另外左心房体积增大，左心房内压接近正常水平，肺动脉压力也基本在正常范围内。但多数患者最终会出现心房颤动。b. 中度二尖瓣关闭不全为有症状的损害。持续增大的左心系统使二尖瓣瓣环进一步扩张而致反流量继续增大。此时左心室扩大和肥厚已无法代偿反流量导致的前向心排血量减少，患者可出现疲劳、全身虚弱等心力衰竭症状。一旦反流分数超过 60%，患者将发生充血性心力衰竭。二尖瓣关闭不全患者 LVEF 通常较高，如果此类患者的 LVEF 值小于等于 50%，则提示患者存在明显的左心室收缩功能不全。c. 重度二尖瓣关闭不全为终末衰竭期。重度的二尖瓣反流可使左心房压明显升高，引起肺动脉高压，最终导致右心衰竭；持续而严重的前向心排血量损害可致心源性休克；左心室长期扩大、劳损致收缩功能不全，心肌纤维化，可引发心律失常，加重心源性休克。左心室功能持续恶化的患者，即使瓣膜手术后左心室功能也很难恢复。

3. 主动脉瓣狭窄

正常主动脉瓣口面积 3~4 cm^2。主动脉瓣狭窄的常见原因包括风湿性心脏病、先天二瓣畸形或老年退行性变等。风湿性主动脉狭窄患者通常伴有关闭不全，患者可出现心绞痛、晕厥、充血性心力衰竭、猝死等临床表现。主动脉瓣狭窄根据瓣口面积和患者的症状也可分为轻度、中度和重度。①轻度为无症状的生理代偿期。患者的左心室收缩压增加，可高达 300 mmHg，从而使主动脉收缩压和每搏量保持相对正常。但由于左心室射血阻力增加，左心室后负荷加大，舒张期充盈量增加，心肌纤维伸展、肥大、增粗呈向心性肥厚。此期，左心室舒张末压增高提示左心室舒张功能下降，顺应性降低。②中度为有症状的损害。当瓣口面积达到 0.7~0.9 cm^2 时，可出现心脏扩大和心室肥厚，左心室舒张末容积和压力升高。但心室肥厚的同时，心肌毛细血管数量并不相应增加。左心室壁内小血管受到高室压及肥厚心肌纤维的挤压，血流量减少；左心室收缩压增高而舒张压降低，可影响冠状动脉供血，因此主动脉瓣狭窄患者心肌氧耗量增加的同时，心肌的氧供却明显降低，严重患者可出现缺血性心肌损伤，进而导致左心室收缩功能受损，左心室射血分数下降。主动脉瓣狭窄患者左心室舒张末压明显升高，因此左心房收缩可提供高达 40% 的心室充盈量，患者出现心房颤动时可致左心室充盈不足，导致病情急剧恶化。③重度主动脉瓣狭窄为终末衰竭期。此时主动脉瓣指数降至 0.5 cm^2/m^2，左心室射血分数进一步降低，左心室舒张末压进一步升高。当患者的左心房压超过 25~30 mmHg 时，患者可出现肺水肿、充血性心力衰竭等症状，且患者通常会出现猝死。

4. 主动脉瓣关闭不全

主动脉瓣或主动脉根部病变均可引起主动脉瓣关闭不全。①急性主动脉瓣关闭不全可因感染性心内膜炎、主动脉根部夹层动脉瘤或外伤引起。突发的主动脉瓣关闭不全使左心室容量负荷急剧增大，左心室舒张末压升高；同时心室前向心排血量减少，交感张力代偿性升高，产生心动过速和心肌收缩力增强，心肌氧耗量增加；患者舒张压降低，室壁张力增加，心肌氧供减少。因此，重症患者或并发基础冠状动脉病变的患者可能出现心肌缺血性损伤。前向心排血量减少致心功能不全，液体潴留导致前负荷进一步增加，这种恶性循环可致左心室功能急剧恶化，需紧急手术治疗。②慢性主动脉瓣关闭不全60%~80%由风湿病引起，风湿病可使瓣叶因炎症和肉芽形成而增厚、硬化、挛缩、变形；主动脉瓣叶关闭线上有细小疣状赘生物，瓣膜基底部粘连，因此此类主动脉瓣关闭不全患者通常并发主动脉瓣狭窄。其他病因有先天性主动脉瓣脱垂、主动脉根部病变扩张、梅毒、马方综合征、非特异性主动脉炎以及升主动脉粥样硬化等。慢性主动脉瓣关闭不全根据病情严重程度可分为轻度、中度和重度。a. 轻度为无症状的生理性代偿期。主动脉瓣反流可致左心室舒张和收缩容量负荷增加，容量负荷的增加伴随着左心室壁增厚和室腔扩大，但左心室舒张末压维持相对正常。反流分数小于每搏量40%的患者基本没有临床症状。b. 中度为有症状的损害。当主动脉瓣反流量超过每搏量的60%时，可出现持续的左心室扩大和肥厚，最终导致不可逆的左心室心肌组织损害。当患者出现左心室心肌组织不可逆损伤时可表现为左心室舒张末压升高。左心室舒张末压超过20 mmHg时表明左心室功能不全。随后出现肺动脉压增高并伴有呼吸困难和充血性心力衰竭。c. 重度为终末衰竭期。随着病情的加重，左心室功能不全持续发展，最终变为不可逆。此期患者症状发展迅速，外科治疗效果差。由于严重的主动脉瓣反流，舒张压明显减低，引起舒张期冠状动脉灌注不足，患者可发生心绞痛。

5. 三尖瓣狭窄

三尖瓣狭窄多因风湿热所致，且多数与二尖瓣或主动脉瓣病变并存。表现为瓣叶边沿融合、腱索融合或缩短，其他还有先天性三尖瓣闭锁或下移 Ebstein 畸形。三尖瓣狭窄的病理生理特点如下。①瓣口狭窄致右心房瘀血、右心房扩大和房压增高。病变早期由于静脉系统容量大、阻力低，缓冲量大，右心房压在一段时间内无明显上升；但随着病情的加重，静脉压明显上升，可出现颈静脉怒张，肝肿大，甚至出现肝硬化、腹腔积液和水肿等体循环瘀血的症状。②由于右心室舒张期充盈量减少，肺循环血量及左心充盈量下降，可致心排血量下降而使体循环供血不足。③由于右心室搏出量减少，即使并存严重的二尖瓣狭窄，也不致发生肺水肿。

6. 三尖瓣关闭不全

三尖瓣关闭不全多数属于功能性改变，常继发于左心病变和肺动脉高压引起的右心室肥大和三尖瓣环扩大，由于乳头肌、腱索与瓣叶之间的距离拉大而造成关闭不全；因风湿热引起者较少见。

7. 联合瓣膜病

侵犯两个或更多瓣膜的疾病，称为联合瓣膜病。常见的原因有风湿热或感染性心内膜炎，病变往往先从一个瓣膜开始，随后影响到其他瓣膜。例如风湿性二尖瓣狭窄，因肺动脉高压而致肺动脉明显扩张时，可出现相对性肺动脉瓣关闭不全；也可因右心室扩张肥大而出现相对性三尖瓣关闭不全。此时肺动脉瓣或三尖瓣瓣膜本身并无器质病变，只是功能及血流动力学发生变化。又如主动脉瓣关闭不全时，由于射血增多可出现主动脉瓣相对性狭窄；由于大量血液反流可影响二尖瓣的自由开放而出现相对性二尖瓣狭窄；也可因大量血液反流导致左心室舒张期容量负荷增加，左心室扩张，二尖瓣环扩大，而出现二尖瓣相对性关闭不全。联合瓣膜病发生心功能不全的症状多属综合性，且往往有前一个瓣膜病的症状部分掩盖或减轻后一个瓣膜病临床症状的特点。

二、术前准备

1. 心理准备

无论瓣膜成形术或瓣膜置换术都是创伤较大的大手术；机械瓣置换术的患者还需要终身抗凝，影响患者的生活质量。因此，术前要对患者详细讲述病情、风险以及麻醉相关的有创操作，使之了解麻醉当天可能发生的事情，有充分的心理准备；同时鼓励患者，使之树立信心，减少术前焦虑和紧张。

2. 术前治疗

（1）术前尽量加强营养支持治疗，改善患者的全身情况。心力衰竭或肺水肿患者应用强心利尿药，使循环维持在满意状态后再接受手术。

（2）术前重视呼吸道感染或局灶感染的积极防治，若存在活动性感染灶，手术应延期进行。

（3）长期使用利尿药者可能发生电解质紊乱，特别是低血钾，术前应予调整至接近正常水平。

(4) 术前治疗药物可根据病情酌情使用，如洋地黄或正性肌力药及利尿药可用到手术前日，以控制心率、血压和改善心功能；降压药和β受体阻滞剂使用至手术日晨，小口水送服。但应注意，不同类型的瓣膜病有其各自的禁用药，如β受体阻滞剂能减慢心率，用于主动脉瓣或二尖瓣关闭不全患者，可能会增加反流量而加重左心负荷；主动脉瓣严重狭窄的患者使用β受体阻滞剂可能会出现心搏骤停。二尖瓣狭窄并发心房纤颤，要防止心率加快，不宜使用阿托品；主动脉瓣狭窄患者不宜使用降低前负荷（如硝酸甘油）及降低后负荷（钙通道阻滞剂）的药物以防心搏骤停；术前并发严重病窦综合征、窦性心动过缓或严重传导阻滞的患者，为预防麻醉期骤发心脏停搏，麻醉前应先经静脉安置临时心室起搏器；对重症心力衰竭或严重冠状动脉病变的患者，在施行抢救手术前应先安置主动脉内球囊反搏，并联合应用正性肌力药和血管扩张药，以改善心功能和维持血压。

三、麻醉要点

1. 麻醉诱导

瓣膜病患者通常都有明显的血流动力学改变和心功能受损，麻醉诱导必须缓慢而谨慎。麻醉诱导前连接心电图、脉搏血氧饱和度，并在局部麻醉下建立桡动脉有创监测。诱导药的选择以不过度抑制循环、不加重血流动力学紊乱为前提。①对于病情轻到中度的患者可采用咪达唑仑、依托咪酯、芬太尼诱导；肌松剂可根据患者心率进行选择，心率不快者可用泮库溴铵，心率偏快者用阿曲库铵、哌库溴铵等。②对病情重、心功能Ⅲ~Ⅳ级患者，可采用依托咪酯、芬太尼进行诱导，给药时根据血流动力学情况缓慢加量。

2. 麻醉维持

可采用吸入麻醉，也可采用以静脉药物为主的静吸复合麻醉。对于心功能较差的患者，以芬太尼或舒芬太尼等阿片类药物为主，复合丙泊酚、异氟醚或七氟醚等麻醉药物。但麻醉过程中需加强麻醉深度监测，预防术中知晓。对于心功能较好的患者，可以吸入麻醉药为主，如并发窦房结功能低下者可加用氯胺酮。在体外循环前、中、后应及时追加静脉麻醉药，以防麻醉过浅致术中知晓。静脉麻醉药可直接注入体外循环机或经中心静脉测压管注入。

（1）二尖瓣狭窄手术：体外循环前麻醉管理要点如下。①容量管理：一方面要保持足够的血容量，保证足够的左心前负荷；另一方面要严控输入量及速度，以免左心房压继续升高导致急性肺水肿。此类患者体位改变对回心血量的影响十分明显，应缓慢改变体位。②心率管理：防止心动过速，否则舒张期缩短，左心室充盈进一步减少，可导致心排血量明显下降；同时也要防止心动过缓，因为重度二尖瓣狭窄患者主要依靠心率适当加快来代偿每搏量的减少，若心动过缓，血压将严重下降；心房颤动伴心室率过快时，应选用洋地黄控制心率。③避免肺循环压力进一步升高。二尖瓣狭窄患者通常存在肺动脉高压，而低氧血症、酸中毒、高碳酸血症或使用氧化亚氮等因素可引起严重的肺血管收缩，进一步加重肺动脉高压，从而导致右心功能不全。右心心排血量降低使左心房压降低，而室间隔左移左心室内压升高，因此左心室前负荷明显降低，从而引起体循环血压明显下降。④除非血压显著下降，一般不用正性肌力药，否则反而有害；有时为保证主动脉舒张压以维持冠状动脉血流，可适量应用血管加压药。

体外循环后麻醉管理要点：①人工瓣膜置换后，二尖瓣瓣压差降低，左心室充盈改善，但由于左心室长期处于容量减少状态，重症患者甚至存在失用性心肌萎缩，容量过负荷或心动过缓可致心室过度扩张，从而引起左心心力衰竭，甚至房室破裂；②在维持足够心排血量的前提下尽量降低左心室舒张末压，适当使用强心药物增强心肌收缩力，维持适当的心率，减小左心室大小和室壁张力；③部分慢性房颤患者在体外循环后转复为窦性心律，应给予胺碘酮等抗心律失常药或给予心房起搏以维持窦性心律。

（2）二尖瓣关闭不全手术：①适当的左心室前负荷对于保证足够的前向心排血量非常重要，但容量超负荷可使左心房压升高，导致心力衰竭和肺水肿；②心率应维持在正常甚至较快的水平，否则容易引起左心室容量负荷增加，反流分数增加，前向心排血量减少；③降低左心室后负荷有助于减少反流分数，因此术中要防止高血压，必要时可用扩血管药降低外周阻力；④可能需要用正性肌力药支持左心室功能。

（3）主动脉瓣狭窄手术：体外循环前的麻醉管理要点如下。①容量管理：左心室的心排量对于左心室前负荷十分依赖，适当的左心室前负荷对于维持正常每搏量而言十分重要，不恰当地使用硝酸甘油等扩血管药物可致回心血量骤降，从而引起心排量骤降，患者会出现严重的心肌缺血或脑缺血；但容量超负荷可使左心室舒张末容量和压力进一步升高，导致心力衰竭，也应该避免。②心率管理：心率最好维持在 70～80 次/分，心率过快或过慢患者都不能很好地耐受。但相对而言，稍慢的心率（50～60 次/分）较偏快的心率（>90 次/分）为好。因为主动脉瓣狭窄时，左心室射血分数对收缩期的长短十分依赖，心率过快时，左心室射血时间不足导致心排血量明显下降；室上性心动过速可使有效心房收缩丧失，左心室充盈受限，也可导致病情的急剧恶化；对心房退化或丧失窦性心律者应安置心房心室顺序起搏器。③体循环阻力管理：左心室射血的后负荷大部分来自于狭窄的瓣膜，因而基本是固定的，体循环阻力下降对于减小左心室后负荷作用甚微。而冠状动脉灌注对体循环舒张压却十分依赖，加上主动脉瓣狭窄患者左心室肥厚，舒张末压升高，极易发生心内膜下缺血，因此术中应避免体循环阻力下降。麻醉诱导时，要准备好去氧肾上腺素等 α 受体激动剂，积极纠正低血压以维持心肌灌注。

体外循环心肌保护及心脏复跳时的管理要点：①存在心肌肥厚的患者，体外循环期间心肌保护十分重要，要保证升主动脉阻断期间停搏液有效灌注，必要时可采取顺灌+逆灌相结合；②心脏复跳时容易出现顽固性室颤，因此复跳前要求复温完全，充分排气，维持电解质、酸碱平衡和冠状动脉灌注压，必要时使用利多卡因、胺碘酮等抗心律失常药物。如果经过上述处理仍无法恢复正常节律，可采用温血半钾停跳液进行温灌注一次后再行复跳。

（4）主动脉瓣关闭不全手术：①保证足够的左心室前负荷，主动脉瓣大量反流患者左心室心排血量依赖于左心室前负荷，因此瓣膜置换前要避免使用静脉扩张药物；②对于主动脉瓣关闭不全的患者，保持较快的心率有助于增加前向心排血量；心率增加时，由于反流分数降低，左心室舒张末容积和舒张末压降低，因此心内膜下血流反而能够得到改善，90 次/分的心率对于患者而言最为合适；③降低体循环阻力有助于降低反流量，改善心内膜下血供；④对于左心室明显扩张，甚至存在收缩功能不全的患者需给予 β 受体激动剂增强心肌收缩力。主动脉内球囊反搏在瓣膜置换前属于禁忌证。

四、术后注意事项

1. 二尖瓣狭窄

二尖瓣狭窄患者的左心室由于失用性萎缩，体外循环手术打击，术后早期收缩功能往往明显受损。因此，术后早期的管理依然是控制容量，避免左心室超负荷，同时维持适当的心率，避免心动过缓。如果患者存在明显的收缩功能不全，则加用正性肌力药物辅助度过恢复期。

2. 二尖瓣关闭不全

二尖瓣关闭不全的患者左心室容积扩大，因此术后需要有足够的血容量以保证心排血量。但瓣膜置换后，左心室必须把每搏量全部泵入主动脉，失去了心房的缓冲作用，因此左心室的负荷增大。所以，体外循环后通常需要正性肌力药的支持，以增加左心室做功。心房颤动患者如果在体外循环后恢复窦性心律，则需要加用抗心律失常药物，快速房室顺序起搏，维持水电解质平衡，以维持窦性心律。

3. 主动脉瓣狭窄

术后早期，主动脉瓣梗阻消除，每搏量增加，肺毛细血管楔压和左心室舒张末压随即降低，但肥厚的心肌仍需要较高的前负荷来维持其正常的功能。若瓣膜置换成功，术后心肌功能一般能够迅速得到改善。

4. 主动脉瓣关闭不全

瓣膜反流得到纠正后，左心室舒张末容积和压力随即下降，但左心室肥厚和扩大依然存在，因此需要维持较高的前负荷以维持左心室的充盈。同时，术后早期左心室功能低下，可能需要正性肌力药的支持。

第三节 主动脉手术麻醉

主动脉手术对麻醉医生是最具挑战性的手术。主动脉阻断以及大量失血使手术复杂化。非体外循环下，主动脉阻断使左心室后负荷急剧增加，并严重损害远端组织及器官灌注，可引起严重高血压、心肌缺血、左心衰竭或主动脉瓣反流。脊髓和肾脏供血受到影响，可发生截瘫和肾衰竭。

主动脉疾病包括动脉粥样硬化、夹层动脉瘤、结缔组织退行性变（马方综合征）、感染（梅毒）、先天性疾病（先天性主动脉窦瘤）、外伤和炎性疾病（Takayasu 主动脉炎）等，本节主要阐述主动脉夹层动脉瘤的手术麻醉。

夹层动脉瘤的自然病程十分凶险，如未能及时诊断和治疗，病死率极高。死亡原因通常是致命性的大出血、进行性心力衰竭、心肌梗死、脑卒中及肠坏死等。手术治疗是挽救生命、降低死亡率的主要方法。

一、术前评估和处理

开放性夹层动脉瘤修复术必须进行详尽的术前评估并制订周密的麻醉方案。患者通常并发多系统疾病，术前应对全身脏器进行评估，并与外科医生讨论手术范围和方式、血流动力学监测、脏器保护和通气策略等。

1. 循环系统

主动脉根部瘤和升主动脉瘤常导致主动脉瓣关闭不全，出现左心室肥厚、扩张，心肌缺血和心功能不全，应注意术中心肌保护和术后心功能维护。动脉粥样硬化引起的主动脉瘤，患者通常伴有冠心病。严重的冠状动脉病变应考虑首先解决心肌缺血的问题。病变累及无名动脉、左锁骨下或股动脉时，可出现左右或上下肢压力差增加，甚至无脉。

2. 呼吸系统

瘤体压迫左主支气管，导致气管移位变形，挤压肺组织，引起肺不张、肺部感染。急性或慢性夹层动脉瘤患者，可出现大量胸腔积液。术中操作也可导致不同程度的肺损伤。

3. 神经系统

任何神经系统功能恶化的征象都是外科立即干预的指征。头臂血管受累可导致脑供血不足，有些患者可能由于瘤壁血栓脱落而出现卒中的表现，术中脑保护极为重要。

4. 肾脏

患者一旦出现少尿，必须立即手术。病变累及双侧肾动脉时，可能导致肾功能不全或肾功能衰竭，术前肾功能不全是导致术后肾功能衰竭的危险因素。

5. 胃肠道

明确有无胃肠道缺血的表现。

6. 凝血功能

夹层范围较大时，夹层内血栓形成，消耗大量的血小板、凝血因子，可导致出血倾向、贫血。

7. 术前处理

（1）控制性降压：血压控制的理想范围是收缩压在 100～115 mmHg，硝普钠、尼卡地平等均可用于控制性降压。

（2）控制心率。

（3）加强监护，建立快速输液的静脉通路，常规心电图、有创动脉血压监测，氧饱和度监测等。

（4）充分配血备血。

（5）镇静和镇痛，减轻患者痛苦，有助于降压，但应避免镇静过度而掩盖病情的变化。

二、麻醉要点

1. 麻醉监测

（1）循环监测：常规监测中心静脉压和有创动脉压，必要时需同时监测上下肢血压。左心功能不全（LVEF<30%）、充血性心力衰竭或严重肾功能不全的患者可考虑使用肺动脉漂浮导管。经食管超声心动图有助于实时监测左心功能和心肌缺血，指导扩容，评估瓣膜功能、瘤体大小和范围。

（2）脊髓监测：应用体感诱发电位和运动诱发电位监测脊髓缺血，有利于术中确定对脊髓供血有重要作用的肋间动脉。同时还应通过脑脊液引流、局部低温或鞘内注射罂粟碱等保护脊髓。

（3）脑监测：监测大脑功能及脑氧代谢，如脑电图监测、经皮脑氧饱和度监测、体感诱发电位监测和经颅超声多普勒监测。

（4）温度监测：同时测量外周和中心温度，指导降温和复温。

（5）肾功能监测。

（6）常规监测尿量。

2. 麻醉处理基本原则

胸腹主动脉瘤手术的麻醉充满挑战，术中应与外科医生、体外循环师及ICU医生充分沟通、密切配合。不同主动脉部位的手术对麻醉的要求不同。

（1）升主动脉手术的麻醉处理。

1）监测：由于病变和手术操作可能累及右锁骨下动脉，需行左桡动脉或股动脉插管监测血压。

2）降温与复温：升主动脉瘤手术多采用低温体外循环，如果累及主动脉弓则需深低温体循环。

3）升主动脉手术的常见并发症：气栓、粥样斑块栓塞及其他各种原因造成的脑功能损伤；心肌缺血或心梗；左心室功能不全或心力衰竭，呼吸功能衰竭；出血及凝血功能障碍。

（2）主动脉弓手术的麻醉处理。

1）监测：如果无名动脉和左锁骨下动脉均被累及，则行股动脉插管监测血压，必要时检查主动脉根部压力作对照。

2）多数患者需要深低温体循环，应采用脑保护措施（如冰帽、脑电监测、脑保护药物等）。

3）主动脉弓手术最常见的并发症是中枢神经系统损伤。

（3）胸、降主动脉瘤的麻醉处理。

1）监测：阻断近端主动脉时可能累及左锁骨下动脉，应监测右侧桡动脉血压，必要时同时监测阻断部位以下的血压。心功能欠佳者，可放置肺动脉漂浮导管。注意监测尿量。

2）单肺通气：为了便于外科手术术野的暴露，通常采用双腔气管插管单肺通气。由于瘤体通常压迫左主支气管，建议应用右侧双腔管。术后将双腔管换成单腔气管插管，以利于术后呼吸管理，减少气管及支气管损伤。

3）主动脉阻断：主动脉阻断和开放引起的病理生理变化极为复杂，与主动脉阻断的水平、左心室状态、主动脉周围侧支循环状况、血容量及其分布、交感神经系统的激活以及麻醉药物及技术等多种因素有关。主动脉阻断时，阻断上方血压升高，阻断下方血压下降。心脏后负荷升高，可能会导致急性左心衰和脑血管意外。高水平的主动脉阻断对心血管系统带来严重影响，并且造成其他组织器官的缺血及低灌注，并可导致肾衰竭、肝脏缺血及凝血异常、肠坏死以及截瘫等严重并发症。主要的处理措施包括减轻后负荷，维持正常的前负荷。主动脉阻断前准备硝普钠或硝酸甘油泵，并备好单次静脉注射的血管扩张药。阻断时维持阻断近端平均动脉压90~100 mmHg。阻断后应常规监测血气和酸碱平衡。阻断时间尽可能短于30分钟，以降低截瘫的发生率。采用部分体外循环的患者，可以通过调节泵流量控制近端高血压，同时保证远端足够的血流。

4）主动脉开放：主动脉开放引起的血流动力学改变主要取决于阻断水平、阻断时间、血容量等。低血压是开放后最主要的循环改变，主要的代谢改变包括全身氧耗量、乳酸、前列腺素因子等增加，表现为代谢性酸中毒。因此在开放主动脉前应补足血容量、纠正酸中毒，暂时停用各种麻醉和血管扩张药，必要时给予血管收缩药。

5）主动脉开放后：开放后明显的低血压时间较短，一般可以耐受。必要时应用升压药，但应避免瞬间高血压。如果出现严重的低血压，最简单的处理是手指夹闭主动脉、重新阻断，补充更多的血容量。但由于肝脏没有灌注，快速输入大量库血可导致枸橼酸毒性，抑制心肌。如果采用部分体外循环技术，可以通过体外循环快速输血调节容量。

6）脊髓保护：动脉瘤特别是夹层动脉瘤患者病变可能累及供应脊髓的重要肋间动脉，导致脊髓血供的部分或完全丧失。低温、远端灌注、脑脊液引流及药物（如糖皮质激素、钙通道阻滞剂等）是预防缺血性损伤的保护方法。

7）肾脏保护：肾衰竭的原因是阻断期间血流中断，引起肾脏缺血或栓塞，应用体外循环或分流或许有肾脏保护作用。保证足够灌注压力和血容量对肾脏保护至关重要。同时建议使用甘露醇、小剂量多巴胺等加强肾脏保护。

8）凝血异常的处理：定期检测凝血酶原时间、促凝血酶原时间、纤维蛋白原和血小板计数，给予抗纤溶药物，按需输注红细胞悬液、新鲜冰冻血浆、血小板、纤维蛋白原或凝血因子。此外低温也是凝血功能异常的重要原因，应充分保温，促进凝血功能的恢复。

9）降主动脉瘤常见并发症：心功能紊乱、肾衰竭、截瘫、呼吸衰竭、脑血管意外及多脏器衰竭等。其中心功能紊乱（心肌梗死、心律失常或低心排综合征）是降主动脉瘤手术后患者死亡的主要原因。

三、术后注意事项

术后密切监测尿量、心排量、末梢灌注情况、呼吸和凝血功能，术后最常见的并发症有心肌梗死、肾衰竭、胃肠道缺血或梗死、胰腺炎、DIC、呼吸功能不全和截瘫等。

第四节 缩窄性心包炎手术麻醉

正常心包由脏层和壁层纤维浆膜构成，两层浆膜之间的潜在腔隙称心包腔，内含 15~25 mL 浆液。心包慢性炎性病变可致心包增厚、粘连、钙化，从而使心脏的舒张活动受限，回心血量减少，继而引起心排血量降低，全身循环功能障碍。

一、缩窄性心包炎临床特点

1. 病因

缩窄性心包炎通常是由于细菌感染、毒性代谢产物、心肌梗死等因素波及心包所致，也有个别患者是由外伤所引发。其中细菌感染，尤其是结核菌感染是目前我国缩窄性心包炎的最主要病因。而随着结核病发病率的逐渐下降，其他非特异性病因如病毒感染、肿瘤、自身免疫性疾病、放射性心脏损伤、肾功能衰竭以及心脏手术术后并发症等导致的慢性缩窄性心包炎的比例则逐渐增多。

2. 病理改变

缩窄性心包炎的特点是慢性炎性渗出物机化、纤维组织形成，钙盐沉积形成斑块或条索状钙化，严重者甚至形成完整的骨性外壳，压迫心脏。缩窄的心包厚度一般为 0.5 cm，重者可达 1.0~2.0 cm。缩窄性心包炎病变较重或病程较长的患者心脏长期受压，可逐渐出现心外膜下萎缩，晚期可出现广泛性萎缩，心室壁明显变薄。慢性炎症还可直接侵犯心肌，导致局灶性心肌炎、心肌纤维化。

3. 病理生理特点

（1）缩窄的心包限制双侧心室的正常活动，右心室的舒张充盈受限，腔静脉回血受阻，静脉压升高。上下腔静脉入口处狭窄及房室环瘢痕狭窄者，静脉回流受限尤为明显。上腔静脉压力增高时，头、面、上肢等上半身血液淤滞、水肿，颈静脉和上臂静脉怒张；下腔静脉回流受阻时，下肢肿胀，腹腔脏器瘀血肿大，并可出现大量的胸腹腔积液。左心室舒张充盈受限时，引起肺循环瘀血，肺循环压力升高，患者可出现呼吸困难等表现。

（2）缩窄性心包炎患者由于心脏舒张充盈功能受限，导致心脏每搏输出量下降，心排血量下降，血压下降。体力活动或严重缩窄时，主要靠交感神经反射性兴奋，心率增快进行代偿。当心率增快不足以代偿心排血量，或外源性因素抑制心率时，则可出现心源性休克。

（3）右心系统压力明显增高，平均右心房压≥10 mmHg，严重患者甚至达到 30 mmHg 以上。

4. 临床表现

因病因不同，发病急缓、心脏受压部位及程度等不同而不同。如结核性缩窄性心包炎往往起病缓慢，自觉症状包括劳力性呼吸困难、全身无力、腹胀、腹腔积液、下肢水肿等呈进行性加重，同时伴低热、食欲缺乏、消瘦、贫血等结核病症状。体征呈慢性病容或恶病质；吸气时颈静脉怒张；腹部膨隆，肝脏肿大压痛，大量腹腔积液者可出现移动性浊音；面部、下肢凹陷性水肿，皮肤粗糙；心音遥远但无杂音，心前区无搏动，脉搏细速，出现奇脉（即脉搏在吸气时明显减弱或消失，是心脏舒张受限的特征），血压偏低，脉压缩小，吸气期血压下降，静脉压升高。

5. 实验室检查

X线显示心脏大小多无异常，心影外形边缘平直，各弓不显，心包钙化（占 15%~59%），上腔静脉扩张，肺瘀血，可能存在胸腔积液。CT 检查可了解心包增厚的程度。超声心动图为非特异性改变，可见心包增厚、心室壁活动受限、下腔静脉及肝静脉增宽等征象。心电图往往显示 T 波平坦、电压低或倒置，QRS 波低电压，可在多导联中出现；T 波倒置提示心肌受累，倒置越深者心包剥脱手术越困难；常见窦性心动过速，也可见心房纤颤。

二、术前准备与评估

缩窄性心包炎患者通常全身情况较差，术前应加强全身支持治疗。

（1）营养支持治疗。如低盐高蛋白饮食，必要时输注白蛋白。

（2）利尿、补钾，纠正水电解质平衡失调。胸腹腔积液经药物治疗效果不佳时，可在术前 1~2 天适量放胸腔积液、腹腔积液。

（3）对于心率过快的患者可使用小剂量洋地黄，使心率不超过 120 次/分。

（4）对于存在活动性结核感染的患者，首先需行抗结核治疗，最好经 3~6 个月治疗，待体温及红细胞沉降率恢复正常后再手术。若为化脓性心包炎，术前应抗感染治疗，以增强术后抗感染能力。

（5）准备呼吸、循环辅助治疗设施，特别对病程长、心肌萎缩、估计术后容易发生心脏急性扩大、心力衰竭者，应备妥呼吸机及主动脉球囊反搏等设施。术中可能发生严重出血或心室纤颤，需准备抢救性体外循环设备。

（6）准备术中监测设备，包括无创动脉血压、心电图、脉搏血氧饱和度、呼气末 CO_2 等；必要时准备有创动脉血压、中心静脉压等监测。实验室检查包括血气分析、血常规、血浆蛋白、电解质等，对围术期应用利尿剂者尤其重要，有利于维持血钾水平、预防心律失常和恢复自主呼吸。记录尿量、检验尿液，了解血容量和肾功能。

三、麻醉要点

心包剥脱术宜选用气管内插管全身麻醉。缩窄性心包炎患者的循环代偿功能十分有限，因此麻醉诱导过程需选用对循环功能抑制较小的药物，且在有创血压和心电图监测下进行缓慢诱导，同时准备好去氧肾上腺素、肾上腺素、多巴胺等抢救药物。诱导药物可选用依托咪酯 0.2~0.4 mg/kg 或咪达唑仑 0.05~0.1 mg/kg，加芬太尼 10~20 μg/kg 或舒芬太尼 1~2 μg/kg，肌松药物可根据患者的心率情况进行选择。诱导过程中需避免心动过速或心动过缓，维持适当的心率对于维持心排血量具有十分重要的意义。

麻醉维持可以采用吸入麻醉，也可以采用静脉麻醉，但需避免麻醉深度过深，注意麻醉药物对循环的影响。麻醉过程中要严密监测有创动脉压、心率及中心静脉压的变化。有条件的情况下建议采用 PiC-

CO 或 TEE 监测，指导术中血管活性药物的使用及容量治疗。

容量管理方面需严格限制液体的入量。心包剥脱前补液原则是量出而入，维持血压；心包剥脱后则需进一步限制入量，以避免心包剥脱后腔静脉回心血量骤增而引起心脏扩大，甚至诱发急性心脏扩大、肺水肿、心力衰竭。对于术前准备不够充分，手术时仍存在明显水肿和呼吸困难的患者，或术中少尿无尿的患者，手术开始时可以给予大剂量利尿药。但在利尿过程中需监测血电解质水平，避免低钾血症。

外科操作对于缩窄性心包炎患者的血流动力学影响十分显著，且可能导致威胁患者生命的并发症。开胸后，胸骨牵开器应逐渐撑开，否则突然过度牵开可使心包受牵拉更加绷紧，心室充盈骤减，血压明显下降。心包剥脱过程中手术牵拉或电刀刺激可诱发心律失常，应立即暂停手术，给予利多卡因或胺碘酮治疗。游离下腔静脉入口处及心尖部时患者容易出现低血压，麻醉医生应密切观察低血压水平及持续时间，及时提醒外科医生，避免低血压诱发恶性心律失常。心包完全剥脱后，宜采取头高脚低位，以减少回心血量。若右心表面心包剥除后，心室快速充盈、膨胀，伴心肌收缩力不足，出现急性低心排综合征，应限制液体入量，给予利尿剂及小剂量正性肌力药增强心肌收缩力。同时密切注意可能出现的膈神经损伤、冠状动脉损伤和心肌破裂等手术并发症。

四、术后注意事项

缩窄性心包炎患者一方面心脏长期受压，活动受限，心肌萎缩；另一方面外周循环瘀血水肿，全身总液体量增加。心包剥脱手术操作使室壁水肿，心功能不全进一步加重，故术后充血性心力衰竭是导致患者死亡的主要原因。因此，术后管理的要点是继续强心利尿，严格控制液体入量，严密监测中心静脉压以及体循环血管阻力、心排血量、全心射血分数、全心舒张末容积等参数，用于指导血管活性药的使用及液体治疗，改善患者的预后。

第五节 先天性心脏病手术麻醉

先天性心脏病（以下简称先心病）是新生儿和儿童期的常见病，其发病率仅次于风湿性心脏病和冠心病。其确切的发病原因目前尚不清楚，可能与胚胎期发育异常、环境或遗传等因素有关。先心病的分类方法很多。①Shaffer 根据解剖病变和临床症状对先心病进行分类，分为单纯交通型（在心房、心室、动脉或静脉间直接交通）、心脏瓣膜畸形型、血管异常型、心腔位置异常型、心律失常型等 10 个类型。②根据血流动力学特点和缺氧原因分类，分为心室压力超负荷；心房、心室容量超负荷；肺血流梗阻性低血氧；共同心腔性低血氧；体、肺循环隔离性低血氧等。③根据有无发绀分类，分为发绀型和非发绀型先心病。发绀型先心病是指心内血流存在右向左分流，或以右向左分流占优势；非发绀型先心病又可分为左向右分流型或心内无分流型，这种分类方法较为简单常用。在非发绀型先心病中，以左向右分流型中的室间隔缺损、动脉导管未闭和房间隔缺损最为常见；心内无分流型包括肺动脉狭窄、主动脉狭窄等。

一、非发绀型先心病麻醉

（一）病种介绍

1. 室间隔缺损

室间隔在胚胎期发育不全，形成异常交通，在心室水平产生左向右分流，它可单独存在，也可以是某种复杂心脏畸形的组成部分。室间隔缺损是最常见的先天性心脏病。室间隔缺损根据缺损的部位和面积又可分为：①室上嵴上缺损，位于右心室流出道，室上嵴上方和主、肺动脉瓣之下；②室上嵴下缺损，位于室间隔膜部，此型最多见，占 60%～70%；③隔瓣后缺损，位于右心室流入道，三尖瓣隔瓣后方，约占 20%；④肌部缺损，位于心尖部，为肌小梁缺损，收缩期室间隔心肌收缩使缺损变小，所以左向右分流量小；⑤共同心室，室间隔膜部及肌部均未发育，或为多个缺损，较少见。

室间隔缺损患者在病程早期左心室压力高于右心室，心内存在左向右分流，左心室做功增加、容积增大、室壁肥厚；由于肺循环血流量增多，肺小动脉收缩，继而发生肺小血管壁肌层肥厚，肺动脉压升高，因此随着病程的进展右心压力逐渐升高，分流量可逐渐减小；随着肺动脉压进一步升高，右心室压力等于甚至超过左心室压力时，心内出现双向分流，甚至右向左分流，即艾森曼格综合征，此期患者会出现发绀、低氧血症及代偿性红细胞增多。

2. 动脉导管未闭

动脉导管是胎儿期生理性血流通路，一般婴儿在出生后 10~15 小时，动脉导管即开始功能性闭合，出生后 2 个月至 1 岁，绝大多数都已经闭合。1 岁以后仍未闭塞者即为动脉导管未闭。动脉导管未闭根据解剖特点可分为 3 型：①管型，此型动脉导管长度在 1 cm 以内，直径大小不同，但导管两端粗细一致；②窗型，此型动脉导管几乎没有长度，肺动脉与主动脉紧密相贴，它们之间的沟通有如瘘管或缺损，直径较大；③漏斗型，此型动脉导管的长度与管型相似，但其近主动脉处粗大，近肺动脉处狭小，呈漏斗型，有时甚至形成动脉瘤样。

动脉导管分流血量的多少取决于动脉导管的粗细、主肺动脉压差以及肺血管阻力的高低。病程早期，由于心脏收缩期或舒张期的压力始终高于肺动脉压力，因此血液始终是左向右分流，左心室做功增加，左心室容积增大、心肌肥厚。血液大量分流入肺循环，使肺动脉压增高，继而出现肺血管增厚，阻力增大，后负荷增加，使右心室扩张、肥厚；随病程的进一步发展，肺动脉压不断上升，当肺动脉压接近或超过主动脉压时即出现双向分流，或右向左分流，临床可出现发绀，其特征是左上肢发绀比右上肢明显，下半身发绀比上半身明显。

3. 房间隔缺损

可分原发孔型和继发孔型两类。原发孔型因房间隔未与心内膜垫融合，常伴有二尖瓣、三尖瓣异常；继发孔型为单纯的房间隔缺损，缺损部位包括中央型、上腔型、下腔型等。

房间隔缺损的分流量取决于缺损面积大小、两心房之间的压力差及两心室充盈阻力。病程早期因左心房压力高于右心房，血液自左向右分流；心内分流使右心房、右心室容量增多，导致右心系统心腔扩大，左心系统容量减少，体循环灌注不足；同时分流使肺循环血流量增加，引起肺小血管痉挛，肺血管内膜逐渐增生，中层肥厚，管腔缩窄，肺循环阻力逐渐升高；右心房压力随着肺循环压力的上升而上升，当右心房压力超过左心房压力时可出现右向左分流，临床表现发绀。

4. 肺动脉狭窄

狭窄可发生于从瓣膜到肺动脉分支的各个部位，常见者为肺动脉瓣狭窄或漏斗部狭窄。①肺动脉瓣狭窄占 50%~80%，表现瓣膜融合、瓣口狭小、瓣膜增厚。②漏斗部狭窄为纤维肌性局限性狭窄，或为四周肌层广泛肥厚呈管状狭窄。③狭窄导致右心室排血受阻，右心室内压增高，心肌肥厚。随着病程进展，心肌细胞肥大融合，肌小梁变粗并纤维化，心腔缩小，排血量减少，最后出现右心衰竭。

5. 主动脉缩窄

主动脉缩窄指发生于主动脉峡部的先天性狭窄，偶尔也可发生于左颈总动脉与左锁骨下动脉之间，或发生于胸、腹主动脉。①因缩窄以下的下半身缺血致侧支循环丰富，包括锁骨下动脉所属的上肋间动脉、肩胛动脉、乳内动脉支，以及降主动脉所属的肋间动脉、腹壁下动脉、椎前动脉等。因肋间动脉显著扩张可导致肋骨下缘受侵蚀。②主动脉缩窄以上的血量增多，血压上升；缩窄以下的血量减少，血压减低。可引发左心劳损肥厚，负荷加重，终致心力衰竭。③脑血管长期承受高压，可发展为动脉硬化，严重者可发生脑出血。④下半身缺血缺氧，可引发肾性高血压及肾功能障碍等。

（二）术前估计与准备

1. 术前访视

（1）麻醉医师要亲自访视患儿，并与患儿交谈，消除患儿对陌生人的恐惧心理；对于年龄较大的患儿还可向他讲述手术室的情况，告诉他进手术室后会碰到什么，需要他做什么，鼓励他与医生合作，以免患儿进入手术室时哭闹挣扎而加重缺氧。

（2）对病情较重者应保持强心利尿药治疗，可维持到手术日；术前应用抗生素；对动脉导管未闭患儿应用前列腺素 E，但应注意其血管扩张作用。

2. 合理禁食

禁食时间需随年龄而不同。出生后 6 个月以内的婴儿麻醉前 4 小时禁奶,麻醉前 2 小时禁水;出生后 6 个月至 3 岁小儿麻醉前 6 小时禁食,麻醉前 2 小时禁水;3 岁以上小儿麻醉前 8 小时禁食,麻醉前 3 小时禁水。如果手术在下午进行,或危重患儿不能耐受禁食者,应给予静脉输液,以防脱水和低血糖。

3. 术前用药

对于不合作的患儿,麻醉前用药需做到患儿进手术室时安静、无哭闹。术前用药根据患儿的年龄和病情进行个体化选择。小于 6 个月的患儿一般不用镇静药,仅用阿托品 0.01 mg/kg 或东莨菪碱 0.005～0.006 mg/kg;6 个月以上的小儿可用吗啡 0.1～0.2 mg/kg,口服咪达唑仑 0.5 mg/kg 或氯胺酮 5 mg/kg(加阿托品),一般镇静效果较好。给予足量术前药后必须有护士严密观察,以防呼吸抑制或呼吸道梗阻时无及时有效的处理。危重患儿镇静药应减量或不用吗啡。

4. 麻醉设备的准备

准备小儿专用的各种设备。小儿直型和弯型喉镜、导丝、牙垫、气管导管及与之匹配的吸痰管;鼻咽、食管和直肠等细软的测温探头;小儿麻醉机,小儿面罩、螺纹管和呼吸囊;体表变温毯、血液加温器;小儿测压袖带、呼气末二氧化碳监护仪;24 G、22 G、20 G 套管穿刺针及细连接管,5F 双腔或 5.5F 三腔小儿 CVP 穿刺包等。

(三) 麻醉要点

1. 麻醉诱导

诱导方式需根据患儿年龄、病情、合作程度等因素进行恰当的选择。

(1) 肌内注射:不合作的患儿可采用氯胺酮(5～8 mg/kg)加阿托品(0.02 mg/kg)肌内注射使其入睡。

(2) 已经入睡或合作的患儿可采用吸入诱导:吸入诱导常采用氧化亚氮和七氟醚;非发绀型左向右分流的患儿,肺内血流增加,吸入挥发性麻醉药诱导快;患儿入睡后,放置血压袖带,监测血压;脉搏氧饱和度和心电图监测;开放静脉;静脉注射泮库溴铵或维库溴铵。经鼻或经口气管内插管,插管后,调节呼吸机,潮气量 8～10 mL/kg,呼吸频率 14～20 次/分,监测呼气末二氧化碳浓度和血气分析。需体外循环的患儿静脉注射芬太尼 5～15 μg/kg;完成动脉和中心静脉穿刺置管;对小患儿上腔静脉置管不应深达上腔静脉远端或右心房,以免影响体外循环上腔置管或腔静脉回流。

(3) 清醒合作的患儿可采用静脉诱导:操作方法是开放静脉后给予丙泊酚加肌松药进行诱导,但丙泊酚对于心肌的抑制作用较强,因此对于低心排的患儿,可采用咪达唑仑(0.01～0.03 mg/kg)、氯胺酮或依托咪酯加上芬太尼(5～10 μg/kg)和罗库溴铵(0.5 mg/kg)进行诱导。

患儿入室后应注意保暖,维持体温正常。诱导期出现低血压可能会加重分流量,导致组织缺氧加重,此时可静脉注射氯化钙(10～15 mg/kg)或去氧肾上腺素 10～50 μg 纠正低血压。

2. 麻醉维持

麻醉维持方法的选择需根据患儿的全身状况、病情程度、诱导期反应、手术时间长短以及术后呼吸支持方式而定。

(1) 吸入麻醉维持:适用于非发绀型先心病,或病情较轻术后希望早期拔除气管导管的患儿。在强刺激操作前(如切皮、撑开胸骨、体外转流开始前)及时加深麻醉,或辅以镇痛肌松等静脉麻醉药。体外循环期间,如果体外循环机没有配备吸入药物给药设备,则麻醉会明显减浅,鼓泡式人工肺更加明显。因此体外循环期间需要加用咪达唑仑等麻醉药物维持合适的麻醉深度。如果出现血压上升,首先应考虑麻醉减浅,需及时适当加深麻醉。

(2) 静脉麻醉维持:以大剂量阿片类药物为主的静脉麻醉对心肌的抑制程度较轻,能够降低肺血管的反应性,从而提供稳定的血流动力学。但其缺点是术后麻醉恢复慢,通常需要延长呼吸机辅助呼吸的时间。

3. 容量管理

小儿年龄越小，细胞外液所占的比例就越大，肾功能发育也越不完善，容易发生脱水或水分过多。手术期间的液体管理需要细致准确，尽量做到量出而入。对于体重小于 15 kg 的患儿，术中应采用微量泵输注进行补液。从临床指标上看除了维持血流动力学稳定之外，尿量应维持在 0.5 ~ 1 mL/（kg·h）以上。但尿量并不能全面反映机体的容量情况，当液体冲击治疗或 TEE 等监测证实容量充分的情况下如果仍没有尿，应考虑使用呋塞米或甘露醇进行利尿治疗。

（1）体外循环前输液的种类通常取决于患儿的年龄：1 岁以上，不合并严重肝功能异常，不存在严重营养不良的患儿即使正规地禁食禁水，手术期间通常也不会发生低血糖，因此 1 岁以上的患儿术中可只用乳酸林格液。1 岁以下的患儿或存在术中低血糖危险因素的患儿，术中可根据生理需要量采用微量泵输注 5% 葡萄糖生理盐水注射液。对于第三间隙液和血液丢失，所有年龄的患儿均可输注乳酸林格液进行补充，必要时补充血浆或浓缩红细胞。患儿的造血功能并不完善，因此输血指征可以比成人更宽松。

（2）输液速度：切开心包前，可根据动静脉压按 100 mL/（kg·h）的速度进行输液。切开心包后直视心脏，根据心脏的收缩性和充盈程度指导静脉补液的速度和量。主动脉插管前，小婴儿要维持比较充足的容量，因为其在插管期间的相对失血量较多。主动脉插管后可由体外循环泵直接向主动脉进行输液以补充血容量的不足。

（3）体外循环前后液体出入量的计算：体外循环前总入量 = 输液量 + 主动脉输血量 − 估计失血量 − 尿量；体外循环中的总入量 = 总预充量 − 尿量 − 滤液量 − 机器余血量 − 体外吸引器吸收的出血量；体外循环后总入量 = 输液 + 静脉输血量 − 尿量 − 估计出血量，此过程中注意观察渗血量以决定输血量。

（4）拔除主动脉插管前经主动脉插管进行缓慢输血，补充血容量至循环基本稳定，避免主动脉插管拔除后出现剧烈血压波动。体外循环中液体总入量，小于 1 岁患儿为 60 ~ 80 mL/kg，1 ~ 3 岁患儿为 40 ~ 60 mL/kg，3 ~ 6 岁患儿为 30 ~ 40 mL/kg。但对于不同先心病、不同严重程度的患儿而言，以上数据并非都完全适用，还需根据每位患儿的病理生理特点、心脏充盈情况、心肌收缩力、畸形矫正情况、麻醉和体外循环时间等因素进行适当的调整。

（四）不同病种的麻醉管理特点

1. 室间隔缺损

术前用药取决于心室的功能。心室功能正常的患儿术前可给予镇静药物使患儿进入手术室时处于睡眠状态，避免哭闹导致气道分泌物增多及循环功能受损；对于存在严重肺动脉高压的患儿，术前应减少或避免镇静药物的使用，因为药物引起的呼吸抑制可使肺动脉压进一步升高，从而导致右心衰竭或右向左分流，加重循环紊乱。

原有肺动脉高压、右心功能不全及需要切开心室进行修补的患儿，脱离体外循环时可能存在一定的困难，需要联合使用正性肌力药和血管扩张药。在脱离体外循环前需要想方设法降低肺循环阻力，维持最低的右心后负荷，包括维持足够的麻醉深度，适度地过度通气，纯氧吸入，避免酸中毒，使用硝酸甘油、NO、米力农等舒张肺血管的药物等。

心脏复跳后，房室传导阻滞时有发生。通常与手术操作引起传导系统周围组织水肿、缝合部位不当、不正确的缝合技术有关。一过性的房室传导阻滞可以使用阿托品、异丙肾上腺素进行纠正，必要时可使用临时起搏器。

右心衰竭可选用多巴酚丁胺、多巴胺、米力农等药物支持治疗，必要时可以放置右心辅助装置。

2. 房间隔缺损

尽管房间隔缺损为左向右分流，但麻醉手术过程中有很多操作可引起一过性的右向左分流，因此输液时需避免静脉气栓，以免导致体循环栓塞。

缺损修补后，心房水平的左向右分流得到纠正，中心静脉压水平和术前相比往往明显降低。此时输液速度不应过快，以免左心室容量负荷过重导致左心衰竭。

鱼精蛋白拮抗时避免快速静脉推注，否则容易导致严重的低血压。术后出现房性心律失常可采用维拉帕米或地高辛进行治疗。

3. 动脉导管未闭

患儿多数发育不良或并发肺部疾病，麻醉诱导期应充分给氧去氮，限制液体入量，避免缺氧。

有创动脉测压应选择右上肢和（或）下肢，以避免术前漏诊主动脉缩窄或错误操作导致左锁骨下动脉或降主动脉受压。

部分动脉导管结扎术无须体外循环，此类手术的麻醉维持可以选用七氟醚或异氟醚，辅助以控制性降压，以利于术后早期拔管。

常温结扎动脉导管时，可采用硝普钠或硝酸甘油进行控制性降压，平均动脉压可短暂控制在 40~50 mmHg。实施控制性降压时需严密监测 ECG 和 SpO_2，避免体循环压力过低导致心肌缺血或右向左分流导致机体缺氧。

低流量体外循环经肺动脉缝合时，应警惕主动脉进气，采取头低脚高位以利于头部灌注和防止气栓。

4. 主动脉缩窄

对于并发左心衰竭的新生儿，输注前列腺素 E_1 可以维持远端血流和减少酸中毒。完成气管插管后，要过度通气，给予碳酸氢钠纠正酸中毒，并持续给予血管扩张药。

在右上肢和下肢分别建立有创动脉监测。阻断升主动脉时，阻断水平以上高血压可导致颅内压升高，阻断水平以下低血压可导致外周低灌注、酸中毒、脊髓缺血和肾缺血。阻断前应输注硝普钠等血管扩张药，适度控制高血压，并维持下部的侧支循环。升主动脉开放时，由于外周血管床突然开放，且酸性代谢产物进入体循环，容易发生低血压，因此开放前要停用血管扩张药，开放后根据血压情况加用缩血管药物。

（五）术后注意事项

1. 循环系统

首先要维持合适的血容量，在血容量充足的基础上再增加容量负荷很少能提高心排血量，反而会导致肝肿大、腹腔积液等并发症；维持合适的心率，患儿尤其是新生儿心排血量的维持很大程度上依赖于心率的维持，因此术后应避免心率过慢。降低后负荷对于患儿而言十分重要，常用的硝普钠、硝酸甘油、前列腺素类药物都能够降低后负荷，增加心排血量。循环的监测指标有很多种，但对于患儿来说，最好的循环监测指标是医生的临床观察，良好的皮肤颜色、甲床充盈良好、强有力的脉搏、四肢末梢温暖等都是监测循环状况的良好指标。

2. 呼吸系统

首先要确保气管内插管的位置合适，固定牢靠，避免导管打褶、痰液堵塞、支气管插管或导管脱出。其次要保证足够的通气量，避免低氧血症导致机体脏器缺血缺氧，CO_2 蓄积导致肺动脉压力增高而加重循环紊乱。

3. 肾脏

尽管术后血流动力学满意，但因抗利尿激素和醛固酮升高，在手术后前 12 小时，尿量通常会有所下降，约为 0.5 mL/（kg·h），且对利尿剂反应较差。因此对于体外循环手术后或手术时间较长的非体外循环手术后患儿，均应留置导尿管监测尿量。术后早期少尿的处理最重要的仍然是维持满意的血流动力学指标，维持足够的心排血量以确保肾脏灌注；在血流动力学指标平稳且容量充分的情况下，如果患儿仍存在少尿可使用利尿剂。

4. 镇痛镇静

机械通气期间，镇静镇痛对于减少人机对抗、防止气管插管或其他导管脱出、减轻肺血管反应和肺动脉高压而言十分重要。通常可采用吗啡 0.05~0.1 mg/（kg·h）或芬太尼 1 μg/（kg·h）静脉输注，必要时可加用肌松药。拔管后镇痛镇静需要注意避免呼吸抑制，经鼻胃管或直肠内使用水合氯醛效果较好，同时对呼吸和循环的影响较小。

二、发绀型先心病麻醉

(一) 心内膜垫缺损

又称房室通道缺损,由于房室瓣水平上下的间隔组织发育不全或缺如,同时伴有不同程度的房室瓣异常,使心腔相互交通。可分为部分型、过渡型和完全型三型。部分型心内膜垫缺损发生心力衰竭取决于左向右分流量和二尖瓣反流程度;过渡型的症状相对最轻;完全型心内膜垫缺损为非限制性,早期即可出现肺动脉高压或心力衰竭。患者通常并发 Down 综合征。

麻醉要点:

(1) 体外循环前控制肺血流,限制吸入氧浓度和防止过度通气。避免肺血管阻力急剧升高引起的肺血流进一步增多。

(2) 术中放置左心房测压管,指导容量管理和使用正性肌力药等血管活性药。

(3) 大部分患儿脱离体外循环时会出现心室功能紊乱、肺血管阻力高和房室瓣反流的可能。应给予正性肌力药支持,并设法降低肺动脉压。房室传导出现问题时需要使用房室起搏器。

(4) 体外循环后肺动脉高压的处理。吸入 100% 氧气,过度通气,使用大剂量阿片类药加深麻醉,吸入 NO。适当给予碳酸氢钠可以降低肺动脉压力。对于吸入 NO 无反应的肺动脉高压,可能对硫酸镁有效,初始剂量 20 mg/(kg·h)。

(二) 法洛四联症

法洛四联症在发绀型先心病中居首位,主要特点为肺动脉瓣狭窄、室间隔缺损、升主动脉骑跨和右心室肥厚。肺动脉瓣狭窄导致肺血流流减少,而漏斗部痉挛可引起急性肺血流减少,低氧的静脉血分流至体循环,表现缺氧发作。此类患者常合并房间隔缺损、动脉导管未闭、完全型心内膜垫缺损及多发室间隔缺损等畸形。可根据患者的具体情况行根治性手术或姑息性手术(体—肺动脉分流术)。手术可能引起的并发症包括室缺残余漏、房室传导阻滞、右心室流出道残余狭窄、灌注肺和低心排综合征。

麻醉要点:

(1) 术前评估了解缺氧发作的频率和程度,是否有心力衰竭的症状与体征。

(2) 体外循环前维持血管内有效容量,维持体循环阻力,降低肺循环阻力,预防缺氧发作。

(3) 体外循环后支持右心室功能,降低肺循环阻力。必要时使用正性肌力药(多巴胺、肾上腺素或米力农)。短暂房室传导紊乱时需安置临时起搏器。

(三) 大动脉转位 (TGA)

大动脉转位的主要特征是主动脉口和肺动脉口同左右心室的连接和(或)两根大动脉之间的位置关系异常。TGA 属复杂型先心病,在新生儿发绀型心血管畸形中,发病率和死亡率居首位。可分为两类:①完全型大动脉转位是指主动脉和肺动脉位置对调;②矫正型大动脉转位是指大动脉和心室同时发生转位,血流的基本生理功能正常。

完全型大动脉转位是指两个循环相互独立,如果两个循环之间没有交通,患儿将不能存活,两个循环间的交通可能存在于心房、心室或动脉水平。由于两大动脉和心室的互换,形成大循环和右心、小循环和左心分别循环的非生理状态。因此存活的前提条件是存在左向右和右向左的双向分流。缺氧的程度取决于有效分流量和血液混合的状态。

麻醉要点:

(1) 所有动脉导管依赖型缺损的患者,术前应使用前列腺素 E_1 维持动脉导管的开放。

(2) 麻醉诱导时应避免肺循环阻力的剧烈波动。术中避免使用对心脏功能抑制较强的药物。体外循环后避免高血压,收缩压维持在 50~75 mmHg。尽量降低左心房压,来维持适当的心排血量。维持较快的心率,避免心动过缓。体外循环后需要正性肌力药和血管活性药支持。手术难度大,时间较长,创伤面大,渗血较多,需要输入血小板、凝血酶原复合物和血浆等。

(3) 术后一般应维持 24 小时机械通气。监测心肌缺血,出现心梗后应积极治疗(供氧、监测心电图、硝酸甘油、降低后负荷并控制心律失常)。

(四) 三尖瓣闭锁 (TA)

三尖瓣闭锁的特征为三尖瓣口闭锁、房间隔存在交通口、室间隔缺损及不同程度的右心室发育不良。30%患者合并大动脉转位。

由于三尖瓣闭锁,导致右心房到右心室的血流受阻,因此体循环静脉血必须通过开放的卵圆孔或房间隔缺损进入左心房。肺循环血流依赖于室间隔缺损或动脉导管未闭的存在。体循环静脉血和肺静脉氧合血在左心房完全混合,造成不同程度的动脉氧饱和度下降。

麻醉要点:

(1) 术前行胸部 X 线、超声和心导管检查。

(2) 麻醉管理的关键是维持合适的血容量,降低肺血管阻力和左心房压,改善肺血流。

(3) 保持呼吸道通畅,防止肺血管阻力增加,避免出现低血压。

(4) 心功能受损患者,最好使用心肌抑制作用小且能维持体循环阻力的静脉药物诱导(阿片类药物或氯胺酮)。

(5) 由于支气管肺动脉侧支循环的存在,在体外循环期间虽然阻断主动脉,血流仍可到达心肌,使心肌温度升高,从而影响低温心肌保护。对已有的心室功能紊乱和修复缺损,需要较长时间的体外循环,在脱离体外循环时,需要使用正性肌力药。

(6) 术后维持合适的 CVP (12~15 mmHg),并使左心房压尽可能低。Glenn 或双向 Glenn 手术常在非体外循环下进行,应通过股静脉和颈内静脉建立上下腔两条静脉通路。通过下腔静脉输液补血和给予多巴胺输注,同时监测上腔静脉压(术后肺动脉压)和下腔静脉压。术后应尽早停止正压通气,降低肺血流。

(7) 术后可能会出现全身静脉压增高、房性心律失常、通过支气管肺动脉侧支残余左向右分流、房水平残余右向左分流,引起全身动脉血氧饱和度下降。

(五) 永存动脉干

永存动脉干是指主动脉和肺动脉共干,同时给冠状动脉、肺动脉和体循环动脉供血。根据肺动脉在共干上的发出位置不同分为4型。Ⅰ型:动脉干部分分隔,肺动脉主干起源于动脉干的近端,居左侧与右侧的升主动脉处于同一平面,接受两侧心室的血液。此型常见,约占48%。Ⅱ型:左、右肺动脉共同开口或相互靠近,起源于动脉干中部的后壁,约占29%。Ⅲ型:左、右肺动脉分别起源于动脉干的两侧,约占11%。Ⅳ型:肺动脉起源于胸段降主动脉或肺动脉缺失,肺动脉血供来自支气管动脉,约占12%。新生儿初期,随着肺循环阻力的下降,肺血流逐渐增加,最后导致充血性心力衰竭。应尽早完成手术修复,否则会出现肺血管梗阻性病变。从共干根部离断肺动脉,修补共干;修补室间隔缺损;使用带瓣同种血管重建右心室—肺动脉通道术后可能会出现右心衰竭、瓣膜反流和左心衰竭、传导阻滞、残存室间隔缺损和左向右分流。

麻醉要点:

(1) 体外循环前期,降低肺血流量,限制吸入氧浓度,维持正常动脉二氧化碳分压和合适的麻醉深度,存在心力衰竭时可使用正性肌力药支持。当平衡难以调整时,术者可通过暂时压迫肺动脉来限制肺血流,以改善体循环和冠状动脉灌注。

(2) 脱离体外循环后,设法增加肺血流,使用纯氧吸入,适度过度通气,及时纠正酸中毒。使用正性肌力药增加心肌收缩力,使用血管扩张药降低肺动脉压。

(3) 术后要预防肺循环压力增加或外通道梗阻而导致的右心衰竭。使用机械通气,维持较低的二氧化碳分压,以减低肺循环阻力。

(六) 肺静脉畸形引流

肺静脉畸形引流是指肺静脉不与左心房相连通,而引入右心房或体静脉系统,通常伴有房间隔缺损,使右心房血流进左心房。肺静脉血引流到右心与体循环静脉血充分混合,通过合并的动脉导管或房间隔缺损进入体循环，引起发绀。右心房扩大、右心室容量超负荷和肺血流增加并存。肺动脉压增高而分流量明显减少，发绀加重。手术的目的是重建肺静脉引流，使肺静脉血引入左心房，并闭合房间隔。术后并发症包括肺静脉梗阻、肺血管反应性增高。

麻醉要点：

（1）术前维持正常的肺循环阻力，支持心室功能。避免过度通气，适当限制吸入氧浓度。

（2）术中麻醉维持通常以阿片类药物为主，脱离体外循环时需要采取降低肺循环阻力的措施（过度通气、纯氧通气、轻度碱血症），继续使用正性肌力药，以支持心脏功能，必要时给予血管扩张药（硝酸甘油、米力农），以降低肺动脉压。

（3）术后需要机械通气，减弱肺血管反应性。

（七）左心发育不良综合征

左心发育不良是指左心室发育不良、主动脉瓣口和（或）二尖瓣口狭窄或闭锁以及升主动脉发育不良，常合并心内膜弹力纤维增生，37%合并心外畸形。新生儿期即出现心力衰竭，若不治疗，6周内死亡。

由于二尖瓣、左心室和升主动脉发育不良或闭锁，在心房水平存在左向右分流。体循环血流完全依赖于通过动脉导管的右向左分流。冠状动脉血流通过发育不全的降主动脉逆行血流维持。如果动脉导管关闭或动脉导管保持开放但肺循环阻力下降时，体循环灌注会严重受限，导致代谢性酸中毒和器官功能紊乱，左心室做功超负荷可引起心力衰竭。手术治疗为唯一有效的方法。由于新生儿早期肺血管阻力较高，根治性纠治手术死亡率很高，故常施行分期手术。

麻醉要点：

（1）尽量避免或减少对心肌的抑制作用。

（2）维持肺循环和体循环之间的平衡，保证足够的氧合和体循环灌注。

（3）给予正性肌力药。

（4）术后早期维持适度过度通气，增加肺血流。

（八）右心室双出口

右心室双出口是指主动脉和肺动脉均起源于右心室，或一根大动脉和另一根大动脉的大部分起源于右心室，室间隔缺损为左心室的唯一出口。右心室双出口的血流动力学变化主要取决于室间隔缺损的位置和大小，以及是否合并肺动脉狭窄及其程度。

手术方案因病变类型、室间隔缺损大小、主动脉和肺动脉的关系、肺循环血流量以及是否伴有其他心脏畸形而异。此类新生儿未经治疗常早期死亡，出生后2个月内行根治术死亡率高达50%，因此常先行姑息性手术，如肺动脉环缩术或体肺动脉分流术，以延长生命。

麻醉要点：根据右心室双出口的血流动力学变化及其临床表现，大致可分为肺动脉高压型和法洛四联症型。

（1）肺动脉高压型：麻醉应维持适当的麻醉深度，避免应激引起的肺循环阻力升高；畸形纠正前使用50%～60%氧浓度，停机后使用100%氧气过度通气，尽量避免使用氯胺酮等导致肺循环阻力增高的药物，降低后负荷，改善右心室功能，停机前尽早使用血管扩张药，必要时使用多巴酚丁胺、多巴胺等正性肌力药。

（2）法洛四联症型：纠正酸中毒，补充容量，防止脱水和缺氧发作；降低肺循环阻力，增加肺血流，维持体循环阻力，防止低血压引起的右向左分流增加而进一步加重发绀。尽早使用正性肌力药以便顺利脱机。

（九）三尖瓣下移（Ebstein畸形）

三尖瓣下移畸形是指三尖瓣瓣叶下移至右心室腔，右心房扩大，右心室房化，右心室腔发育异常。可发生右心功能不全。常有卵圆孔未闭和房间隔缺损，可产生右向左分流。新生儿早期血流动力学不稳定，随着肺动脉阻力的降低，可有改善。血流动力学改变取决于三尖瓣关闭不全的程度、是否合并房间隔缺损以及缺损的大小和右心室的功能。

麻醉要点：

（1）术前准备：强心、利尿，纠正右心衰竭。存在凝血功能障碍时可用维生素 K 和凝血酶原复合物等治疗。

（2）麻醉诱导和维持：因血液在右心房内潴留，从而导致静脉给药起效延迟，应避免用药过量。避免一切可以引起肺循环阻力增高的因素。因患者右心室功能受损，必要时应在体外循环前后使用增强心肌收缩力的药物。静脉注射时能避免注入气泡或碎片，以免形成栓塞。因患者通常合并预激综合征，快速性室上性心律失常最常见。应及时纠正电解质异常，慎重使用 β 受体激动剂。

（3）术后仍应控制心力衰竭和心律失常，纠正电解质紊乱。

第六节　冠状动脉旁路移植术的麻醉

一、冠心病患者麻醉处理原则

冠状动脉旁路移植术麻醉及围手术期血流动力学管理的原则为：维持心肌氧的供需平衡，避免加重心肌缺血。冠状动脉硬化性心脏病患者的冠状动脉储备能力低，氧耗增加时难以保证有足够血流量而发生心肌缺血，维持心肌氧的供需平衡，故其手术麻醉管理必须做到以下两点。

1. 降低心肌耗氧量

通过降低心肌收缩力、心室壁张力、心率等因素降低心肌氧耗。

（1）围手术期维持稳定的心率在 60~90 次/分，可避免加重心肌缺血。

（2）动脉血压对心肌氧的供、耗平衡起双重作用。血压升高增加氧耗，但同时也增加冠脉的灌注压力，从而增加心肌的血供。术中、术后血压的波动对心肌氧的供、耗平衡极为不利，围手术期应维持血压稳定，血压维持在 110/60~130/80 mmHg（或参考基础血压波动不超过 ±20%）较佳。

（3）心肌收缩力对确保心排出量至关重要，对术前无心肌梗死病史、心功能尚好的患者，适度抑制心肌收缩力明显有利于维持心肌氧的供、需平衡。

2. 增加心肌供血和供氧

（1）心肌的氧供取决于冠状动脉的血流量及氧含量，冠状动脉的血流量取决于冠状动脉灌注压及心室舒张时间。冠心病患者由于冠状动脉狭窄或堵塞，其自动调节压力范围的下限大幅上扬，故围手术期的血压应维持在略高水平，尤其对并发高血压者更应如此。由于冠脉灌注主要发生在舒张期，故舒张期时间的长短是决定心肌血流量的另一决定性因素。因此，围手术期避免心率增快不仅可降低心肌的氧耗，而且对确保心肌的血流灌注也至关重要。

（2）心肌的氧供不仅取决于心肌的血流量，而且与动脉血液的氧含量密切相关，因此在维持足够血容量的同时，必须注意血红蛋白的含量。即使无心肌缺血的老年患者对失血的耐受性也较差，此时应维持血红蛋白 >100 g/L。

二、麻醉前评估与准备

（一）麻醉前评估

1. 心绞痛

了解患者有无心绞痛史及其分类，临床上有 4 种表现：①稳定型心绞痛；②不稳定型心绞痛；③变异型心绞痛；④无心绞痛症状。不稳定型心绞痛提示病情较严重。

2. 心脏功能

患者是否有心肌梗死史、慢性心力衰竭史，有无心脏扩大，左心室射血分数（LVEF）<50% 的患者麻醉危险性增加，麻醉中可能需要使用正性肌力药物。

3. 心电图

约有 1/3 冠心病患者的心电图是正常的。有病理性 Q 波出现表明有陈旧性心肌梗死，注意心电图有无心律失常、传导异常或心肌缺血表现。

4. 冠状动脉造影

了解冠状动脉病变的具体部位及严重程度。约55%人群的窦房结血运是由右冠状动脉供给，其余45%的人群由左回旋支供给。供给窦房结的动脉堵塞可引起窦房结梗死并引起房性心律失常。90%的人群的房室结血运是由右冠状动脉供给，另10%由左回旋支供给。后壁心肌梗死常并发Ⅲ度房室传导阻滞。

5. 周围血管病变

冠心病患者常并发周围血管病变。颈动脉狭窄的患者应先施行颈动脉内膜剥脱术，然后再考虑冠脉搭桥术（CABG）。如患者有腹主动脉或髂动脉病变，围手术期须使用主动脉内球囊反搏时则不宜经上述血管放置。

6. 糖尿病

冠心病患者并发糖尿病较多见，由于患者的自律神经张力发生改变，手术的应激反应、低温及儿茶酚胺药物的应用均使胰岛素药效下降，血糖控制不稳定。

7. 高血压

手术前住院治疗应尽量将血压控制在正常范围，注意患者因为恐惧紧张导致血压显著升高。

8. 术前药物使用情况

冠心病患者术前用药包括：硝酸酯类、控制血糖类、抗凝类、抗高血压类药物，特别是钙通道阻滞剂和β受体抑制剂；在重症患者还使用抗心力衰竭类、抗心律失常类和正性肌力药物等。

（二）麻醉前准备

1. 器械及用具准备

麻醉机、监护仪、除颤器、中心静脉导管、测压装置等都应在麻醉前准备好。

2. 做好困难气道处理准备

冠心病患者并发肥胖者较多，应按照困难气道准备。

3. 药物准备

麻醉诱导药和各种急救药如多巴胺、去氧肾上腺素、阿托品、利多卡因等应备好。并稀释好硝酸酯类溶液，待患者入手术室后即刻泵注。

三、麻醉方法

（一）麻醉诱导

根据患者心功能及血流动力学情况可选择下列药物作为诱导药物。

（1）咪达唑仑：静脉注射 $0.05 \sim 0.25$ mg/kg。

（2）依托咪酯：静脉注射 0.3 mg/kg。

（3）丙泊酚：静脉注射 $1.5 \sim 2.5$ mg/kg。

（4）芬太尼：静脉注射 $3 \sim 5$ μ/kg。

（5）舒芬太尼：静脉注射 $0.1 \sim 0.3$ μg/kg。

（6）罗库溴铵：静脉注射 0.6 mg/kg，1分钟后可施行气管内插管。

（7）维库溴铵：静脉注射 $0.08 \sim 0.12$ mg/kg，3分钟后可施行气管内插管。

（二）麻醉维持

1. 麻醉方法选择

目前用于冠脉搭桥术的麻醉方法以静吸复合麻醉为主。

2. 麻醉药物的选择

（1）静脉麻醉药及给药方式：镇静药通常选用咪达唑仑分次静脉注射 0.05~0.1 mg/kg，丙泊酚 2~5mg/（kg·h）或 TCI 输入 0.5~3.0 μg/mL。镇痛药可使用芬太尼，分次静脉注射，总量一般不超过 30 μg/kg。舒芬太尼，静脉输注 0.3~1.0 μg/（kg·h）或 TCI 输入 0.3~0.8ng/mL。肌松药可选用哌库溴铵或维库溴铵。

（2）吸入麻醉药：异氟烷维持浓度为 1.0%~1.5%，七氟烷维持浓度为 1.5%~2.5%。

四、麻醉中的监测

（一）心电图监测

冠状动脉旁路移植术麻醉中持续心电图监测主要作用有二。

（1）通过监测各导联 ST 段变化了解心肌缺血的情况。

（2）及时发现心率的变化和心律失常。

（二）经食管超声心动图监测

经食管超声心动图（TEE）在监测心肌缺血上优于心电图。

（三）心肌耗氧量的监测

1. 心率收缩压乘积（RPP）

RPP = 心率 × 动脉收缩压。最好维持在 12 000 以下。

2. 三联指数

三联指数 = 心率 × 动脉收缩压 × 肺毛细血管楔压（PGWP）。维持在 150 000 以下。

（四）肺动脉导管在监测中的应用

肺动脉导管监测指标：通过连续血流动力学监测系统 Vigilance II 在术中可持续监测 CO、CI、SvO_2、RVEF 和 RVEDV。了解患者瞬间血流动力学的压力和容量变化，并可通过仪器计算测出其指数及氧代谢变化指标。同时可间接反映左心状况。

（五）动脉压力波形心排出量监测（APCO）

APCO 是通过 Flotrac 传感器连接患者的桡动脉通路，在 Vigileo 监测仪上得到血流动力学的监测指标。通过患者的外周动脉压力信号连续计算出患者的连续 CCO、CCI、SV、SVV、SVR 和 $ScvO_2$ 等血流动力学指标；即时监测的 SVV 显示心脏对液体治疗的敏感性，直接反映循环前负荷状态。

五、麻醉中管理

（一）呼吸管理

麻醉过程中既要防止通气不足，造成 CO_2 蓄积，又要避免通气过度，$PaCO_2$ 过低而减少冠状动脉的血流量，同时血液偏碱可使氧解离曲线左移，有导致冠状动脉痉挛的可能。

（二）循环管理

维持血流动力学相对稳定状态，心率维持在 50~90 次/分，既保障手术要求，又不使心肌耗氧量增加。心功能不全者，酌情使用正性肌力药物。重症患者则需设置肺动脉导管或浅动脉传感器监测血流动力学，以指导治疗。血流动力学不能维持者使用主动脉内球囊反搏（IABP），必要时设置体外膜氧（ECMO）支持循环。

（三）内环境管理

术中监测血气分析、电解质、酸碱平衡、血糖和血红蛋白等。主要指标要求：$PaCO_2$ 在 30~40 mmHg，钾离子在 4~5 mmol/L，碱储备保持在正常值的正值范围内，乳酸不超过 2.5 mmol/L，血糖不高于正常值的 0.5 倍，术后血红蛋白不低于 100 g/L。

（四）麻醉中血管活性药物的应用

1. 扩血管药

（1）硝酸酯类如硝酸甘油、单硝酸异山梨酯等。麻醉诱导后首先以硝酸甘油 0.5 μg/（kg·min）的剂量输入，然后酌情调整剂量。

（2）在用硝酸酯类控制血压无效的情况下，可短时间加用硝普钠 0.2~2 μg/（kg·min），其目的是为了降压，当血压得到控制后即刻停药。

（3）前列腺素 E_1 可用于冠脉远端狭窄和病情较重的患者。

2. 钙通道阻滞剂

（1）地尔硫䓬 5~10 μg/（kg·min）。

（2）尼卡地平 3~12 μg/（kg·min）。

3. β受体阻滞剂

（1）艾司洛尔先静脉缓慢注入 0.5~1.0 mg/kg，维持剂量为 0.05 mg/（kg·min）。

（2）美托洛尔 5~10 mg 缓慢静脉注射。

（五）体外循环（CPB）的管理

应注意心肌保护，动脉压和血糖的稳定，术中高钾的处理，体外循环后并行辅助循环的管理，掌握好停机条件，脱机困难或不能脱机者心室辅助特点等，应注重以上各环节协调。

（六）非体外循环冠状动脉旁路血管移植手术（Off-pump CABG，OPCABG）管理

1. 患者体位调整

吻合血管时，心肌固定器使心脏受压，心排出量减少，可将患者调整为 Trendelenburg 体位（头低 20°~30°，右倾 10°~20°）。

2. 心率控制

通常将心率控制在 50~90 次/分比较合适。如心率仍较快，可用β受体阻滞剂控制，但要注意其对心功能的抑制。

3. 心肌缺血的监测和治疗

（1）迅速判断引起急性缺血的原因，及时处理：①麻醉不平稳，血流动力学波动大；②手术者搬动心脏或手术固定器压迫心脏过紧；③移植后的血管内有气泡栓塞或吻合口不通畅。

（2）急性缺血的心电图表现：①ST 段改变，在 V_5 导联 ST 段可降低 0.4 mV 以上，Ⅱ导联 ST 段降低一般为 0.1 mV 左右，或伴有 U 波倒置；ST 段降低的导联常见于 V_4~V_6、Ⅰ、Ⅱ或 aVL 导联；②T 波改变，急性心内膜下或心外膜下心肌缺血，心前区导联面向心内膜下心肌缺血时，T 波对称高尖，在心前区导联可高达 1.0 mV~1.5 mV。常见于 V_4~V_6、Ⅰ、Ⅱ、aVL 导联，T 波对称倒置。

（3）心肌缺血的预防和治疗：麻醉诱导后，即开始持续泵注硝酸酯类或钙通道阻滞药。术者对心脏的搬抬和固定器的压迫，常使部分冠脉血流严重受阻，心肌发生缺血，表现为血压急剧下降，心电图 ST 段急剧上抬，有的可表现为单向曲线。此时，应停止使用一切麻醉药，加快硝酸甘油等药物的注入速度，并将患者置于头低脚高位，并及时告知手术者停止操作将心脏恢复原位，必要时建立体外循环。

4. 心律失常的原因和治疗

（1）心律失常的原因：①术前应用利尿剂，造成隐性低钾血症和低镁血症；②心肌梗死区域累及心脏传导系统；③术者操作对心脏造成的机械性刺激；④低体温。

（2）心律失常的治疗：①监测动脉血气分析和电解质，调整血钾、血镁在正常范围；②当出现室性期前收缩时，可静脉注射利多卡因 1 mg/kg；③在切开心包和搬抬心脏前，可预防性用药，静脉注射利多卡因 0.5~1 mg/kg；④当发生室上性、室性心动过速或室颤时，应立即施行电转复。

5. CPB 准备

非 CPB 冠状动脉旁路血管移植手术均有转为体外循环下 CABG 的可能，所以无论患者病情如何，OPCABG 期间都要做好体外循环的准备。

6. 血液回收

做好血液保护。

（七）肝素化效果监测和拮抗

CPB 期间监测全血激活凝血时间（ACT），保持 ACT 值 > 480 秒。肝素量：肝素总量 mg × 1.5 = 鱼精蛋白剂量。OPCABG 阻断已游离的乳内动脉或大隐静脉前静脉注射肝素 1 mg/kg，10 分钟后监测 ACT 值 ≥ 300 秒。测 ACT 每小时 1 次，预防游离血管内凝血，如 ACT 值 < 300 秒，应酌情补充 1/3～1/2 量肝素。最后一个吻合口完成后静脉注射鱼精蛋白 1 mg/kg，拮抗肝素。

（八）温度的管理

术中中心温度 < 36 ℃ 可造成术后一系列问题，CPB 复温应将鼻咽温度恢复到 37 ℃、肛温 36.5 ℃ 才可停机。手术中所输入的液体和血液要预先加温。有条件时可用加温毯辅助保温和升温，以保持患者温度始终 > 36.5 ℃。

六、特殊情况的处理

（一）重症心功能不全患者的处理

（1）冠心病患者的麻醉强调维持心肌氧的供需平衡，应使这类患者入手术室时处于浅睡眠状态，无焦虑、紧张，表情淡漠。

（2）麻醉诱导的药物选择和给药速度至关重要。

（3）对于急症和重症心功能不全的患者 CABG 方式，目前认为在 CPB 下手术比较安全。

（4）合理应用血管扩张药和正性肌力药。

（5）完善的监测是减少围手术期并发症的重要措施。

（二）急诊 CABG 的麻醉处理

（1）维持好呼吸，用纯氧通气，努力提高动脉血氧分压。

（2）维持循环稳定，用正性肌力药增加心肌收缩力，同时补充血容量。

（3）纠正代谢性酸中毒。

（4）酌情使用利尿药。

（5）注意大脑的保护。

（6）患者对麻醉药的需求量很少，要控制用量，肌松药则要用足。

（三）围手术期心肌梗死

1. 围手术期心肌梗死发生的原因

（1）术前焦虑，多发生在没有术前心理干预的重症患者，有的在麻醉诱导前突发心绞痛致室颤。

（2）低氧、高碳酸血症和长时间低血压。

（3）手术操作使心脏长时间异位。

（4）移植血管吻合口不通畅、被移植血管远端血流不畅和凝血原因等造成的血管内血栓形成。

（5）各种原因导致的移植血管痉挛。

2. 处理

同急诊 CABG 的麻醉处理。

（四）主动脉内球囊反搏（IABP）应用的适应证

（1）急性心肌梗死并发心源性休克，多巴胺用量大或同时使用两种以上升压药血压仍下降。

（2）不稳定型或变异性心绞痛持续 24 小时。

（3）顽固性严重心律失常药物治疗无效。

（4）有严重的冠状动脉病变如左主干狭窄 > 70%、冠脉多支或弥漫性病变。

（5）经皮冠状动脉血管成形术失败后转行冠状动脉搭桥术。

(五)体外膜肺氧合(ECMO)的应用

应用 ECMO 对心功能极差的极危重患者行 CABG 手术,可以有效支持呼吸循环、降低心脏做功,可以减少血管活性药物的应用,对恢复组织灌注和有氧代谢作用明显,能保障手术的顺利平稳进行。如有 ECMO 适应证,患者需要心肺支持,应尽早应用,以减少休克的损伤程度,促进心肺衰竭早恢复。

第七章

器官移植手术麻醉技术

第一节 概述

我国的器官移植临床应用始于20世纪60年代,首例肾移植施行于1972年,首例肝移植施行于1977年,首例心脏移植施行于1978年。经过40多年艰难曲折的发展,现已与世界先进水平接轨,我国已成为继美国之后全球器官移植的第二大国。随着免疫学研究日益深入,高效免疫抑制剂的广泛应用以及手术、麻醉技术不断改进,移植后的死亡率显著降低,移植器官1年和5年的存活率都有了极大提高,现在器官移植已成为各种生命器官功能衰竭终末期的有效治疗方法。

一、器官移植术面临的主要问题

(一)全身状况低下

由于疾病的长期损害,患者常存在一个或多个器官功能障碍,继发病变多,美国麻醉医师协会(ASA)分级多为Ⅳ~Ⅴ级,对各种麻醉方法和药物耐受性较差。同时全球范围内器官移植重者优先的原则被不断推广,移植手术时受体病情有不断加重的趋势,这增加了受体的围手术期风险,对麻醉管理也提出了更高的要求。还有,近年来老年和小儿接受器官移植的比例不断上升,移植受体年龄的极端化也使麻醉需要更精细的个体化管理。

(二)手术影响

器官移植手术创伤大,手术时间长,容易导致患者呼吸、循环剧烈变化,可诱发或加重其他器官功能衰竭以及水、电解质和酸碱平衡紊乱。同时器官移植种类、术式不断翻新和多器官联合移植广泛应用,使麻醉管理更加复杂。

(三)感染和排斥反应

为防止超急性排斥反应,术前、术中及术后均需采用免疫抑制治疗,可使患者抵抗力下降,极易并发感染。因此,麻醉过程的一切操作都应严格遵循无菌操作原则。

(四)移植器官功能

移植器官功能是否能及时恢复是手术成败的关键,除与供体器官缺血时间,尤其是热缺血时间和器官的保存方式有关外,与手术和麻醉处理也有一定关系。同时,器官移植供体短缺问题日渐突出,许多过去认为不适合的供体现在也被采用,这种扩大标准的供体应用在一定程度上增加了手术和麻醉的风险。

(五)器官短缺和活体移植手术供体安全问题

目前器官移植面临的最大问题就是供体器官短缺。统计数据显示,目前我国每年等待器官移植的患者数量超过30万人,但每年器官移植手术量仅为1万余例。因供体器官短缺问题持续存在,目前亲属活体器官移植的比例迅速上升。活体器官移植最受争议的地方在于供体的安全性问题。供体作为健康人群,需充分尊重其生命价值,以供体失去劳动能力甚至失去生命为代价来实施活体器官移植术是不符合伦理原则的。保障供者的生命安全是亲属活体器官移植手术和麻醉的基本前提,应尊重和保护供者的生命自主权,决不能牺牲一个健康的生命来换取另一个生命的健康。

二、麻醉实施原则

(一)麻醉前准备

由于器官移植大多属于急诊手术,患者的术前准备和检查可能不尽完善,也存在术前临时更换受体的可能;同时,终末期患者的病情变化急剧,这都增加了移植手术和麻醉的风险。麻醉医师术前应全面详细了解患者的病史、身体状况,仔细阅读分析相关会诊意见和各项重要检查报告,全面评估患者全身各器官功能状态,客观评定 ASA 分级,预测麻醉和手术危险程度,估计手术耐受性并参与手术前讨论。麻醉医师还应注意患者所接受的特殊治疗,如肾透析患者应在移植手术前 12~24 小时透析以纠正内环境紊乱、合并心力衰竭者如何使用心脏正性肌力药物等。麻醉医师要做好麻醉选择和麻醉准备,麻醉选择以既能保证患者安全,又有利于手术操作为原则。术前各种麻醉物品均应灭菌处理。麻醉医师必须掌握移植术中各种特殊药物的用药方法和注意事项。

(二)麻醉实施及术中管理

1. 麻醉诱导和维持

麻醉诱导以平稳为原则,麻醉维持则以适当的麻醉深度、足够的镇痛和肌肉松弛、过程平稳为原则。诱导或维持用药应避免使用对移植器官有不良反应的药物。

2. 免疫抑制剂的应用

根据各类器官移植的具体要求以及手术医师的意见,麻醉医师应按时、定量给予患者免疫抑制剂治疗。

3. 术中管理

应保持患者呼吸道通畅,维持呼吸、循环稳定以及水、电解质与酸碱平衡,同时密切观察各监测指标的变化,仔细分析,及时发现各种异常情况和突发事件并作相应处理;详细、准确地记录手术重要步骤与时间。在熟悉手术主要步骤及特点的基础上,预计可能发生的变化,做好大失血和快速输血的准备,并采取相应的预防和治疗措施。

4. 术中监测

包括心电图、有创动脉血压、中心静脉压、SpO_2、体温、动脉血气分析、血电解质、尿量、呼气末 CO_2 浓度、麻醉深度及其他各种特殊监测项目(如肺动脉压、肺毛细血管楔压、经食管心脏超声、心排血量等),详细记录各项监测结果。

(三)术后管理

(1)保持周围环境消毒及空气灭菌。

(2)早期、持续应用抗感染和免疫抑制治疗。

(3)加强各项监测,保持呼吸、循环功能稳定,纠正酸碱失衡及电解质紊乱,及时诊断和治疗排斥反应。

(4)术后保留气管内插管者,早期应用呼吸机辅助呼吸,患者清醒后,尽早拔除气管导管,减少呼吸机治疗相关的并发症。

(5)完善的术后镇痛可以减少术后并发症的发生。

(6)尽快恢复移植器官的功能,缩短初期无功能的时间。

三、供体的麻醉

(一)活体供体的麻醉

术前应详细询问病史、仔细体检以及完善各项术前检查,客观评价各器官功能,评估患者对手术及麻醉的耐受性，尤其要评价失去整个或部分器官后对机体的影响。麻醉选择以保证供体安全、不损害供体器官功能以及有利于手术操作为原则，可采用全身麻醉和（或）连续硬膜外麻醉，麻醉用药应避免使用对移植器官有不良反应的药物。

（二）尸体供体的麻醉

目前选用的供体一般是脑死亡患者。在宣布脑死亡至取器官这段时间，应尽量维持和改善呼吸和循环功能，施行气管内插管通气，维持正常的 PaO_2 和 $PaCO_2$。器官摘除术本身不需要麻醉药，但有时供体因脊髓反射性兴奋，可出现肌肉收缩、心率加快和血压增高等反应，影响供体器官的摘除，可酌情给予少量肌松药、芬太尼或硝普钠，以利供体器官的摘除，同时要避免使用大剂量血管收缩药物。

第二节　肾移植术麻醉

对于终末期肾脏疾病的患者，以手术植入一个健康的肾脏来治疗肾衰竭的方法，称为肾脏移植。自1954年Murry首次运用肾移植的方法治疗终末期肾脏疾病患者以来，临床发展迅速，目前已成为最常见和存活率最高的一种器官移植。2011年全球登记肾移植病例数达1.7万人，目前肾移植患者3年生存率已达到90%~96%。而且其手术方式及麻醉方法均已比较成熟，已经成为许多医学中心的常规手术并且日益安全。与透析相比，肾移植明显提高终末期肾衰竭患者的存活率，减少并发症，改善患者生活质量。但是随着等待肾移植手术患者的增加、等待时间的延长、患者的病情有加重趋势以及扩大标准的供体使手术及麻醉的管理更加复杂。

一、肾移植的适应证和禁忌证

（一）适应证

原则上任何肾脏疾患引起的不可逆转性肾衰竭，经一般治疗无明显效果（如血尿素氮持续>35.7 mmol/L，血肌酐>707~884 μmol/L，肌酐清除率<5~10 mL/min），而需透析治疗来维持生命，均是肾移植的适应证。但是受者年龄与移植效果有明显的相关性，一般12~50岁效果较好，近年来年龄范围有所扩大，但对老年人应严格控制，术前应排除冠心病、脑血管疾病等并发症。

（二）禁忌证

(1) 明确的转移性肿瘤。
(2) 顽固性心力衰竭。
(3) 慢性呼吸衰竭。
(4) 严重血管病变。
(5) 严重的泌尿系先天畸形。
(6) 进行性肝脏疾病。
(7) 全身严重感染、活动性结核病灶。
(8) 凝血功能紊乱。
(9) 精神病。

此外，患有溃疡病者，移植前要治愈；陈旧性结核病灶，移植后易激活，要慎重；乙型肝炎表面抗原（HBsAg）阳性，虽不列为禁忌，但选择时要慎重。

二、供肾的保存

安全有效地保存器官是器官移植手术成功的先决条件，其目的是最大限度地减少缺血对离体器官造成的各种损伤，使离体的组织和器官保存最大的活力。目前国内临床供肾一般采用单纯低温灌洗保存法。将切取后的肾脏迅速保存在冷保存液内，温度保持在1~4℃，放入盛有冷灌注液的灭菌塑料袋中，置入冰桶或冰箱中运输。

器官保存液的组成应满足以下 5 个要求：①减少由于低温保存导致的细胞水肿；②防止细胞酸中毒；③防止灌洗液保存过程中细胞间隙的肿胀；④防止再灌注过程中氧自由基的损伤；⑤提供再生高能磷酸化合物的底物。目前常用的器官保存液根据其成分不同可分为：仿细胞内液型（EC 液、HTK 液、UW 液、WMO-Ⅱ液等），仿细胞外液型（IGI 保存液、Celsior 液、HC-A 液、ST 液等），血浆类溶液，载氧保存液和非体液型保存液。

肾脏离体保存效果不仅与保存液种类和冷缺血时间有关，也与保存操作的其他因素关系密切。除了灌注压力、温度外，提倡适量灌注，通常灌注液用量平均每个肾脏以 200～500 mL 为宜，灌注压为 100 mmHg 左右。对于亲属活体供肾，则灌注液用量更少，通常每个肾脏为 100～150 mL。另外，供肾经摘取、灌注、修整及保存，至恢复肾血流之前，必须始终保存在 1～4 ℃肾保存液中。近来国外多采用持续低温机器灌注保存法，据报道可显著延长供肾的保存时间，但存在价格昂贵、操作复杂等缺点。目前还有深低温冷冻保存、生理温度器官保存等方法，但都处于试验摸索阶段。

三、麻醉前评估和准备

（一）麻醉前评估

肾移植术受者绝大多数为慢性肾衰竭患者，特别是晚期尿毒症患者，病情复杂，内环境紊乱，常合并严重贫血，高血压，心血管疾病，低蛋白血症及水、电解质和酸碱平衡紊乱，脂类代谢异常，凝血功能障碍（血小板功能异常，von Willebrand 因子和Ⅷ因子降低）或增高，严重水肿和甲状旁腺功能亢进等许多复杂情况，并可累及全身各个系统（表 7-1）。终末期肾病患者常伴有心律失常、左心室肥厚、舒张功能障碍或扩张性心肌病，称为心肾综合征，术前要重视全面的心血管系统评估。特别要注意鉴别隐匿性冠脉疾病患者，ACC/AHA 指南中将肾移植归为中度心脏风险手术。中枢神经系统、自主神经和周围神经功能紊乱也较常见。终末期肾病患者隐匿性肺动脉高压也比较常见，其机制与尿毒症引起肺血管收缩和动静脉瘘导致心排血量增加有关。这些并发症增加了终末期肾衰竭患者的麻醉风险、围手术期死亡率和术后并发症。为了麻醉及手术的安全，麻醉医师术前应充分了解患者的疾病状态及程度、并发症和重要脏器的功能，术前充分准确地评估和准备，对手术和麻醉中可能出现的问题要有充分的估计，围手术期科学调整患者长期服用的多种药物（特别是抗高血压药物和糖尿病治疗药物），选择科学合理的麻醉方式和适当的麻醉药物，降低麻醉风险，减少围手术期可能出现的并发症和意外，努力改善患者的预后和术后生活质量，尽可能使患者处于最佳状态。亲属供体肾移植为择期手术，术前必须充分评估。对于 DCD 供体肾移植，由于供肾缺血时间的限制，往往为急诊手术，给术前评估带来挑战。

表 7-1　终末期肾脏疾病的病理生理变化

全身各系统	影响
神经系统	周围神经病变
	昏睡→昏迷
血液系统	贫血
	红细胞寿命缩短
	血小板功能障碍
	氧合血红蛋白解离曲线的 P_{50} 值改变
心血管系统	充血性心力衰竭（CHF）
	心包炎
	高血压
	心律失常（电解质异常）
	毛细血管脆性增加
呼吸系统	胸腔积液
	肺水肿

续表

全身各系统	影响
运动系统	全身肌肉无力
	肾性骨病
	转移性钙化
	痛风，软骨钙质沉着病
消化系统	恶心、呕吐
	肠梗阻
	胃、十二指肠或结肠溃疡
内分泌系统	胰腺炎
	糖耐量异常
皮肤系统	瘙痒
	大量色素沉着
免疫系统	细胞免疫功能下降

（二）麻醉前准备

1. 充分透析

拟行肾移植的患者应作规律透析，以改善氮质血症，纠正水、电解质紊乱，保持酸碱平衡，治疗各种并发症，以改善全身情况，增加对手术和麻醉的耐受力，以利于麻醉的实施和术中管理。肾移植术前1天一般需加透析一次，使血钾降至5 mmol/L以下，血清肌酐降到353~618 μmol/L。特别是血管内容量负荷过高、高血钾和酸中毒患者，应立即透析后再行手术。麻醉前必须了解最后一次透析的超滤量，患者的净容量状态、血细胞比容、电解质水平，以及透析后的"干重"等，以便于术中的麻醉管理和液体治疗。透析后由于低血容量，常表现为心动过速和血压降低，诱导前可用不含钾体液适当补充血容量，以预防诱导和术中出现低血压。

2. 禁食

肾衰竭患者，特别是晚期尿毒症患者，胃排空时间延长，并且整个消化系统都存在异常，如食管炎、胃炎、十二指肠炎以及肝炎、消化道出血等，如同时合并糖尿病和肥胖则胃排空时间进一步延长，因此慢性肾衰竭患者肾移植前禁食时间应适度延长或使用促进胃排空药物。

3. 纠正严重贫血

肾衰竭患者，尤其是晚期尿毒症患者血红蛋白较低，术前可应用叶酸、多种维生素、铁剂及促红细胞生成素改善贫血，必要时间断输新鲜血液，一般可将血红蛋白升至70 g/L左右。

4. 控制高血压和改善心功能

慢性肾衰竭并高血压患者术前应维持抗高血压基础治疗，严重高血压患者治疗应持续到术前。心功能不全失代偿患者手术危险性大，术前应积极治疗，减轻心脏前后负荷（如限制水盐摄入、利尿、使用血管扩张药、床边透析），合理使用心血管活性药物，术前建议鉴别有无肥厚性梗阻性心肌病或扩张性心肌病。

5. 麻醉前用药

麻醉前用药可酌情考虑，适当的镇静剂可消除患者的焦虑情绪，避免患者因紧张、恐惧引起的交感兴奋出现的高血压、心动过速等情况，但应注意避免出现呼吸和循环抑制。

四、麻醉选择

（一）麻醉药物的选择

麻醉药物的选择原则：不经肾排泄或少量经肾排泄；对肾没有直接毒性；体内代谢产物对肾无毒性

作用；不减少肾血流量和滤过率。

1. 吸入麻醉药

体内无机氟可引起肾小管损害导致多尿性肾衰竭，尿浓缩能力下降及进展性氮质血症。血浆无机氟浓度在 50 μmol/L 以内，对肾功能影响很小。可选用异氟烷、恩氟烷、氟烷或氧化亚氮，禁用肾毒性强的甲氧氟烷。异氟烷几乎无代谢产物，可防止血管痉挛，对缺血的肾脏还有保护作用，因此可作为肾移植患者理想的吸入麻醉剂。七氟烷的代谢产物可能有肾毒性，但无对照研究证实七氟烷对移植肾有害，也没有绝对证据表明七氟烷有肾脏毒性。

2. 静脉麻醉药

首选丙泊酚和芬太尼，也可用硫喷妥钠、咪达唑仑、依托咪酯、舒芬太尼、瑞芬太尼等。丙泊酚大部分经过肝脏代谢，终末期肾衰竭的患者丙泊酚的药代动力学没有明显变化，对肾功能无不良影响，既可用于麻醉诱导，也可用于麻醉维持。芬太尼排出主要依靠肝脏代谢，只有约 10% 的原型经肾脏排出，尿毒症患者对芬太尼的药代动力学没有明显的改变。瑞芬太尼作用时间非常短暂，其代谢产物虽经肾脏清除但活性较低，也可安全地应用于此类患者。

3. 肌肉松弛药

肌肉松弛药的血清蛋白结合率不高，因而蛋白结合率在肾衰竭患者中的改变不会明显影响肌松药作用，但影响肌松药的药代动力学，因此肌松药作用时间可能延长。首选阿曲库铵、顺阿曲库铵、罗库溴铵或维库溴铵，慎用氯琥珀胆碱。阿曲库铵、顺阿曲库铵的作用时间不受肝肾功能影响，是肾衰竭患者可选择的非去极化肌松药。泮库溴铵经肾脏代谢，应避免使用。虽然氯琥珀胆碱可使血清钾水平增高约 0.6 mmol/L，但这种程度的升高一般患者都可耐受，因此氯琥珀胆碱并非终末期肾衰竭患者的绝对禁忌，如血钾 <5.5 mmol/L，对于高误吸风险患者可考虑选用氯琥珀胆碱作快速顺序诱导。

4. 局部麻醉药

可用利多卡因、罗哌卡因或布比卡因，均不宜加肾上腺素，以防导致恶性高血压。另外还要避免局部麻醉药过量所致的毒性反应。

（二）麻醉方法的选择

肾移植手术的麻醉可选择全身麻醉，椎管内麻醉包括连续硬膜外麻醉、腰硬联合麻醉，全身麻醉复合硬膜外麻醉等方式。无论何种方式的麻醉，都要以保证患者无痛、肌肉松弛、经过舒适平稳和无并发症为原则。

1. 全身麻醉

国外大多数医院一般都选择全身麻醉，目前国内很多医院也采用全身麻醉。因为全身麻醉能确保患者呼吸道通畅，充分供氧，并能够提供良好的肌松和选择适当的麻醉深度来满足各种手术条件要求，且麻醉安全、效果确切，患者感觉舒适。但全身麻醉对麻醉机、监测设施、麻醉医师的水平要求较高，同时对全身生理干扰较大，术后肺部感染等并发症较多。

2. 椎管内麻醉

是早期国内肾移植术的常用麻醉方法。连续硬膜外麻醉肌肉松弛，麻醉用药品种较少，对机体应激反应较小，特别适合慢性肾衰竭合并心衰以及肺部疾患的肾移植患者。硬膜外麻醉术后肺部并发症及血栓形成、栓塞的并发症较全身麻醉少，麻醉费用低廉，能提供较满意的术后镇痛，同时对改善或维持移植肾功能起到重要作用。但不能确保麻醉效果，遇病情突变或麻醉效果欠佳，麻醉管理较为被动，宜立即改为气管插管静吸复合麻醉。有凝血功能障碍或伴有严重贫血、低血容量或肾衰竭未经透析治疗的急症肾移植术患者均不宜选用椎管内麻醉。腰硬联合麻醉起效迅速、肌松完善、麻醉药用量少，显著提高了麻醉的可靠性，但是对循环影响较大，可能会发生长时间的低血压。

五、麻醉实施

(一) 全身麻醉

1. 全身麻醉诱导

建议采用快速顺序诱导气管插管,诱导时一般要求:平均动脉压不低于 100 mmHg,不高于基础血压 20%;无呛咳、无躁动;脉搏血氧饱和度不低于 95%;呼气末二氧化碳分压在正常范围内。为了减轻插管时的应激反应,除常规麻醉诱导用药外,可通过喉麻管注入 1% 丁卡因 1~2 mL 行气管表面麻醉。避免血压下降的方法有:纠正术前低血容量(诱导前输液等),使中心静脉压维持在正常范围内;诱导药如丙泊酚、依托咪酯、咪达唑仑、芬太尼等,给药速度不宜太快,可在麻醉深度监测下序贯用药。肌肉松弛药可选用起效较快的罗库溴铵,对于血钾正常的患者也可谨慎使用氯琥珀胆碱行气管插管。肾移植手术多数是急诊手术,可能禁食时间不够,尤其是伴有糖尿病的患者,有胃排空延迟的问题,所以应做好针对反流误吸的应急准备工作,建议采用快速顺序诱导。术前可给予清亮的非颗粒性抗酸药以增加胃内 pH,静脉给予雷尼替丁,麻醉诱导时采用按压环状软骨的方法防止反流和误吸的发生。

2. 全身麻醉维持

维持阶段的麻醉管理包括麻醉深度控制、肌肉松弛度监测、呼吸和循环功能的调控、与手术步骤的配合等,必须综合考虑,并进行针对性的处理。目前,全身麻醉维持一般采用静脉和吸入复合麻醉。肌松药采用阿曲库铵、顺阿曲库铵或维库溴铵,良好的肌松效果要保持至腹壁肌肉层缝合完毕,避免术中患者呛咳撕裂吻合血管。瑞芬太尼代谢迅速,在体内无蓄积,适合持续静脉注射,能够维持术中循环状态的稳定。氧化亚氮有增加肠胀气的可能,特别是在小儿应避免使用。

术中血压的维持与手术操作环节如术中髂内外动脉的分离、髂总动脉的阻断、移植肾与受体血管的吻合和开放有关。一般阻断髂总动脉后外周循环阻力增加,心脏后负荷加重,心肌耗氧增加。另外,如阻断髂总静脉可减少静脉回流,反射性引起交感神经兴奋而引起心率加快、血压升高。因此,肾血管阻断前宜适当加深麻醉以抵消因髂总动脉阻断引起的病理生理改变。另外,植入肾血管开放后外周循环阻力骤然减小,血压下降。还应密切注意移植肾血管开放后血液渗漏情况。因此,移植肾血管开放前宜加快输液并辅以适当的血管活性药物,以防因移植肾血管开放后引起的血流动力学改变。有学者建议,在移植肾血流复通前,使收缩压达 130 mmHg,必要时用多巴胺 2~5 μg/(kg·min) 升压,中心静脉压保持在 11.5~13.05 mmHg。但有时移植肾血流恢复后,供肾肾素释放,可引起血压升高。对术中出现严重高血压者,可使用硝普钠控制性降压。

(二) 连续硬膜外麻醉

1. 穿刺点

多采用两点穿刺,头侧管穿刺点选择 $T_{11~12}$ 或 T_{12} 和 L_1 间隙,向头侧置管;尾侧管穿刺点选择 $L_{2~3}$ 或 $L_{3~4}$ 间隙,向尾侧置管。也有选择一点法,T_{12} 和 L_1 间隙穿刺,向头侧置管。

2. 麻醉平面

手术部位包括皮肤切口、髂窝部血管分离和吻合、盆腔部操作、供肾输尿管与受体膀胱吻合,因此麻醉范围应覆盖下腹部和盆腔。上限 T_{10} 以上,不超过 T_6,否则血压会产生剧烈波动,下限至 S_5。

3. 局部麻醉药浓度

头侧管麻醉平面需满足肌松,局部麻醉药需用较高浓度,如利多卡因为 1.5%~2%、丁卡因为 0.2%~0.3%、布比卡因为 0.75%、罗哌卡因 0.75%,但均不应加肾上腺素,因局部麻醉药内加肾上腺素可使肾血流量减少 25%,还可使血压增高。尾侧管麻醉平面不需满足肌松,只需满足镇痛,宜用较低浓度。两管结合应用可降低局部麻醉药用量,减少局部麻醉药中毒发生率。术中可适量使用咪达唑仑或右美托咪定进行镇静,以消除患者术中的紧张焦虑,但此时要注意面罩吸氧,以防缺氧对肾的损害。

(三)腰麻硬膜外联合麻醉

1. 穿刺点

一般采用两点法,先在 T_{12} 和 L_1 间隙穿刺,向头侧置入硬膜外导管;然后在 $L_{3\sim4}$ 间隙行蛛网膜下腔穿刺注射局部麻醉药。

2. 麻醉平面

一般使用 0.5% 重比重的布比卡因行蛛网膜下腔麻醉,使麻醉平面控制在 $T_{6\sim8}$ 以下,术中根据麻醉平面下降情况通过硬膜外导管适时适量追加局部麻醉药,进行硬膜外阻滞。

3. 麻醉管理

同连续硬膜外麻醉,需要严格的无菌操作以防止蛛网膜下腔感染,同时对循环、呼吸、麻醉平面的调控应更加精准。

六、术中管理

术中管理应注意下述 7 点。

(1) 机械通气宜轻度过度通气,使二氧化碳分压($PaCO_2$)维持在 32~35 mmHg,通气量不足出现的呼吸性酸中毒可加重高钾血症,而过度通气导致的呼吸性碱中毒使氧合血红蛋白解离曲线左移,减少了组织供氧,对贫血患者更为不利。

(2) 围手术期保证肾的组织灌注和氧供需平衡是保证术后肾功能正常的关键。在移植过程中既要避免心脏抑制和(或)血管扩张出现的低血压,又要防止交感神经活动亢进而导致的肾血管过度收缩。术中最好将血压维持在术前水平,特别是在血管吻合完毕开放血流前,不宜低于术前血压的 85%。如果发生低血压,一般通过扩充容量来治疗,而较少使用收缩性血管活性药物,以防止肾血管的过度收缩进而降低肾灌注和肾小球滤过率。必要时可静脉滴注多巴胺,以使移植肾有足够的灌注压。

(3) 肾移植手术主张在肾移植血管吻合时开始扩容治疗,维持足够的血管容量可增加肾血流,改善移植肾灌注,减少肾小管坏死,提高早期移植肾功能。扩容治疗应适时适度,只有移植肾动脉开放、供体肾功能恢复后潴留在体内的液体才能排出体外,因此应根据具体情况如术前情况、术中出血量、血流动力学监测指标等综合考虑。补液时应注意晶体液与胶体液的比例。术中扩容首选晶体液,一般情况下单纯晶体液即能满足肾移植手术的要求,基础血钾水平高者建议给予不含钾的溶液或白蛋白补液。失血过多时需输注新鲜血液,如果患者合并冠心病,血红蛋白水平建议维持在 7 g/L 以上。避免过多补液,注意通过密切监测中心静脉压来加强术中输液的控制。

(4) 移植肾循环建立后,应重新记录尿量,如尿量偏少或无尿,可静脉注射呋塞米、甘露醇或钙通道阻滞药维拉帕米。甘露醇联合适当的容量治疗能降低移植后的肾小管坏死,还可防止肾皮质缺血,减轻肾小管梗阻。在开放血管后立即给予 250 mL 甘露醇可以降低术后急性肾衰竭和透析的发生率,但禁用于无尿型患者,以免发生容量超负荷而发生心力衰竭。

(5) 终末期肾衰竭患者常伴有高钾血症,术中应注意尽量减少含钾溶液的使用。围手术期应进行血气分析以指导纠正酸中毒和电解质紊乱。即使血清钾正常仍可能发生心律失常,低钠可加重酸中毒和钾的毒性。严重的代谢性酸中毒会降低外周血管对血管活性药物的敏感性,使血压难以提升,同时也会导致肌松药作用时间延长。如遇高钾血症时应立即处理,高钾引起的心律失常可用葡萄糖酸钙处理,同时合并代谢性酸中毒者选用碱性药物如 5% 碳酸氢钠,后者还有助于移植肾的功能改善,静脉输注含胰岛素葡萄糖注射液使钾向细胞内转移能暂时降低血钾。

(6) 移植肾血管吻合开放前,依次给予甲泼尼龙 6~8 mg/kg 静脉注射、呋塞米 100 mg 缓慢静脉滴注,以及环磷酰胺 200 mg 静脉滴注。若血压偏低时,给少量多巴胺静脉滴注,必要时可追加,通过增加心排血量使血压维持在较术前血压略高的水平。需要注意的是,肾剂量的多巴胺并没有对移植肾有明显的保护作用,临床上应减少使用。强效的缩血管药物要慎用。

(7) 麻醉中常规监测血压、心电图、脉氧饱和度、中心静脉压、体温、呼气末二氧化碳分压、血气分析和电解质等。术中维持较高的中心静脉压(12~14 mmHg)可降低术后发生器官衰竭的可能。对于有严重的心血管及肺部疾病、术前控制不佳的高血压患者应行有创动脉压监测，特殊患者如严重冠心病、左心功能不全、肺动脉高压的患者，最好监测肺动脉压、肺毛细血管楔压，必要时监测经食管心脏超声。忌将血压袖带缚在动静脉造瘘的上肢，以免造成血管梗死。

七、术后处理

肾移植术后的各项常规处理工作繁琐而又系统、细致，包括：血管开放后内稳态的调节；全身重要脏器功能的维持；适当的呼吸支持治疗；加强各项监测；完善的术后镇痛；抗感染、免疫抑制等相关的外科处理；移植肾功能的评价和管理；及时诊断和治疗排斥反应等。

（1）术后应将患者置于专科监护室的空气层流病房，并由专人护理，加强消毒隔离以预防感染，必要时可使用强效广谱抗生素。密切监测患者的生命体征，包括血压、脉搏、呼吸、体温、氧饱和度、尿量等，注意可能出现的活动性出血、肺部感染、移植肾破裂、尿瘘等并发症。定期检查血常规、肾功能和血生化等。

（2）免疫抑制剂治疗。术后应当立即给予免疫抑制治疗。目前大多数移植中心选用一种CNI（环孢素或他克莫司），联合一种抗代谢类药物（吗替麦考酚酯、硫唑嘌呤）以及激素来预防排斥反应，称为标准的"三联"免疫抑制方案。一旦急性排斥反应诊断明确，应即刻给予积极的抗排斥治疗，延迟治疗必将危及移植肾的功能甚至患者的生命。目前抗排斥治疗主要是糖皮质激素冲击治疗，ALG、ATG或OKT$_3$生物治疗，FK506等方案。

（3）观察移植肾功能的恢复。90%以上的移植肾在恢复血液循环后1~60分钟受者开始排尿。术后早期部分患者会出现多尿现象，可能会导致低钾、低钠、严重脱水等并发症，应严密注意水、电解质平衡，严格记录出入量，维持血浆胶体渗透压在正常范围，必要时给予白蛋白。有一些移植中心推荐在肾移植术后24小时通过输液将中心静脉压维持在12~14 mmHg，有利于术后移植肾功能的恢复。若出现少尿现象，首先应考虑全身血容量不足，可短时间内增加输入液量，适时使用利尿剂，密切观察尿量的变化。如果经过上述处理尿量仍不增加而血压有上升趋势，则应减慢或停止输液，进一步查找原因。如果移植肾早期仍无功能，应及时施行血液透析治疗。要注意防止酸碱失衡及电解质紊乱，尽量维持血压高于正常水平以利于肾灌流，必要时可静脉滴注多巴胺以增加肾血流。

（4）术后镇痛。积极完善的术后镇痛可显著降低术后因疼痛导致的应激反应，避免出现高血压、心动过速等情况，可显著提高患者术后的舒适度，有利于移植肾功能的恢复，对于合并有糖尿病、缺血性心脏病、脑血管疾病的患者尤为有利。可根据具体情况选用硬膜外或者静脉患者自控镇痛（PCA）。硬膜外镇痛容易导致低血压，且尿毒症患者常合并凝血功能异常，因而较少使用。

八、肾移植后患者再手术的麻醉

移植肾的肾小球滤过率以每年1.4~2.4 mL/min的速度降低。心血管疾病是肾移植后患者死亡的主要因素，肾移植后肥胖和代谢综合征也很常见。肾移植术后的患者需要长期使用免疫抑制剂进行治疗，其间若须进行其他手术（如眼科或者外周血管手术等），围手术期要特别注意防治感染及药物之间的相互影响（特别是免疫抑制剂和麻醉用药）。由于大多数肾移植患者术后使用环孢素维持治疗，而其具有较强的肾毒性，因此麻醉应尽量避免使用具有肾毒性或潜在肾毒性（如恩氟烷等）的药物。麻醉药物的选择应该尽量考虑不依赖肾脏排泄的药物如阿曲库铵、顺阿曲库铵等。还应努力避免降低移植肾血流灌注和肾小球滤过率下降的状况出现，如长时间的低血压、缺氧等。另外环孢素使移植肾易损，因此麻醉中应密切观察尿量。术后应尽早拔除气管导管及导尿管，积极防治感染（尤其是伤口、尿路、呼吸道的感染）。

第三节　肝移植麻醉

各种病因引起的终末期肝病经内科治疗无效者，通过手术方式植入一个健康的肝脏，使肝功能得到良好的恢复，称为肝移植术，这也是目前治疗终末期肝脏疾病唯一有效的方法。

我国人口众多，又是病毒性肝炎的高发区，现有肝病患者或各类肝炎病毒携带者数以千万计。每年有大量的患者需要接受肝移植，但是因供体短缺、医疗费用高昂等原因，越来越多的患者在等待期间因肝衰竭或其他并发症而死亡。在此背景下，活体供肝移植（LDLT）以及劈裂式肝移植的开展为解决这一难题提供了新的选择。

随着整个生命科学和临床医学的发展，肝移植必将进入一个新时代，作为在肝脏移植中伴有重要角色的麻醉医师有必要提前做好准备，尽快适应肝移植麻醉的要求，提高肝移植的围手术期管理质量。

一、终末期肝病的临床特点

（一）急性肝功能衰竭

急性肝功能衰竭（FHF）又称暴发性肝衰竭，传统的定义是指无既往肝病史的患者在发病8周内出现的以肝性脑病为主的急性肝功能失代偿表现。FHF的病因很多，包括病毒感染、药物中毒、Wilson病，在中国则主要是乙型肝炎。FHF的主要死因是脑水肿和脓毒症。对FHF的保守治疗包括重症监护和呼吸机辅助通气、降低颅内压（ICP）等，对于病情危重者非移植手术治疗效果极差，肝移植几乎是唯一能够挽救患者生命的有效治疗手段。

急性肝功能衰竭最主要的问题是神经方面的损害。80%的急性肝功能衰竭患者伴有脑水肿和颅内高压，进而可形成脑疝，死亡率约90%，是急性肝功能衰竭致死的首要因素。超过40%的患者在术前会出现颅内压显著性升高，约25%的患者会表现为去大脑强直、惊厥等。急性肝功能衰竭伴颅内压升高的患者脑血流增加明显，其机制主要为谷氨酸在脑组织内的积聚，以及NO合酶活性增强。目前的研究认为，对于急性肝功能衰竭患者，氨是导致颅内压升高的主要因素。氨在星型细胞中被分解为谷氨酰胺，而谷氨酰胺作为一种高渗性化合物在急性肝功能衰竭患者体内的聚集可能会损伤星形胶质细胞，从而导致脑水肿。急性肝功能衰竭患者脑血流自身调节能力丧失，在急性肝功能衰竭时，维持满意的血压可减少或避免脑水肿的发生，减轻脑损害。如果ICP升高后，经过反复甘露醇治疗和超滤仍然得不到控制，90%以上的患者将在12小时内死亡。故急性肝功能衰竭伴颅内高压的患者，在术前、术中必须采取有效的措施控制ICP。治疗颅内高压除了标准方法以外，早期研究显示分子吸附再循环系统（MARS）可能有助于降低颅内压和提高脑灌注压。MARS是为急性肝功能衰竭或慢性肝功能衰竭急性失代偿而设计的肝脏支持系统，也被称为人工肝，能够清除体内毒性、改善全身血管阻力和平均动脉压，从而改善重要脏器功能，降低死亡率。

凝血功能障碍常为急性肝功能衰竭最后的也是最严重的表现，其主要原因有肝脏凝血因子的合成减少、维生素K吸收障碍、血小板减少和功能障碍、纤维蛋白溶解、弥散性血管内凝血等。常表现为出血，往往危及生命，可根据凝血功能检查结果适当纠正。

急性肝功能衰竭时，心血管功能常不稳定，表现为低血压和心律失常。低血压可继发于出血、低血容量、感染、颅内高压等，呼吸系统可表现为低氧血症、过度通气和肺水肿等。据统计，约有33%的患者发生肺水肿，甚至在无左心衰的情况下也可发生，而呼吸性酸中毒常出现在疾病晚期。

急性肾衰竭是急性肝功能衰竭患者最常见的脏器并发症。30%~75%的急性肝功能衰竭患者发生肾衰竭，预示预后差。肾衰竭的原因50%为功能性衰竭，低尿钠、低渗尿而肾细胞学正常。急性肾小管坏死也占50%，表现为高尿钠、等渗尿及肾小管坏死，可能与严重肝细胞坏死、库普弗细胞不能清除内毒素有关。此外，利尿剂使用不当或胃肠道出血导致有效循环血容量降低也可引起肾衰竭。尿量和血清肌酐浓度是监测肾功能的良好指标。如出现肾衰竭，可考虑透析治疗。

急性肝功能衰竭常出现代谢紊乱，如低钠血症、水潴留、低钾血症、低钙血症和低镁血症。低钾血症时，肾氨基酸产物增加。约40%的成人患者和40%以上的小儿患者在急性肝功能衰竭时出现低血糖。低血糖昏迷可加重肝性脑病，并可引起不可逆的脑损害。酸碱平衡失常与肝脏损害的严重程度有关，包括呼吸性碱中毒和代谢性酸中毒，后者是乳酸、丙酮酸盐、乙酰乙酸盐、枸橼酸盐、琥珀酸盐、延胡索酸和游离脂肪酸等堆积所致。术前应尽力维持内环境稳定。

急性肝功能衰竭如伴门脉高压，患者可出现腹水、脾功能亢进、血小板减少、静脉曲张出血及伴发的再生障碍性贫血、胰腺炎和抗感染能力减弱等。

目前关于肝移植治疗 FHF 的疗效报道，多中心有一定的差别，1 年存活率波动在 40%～92%，这可能与所选患者的个体差异和致病因素不同有关；同时，移植前患者肝性脑病和脑水肿的严重程度也可影响术后的存活率。近期大量研究表明，与保守治疗相比，肝移植治疗 FHF 效果切实可行，而且效果明显更佳。

（二）慢性肝功能不全

慢性肝功能不全可导致门脉高压和显著的肾、心、肺、红细胞生成、凝血和内分泌功能等障碍。

慢性肝病引起的脑病常提示脑组织潜在的病理生理学改变，慢性肝病晚期常可见脑电图的变化。慢性肝功能衰竭时，脑血流基本维持正常，脑血流的自身调节机制仍然存在，部分患者由于调节下限升高，脑血流的自身调节机制也被削弱。在肝移植术中，突然的血流动力学变化容易出现脑灌注不足甚至是脑缺血。慢性肝功能不全所致肝性脑病是一种可逆性疾病，这时体内代谢紊乱是多方面的，脑病的发生可能是多种因素综合作用的结果。但含氮物质如蛋白质、氨基酸、氨、硫醇的代谢障碍，和抑制性神经递质的积聚可能起主要作用。脂肪代谢异常，特别是短链脂肪酸增多也起重要作用；糖和水、电解质代谢紊乱及缺氧可干扰脑的能量代谢而加重脑病。电解质紊乱、缺氧、脓毒血症和消化道出血是肝性脑病的常见诱因。谷氨酰胺作为一种高渗性化合物，它在急性肝功能衰竭患者体内的聚集可能会损伤星形胶质细胞，从而导致脑水肿，而慢性肝病患者体内也会发生类似的聚集，但由于机体的代偿作用，很少发生脑水肿。

终末期肝病患者会出现肾功能不全，包括肾外性氮质血症、肝肾综合征（HRS）、急性肾小管坏死和急性肾衰竭。肝肾综合征是肝衰竭患者发生功能性肾衰竭最常见的病因，2017 年中华医学会肝病学分会提出肝硬化患者 HRS 的 6 条诊断标准：①肝硬化合并腹水；②无休克；③肌酐升高 > 基线 50%，或 > 1.5 mg/dL（133 μmol/L）；④停用利尿剂并扩容后，肾功能无改善；⑤近期无肾毒性药物使用史；⑥无肾实质性疾病。HRS 必须在排除原发性肾病、蛋白尿、血容量不足以及诱发肾灌注不足的血流动力学因素后方可确诊。目前 HRS 的发病机制尚不明确，可能的机制是有效循环血量减少，同时内皮素释放增加导致肾小球入球小动脉收缩、一氧化氮和交感神经系统和肾素—血管紧张素系统兴奋性增加等，使肾血管收缩，肾血流减少。HRS 机制虽然与肾血管收缩有关，血管扩张的药物（如前列腺素、多巴胺激动剂、内皮素受体拮抗剂）效果却不明显，内脏血管扩张的药物（如精氨酸后叶加压素、生长激素抑制素、α 受体激动剂如去甲肾上腺素和甲氧安福林）联合容量治疗更有效。肾外性氮质血症和 HRS 时的尿液检查结果相似，两者必须通过测定心脏充盈压和尿量对输液治疗的反应加以区分。如是急性肾衰竭，可通过测定排钠系数证实，同时尿液检查可发现管型和细胞碎片。对某些慢性肝功能障碍合并急性肾衰竭者，可考虑施行肝肾联合移植。肾前性氮质血症对适宜的补液处理反应良好，肾功能可能得到改善，尿量增加；而 HRS 只有进行肝移植才能逆转肾功能及电解质异常。如有可能应尽量避免使用对肾脏有损伤作用的抗生素和用于疾病诊断的造影剂。

慢性肝病可导致特征性的心肺功能改变。70% 的终末期肝病患者心血管系统往往会发生高排低阻性血流动力学改变，包括高动力循环状态并体循环血管阻力降低，表现为心排血量明显增加、外周阻力降低以及较低动脉压力。肝脏清除血管舒张物质能力的减低、血管活性物质未经肝脏代谢而直接通过旁路回到血液中是这种病理生理改变最可能的机制。而一氧化氮和环鸟苷酸则被认为是引起外周血管阻力降低的主要介质。由于此时常存在低血容量，所以心排血量和心脏充盈压是评价血管内容积更好的指标。腹水不利于心脏充盈，可降低心排血量，通过放腹水可改善静脉回流，使心排血量增加。肝硬化患者常合并有心肌病，肝硬化性心肌病在一般情况下因循环阻力下降而无明显表现，但当心排血量增加或循环阻力增高（如应用升压药）时，会出现心力衰竭。值得注意的是，目前肝脏移植的年龄限制有所放宽，这使得围手术期缺血性心脏病的评估变得越来越重要。多数冠脉严重狭窄的患者可预先接受经皮冠状动脉血管成形术（PTCA）。也有少数患者病情较重不宜行 PTCA，而应与心血管专家协商，确定是否应在行肝移植前先行冠状动脉旁路移植术。对危重患者禁忌肝移植。

慢性肝病相关性肺部并发症：50%～70%慢性肝病患者有气短症状。常见原因有气道阻塞，液体潴留，胸腔积液，大量腹水导致限制性通气障碍等。两种与血管病变有关的特殊肺部并发症是肝—肺综合征（HPS）和门脉性肺动脉高压（PPHTN）。肝移植患者20%存在肝—肺综合征，机制主要是肺内动静脉短路、肺内分流导致通气/血流比例失调，在肺底部更明显，临床表现为特征性的直立性低氧血症。诊断标准为：门脉高压，呼吸空气时动脉血氧PaO_2 < 80 mmHg，肺泡动脉氧分压梯度 > 15 mmHg。大部分患者的肝肺综合征在肝移植后会得到缓解。肝移植患者中PPHrFN发生率为4%～6%。门脉性肺动脉高压诊断需要以下4个标准：①门脉高压表现；②平均肺动脉压安静时 > 25 mmHg或运动时 > 30 mmHg；③肺动脉血管阻力 > 240（dyne·s）/cm^5或3个Wood单位；④平均肺毛细血管楔压 < 15 mmHg或跨肺压差（平均肺动脉压减去肺毛细血管楔压） > 12 mmHg。轻度、中度和重度PPHTN的标准分别是肺动脉压 < 35 mmHg，35～50 mmHg和 > 50 mmHg。中度和重度PPHTN患者肝移植死亡率显著增加。肺动脉高压并不是肝移植的绝对禁忌证，尤其是那些对血管扩张药有反应的患者。肺动脉高压患者在进行扩血管治疗后，肺动脉压 < 35 mmHg或肺血管阻力 < 400（dyne·s）/cm^5者可接受肝脏移植手术。常用于降低肺动脉压的扩血管药物包括前列腺素类（依前列醇）、磷酸二酯酶抑制剂（西地那非）和内皮素拮抗剂（波生坦），钙离子通道阻断剂由于扩张肠系膜血管、恶化门脉高压而禁用于肝硬化患者。PPHTN患者肝移植后肺动脉压力改变具有不确定性。

慢性肝病常伴有红细胞生成障碍，其原因很多，包括急（慢）性出血、脾功能亢进、慢性炎症和红细胞形态异常。有研究报道，慢性肝病患者血浆容量可扩增10%～20%。

凝血功能障碍是慢性肝功能不全时的常见问题。其病因众多，主要有凝血因子合成减少、凝血蛋白合成异常、维生素K缺乏、纤维蛋白溶解活性增强及弥散性血管内凝血等。除Ⅲ因子、Ⅳ因子（钙）和Ⅷ因子外，其他所有凝血因子的减少与肝脏疾病的严重程度相关。尽管慢性肝病时血浆纤维蛋白原水平常常是正常的，但其结构多异常，因此凝血酶原时间多延长。凝血酶原时间是反映肝脏疾病凝血功能障碍最好的指标，能反映肝脏合成凝血因子的能力、维生素K缺乏的程度和循环中凝血抑制因子的活性。在慢性肝病患者，血浆纤维蛋白溶酶原激活物水平的升高也常提示纤溶活性增强。越来越多的证据认为，终末期肝病对患者的凝血纤溶系统影响远不能用单纯凝血功能障碍来解释，常有患者是凝血功能障碍和高凝血状态并存。近期一些研究认为，终末期肝病患者同时存在凝血功能障碍和抗凝血功能障碍，两者在大多情况下维持一种低水平的脆弱平衡。单方面增强或减弱凝血或纤溶都可能破坏这种脆弱平衡。单纯凝血功能障碍可以补充凝血因子纠正，而凝血和抗凝功能障碍并存则提示在保持凝血因子的同时，应注意监控和防止血栓的形成。脾功能亢进可使血小板破坏增多，致使血小板数量减少，乙醇对骨髓的抑制或叶酸盐缺乏将加重血小板减少血症；同时血小板的质量也下降，可能是由于血小板体积减小、血栓素A_2产生障碍、胆固醇含量改变、不良性纤维蛋白原血症及纤维蛋白与纤维蛋白降解产物比率增高等原因所致。手术开始前适当补充维生素K和新鲜冰冻血浆可减少术中失血。

门脉高压被认为是慢性肝病"最严重的后遗症"。一般认为门静脉压 > 10 mmHg即为门脉高压、多由肝硬化造成。如压力超过16 mmHg，则出血和死亡率明显增加。主要表现为侧支静脉形成、食管静脉曲张和腹水等。出血常因曲张的静脉糜烂或破裂所致，临床多用加压素和奥曲肽治疗。此外，硝酸甘油合用加压素治疗对门脉高压所引起的并发症有改善作用。当其他措施无效时，也可用三腔二囊管填塞压迫止血。普萘洛尔可降低肝静脉楔压，因此有些学者建议用它预防曲张的静脉出血。临床上还可用硬化治疗和手术控制静脉曲张出血。现在也有用经颈静脉肝内门脉系统分流术（TIPS）治疗门脉高压。这种手术方式于1969年由Rosch等提出，其优点在于能应用于病情很危重的患者。1982年Clapinto等首次将之施行于人，用以控制出血和降低门脉压力。

腹水的出现常提示慢性肝病的预后不良。腹水患者通常都要限制水、钠的摄入并行利尿治疗，特别是使用螺内酯和呋塞米，使患者易出现水、电解质的失衡。因此，慢性肝病患者常发生低血容量、低钠、低镁、氮质血症、低钾或高钾、代谢性碱中毒或酸中毒。

慢性肝病的患者常有胃排空延迟、药物代谢减慢。尽管终末期肝病患者血液中的球蛋白对药物的结合力增加，使患者对某些药物如肌松药敏感性下降，但对大多数药物而言其敏感性往往是增加的。由于患者体内药物分布容积增加、药代动力学减慢，许多药物如阿片类药物、利多卡因和普萘洛尔，其作用时间延长。

二、肝移植的适应证及禁忌证

（一）适应证

近年来随着肝移植术的不断发展和成熟，肝移植的适应证也在不断变化，恶性病变所占比重逐渐减少，良性病变所占比重不断增加。原则上，所有终末期肝病用其他内外科方法不能治愈，预计在短期内无法避免死亡者，都是肝移植的适应证。严重的黄疸、胆汁淤积、肝脏合成功能明显受损、难治性静脉曲张出血和难以控制的肝性脑病等经内科治疗和手术治疗无效时即可考虑肝移植术。小儿接受肝移植者以胆道闭锁最多见。对年龄超过 4 个月患胆道闭锁并肝脏硬化的大婴儿，推荐肝移植作为主要治疗措施。肝脏的原发性恶性肿瘤目前仍是我国肝移植主要的适应证之一，但随着肝移植在我国的迅速发展和临床经验的不断积累，越来越多的终末期良性肝病将成为肝移植的主要适应证。表 7-2 列举了适合肝移植的疾病。

表 7-2 肝移植的适应证

成人/儿童	婴儿/儿童
肝硬化	肝硬化
原发性胆汁性肝硬化	Alagille 综合征
慢性活动性肝炎	胆道闭锁
隐源性肝硬化	慢性活动性肝炎
继发性胆汁性肝硬化	隐源性肝硬化
原发性硬化性胆管炎	Caroli 病
酒精性肝硬化	新生儿肝炎
暴发性肝病	先天性肝纤维化
病毒性肝炎	代谢紊乱
药源性肝病	α_1-抗胰蛋白酶缺乏
毒蕈中毒	Wilson 病
代谢性肝病	酪氨酸血症
Wilson 病	糖原贮积症
糖原贮积症	Byler 病
血红蛋白沉着症	海蓝组织细胞综合征
卟啉症	新生儿非溶血性黄疸
遗传性草酸盐沉积症	Gancher 病
α_1-抗胰蛋白酶缺乏	半乳糖血症
肝静脉梗阻	卟啉症
静脉闭塞性疾病	神经髓鞘磷脂蓄积症
无转移的肝细胞癌及胆管癌	家族性高胆固醇血症
血管肉瘤	Wolman 病
	肝胆管恶性肿瘤

（二）禁忌证

对于肝移植的禁忌证，世界上一些大的移植中心并不完全相同，大体分为绝对禁忌证和相对禁忌证两类。一般认为，肝移植的绝对禁忌证是指患者在一定的临床情况下，肝移植的疗效或预后极差而不应该成为治疗方式予以选择。肝移植的相对禁忌证是指患者在一定的临床情况下，肝移植可能会产生高的并发症和死亡率,但在某些情况下也可取得满意的长期存活率。

肝移植的绝对禁忌证包括:肝胆以外的难以控制的全身性感染或难以根治的恶性肿瘤,存在难以控制的感染(包括真菌、细菌、病毒感染),难以戒除的酗酒或吸毒者,除肝以外的重要器官如心、肺、肾功能不全或衰竭(不排除此类患者可以行多脏器联合移植的可能性),艾滋病病毒感染者或活动性肺结核患者,有难以控制的心理变态或精神病,持续性低氧血症,HBsAg 和 HBeAg 均为阳性的肝硬化患者及对肝移植无充分理解者(小儿除外)。

相对禁忌证主要包括:受者年龄超过 65 岁,曾经行复杂肝、胆道手术或上腹部复杂手术者(特别是右上腹部),既往有精神病病史,慢性酒精中毒者(戒酒不够半年),腹主动脉瘤,无并发症的糖尿病、HBeAg 阳性或 DNA 阳性或有活动性病毒复制的慢性乙型肝炎患者、肝门静脉血栓或栓塞者。

三、术前评估

由于肝脏具有各种复杂的功能,终末期肝病可累及全身众多的系统、器官,患者往往表现为恶病质,且合并肝功能衰竭、多器官功能不全、肝性脑病以及严重代谢紊乱综合征等。肝脏疾病的病情发展和移植手术本身都会使患者发生显著的病理生理改变,而这些都给麻醉实施造成困难,因此麻醉医师术前对患者全身各个器官及系统进行全面准确的评估是非常必要的。手术和麻醉术前评估要重点关注循环和呼吸系统的功能,这与肝移植围手术期的死亡率密切相关。同时术前肾功能不全会增加肝移植术后并发症的发生率和死亡率,术前对患者的肾功能再次评估非常重要。

国外一些大的肝移植中心用于评估受者和手术预后的标准主要包括 Child-Turcotte-Pugh(CTP)肝功能分级、UNOS(United Network for Organ Sharing)分级及终末期肝病模型(the model for end-stage liver disease,MELD)评分等。术前肝功能不全的严重程度将直接影响术后患者的恢复。Child 根据肝脏疾病时可能异常的临床和生化参数评分,把手术危险性分为三级,后来 Pugh 等在此基础上进行了修改。其分类方法见表 7-3。

表 7-3 肝脏疾病患者接受手术的危险性 Pugh 和 Child 分级

临床或生化改变	根据异常程度评分		
	1	2	3
肝性脑病	无	1~2 期	3~4 期
腹水	无	轻度	中度
胆红素(mg/100 mL)			
非原发性胆汁性肝硬化	1~2	2~3	>3
原发性胆汁性肝硬化	1~4	4~10	>10
白蛋白(g/100 mL)	3.5	2.8~3.5	<2.8
凝血酶原时间(延长秒数)	1~4	4~6	>6
营养不良状况	轻度	中度	严重

注:分级 A.5~6 分,手术危险性小;B.7~9 分,手术危险性较大;C.>9 分,手术危险性大。

虽然这种分级不够全面,但对肝病患者接受手术时的预后判断具有指导意义。一般需肝移植治疗的患者多属 B 或 C 级。

MELD 评分与血清肌酐、血清胆红素和国际标准化比率(INR)相关,计算公式为:

$$\text{MELD 评分} = 9.6 \times \ln(\text{血清肌酐 mg/dL}) + 3.8 \times \ln(\text{血清胆红素 mg/dL}) + 11.2 \times \ln(\text{INR}) + 6.4 \times \text{病因}$$

(病因:胆汁淤积性和酒精性肝硬化为 0,病毒等其他原因肝硬化为 1。)

MELD 评分的计算结果取整数,分值范围为 6~40 分(>40 分者计为 40 分)。目前认为,对于病因和严重程度不同的终末期肝病患者,MELD 评分是预测短期生存率的可靠方法,并能有效评价移植患者等待供肝期间的死亡率及预测患者移植术后的死亡率。有研究表明,MELD 评分在评估患者短期存活时间方面较 CTP 评分准确，但 MELD 评分不能反映终末期肝病的常见和重要并发症之一的肝肺综合征的病情。因此 2005 年底美国肝病学会编写的肝移植患者评估指南仍将 CTP > 7 分和 MELD > 10 分同列为可以考虑肝移植的条件。

因为供体短缺的问题，绝大多数终末期肝病患者从最后的评估和诊断性检查到肝移植手术可能会有很长的等待时间。所有病例都应视为急诊手术（活体肝移植除外），应重点对最近的一次检查所发现的病理生理学改变进行详细的体格检查，所有的检查包括心脏超声、肺功能、肾功能等都应在肝移植术前准备期完成。

四、麻醉和监测

（一）药物的代谢

肝脏疾病患者对药物的反应和健康人不同，故必须对药物的作用进行监测。低蛋白血症导致与蛋白结合的药物减少，血浆游离的药物增多而使药物作用增强。血浆药物代谢和清除率的变化随肝脏血流的变化和肝细胞色素 P450 系统的活性改变而变化。但肝内靠结合方式进行生物转化的代谢途径受影响较小，有些药物，如吗啡、丙泊酚等，正常剂量也可以被患者很好地耐受。如果患者合并肾衰竭，肾脏清除和排泄药物的能力将受到影响，更加会延长药物的作用时间。有时，因为水钠潴留，药物的分布容积增加，为了达到药效，往往首次剂量较大。药物选择还要考虑肝病的类型，因为不同的肝病导致不同类型的肝功能障碍。总之，对这类患者的用药须仔细观察和监测，为达到满意的临床效果，应对剂量进行滴定。

（二）术前用药

术前应充分考虑麻醉相关的因素和麻醉的选择。术前用药应注意以下方面：对饱胃患者应用雷尼替丁、甲氧氯普胺或质子泵拮抗剂；术前有脑病并发症者应禁用苯二氮䓬类药物；凝血功能障碍的患者应禁止肌内注射等。

（三）术中监测

除常规监测如心电图（Ⅱ 导联和 V_5 导联）、血压、脉搏血氧饱和度、体温、呼吸功能、尿量、麻醉深度、肌松监测以外，还应监测有创动脉压、中心静脉压和肺动脉压。有条件者也可进行连续心排血量监测和经食管超声心动图监测。必须注意到终末期肝病患者常有食管静脉曲张，应防止放置探头导致的食管静脉破裂出血的危险。手术麻醉过程中对患者进行快速的实验室检查非常重要，能够及时准确地指导麻醉医师精确调控患者的生理功能。重点检查患者的凝血功能、血红蛋白、血电解质（血钙、血钾）、血糖、酸碱平衡、血浆渗透压、动脉血气分析和肾功能等。Sonoclot 和血栓弹性描记图（TEG）也可用来评价凝血过程，能对肝移植术中凝血和纤溶状况及时监测，对帮助或指导肝移植期间的成分输血和止血疗法起着重要的作用。颅内压监测对有脑水肿的患者是有益的，但也增加了颅内出血的风险。可通过经颅骨超声多普勒测定脑血流，或脑室置管测 ICP；通过颈静脉球部和脑动脉血氧饱和度了解术中脑代谢以及术后脑代谢，监测颅内氧分压了解脑功能情况。

五、麻醉方法

（一）静吸复合全身麻醉

1. 麻醉诱导用药

由于患者术前禁食时间较短，并常伴有胃排空减慢，反流误吸危险较高，因此要当做饱胃处理。麻醉诱导一般使用舒芬太尼或芬太尼，复合丙泊酚或依托咪酯复合氯琥珀胆碱行快速顺序诱导气管插管。患者的外周血管阻力低且容量相对不足，麻醉诱导时可能出现严重的低血压，因此麻醉诱导时应缓慢注药，积极适当补液，使用小剂量的血管收缩药物（如去氧肾上腺素）来维持血压。

2. 麻醉维持用药

吸入挥发性麻醉药和空氧混合气体同时联合使用阿片类药物的平衡麻醉方法，可以保持术中血流动力学的稳定。联合使用阿片类药和苯二氮䓬类药，以及使用丙泊酚全凭静脉麻醉的方法，都可作为肝移植麻醉维持的方式。除氟烷以外，其他吸入性麻醉药都可安全使用，注意在急性肝功能衰竭伴有脑水肿患者，要避免吸入性麻醉药或在有监测的条件下使用低浓度。异氟烷最为常用，其对内脏血流影响较小。地氟烷虽可用但价格稍高，高浓度时可能减少肝脏血流。七氟烷因在肝脏代谢，且有肾毒性产物，需慎重使用。应避免使用 N_2O，因其易于产生肠腔胀气，无肝期前可能增加肠腔瘀血和循环不良。一些研究表明，舒芬太尼存在某种程度的肝外代谢，芬太尼、舒芬太尼、阿芬太尼和瑞芬太尼都可以用于肝移植手术的麻醉。

3. 肌肉松弛药

一般来说肝移植麻醉时肌松药选用阿曲库铵和顺阿曲库铵比维库溴铵更合适，因为阿曲库铵和顺阿曲库铵主要经过 Hoffman 裂解，不需要经过肝脏代谢和肾脏清除，而肝移植患者维库溴铵的 PK/PD 发生了很大变化。术中使用维库溴铵则可通过肌松恢复情况来判断移植肝的功能状况。如果手术过程中有肌松监测，所有的非去极化肌松药如罗库溴铵、哌库溴铵等都安全可用。

（二）静吸复合麻醉辅以硬膜外阻滞

国内有学者主张肝移植使用静吸复合麻醉加硬膜外麻醉。如术前无明显凝血功能障碍的患者，于 $T_{7\sim 8}$ 间隙行硬膜外穿刺置管，行硬膜外阻滞再复合静吸复合麻醉。该方法的优点在于减少全身麻醉药用量，使麻醉更趋稳定安全，还可提供术后镇痛。但肝移植患者围手术期可能发生严重凝血功能障碍而发生硬膜外血肿风险，应慎用。

六、术中管理

肝移植手术一般分为3个阶段：无肝前期、无肝期和新肝期。无肝前期指手术开始至下腔静脉阻断。无肝期始于下腔静脉阻断，止于肝门静脉血流开放。新肝期也称再灌注期，从肝脏的血液循环重新建立到手术结束。每一阶段的病理生理特点不同，麻醉医师都应根据具体情况调整各器官功能，预防并发症。

1. 无肝前期

此期内手术医师主要是游离肝脏，麻醉医师主要处理因失血引起的心排血量减少、血压下降以及快速输血引起的高钾、低钙等并发症。造成该期失血增加的原因有上腹部手术史、严重门脉高压、曲张静脉破裂、再次移植等。手术搬动肝脏时，由于暂时阻断静脉回流，可致低血压，同样开腹后大量腹水被过快吸出也会导致低血压，需要预防性处理。因此在此期，充分补液至关重要，一般选用胶体液。对于可能伴有腔静脉或肝静脉血栓的患者，在无肝前期游离肝脏时可能会导致栓子脱落，出现肺动脉栓塞、严重的肺动脉高压和右心衰竭，应密切观察，及时发现并妥善处理。对患者的管理重点应放在凝血功能状况的评价上，运用血栓弹性描记仪监测凝血功能，并采集血液标本送实验室进行检测。对于凝血功能障碍严重者，切皮前即可开始纠治。与新鲜冰冻血浆相比，输注凝血酶原复合物可避免输血相关肺损伤和容量负荷过重。输注凝血酶原复合物的主要并发症是血栓性栓塞。重组Ⅶ因子也可用于纠正凝血功能障碍，Ⅶ因子主要是增加动脉血栓栓塞风险，不增加静脉血栓栓塞风险。一些抑制纤溶的药物如氨甲环酸、氨基己酸等可减少出血量。DDAVP是一种结构类似于加压素的合成药物，可以促使Ⅷ和 von Willebrand 因子的释放，起到加强凝血的功能。手术早期开始利尿治疗既有利于术中液体管理，对无肝期相对缺血的肾脏也有一定的保护作用，可选用多巴胺、甘露醇和呋塞米，目前尚难以确定哪一种药物对肝移植中对肾功能保护最好。注意低钠、高钾和低镁血症的纠治，注意使用氯化钙预防枸橼酸盐中毒（肝功能障碍时输注富含枸橼酸的血制品，引起低钙血症）。避免血糖 > 10 mmol/L。

2. 无肝期

手术可以采取标准术式或背驮式肝移植。采用标准术式时，要完全阻断肝动脉、门静脉、肝下下腔静脉和肝上下腔静脉。而背驮式肝移植保留受体的肝后下腔静脉。由于下腔静脉被阻断，血流动力学发生剧烈变化引起回心血量减少，心排血量减少，内脏和下腔静脉压力增加，肾灌注压降低，严重的酸中毒，体循环动脉压降低伴心率增快。背驮式肝移植因仅部分阻断下腔静脉，可减少血流动力学的剧烈波动。为减轻无肝期血流动力学的剧烈波动，在进入无肝期前应该给予一定量的液体负荷，但要防止输血输液过多导致开放大血管后回心血量剧增而出现的心力衰竭和肺水肿。充血水肿的肝脏和肠道在再灌注期对外科手术操作来说非常棘手。必要时应用小剂量的血管收缩药如去氧肾上腺素来维持血压稳定。如果无肝期需要大量输血，应预防枸橼酸和血中钙离子结合而导致的严重的低钙血症。无肝期时因无肝脏的产热、冰冷供肝的置入、大量输血输液以及长时间大面积的腹腔暴露都可使中心温度下降 2～3 ℃。低温可导致患者心律失常、凝血功能障碍、肾功能不全以及心肌收缩力降低。应采取积极的保温措施如电热毯、空气加温系统、输血输液加温系统等来维持患者的体温。无肝期应该经常进行实验室检测，特别是在准备移植肝血管开放前应对血电解质、酸碱平衡、容量状况及凝血功能重新进行检测、评估和及时处理。

很多肝脏移植中心在无肝期可能会采用静脉—静脉转流技术（VVBP），把股静脉和门静脉的血引流到腋静脉、锁骨下静脉或颈静脉，然后回流到上腔静脉。VVBP 应用的优点在于，它能够增加血流动力学稳定、改善无肝期各器官特别是肾脏的灌注压、改善腹腔脏器的静脉回流、减少输血输液降低代谢障碍和减少肺水肿的发生；它的缺点是可使体温进一步降低并增加空气栓塞及血栓形成的危险。但目前循证医学证据并未显示 VVBP 技术优势。虽然绝大多数医学中心并没有常规采用 VVBP，但对于某些合并有严重的心脏疾病、血流动力学明显不平稳的患者建议使用 VVBP。

3. 新肝期

新肝期最危险的时刻是移植肝血管开放后即刻，在瞬间或几分钟内常发生剧烈的血流动力学波动，可能会出现严重的低血压、高钾血症、严重的酸中毒、体温过低和凝血功能障碍，有时甚至出现心搏骤停。再灌注综合征是指肝门静脉再灌注 5 分钟内体循环血压下降 30%，肺动脉压力升高并持续 1 分钟以上，其特征为平均动脉压、全身血管阻力及心肌收缩力降低，而肺血管阻力和肺毛细血管充盈压却升高。严重的低血压通常在 5～10 分钟内就可缓解，但有时持续时间较长，需要使用正性肌力药物和加快输液。再灌注综合征的原因很多，主要的因素包括移植肝和体内释放的各种因子如内源性血管活性肽等、高钾血症、低温（主要是心室内壁低温）、酸血症、高渗状态、低钙血症、血管内和左室容量的急剧增加、气体栓塞等。

预防再灌注综合征预处理方法有：①在进入新肝期前纠正低钙血症，提高碱剩余值（BE）；②适当增加血容量和提高平均动脉血压；③纠正和预防低体温；④通过肝下腔静脉放出一定量供肝和门静脉内的血液；⑤调整通气参数，维持 $PaCO_2$ 在正常水平；⑥尽量减少无肝期时间。

在移植肝血管开放前，外科医师为减轻再灌注综合征经常会用稀释白蛋白液冲洗供肝，有时还会经肝下下腔静脉放血冲洗以期减轻淤滞在体内的毒性物质。放血冲洗可能导致低血压，因此应积极补充丢失的血液。再灌注综合征的治疗可用血管收缩药（如去氧肾上腺素）和肾上腺素能受体激动剂（如肾上腺素），逐渐增加剂量可以维持平均动脉压在一定的水平及增强心肌收缩力。随着移植肝的再灌注和血流动力学的稳定，肝脏呈现粉红色表示灌注良好。

再灌注期可能出现凝血功能紊乱而导致出血或广泛渗血，主要原因是供肝内残余的肝素释放、凝血因子的稀释和消耗、血小板聚集、内源性肝素样物质生成等。可借助血栓弹性描记仪来评估凝血功能状态并指导治疗。对于活体肝移植、劈裂式肝移植或辅助性半肝移植，因供肝创面较大可能导致创面出血比较严重，应仔细止血。可以输注新鲜冰冻血浆、血小板、冷沉淀、凝血酶原复合物、纤维蛋白原等来纠正凝血功能障碍，以使手术能够得到良好的止血。如果检测出纤维溶解亢进，可以用氨甲环酸、氨基己酸等抗纤溶药物拮抗；如怀疑残余肝素作用可用鱼精蛋白拮抗。

新肝期因供肝内糖原分解释放葡萄糖以及手术的应激反应、术中应用糖皮质激素、大量输血等原因，可能出现一过性的血糖升高。轻度的一过性的血糖升高通常不需要处理，但是如果血糖水平超过 18 mmol/L 就应积极处理，可皮下或静脉应用胰岛素，尤其是有中枢神经系统并发症的患者，避免血糖过高或过低有利于改善预后。

七、肝移植患者的术后监测及管理

肝移植手术结束后，应将患者送入重症监测治疗病房（ICU）。在 ICU 对患者的生命体征进行严密观察，包括心电图、直接动脉压、中心静脉压、血气及水电解质平衡状况、尿量、体温、腹腔引流量及颜色等的改变。

1. 呼吸系统的支持

严密消毒隔离，如果没有明显的呼吸功能障碍和气道阻塞现象，移植的新肝功能良好，血流动力学稳定，血气监测提示呼吸功能良好，一般 24 小时内可拔除气管导管。如果术前患者有明显的全身衰竭，气管插管时间可以适当延长。应加强雾化吸入及胸部理疗，以防发生肺不张及肺炎。国外的一些移植中心报道选择合适的患者，可在手术室术后即刻拔除气管导管。

2. 镇痛

与其他腹部大手术相比，肝移植患者术后对镇痛药的需求明显减少。可经静脉应用阿片制剂行 PCA。如已放置硬膜外导管，可经硬膜外导管注入局部麻醉药行 PCEA，但应注意可能出现的硬膜外血肿及感染的风险。

3. 肾功能的维护

肝移植术前可能有包括肝肾综合征在内的肾功能不全，术后肾功能不全发病率也较高。肾功能的影响因素包括：与终末期肝病有关的肾功能不全、复杂的肝移植手术、术后肝功能状态差、抗排斥和抗感染药物的肾毒性以及感染等并发症。其中术中主要因素是血流动力学的巨大改变导致的肾脏低灌注损伤或肾脏瘀血。要注意尿量的观察，尿量保持在 1~2 mL/（kg·h）以上。如尿量低于此水平，应注意血容量是否正常，血容量不足时应予以纠正。在血容量正常时发生少尿，可应用小剂量多巴胺，3~10 μg/（kg·min），以提高肾血流的灌注，也可以给予呋塞米。新肝功能不全可持续滴注前列腺素 E_1 以改善肝脏血流，同时也可使肾血管扩张。血管升压素类似药物特利加压素或鸟氨酸加压素可激活动脉壁平滑肌细胞 V_1 受体，使内源性血管收缩系统活性接近正常，同时增加肾血流量、GFR、尿量以及尿钠，使肾功能得到改善。

4. 抗感染治疗

肝移植手术创伤大，患者术前一般情况均较差，手术后感染是影响肝移植患者存活的主要因素。特别是患者接受大剂量强效的免疫抑制剂控制排斥反应的条件下，更是易发感染。早期及时预防感染，发生感染及时有效治疗，严格做到消毒隔离及各种无菌操作，定时将痰液及引流液进行培养并做药敏试验，针对性使用抗生素。

5. 加强代谢支持

终末期肝病患者常伴有营养不良和肌肉消耗。肝移植手术患者机体处于高代谢状态，每天消耗机体蛋白约 100 g，手术结束 72 小时后可开始静脉内营养（TPN），可根据情况给予流质饮食，并逐渐恢复正常饮食。

6. 免疫抑制治疗

与其他移植相同，肝移植术前及术后近期使用抗 CD25 单克隆抗体，术中及术后近期大剂量糖皮质激素冲击，常规使用 CsA（FK506）+ MMF（或 Sirolimus，Aza）+ 糖皮质激素三联联合用药。

第四节　心脏移植术的麻醉

对于多种病因导致的终末期心脏病和各种内、外科治疗方法均无效的心力衰竭，心脏移植是唯一有效的治疗方法。人类原位心脏移植是从异种移植开始的。现在国际上心脏移植手术成功率达到 90% 以上，1 年存活率达到 85% 以上，5 年存活率为 70% 以上，10 年存活率约为 45%，而 15 年存活率约为 23%。心脏移植后患者的生活质量是衡量心脏移植的有效性和有益性的重要指标。研究表明，80% 的患者具有全身体力活动能力，50%~75% 的存活者再就业。心脏移植已成为挽救终末期心脏病患者生命的唯一有效方法。心脏移植分为原位心脏移植和异位心脏移植，目前多采用原位心脏移植。

一、心脏移植的适应证和禁忌证

虽然心脏移植是治疗多种病因导致的终末期心脏病和各种内、外科治疗方法均无效的心力衰竭的唯一有效的治疗方法，但是并非所有这些患者都有机会接受心脏移植手术，心脏移植有相对和绝对的禁忌证。

（一）适应证

文献报道的心脏移植患者中，49.2%诊断为非缺血性心肌病，34.6%为缺血性心肌病，3.3%为限制性心肌病，3.2%为遗传性心脏病，3.0%为再次心脏移植，3.0%为肥厚性心肌病，2.7%为瓣膜疾病，1%为其他疾病。

心脏移植的主要适应证如下。

（1）需要持续静脉内输注正性肌力药物或机械循环辅助装置加主动脉内球囊反搏支持心源性休克患者。

（2）对最大剂量药物治疗无效，即左心室射血分数<20%，最大氧摄取量<12 mL/（kg·min），NYHA心功能分级Ⅳ级的充血性心衰患者。

（3）有顽固或严重的心绞痛症状，介入治疗或手术再血管化治疗无效的冠心病患者。

（4）药物治疗、导管射频消融术和（或）心内植入除颤起搏器治疗无效，危及生命的顽固性心律失常患者。

（二）禁忌证

心脏移植是特殊的手术，其禁忌证不仅和受者本身病情有关，还和供心匹配及国情、法律有关。

绝对禁忌证：因系统性疾病，即使行心脏移植预期寿命<2年。包括：近期或5年内患实质性器官或血液系统恶性肿瘤；人类免疫缺陷病毒（HIV）阳性；系统性红斑狼疮、结节病、淀粉样变性病累及多系统器官且仍在活跃期；不可逆的肝肾功能异常，仅实施心脏移植；明显的阻塞性肺部疾病（FEV_1 < 1 L/min）。肺动脉高压保守治疗无效，肺动脉收缩压>60 mmHg，平均跨肺压差>15 mmHg，肺血管阻力>6wood单位。

相对禁忌证：年龄>72岁；活动期感染（除外心室辅助设备相关感染）；活动性消化道溃疡；糖尿病伴靶器官损害；严重周围血管和脑血管疾病；病态肥胖（BMI>35 kg/m²）；血肌酐>2.5 mg/dL或肌酐清除率<25 mL/min；胆红素>2.5 mg/dL，血清转氨酶>3倍正常值，或停用华法林后INR>1.5；严重的肺功能异常，FEV_1<40%预期值；精神疾病；6个月内毒品、烟草或酒精成瘾；6~8周内肺部感染；不可逆的神经系统或神经肌肉异常。

二、供体选择及供体心脏的摘取和处理

（一）供体选择的标准

心脏移植的配型主要根据ABO血型匹配。目前移植心均来源于脑死亡供者，同时对供、受者胸腔体积匹配有一定要求。因为心肌对缺血缺氧十分敏感，供心缺血缺氧安全时限仅为肝、肾的一半，所以如果供心因运输问题超过安全时限（一般约为4~5小时）必须考虑放弃心脏移植手术以避免术后出现低心排血量等致命性并发症。离体心脏灌注系统的使用有望使供心安全运输时限延长。心脏移植供者的年龄是重要因素，一般不超过40岁，我国目前仍以青年供心为原则，而国外因供心紧缺，有些移植中心将供心年龄放宽到50岁。供、受者体重相差应不超过20%，对于扩张型心肌病的患者供体体重可以比受体体重大50%，婴幼儿甚至可以超过200%。对肺血管阻力高的受体可选择大的供心，以防止术后发生急性右心衰竭。对心脏移植供者应行常规全身检查和心肺检查，以保证供心质量，同时要求供心无心脏病病史、心功能正常、无心搏骤停、未作过心内注射。

（二）供体心脏的摘取和处理

心脏是最不耐受缺血的器官，因此供心的摘取要求迅速，供心保护的关键是以最快速度使供心停止搏动和降低温度。摘取供心时，应避免损伤窦房结及其传导系统，并防止供心污染。供心的保护措施应针对心肌结构的保护、能量状态的保护和能量供给的保护。供心取出后应立即放入含4℃生理盐水或停搏液的双层无菌塑料袋内，然后放在装有冰块的箱内冷藏运送，供心保存的方法有单纯低温浸泡法和持续灌注法，约可安全保存4~6小时。

三、受体麻醉及术中管理

心脏移植的成功率在很大程度上有赖于现代麻醉技术及心肺转流方法的进步，围手术期的麻醉管理将直接影响移植成败。近年来受体年龄限制不断放宽，老年患者常合并其他疾患，很多患者既往接受过心脏手术，特别是重者优先的供体分配原则也使患者的病情越来越重，这些都增加了术中风险，使麻醉管理更加复杂。

（一）患者的术前准备

（1）心脏移植受者术前检查包括常规血液学检查和生化检查、胸片、超声心动图、心电图、左右心导管检查、血型鉴定、组织分型、常规口腔、肛周检查等。如果患者在接受心脏移植时已是心力衰竭晚期，则应加强监护，常规使用强心、利尿、扩血管治疗，酌情使用升压药。极其危重者术前应考虑主动脉球囊反搏（IABP），甚至左心辅助装置。

（2）因为免疫抑制剂环孢素一般在移植前口服，应对受者做饱胃处理，预防可能出现的误吸，合并肾功能不全者可酌情减量。心脏移植手术属于急诊手术，因此应在最短时间内对受体进行充分的评估，麻醉小组应与外科小组保持密切联系，供体心脏一旦确定可供移植，即可开始受体的麻醉诱导。

（3）一般在麻醉前可不用镇静药，以避免对极差的心功能产生抑制作用。但对于精神紧张、焦虑者麻醉前可适当使用小剂量的咪达唑仑、肌内注射吗啡或东莨菪碱。

（二）术中监测

常规监测包括心电图、脉搏血氧饱和度、呼吸功能、有创动脉血压、中心静脉压、温度、尿量监测等。有条件的也可进行连续心排血量（CCO）、混合静脉血氧饱和度和经食管超声心动图监测（TEE）。肺动脉导管可在麻醉诱导前或诱导后置入，在静脉插管前将肺动脉导管退至上腔静脉，置入无菌的塑料套内，在体外循环（CPB）结束心脏复跳脱机后再放入肺动脉。应注意严格遵守无菌操作原则，避免感染。还应注意在置入肺动脉导管时可能出现心律失常，引起血流动力学的剧烈波动。对于心排血量极差或心腔显著增大的患者，肺动脉导管可能置入比较困难，此时可将导管退到上腔静脉，在CPB停止后再次置入，有时也可在手术医师手法协助下顺利置入肺动脉。经食管超声心动图无创、操作简便，可提供一些其他监测手段不能提供的信息，可以发现供心有无结构上的异常，还可对体外循环前后的心脏功能进行评估。

（三）麻醉诱导

供体心脏一旦确定可供移植后，即可开始受体的麻醉诱导。诱导前应建立大口径的静脉通路以便输血输液。为避免误吸可采用静脉快诱导插管，气管插管时应严格遵循无菌操作。麻醉诱导应选用对心血管影响小的药物如舒芬太尼、依托咪酯、维库溴铵等，尽量维持血流动力学的稳定。需要注意，心脏移植的受体大多病情危重、耐受性很差，并且血液循环缓慢，药物起效时间往往延迟，因此应注意根据监护参数缓慢注射诱导药物。麻醉诱导时应准备好血管活性药物如去氧肾上腺素、阿托品、异丙肾上腺素、β受体阻滞剂等，避免出现后负荷增加、回心血量减少、心肌收缩力下降、心率过高或过低，还应避免缺氧、高碳酸血症和酸中毒。要注意终末期心脏病患者心脏β受体下调，所需β受体激动剂大于常用剂量。如果患者对麻黄碱或去氧肾上腺素无反应，要立即更换其他药物如肾上腺素、去甲肾上腺素或多巴胺。加压素可提高体循环阻力，但不增加肺血管阻力。

（四）麻醉维持

麻醉维持可选择静吸复合麻醉或全凭静脉麻醉，以麻醉性镇痛药如舒芬太尼、芬太尼加肌松药为主。吸入麻醉药异氟烷、七氟烷、地氟烷可降低外周血管阻力，有助于维持心排血量，还有一定程度的心脏保护作用。而氧化亚氮对终末期的心脏有明显的抑制作用，还可能升高肺动脉压，加重右心衰竭，一般不用于心脏移植手术的麻醉。

（五）手术要点和术中管理

（1）心脏移植的体外循环基本方法与心脏直视手术类似，区别是主动脉插管应尽量靠近无名动脉起始处，上下腔静脉插管尽量靠近静脉开口处的右房外侧壁或直接腔静脉插管，注意不要损伤窦房结。近期使用过肝素者发生肝素诱发血小板减少风险较大，血小板抗体滴度3个月可降至阴性。

（2）为尽可能缩短供心的缺血时间，供心送至手术室时，受体应已开始并行循环并降温至32 ℃左右，最后确定供心可采用后，即刻降温至28 ℃左右，行完全体外循环。对于既往有心脏手术病史的患者，术中游离心脏时间会明显延长，还有发生大出血的可能。采用低压低流量转流技术，流量维持在40 mL/（kg·min），保持平均动脉压（MAP）30～60 mmHg。术中可使用一些抑制纤溶的药物如氨基己酸、氨甲环酸等来减少出血量。开放升主动脉阻滞钳之前，静脉注射甲泼尼龙500 mg以预防超急性排斥反应。

（3）移植后的心脏是去神经支配的，直接作用于α和β受体的药物如肾上腺素、去甲肾上腺素、异丙肾上腺素、多巴酚丁胺有效；间接作用的药物如麻黄碱、多巴胺等则依赖分泌肾上腺素及去甲肾上腺素起效；磷酸二酯酶抑制剂及洋地黄类药物对心肌的正性肌力作用有效；依赖副交感神经的药物如阿托品的正性频率、阿片类药物及洋地黄的负性频率作用无效；硝苯地平及肼屈嗪等扩血管药物不引起反射性心率增快。

心脏的固有反射保留，如Starling机制、Anrep效应、Bowditch效应和低二氧化碳血症导致的冠脉收缩反应均保留不变。对于CPB后心率减慢的治疗包括安装心脏起搏导线临时心脏起搏、静脉持续输注直接作用于心脏的药物如异丙肾上腺素或肾上腺素。调整并维持心率在90～110次/分。当供心恢复理想的心搏、直肠温度恢复到36 ℃以上以及心电图正常后可停止体外循环。

（4）心脏移植早期可能发生心脏功能障碍，表现为体外循环不能停机、心排血量减低或需要使用大剂量的血管活性药物支持，这与供心缺血时间过长以及再灌注损伤有关。停机及其后几小时内，可能发生急性右心功能不全、肺动脉高压，治疗原则应维持动脉血压，保证右心的血流灌注，提高右心收缩力和降低肺动脉阻力。如果心脏移植后出现严重的右心室衰竭，且保守治疗无效，可以考虑使用心室辅助装置。左心功能不全并不多见，一旦出现可导致顽固性的低血压，治疗一般选用正性肌力药物如多巴酚丁胺、多巴胺和肾上腺素。

（5）有些患者术前就有一定程度的肺动脉高压，移植后心排血量骤然增加、肺血管痉挛、肺血管栓塞以及缺氧和高碳酸血症都可进一步增高肺动脉压力。由于通气对肺动脉压有一定影响，治疗包括保持充分的氧合和良好的通气，使用高浓度氧、中等潮气量、适度的PEEP，维持轻度的过度换气。使用血管扩张药（如硝酸甘油、前列腺素E_1和前列环素等）以及磷酸二酯酶抑制剂（氨力农、米力农），应注意对体循环血压的影响。选择性的肺血管扩张剂治疗心脏移植后肺动脉高压有特殊疗效，吸入一氧化氮和伊洛前列素可在肺血管床被迅速代谢，对体循环影响较小。

（6）心脏移植术后心律失常比较常见，包括室上性和室性心律失常，常规抗心律失常药物有效。

（7）CPB后可能出现肾功能损害，患者可出现少尿、肌酐升高，特别是那些术前已经有肾功能不全的患者，或者术前有慢性低心排、使用环孢素以及术前应用造影剂的患者。治疗主要是维持足够的前负荷和心排血量，使用利尿剂。

（8）心脏移植手术麻醉期间应尽量保持血电解质如钾、镁、钙等在正常范围，可通过反复的实验室生化检查来指导治疗。低钾血症比较常见，特别是那些术前长期服用利尿剂的患者。另外，CPB后尿量过多也可引起低钾血症。低钾血症者易发生心律失常，如心室期前收缩、室性心动过速等。心脏移植后对高钾敏感，可通过静脉补钾使血清钾维持在 3.5~4.0 mmol/L。低镁血症也可出现心律失常，特别是在血钾正常时出现的心律失常应考虑低镁血症（血清镁 <0.08 mmol/L），可通过输注硫酸镁来纠正。大量输入含枸橼酸的库血可出现低钙血症，应积极补充氯化钙或葡萄糖酸钙。

四、术后处理

（1）术后受者应送入无菌、隔离的监护室，有条件的可准备层流病房。转送过程中必须继续监测心电图和血压，并持续静滴正性肌力药。

（2）早期应用呼吸机辅助呼吸，患者清醒后，尽早拔除气管插管。机械通气一般在 12~24 小时，常规加用 PEEP（5 cmH_2O），避免长时间高浓度的氧气吸入，一般吸入氧浓度为 50%~60%。注意加强气道的管理和护理，避免肺部感染等并发症。

（3）常规监测心电图、动脉血压、中心静脉压，有条件的持续监测 PCWP 及 CCO，病情稳定后尽早拔除有创监测导管。

（4）因供心经过一段时间缺血后功能受损严重，术后可能出现低心排综合征，心脏移植患者术后应常规持续应用血管活性药物特别是正性肌力药物如多巴酚丁胺、多巴胺和肾上腺素，以增加心排血量，改善循环。对于药物治疗效果不佳的低心排，可考虑应用主动脉球囊反搏。所有输注的药物都应标签清晰，用微量泵注入并保持管道通畅，严禁在输药管道上注射其他药物，避免循环的剧烈波动。

（5）术后常见的并发症。①感染：是心脏移植术后最常见的并发症，在引起感染的病原体中，细菌占 40%，病毒占 44%（其中巨细胞病毒占 18%），真菌和原虫各占 9% 和 7%。②出血：心脏移植术后出血比较多见，与吻合口漏血、长时间 CPB、鱼精蛋白中和不够或肝素反跳等有关，应注意胸腔、纵隔引流量，改善凝血功能，必要时紧急开胸止血。③排斥反应：包括超急性、急性和慢性排斥反应，最可靠的诊断方法是心内膜活检术。④移植心脏冠状动脉粥样硬化性心脏病（GCAD）：发病率较高，病因尚不完全清楚，一般认为与排斥反应和免疫抑制有关，由于去神经支配，没有心绞痛症状。⑤恶性肿瘤及其他免疫抑制相关性疾病，如痛风、骨质疏松病等。

其中，感染和排斥反应是主要的早期致死因素，应积极防治，常用措施如下：①常规早期、持续应用抗生素、抗病毒及抗真菌药物治疗，并定期进行咽拭子、痰、血、尿和大便细菌培养和药敏试验，根据结果调整用药。②常规给予 CsA、Aza、MP 组成的免疫抑制"三联疗法"，也可应用 FK506、OKT_3、ALG 等药物。③术后常规经右颈内静脉穿刺行心内膜活检，术后 2 个月内每 5~7 天 1 次，2 个月后改为 2 周 1 次，半年后改为 1 个月 1 次。一旦急性排斥反应确诊，应给予甲泼尼龙 500 mg/d 冲击治疗 3 天。④术后应禁食高脂食物，坚持降脂和抗血栓药物治疗。

五、异位心脏移植

异位心脏移植术是保留患者自身有病变的心脏，而将供心与之并列缝接，供心成为患者的子心脏。1975 年 Barnard 首次进行了异位心脏移植，将供心并列移植于受体心脏一侧，术后 2 个心脏相互支持，共同维持患者的全身循环。异位心脏移植属于辅助性移植，可分为左心并列和全心并列移植。由于异位心脏移植术手术较复杂，术后并发症较多，且不易术后活检，只有在个别特殊情况下才考虑施行此种手术。目前仅在少数移植中心开展，只占心脏移植的 1% 左右。长期临床实践研究表明并列异位心脏移植与原位心脏移植相比并无明显优势。

与原位心脏移植相比，异位心脏移植有以下优点：①受体心脏能在术后早期供心发生心功能不全或排斥反应时辅助供心维持循环；②适用于肺动脉高压患者；③可不用体外循环。其缺点在于：手术操作复杂；供心占据了右侧胸腔和纵隔的部分空间；受体本身的心腔内易形成血栓，需长期抗凝治疗；自身心脏的萎缩成为一个潜在的累赘；不能用心内膜活检方法观察供心的排斥反应。异位心脏移植的供心切取和受体术后处理与原位心脏移植相似。

六、心脏移植患者再手术的麻醉

随着心脏移植手术的广泛开展和远期存活率的显著提高，越来越多的心脏移植患者可能会接受一些与心脏移植无关的手术,也有因心脏移植的并发症而需要手术治疗。由于移植心脏具有无神经支配等特点,此类患者的麻醉处理应格外小心。

(一) 移植心脏的特点

(1) 移植心脏无神经支配,但 Frank-Starling 机制、Anrep 效应、Bowditch 效应和低二氧化碳血症导致的冠脉收缩反应不受影响。

(2) 静息状态下的心率为 90~120 次/分,心排血量基本正常;而在运动或者应激状态下,去神经支配的心脏不能通过神经反射起作用,而是随着血液循环中儿茶酚胺的增加,慢慢地增强心肌收缩力,并刺激心率增加来满足心排血量增加的需要。运动后心肌收缩力的下降和心率的恢复也是缓慢的。

(3) 因为移植心脏失神经支配,所以直接作用于受体的肾上腺素能药物如肾上腺素、异丙肾上腺素等一般可产生正常效应,而通过间接作用产生效应的药物如阿托品、多巴胺、间羟胺等其效应下降或无效,抗迷走神经的药物对窦房结的兴奋性和房室传导不产生作用。

(4) 由于失去压力感受器反射,移植心脏对低血容量缺乏应激反应能力,在早期就容易出现明显的低血压。随着内源性儿茶酚胺的释放,再出现反应性高血压。

(5) 移植心脏容易发生各种类型的心律失常,尤其是室性心律失常,在应激或运动的情况下发生率增加。心律失常的发生与移植心脏失迷走神经支配、对血液中儿茶酚胺高敏性、继发心肌缺血以及移植心脏排斥反应等相关。常规的抗心律失常药物一般都可缓解。异位心脏移植后可出现两种不同的 QRS 波群,并出现收缩压和舒张压的变化。

(6) 移植心脏容易发生缺血性心脏病,特别是移植术后 3 年发生率显著升高。移植心脏冠脉狭窄呈多发性、弥漫性,并且病情进展迅速,常与排斥反应、病毒感染等因素有关。由于移植的心脏失神经支配,所以常起病隐匿,患者一般不出现心绞痛的症状,可能出现如乏力、恶心等非特异性症状,有的可能出现充血性心力衰竭。可通过心电图、心脏超声、冠脉造影、冠脉 CTA 等进行诊断。

(二) 麻醉处理

心脏移植患者再手术的麻醉与一般心脏病患者手术相似,但应注意以下 5 点。

(1) 细致全面的术前评估和准备,了解是否存在移植心脏的排斥反应、免疫抑制剂的使用情况以及对肝肾功能的影响、全身状况特别是肺部感染情况、凝血功能状态等。

(2) 患者应充分补液,避免因对血容量缺乏应激反应能力而出现低血压,对容量的监测和维持非常重要。在选择椎管内麻醉时应严格控制适应证和麻醉平面,防止出现严重的低血压和心动过缓。

(3) 在使用对心血管系统有影响的药物前,应对其作用方式、具体用法及已知的移植心脏反应特点有详细了解。

(4) 加强监测,除常规血压、心率、脉搏氧饱和度等项目以外,必要时应监测直接动脉测压、中心静脉压,特殊患者还可放置肺动脉导管或行 TEE 监测。

(5) 在选择麻醉药物时应尽量避免可能出现血管扩张、减慢心率的药物。因移植的心脏失神经支配而应激反应能力不足,即使在浅麻醉、刺激强烈的时候也不会及时出现心血管反应,传统习惯上根据血压、心率来间接反映麻醉深度的做法存在很大的偏差,应行科学、客观的麻醉深度监测如 BIS、Nacotrend、AEP 等。

第五节 肺移植和心肺联合移植术的麻醉

狭义的肺移植包括单肺移植和双肺移植,而广义肺移植包括心肺联合移植。双肺移植又分为双肺整块移植和序贯式双肺移植(序贯行双侧单肺移植),而序贯式双肺移植不需要体外循环、术后并发症少、成功率高,目前已经取代了整体双肺移植。双肺移植成为近年来的主流,占全部肺移植的 70%,而单肺移植的比例下降至约 30%。我国肺移植起步较早,但进展缓慢,与国际水平相比,无论是移植数量还是长期存活率都存在巨大的差距。

一、移植适应证和禁忌证

（一）适应证

经药物或其他内外科治疗均无效，病情进行性恶化的终末期肺疾病患者，可以考虑进行肺移植手术。肺移植受体主要有 4 类疾病：阻塞性疾病（COPD），化脓性疾病（囊性纤维化、纤毛运动障碍和支气管扩张症），间质性疾病（特发性肺纤维化、过敏性肺炎），血管性疾病（原发性肺动脉高压）。目前肺移植的适应证为：①难治性终末期肺实质或血管疾病；②无其他严重疾病；③日常活动明显受限；④如不治疗预期寿命比移植后 2~3 年生存率短 50%；⑤NYHA 心功能分级为Ⅲ~Ⅳ级；⑥有康复潜力；⑦令人满意的心理社会概况和情绪支持系统；⑧营养状况可；⑨1~2 年内疾病相关死亡率超过移植相关死亡率。目前观点认为，与单肺移植相比，双肺移植手术更安全，受体远期肺功能的改善以及长期存活率更高。目前在国际上很多移植中心，双肺移植有取代单肺移植的趋势。

肺移植受体入选标准在 4 种主要疾病类型有所不同。

阻塞性疾病受体入选标准：BODE 指数≥7，FEV_1 <（15%~20%）预期值，过去 1 年内病情严重恶化 3 次及以上，中重度肺动脉高压，1 次严重恶化伴急性二氧化碳蓄积的Ⅱ型呼吸衰竭。

化脓性疾病受体入选标准：慢性呼吸功能衰竭（$PaCO_2$ > 50 mmHg，PaO_2 < 60 mmHg，或两者兼有），需要无创辅助呼吸支持，肺动脉高压，经常需要住院治疗，肺功能快速减低，WHO 功能状态Ⅳ级。

间质性疾病受体入选标准：随访 6 个月 FVC 降低≥10%，随访 6 个月 DLCO 降低≥15%，氧饱和度 < 88%，6 分钟步行距离 < 250 m 或随访 6 个月 6 分钟步行距离降低 > 50 m，肺动脉高压，因肺功能恶化、气胸或急性病情加重需要住院治疗。

血管性疾病受体入选标准：心功能 NYHAⅢ或Ⅳ级保守治疗无改善，心脏指数 < 2 L/min/m²，平均右房压 > 15 mmHg，6 分钟步行距离 < 350 m，咯血，心包渗出，右心衰竭。

（二）禁忌证

肺移植的绝对禁忌证包括：近期恶性肿瘤；肺外大器官功能严重失代偿（心脏、肝脏和肾脏），而无匹配移植计划；不能介入或搭桥手术治疗或左室功能受损的冠心病；急性不稳定状态（脓毒血症、心肌梗死和肝脏功能衰竭）；未纠正的出血倾向；移植前难以控制的慢性耐药性感染；结核感染；严重的胸壁和（或）脊柱畸形；BMI≥35；依从性不佳；难治性精神病或心理状况难以配合治疗者；缺乏家庭社会支持者；生理功能严重受限且康复可能性低。

肺移植的相对禁忌证包括：高龄（65 岁以上生理储备不足者，或 > 75 岁者）；BMI 在 30~35 者；进行性或严重营养不良；严重的或有症状的骨质疏松；有胸部大手术史者；机械通气或人工循环辅助者；高耐药细菌感染；HIV 感染且控制不佳；其他疾病需要在移植手术前进行治疗（如糖尿病、癫痫、胃食管反流等）。

二、供体选择及供肺的摘取和处理

（一）供体选择的标准

供体、受体 ABO 血型匹配；年龄 < 55 岁；胸部 X 线片清晰；既往无肺部疾病、胸部外伤及手术史；无全身性疾病、肿瘤和传染病等；无误吸或脓毒血症的证据；供肺气体交换正常，在 FiO_2 = 1.0，PEEP = 5 cmH_2O 时，PaO_2 ≥300 mmHg；支气管镜检正常，未见感染性分泌物；痰培养未见病原菌；与受者体型匹配；吸烟史 < 20 包/年。

（二）供肺的切取和处理

尸体供肺采用心肺联合切取法，在切取和保存过程中要保持膨肺，避免误吸和肺不张。对脑死亡的供体应尽量维持和改善其血流动力学及呼吸功能，采用利尿和 PEEP 通气防止肺水肿。与顺行肺动脉灌洗方法相比，单支肺动脉灌洗加支气管动脉灌洗可能更有助于供肺灌注和保存。

因合适的供肺短缺，目前也有一些移植中心开展活体肺移植手术。对于胸腔较小的受体接受大体积供者的部分肺叶可获得满意的疗效，也有同一受者分别接受两个供体肺叶而获得成功的报道。

理想的心肺保存液要求能够防止灌洗期间肺间质水肿，抑制细胞内水肿、酸中毒和防止氧自由基对细胞和组织的损伤。肺动脉灌注前先静脉注射前列腺素能有效扩张肺血管，清除肺血管对冷灌注液的收缩反应，提高灌注的效果。膨肺使供肺维持了一定的有氧代谢，保护了肺泡表面活性物质，有利于肺血管灌注，但过度充气会增加再灌注损伤，导致急性肺功能障碍。供肺取出后应立即放入装有4℃Euro-Collins液（或UW液、LPD液）的无菌塑料袋中，外面再套双层无菌塑料袋密封后放入装有冰块的冷藏箱内运送，可安全保存4~6小时。

三、麻醉及术中管理

（一）患者的术前评估和术前准备

拟施行肺移植的患者呼吸功能处于衰竭状态，难以维持机体内环境稳定，麻醉影响、手术刺激会使机体内环境更趋紊乱。因此，麻醉医师术前对患者终末期肺部疾病程度以及其他器官的功能不全或衰竭应有全面详细的了解，重点了解受者目前肺功能情况、运动耐量以及对氧气的依赖程度。术前应计划好术中通气策略，明确哪侧肺能更好耐受单肺通气，先做哪侧肺移植，血管活性药物选择，是否需要ECMO辅助。

（1）术前检查除包括常规检查如血常规、血生化、肝肾功能、凝血功能、心电图、心脏超声心动图等之外，还应重点检查肺功能，进行肺通气灌注扫描、纤维支气管镜、心导管检查，以及病原学检查和免疫学检查等。

（2）术前制订严格的呼吸功能锻炼计划，改善肺功能，提高运动耐量，增进机体抵抗力和恢复能力，促进术后咳嗽、排痰。

（3）患者术前常用的氧疗、吸入性支气管扩张剂、糖皮质激素和血管活性药物应继续维持至术前。

（4）不用或少用麻醉前用药，以避免对呼吸产生抑制作用，必要时给予地西泮或咪达唑仑以及东莨菪碱肌内注射。

肺移植患者术前主要从4个方面来评估：①肺功能评估，包括肺功能试验，呼吸空气时动脉血气，胸部平片，6分钟步行试验，CT平扫，通气和灌注定量扫查，透视检查膈肌运动；②心脏评估，包括心电图，右心导管，超声气泡造影，年龄>40岁者行左心导管或CT冠脉成像检查，心脏MRI检查；③胃肠功能评估，包括钡餐检查，24小时胃液pH测试，胃排空固体食物时间（如胃瘫风险高），肝脏超声（年龄<55岁），肝脏CT扫查（年龄>55岁）；④实验室检查如血常规，血生化和凝血功能检查，病毒血清学检查包括巨细胞病毒、单纯疱疹病毒、EB病毒、水痘—带状疱疹病毒、乙型和丙型肝炎病毒和HIV病毒，流式细胞术检测HLA抗体。

（二）术中监测

除常规监测心动图、血压、脉搏氧饱和度、呼吸功能、凝血功能、体温、尿量、麻醉深度等之外，有创动脉血压、中心静脉压和肺动脉压监测也用于肺移植手术。纤维支气管镜在肺移植麻醉中必不可少，除了双腔气管导管对位以外，还可用于检查气管吻合口有无狭窄或出血以及吸痰、吸血。有条件者可应用CCO和混合静脉血氧饱和度监测及TEE监测。

（三）麻醉诱导和维持

大约在供体到达手术室前1小时，患者开始麻醉。诱导前慎用镇静剂，在局部麻醉下建立动脉和外周静脉通道。必须注意的是此类患者普遍比较衰弱、麻醉耐受性差、氧储备少、血液循环缓慢，麻醉诱导时容易出现低血压和缺氧状态。麻醉诱导和维持与心脏移植手术相似，诱导可选用芬太尼、舒芬太尼、依托咪酯以及泮库溴铵或维库溴铵等药物，在可靠的监测指导下，采用小剂量、缓慢注射的方法。肺移植患者肺泡气体交换功能障碍、氧储备低，在麻醉诱导时应提高吸入氧浓度，并延长去氮给氧时间。重症患者诱导过程中要保证体外循环或ECMO随时可及。

肺移植需要单肺通气，一般可选择插入左侧双腔管，便于对位、通气和吸痰，术后需改为单腔管以便于管理。也可插入支气管堵塞导管，上述操作均应在纤维支气管镜辅助下进行，插管时应严格遵循无菌操作。如果患者术前有大量浓痰，可先插入单腔管，吸引干净后再更换为双腔管。在气管插管后建立中心静脉通道，置入肺动脉导管。

麻醉维持的关键在于保持心肌正常的收缩力，避免外周循环阻力及肺动脉压力的增加。可选择静吸复合或者全凭静脉麻醉，吸入性麻醉药有一定的扩张肺血管作用，禁用氧化亚氮。严重肺功能受损者，吸入性麻醉药的摄取会受到影响，相比之下静脉麻醉药受影响更小。

虽然全身麻醉复合硬膜外麻醉可减少术中麻醉药用量，缓解术后疼痛，有利于肺功能的恢复，但因麻醉平面过高可能导致长时间严重的低血压；同时，肺移植手术过程中有时需要使用体外循环，体外循环中使用的肝素可能导致硬膜外血肿的发生，所以应慎重考虑使用。

（四）术中麻醉管理

肺移植手术的麻醉管理除了涉及普通胸科手术的麻醉管理如单肺通气、液体管理、循环管理以外，还有其一些独特的地方需要注意。

（1）肺移植患者术前肺功能严重受损，如何在术中依靠单肺维持全身氧合，避免二氧化碳蓄积是麻醉管理的重点。一般采用小潮气量（$4 \sim 6$ mL/kg）、PEEP 控制在 $3 \sim 10$ cmH$_2$O 以能维持肺最佳顺应性为原则，调整吸入氧浓度，维持氧饱和度在 92% $\sim$ 96%，快频率（$15 \sim 20$ 次/分）的通气模式，避免气道压力过高（峰值压 < 30 cmH$_2$O，平台压 < 20 cmH$_2$O）导致气压伤如张力性气胸。虽然长时间的纯氧可能加重肺的再灌注损伤，但在严重缺氧时还是应该使用。高浓度吸入性麻醉药可抑制缺氧性肺血管收缩反应而加重低氧血症，应在低于 1 MAC 浓度范围内使用。如果单肺通气时出现顽固性低氧血症经积极处理无缓解，可与外科医师协商暂时实行双肺通气，必要时应考虑使用 ECMO。肺移植患者对二氧化碳积蓄耐受性较强，一般不需要控制在正常范围。

（2）在肺移植过程中一般不需要体外循环，但术前体外循环的装置必须准备妥当，体外循环的管理与其他手术基本类似。虽然体外循环可以降低肺再灌注损伤，但却增加了出血和输血量，对预后也将产生不利影响。某些肺移植，如活体供肺肺移植手术以及严重的肺动脉高压患者，常需要体外循环支持。在体外循环结束前，移植肺应缓慢逐渐膨肺，避免压力过高导致压力性损伤。

（3）肺移植手术中，移植肺容易发生肺水肿，应避免过量输液。液体管理原则是量出而入，以胶体液为主，保障循环稳定，术中一般维持正常或偏少的血容量，保持肺部"干燥"。术中发生低血压时应正确判断是心功能不全还是低血容量所致，两者治疗迥然不同，术中可根据 CVP、PCWP 以及 TEE 监测来指导输液或强心治疗。研究表明，肺移植术中输液量越少，术后移植肺功能恢复越好，但也要注意避免因限制性输液造成的术中、术后肾功能不全。

（4）肺移植患者术前常存在肺动脉高压及右心室肥厚，当术中阻断一侧肺动脉时另一侧肺动脉压力更高而右心室负荷更重，手术医师在完全阻断肺动脉前应试行阻断以判断患者的反应。麻醉医师应密切监测 CVP、肺动脉压力及心排血量。有条件者应放置 TEE 指导治疗。肺动脉高压的治疗包括避免低氧和高碳酸血症、维持正常体温、使用血管扩张剂（如硝酸甘油、硝普钠）或选择性肺动脉扩张剂（如吸入一氧化氮、伊洛前列素）等。严重的肺动脉高压治疗无效时需要 ECMO 辅助。

（5）移植肺再灌注时可释放大量血管活性物质引起低血压，因可能同时出现肺动脉高压和右心衰竭而进一步加重低血压，所以是肺移植麻醉管理的关键时刻。再灌注肺损伤可能表现为肺水肿、移植肺缺血性损伤、输血性损伤、去神经化和淋巴引流障碍以及排斥反应等，出现持续性低氧血症、肺动脉高压和心排血量下降、气道分泌物显著增加及肺出血等。肺移植再灌注时可实施控制性降压（收缩压 $80 \sim 90$ mmHg）、应用正性肌力药物、小潮气量、低吸入氧浓度、吸入一氧化氮、输血和利尿剂等。ARDS 早期经积极处理后大多在数小时内好转，但严重者可考虑应用体外膜肺氧合治疗。

（6）移植肺再灌注前麻醉医师应将无菌吸痰管插入气管或支气管，将分泌物和血性液体吸引干净。移植肺再灌注后，应手法缓慢膨肺，检查气管吻合口有无漏气，但应注意压力不应超过 25 cmH$_2$O。随后改为机械通气，采用压力控制模式，潮气量 6 mL/kg，宜用 6~8 cmH$_2$O 的呼气末正压通气（PEEP），防止肺萎陷和再灌注肺水肿，气道峰压控制在 30 cmH$_2$O，使用最低吸入氧浓度能维持动脉氧分压≥70 mmHg 即可，维持动脉血二氧化碳分压正常或略微升高。应避免长时间纯氧吸入，以防止移植肺损伤。再灌注后，移植肺顺应性低，容易受到正压通气的压力损伤。如果患者残余的肺顺应性较高，合并气道梗阻容易引起残余肺的肺泡过度膨胀、内源性的 PEEP，从而导致右心室血液回流障碍出现低血压，此种情况下应慎用 PEEP。如果供肺与受体残余肺顺应性差别过大，则应考虑用两台呼吸机进行双肺同步分别通气的方法以改善气体交换。在恢复机械通气后，可出现气管痉挛及肺过度膨胀，这与组胺、缓激肽或前列腺素等物质在移植肺内的清除率降低有关。可雾化吸入异丙肾上腺素或 β$_2$ 肾上腺能兴奋药，也可用氨茶碱。

（7）感染是肺移植手术主要的并发症之一，也是移植手术失败的主要因素，围手术期除了严格注意无菌原则外，还应早期使用广谱抗生素。

四、术后管理及并发症处理

（1）肺移植手术结束后应将双腔气管导管更换为单腔气管导管，术后将患者送入层流病房或者无菌、独立的隔离监护室，在转送过程中加强监护，避免低氧血症和循环功能障碍。

（2）肺移植术后应常规机械通气，一般采用容量控制模式（VCV），潮气量 12~15 mL/kg、PEEP 3~5 cmH$_2$O，气道峰压控制在 40 cmH$_2$O 以下以避免吻合口破裂，调整 FiO$_2$ 使 PaO$_2$ 维持在 70 mmHg 以上。术后早期拔管有利于肺功能的恢复，减少并发症。早期拔管的适应证为：移植肺功能良好；PaO$_2$/FiO$_2$≥300 mmHg，PaCO$_2$≤60 mmHg；无明显再灌注损伤；血流动力学平稳；体温正常；未使用大剂量的正性肌力药物。一般术后 24~72 小时拔除气管插管，拔管后立即给予 40%~70% 的面罩给氧。应加强肺部的护理，并采取经常翻身拍背、雾化吸入、促进排痰等措施防止肺部并发症。

（3）常规监测心电图、动脉血压、中心静脉压、PCWP 和 SpO$_2$、尿量等，拔管后应定时作血气分析直至患者呼吸状态平稳。每日早晚常规行床边 X 线胸片检查，了解肺部及胸腔情况。术后第 3 天应行纤支镜检查，了解吻合口情况，并可协助吸痰，还可以进行肺泡灌洗或活检，但应严格注意纤支镜的消毒，以防增加感染概率。

（4）肺移植术后早期易发生肺水肿，以术后 8~12 小时内最为明显，以后逐渐减轻。术后要严格限制液体输入，可根据 PCWP 来决定液体入量，特别是术后 48 小时内要尽量负平衡以减轻容量负荷。联合输血、补充胶体液以及使用利尿剂和血管活性药物来维持正常的血压和适当的尿量。如果患者出现肺动脉高压，可使用扩血管的药物，如硝酸甘油、硝普钠、PGE$_1$ 等，选择性的肺血管控制剂如吸入一氧化氮等对体循环及血压影响较小。

（5）术后应早期、大剂量、持续使用广谱抗生素，并根据痰、血、尿和大便培养和药敏试验结果调整用药。巨细胞病毒感染也是肺移植术后常见的感染类型，可针对性地采取抢先治疗的方式，早期应用特效的抗病毒药物。

（6）肺移植手术后急性排斥反应的发生率远高于肝脏、肾脏、心脏等其他脏器移植术，因此应采取更强的免疫抑制治疗，目前普遍采用包括环孢素+硫唑嘌呤+糖皮质激素的常规免疫抑制"三联疗法"，也可应用 FK506、OKT$_3$、ALG 等药物。由于激素影响支气管吻合口的愈合，一般术后早期几天应用糖皮质激素对吻合口的愈合影响不大，但应尽早改为口服用药并逐渐减量。发生急性排斥反应时应给予 MP 500~1 000 mg/d 冲击治疗 3 天。

（7）常见并发症。①胸腔内出血。②血管吻合口并发症：主要是血管吻合口狭窄或扭曲，患者可出现肺动脉高压、肺水肿、呼吸困难等，治疗主要包括内科保守治疗、介入治疗和再次手术。③支气管吻合口并发症：包括气道吻合口坏死和裂开、狭窄、肉芽组织增生、支气管软化、支气管瘘和感染等，预防措施主要为针对高危因素对症处理，包括加强代谢支持，预防低蛋白血症，积极抗感染，加强气道雾化、排痰，保持呼吸道通畅，尽可能缩短呼吸机的使用时间，正确合理地预防排斥反应等。④感染：移植肺的感染率明显高于其他移植器官，是肺移植患者长期存活的主要威胁，诊断方法包括痰培养、支气管镜检查、支气管肺泡灌洗和剖胸活检等。⑤闭塞性细支气管炎综合征（BOS）：是肺和心肺联合移植术后主要的并发症，影响大约1/3受者的3年存活率以及大多数受者的5年存活率，是导致肺移植晚期死亡的主要原因，其中免疫因素和非免疫因素在其发展过程中都起作用，特别是非免疫因素中的革兰阴性菌定植是一个重要的危险因素。⑥自体肺并发症包括支气管源性恶性肿瘤和肺部感染，在单肺移植受者中发生率至少占25%，是导致肺移植受者死亡的另一个重要原因，对于单肺移植受者应引起高度重视，并注意术后长期随访。⑦排斥反应：急性排斥反应本身不会导致死亡，却是决定长期存活的主要因素，也是慢性排斥反应发生发展的最显著高危因素；而慢性排斥反应是影响肺移植术后长期存活的主要障碍。闭塞性细支气管炎是慢性排斥反应的组织学特征。经支气管镜肺活检仍然是诊断肺移植急性排斥反应的金标准。

五、心肺联合移植术

心肺联合移植是将供体健康的心脏和双侧或单侧肺同时植入受体胸腔，取代受体终末期病变的心脏和肺。1968年Cooley为1例完全房室间隔缺损并肺动脉高压、肺炎的患儿施行了首例心肺联合移植术。近年来，肺移植和心内直视手术趋向技术成熟、疗效提高以及适应证放宽，但因供体心肺来源短缺等因素，心肺联合移植术的年例数逐渐减少。与单纯的肺移植和心脏移植相比，心肺联合移植仍有其独特的优点，如切除心肺的全部病变，避免残留肺引起的感染、肺通气/血流灌注不平衡，保留冠状动脉和支气管动脉的侧支循环，有利于气管吻合口愈合等。

心肺联合移植术主要针对那些内科无法治疗，并且不能依靠常规心脏、肺手术或单纯心脏、肺移植矫治的心肺疾病，如单纯肺动脉高压、Eisenmeiger综合征、难以矫治的复杂性先天性心血管畸形、后天性心脏病伴不能治愈的肺实质或血管病变、肺实质性疾病合并心力衰竭等。心肺联合移植术的供体选择和处理与心脏移植基本相同，但供体选择更严格也更加困难。

心肺联合移植术的麻醉诱导和维持与心脏移植术和肺移植术基本相同，但受者同时存在不同程度的心血管及呼吸衰竭，全身受影响的脏器可能更多，病情更加危重，因此麻醉风险和处理的难度可能更大。心肺联合移植术需要体外循环辅助。术后最好有心室辅助装置或ECMO的准备。心肺联合移植的术中及术后处理可参考心脏移植术和肺移植术。

植入的心肺呈去神经支配状态。去神经肺脏表现为咳嗽反射消失和黏液纤毛系统受损，肺部分泌物蓄积易致感染。移植心脏失去交感和副交感神经调节，表现为受者的心率、心肌收缩力及冠脉管径均不受正常的自主神经调控，并且右心室舒张期顺应性下降，必须提高灌注压以保证心排血量。心肺联合移植术后早期容易出现不同程度的窦房结功能紊乱，多表现为窦性心动过缓，多数可短期内恢复，但少部分患者需要安装永久性起搏器。心肺联合移植术后几乎不可避免地出现不同程度的肺水肿，主要与肺的缺血再灌注损伤、淋巴系统被破坏及手术创伤等因素有关，应限制性输液，合理应用利尿剂。术后常见并发症包括出血、感染、排斥反应、气道吻合口并发症和BOS等。

第八章

术后镇痛技术

第一节 术后疼痛的评估及镇痛方法

术后疼痛是机体对疾病本身及手术造成的组织损伤的一种复杂的生理反应。国际疼痛研究会将疼痛定义为：疼痛是由于组织损伤或潜在损伤引起患者感觉或情绪上的不愉快经历；其结果是对患者术后恢复产生众多的不良影响，严重损害患者的身心健康，也是术后并发症和死亡率增多的重要因素。

一、术后疼痛影响因素及疼痛的评估

许多因素会影响手术后患者疼痛的性质、强度和持续时间。①外科手术部位、性质和手术持续时间。②切口与外科创伤的类型及程度。③患者的生理与精神状态。④手术前患者的精神生理与药物准备状况。⑤术后是否发生与手术有关的并发症。⑥麻醉方式与麻醉用药。⑦术后监护质量。⑧术前消除疼痛刺激的程度等。这些因素结合手术患者的具体情况互有差别。一般而言，术后疼痛程度和应激反应的大小取决于患者所经历手术的大小和部位，局部麻醉或神经干阻滞下行体表或四肢较小外科手术，手术后疼痛程度一般较轻，引起的病理生理改变也较小。颅内手术相对而言手术范围较小，脑组织中又缺乏疼痛感受体，因此引起的应激反应也小。而胸腔、腹腔内上腹部手术常产生术后显著疼痛，并可诱发术后较显著的神经和内分泌应激反应。

为了获得比较客观的诊断疼痛的方法，医学家们曾做出了许多尝试。但迄今为止，尚没有一种堪称精确可靠的疼痛评估方法，这给疼痛的客观辨识造成困难。目前对疼痛强度的评估主要是依据患者的主观描述，常用的方法如下。

1. 口述疼痛分级评分法

是由一系列描述疼痛的形容词组成，将疼痛分成无痛、轻微疼痛、中等度疼痛和剧烈疼痛，由患者选择每级为1分，若患者选择"剧烈疼痛"其疼痛评分为4分。此法虽不够精确，但很简单，患者容易理解。

2. 术后患者临床表现疼痛分级法

依据WHO标准和术后患者临床表现可将术后疼痛分为4级。

0级：无痛，患者咳嗽时伤口无痛。

1级：轻度疼痛，轻度可忍受的疼痛，能正常生活，睡眠基本不受影响。咳嗽时感觉伤口轻度痛，但可保持有效的咳嗽。

2级：中度疼痛，中度持续的疼痛，睡眠受到干扰，需用镇痛药。患者怕咳嗽，怕轻微震动。

3级：重度疼痛，强烈持续的剧烈疼痛，睡眠、咳嗽以及呼吸可受严重干扰，需用镇痛药治疗。

3. 数字疼痛评分法（NRS）

数字评分法要求患者用0~10这11个点（或0~100共101个点）来描述疼痛强度。0表示无痛，疼痛较强时增加点数，10表示最剧烈疼痛无法忍受。这是临床上最简单、最常用的测量主观疼痛的方法，患者容易理解，可使疼痛的评分更加数据化，主要用于临床科研和镇痛药研究领域。

4. 视觉模拟疼痛评分法（VAS）

视觉模拟评分法是采用1条10 cm长的直线或尺，两端标明有：0代表无痛，10代表最剧烈的疼痛，由患者在直线或尺上标出自己疼痛的相应位置，然后用尺测量出疼痛强度的数值或评分。目前多使用正面为0~10（或0~100）的游离标尺，背面有0~10（或0~100）数字的视觉模拟评分尺，患者移动标尺达到自己疼痛的位置时，可立即在尺的背面看到具体数字，简单方便。目前认为本法是较敏感和可靠的测痛方法。

5. 小儿疼痛评估法

小儿疼痛评估比较困难。一般根据：①小儿的痛觉主诉；②家属、医护人员观察评估；③血压、心率和呼吸等生理参数改变；④哭、躁动等行为表现。但新生儿及<5岁小儿难以表达疼痛感觉，临床观察常不可靠，生理参数只在严重疼痛时才改变。一般认为对新生儿及幼儿术后疼痛评估时行为改变比较有价值，疼痛时可有躁动、肌张力增加明显、哭泣等表现。>6岁能合作的小儿可应用视觉模拟尺，标尺刻度旁画有易为小儿理解的笑及哭的面谱示意图，让患儿在标尺上指出自己的疼痛程度，但应预先教会小儿理解不同图像的意义。临床研究已证实行为和生理改变与患儿疼痛主诉呈明显相关。

二、术后镇痛方法

1. 口服给药

一般认为对术后中度和重度疼痛的治疗不宜采用口服给药。目前尚有新的给药途径如经皮肤或口腔黏膜给药等用于临床。

2. 胃肠道外给药

是治疗术后中度、重度疼痛的主要方法。尤其是新镇痛药和新的镇痛技术的出现，使术后镇痛更为安全和有效。

（1）肌注：与口服给药相比肌注具有起效快、易出现峰值作用，但药物剂型和注射局部血流量会影响药物的吸收，且在不同患者之间应用同样药物，其血药浓度差异很大（3~5倍），以及峰值作用时间长短不一。但目前仍是我国围术期镇痛的主要给药途径之一。常用的药物有哌替啶、曲马多等。

（2）静注：静注麻醉性和非麻醉性镇痛药比肌注能够更快地达到镇痛的有效血药浓度，即起效时间短。对于术后患者已有静脉通路，应用较为方便、迅速。由于药物在体内很快重新分布，单次静脉应用时血药浓度达峰值后迅速下降，因而作用持续时间相对较短，要求反复用药。以静脉连续滴注的方法较好。

（3）患者自控止痛：是近年来应用于疼痛治疗的一项新技术，它可以使用多种镇痛药物，经不同途径（包括静脉、硬膜外腔等）给药，治疗分娩性疼痛、术后疼痛和癌性疼痛。患者自控止痛法的最大优点是能做到用药剂量个体化。

3. 椎管内镇痛

（1）蛛网膜下腔镇痛：单次蛛网膜下腔注射阿片类药物可提供长时间镇痛作用，起效时间与药物脂溶性相关，作用持续时间取决于药物亲水成分。但单次注射药物有效剂量筛选困难。吗啡注入后因其脂溶性低，与脊髓受体结合缓慢，因而起效也较缓慢；从受体部位的缓慢释放表现为作用时间持久。此外，其亲水性易于在脑脊液中向头侧扩散，产生较广泛的镇痛平面，作用于脑部时可抑制呼吸。后者一般在给药后6~10小时发生，23小时左右呼吸功能可恢复正常。

（2）硬膜外镇痛：优点是不良反应少，药物有效剂量筛选容易，可以重复应用，而且安全、方便。由于药物必须透过硬脊膜产生作用，所以所用剂量和浓度比蛛网膜下腔镇痛量要大。

三、疼痛机制和镇痛新概念

1. 疼痛的新机制

传统理论认为，疼痛的形成是由于伤害刺激被相应的感受器接受后，经中枢整合，传送至大脑而形成痛觉。但这种理论只能解释一般感受的伤害性疼痛，而对神经源性疼痛、特发性疼痛及临床疼痛的特异现象却很难解释。近几年研究证实，疼痛的形成和传导涉及许多复杂的机制，如末梢敏化、中枢敏化、"卷扬"现象和"发条拧紧"效应等。

(1) 末梢敏化：损伤及炎症反应释放的化学因子，如 K^+、H^+、5-HT、缓激肽（BK）、组胺、神经生长因子、花生四烯酸代谢或环氧化酶或脂氧化酶途径产物以及降钙素基因相关肽、细胞因子及嘌呤等物质形成"炎症汤"。它们不但是强烈的致痛物质，且相互间有明显的协同作用。如缓激肽（BK）可引起去极化和钙内流，导致神经肽（P 物质）释放，使组织对热和机械刺激敏感，并引起交感神经元兴奋。这所谓的"炎症汤"可激活高阈值的 Aγ 和 C 传入神经纤维，使感受器阈值下降，增强反应性和兴奋性，敏化伤害感受器（高阈值），从而产生痛敏即形成末梢敏化。敏化后损伤区出现痛觉过敏。伤口周围未损伤区阈下非伤害性刺激也可变成阈上刺激而进一步加重痛觉。

(2) 中枢敏化：由于末梢敏化，使伤害性刺激的传导径路发生改变。由低阈值的 Aβ 传入纤维传入，使神经元对伤害性刺激反应性增强，出现损伤放电、异位动作电位和交感神经异常作用，经 Aδ、C 纤维传入并释放谷氨酸、神经肽，激活 NMDA 及胸腺肽受体，使脊髓神经元产生长时程的去极化，导致脊髓背角传导易化和脊髓神经元致敏，脊髓后角神经元感受区扩大、阈值下降，对阈上刺激反应增强，时间延长，阈下刺激也可形成痛觉。由此提示对正常的非伤害性刺激反应增强即所谓疼痛异常，对来自损伤区的伤害性刺激反应过强即所谓原发性痛觉过敏，以及对来自损伤区周围的未损伤区的机械刺激发生过强反应即所谓继发性痛觉过敏，都是由于脊髓背角神经元反应性及兴奋性增强所致，也就是中枢敏化。

(3) "卷扬"现象及"发条拧紧"效应：研究发现，机体受剧烈伤害之后，可反复地由 C 类纤维传入引起脊髓处于一种强化状态，称"卷扬"现象。表现为一系列刺激引起的背角神经进行性、越来越强的反应，并且其感受刺激的范围也越来越大。另外还发现足以激活 C 纤维的疼痛刺激不仅兴奋脊髓神经元，同时也使脊髓后角广动力范围（WDR）神经元的反应也随刺激而逐渐增强。提示中枢对疼痛刺激的可塑性。因此，伤害性刺激的传入不只是简单的刺激应答反应，还可使脊髓神经元呈现"发条拧紧"效应。表现为：①兴奋性感受野扩大，以至于脊髓神经元对非伤害性的区域刺激发生反应；②对阈上刺激的反应增强，持续时间延长；③神经元兴奋阈值下降，致使正常情况下非伤害性刺激也能激活传递伤害性信息的神经元。介入"卷扬"和"中枢致敏"的受体主要是 P 物质受体和 NMDA 类型的谷氨酸受体。

2. 镇痛的新概念

(1) 超前镇痛：鉴于"中枢敏化"及"发条拧紧"效应，临床证实，感觉神经元持久性兴奋和疼痛行为一旦建立，尽管用同样的给药途径和剂量也难以奏效。因此提出"超前镇痛"的新观点，并提倡在术前、术中和术后采用以下方法：①采用区域阻滞方法以降低周围致敏；②预先用非甾体抗炎药（NSAID）降低伤害感受器的活性和敏感化；③预先用中枢神经抑制药（阿片类）、NMDA 受体拮抗药以降低中枢兴奋来阻止中枢敏化的形成，从而在外周水平、脊髓水平、中枢水平达到"超前镇痛"的目的。

(2) 平衡或多模式镇痛：是指联合应用不同类型镇痛药并通过不同部位给药以达到改善镇痛和减少不良反应的目的。实验和临床研究已证明，联合应用镇痛药能够改善镇痛效果。NSAID 与阿片类联合应用可增强术后镇痛效果。处理腹部大手术后急性严重疼痛，硬膜外局麻药与阿片类联合应用与单独用药相比可明显改善活动性疼痛。常用的联合方案为布比卡因与吗啡、芬太尼或舒芬太尼，究竟哪一种效果最佳尚无定论，因为随机研究的样本较小，而且对这 3 种阿片类的等效剂量没有统一认识。为进一步改善镇痛效果，还可联合应用 α_2 受体激动药可乐定或肾上腺素。肾上腺素可能无不良反应，但硬膜外应用可乐定时应注意其不良反应。在多模式镇痛中应用 NMDA 受体拮抗药也备受关注，其中对氯胺酮的研究最多，初步认为氯胺酮和阿片类全身联合应用或氯胺酮硬膜外或全身应用与硬膜外局麻药、吗啡联合应用具有相加的镇痛效果，但需进一步研究明确最佳剂量和不良反应方可推广应用。在膝关节镜手术后，与关节腔内应用安慰剂或布比卡因—吗啡联合应用组相比，联合应用布比卡因、吗啡和泼尼松龙能提供更有效的镇痛，提示在某些手术中皮质类固醇可能成为多模式镇痛的重要组成部分。

(3) 新型镇痛药。

1) 肾上腺素受体激动药：可乐定和右美托咪啶能抑制脊髓后角水平伤害性刺激的传导，使突触前膜去极化，抑制突触前膜 P 物质及其他伤害性感受性肽类的释放，具有镇痛、镇静、抗焦虑、抗呕吐作用。局麻药液中加入可乐定可延长鞘内、硬膜外及某些外周神经阻滞的作用时间及镇痛效果。目前，值得推荐的给药途径是鞘内或硬膜外给药。

2) 炎症递质抑制药：BK-β_2 受体拮抗药、NPCI6731、NPC567、CP0127 已在动物模型中显示镇痛作用。BK-β_2 受体拮抗药在慢性痛觉过敏中显示镇痛效应。细胞因子拮抗药（CSAID）抑制细胞因子合成，在急、慢性疼痛中也表现出镇痛活性。

3) 离子通道调节药：抗惊厥药、局麻药及抗心律失常药在神经痛治疗中的有效性，是由于它们对钠离子通道的阻滞作用。钾离子通道激活引起的超极化可降低细胞兴奋性，所以钾离子通道激动药可能代表一类新型镇痛药。

4) 具有外周作用的阿片类：实验表明，伤害感受器和交感神经末梢可能是阿片类外周作用的靶位。所以研制无中枢作用而只有外周作用的阿片类，以避免阿片类的依赖与成瘾，不但有临床意义，更具有重大的社会效益。

5) 兴奋性氨基酸拮抗药：氯胺酮是良好的 NMDA 受体拮抗药。它能阻断与 NMDA 受体相关的离子通道，抑制伤害性刺激在中枢的短暂累积，发挥镇痛作用。临床用于传统治疗效果不佳的神经源性疼痛、对阿片类耐药的癌性疼痛。口服氯胺酮效果好且无致幻作用。还有镇咳药右甲吗喃和抗帕金森病药美金刚均为竞争性 NMDA 受体拮抗药，有镇痛功效，并能增强吗啡的镇痛作用。

第二节 患者自控镇痛技术

患者自控镇痛（PCA）是让患者自身参与疼痛管理的各种治疗方法的总称。标准 PCA 即是患者感觉疼痛时按压启动键通过由计算机控制的微量泵向体内注射设定剂量的药物，其特点是在医生设置的范围内，患者自己按需调控注射止痛药的时机和剂量，达到不同患者、不同时刻、不同疼痛强度下的镇痛要求。20 世纪 90 年代，随着微电脑技术的飞速发展，PCA 开始在临床上大量成功使用。PCA 镇痛方法迎合了患者的心理，患者能够参与镇痛治疗，在治疗疼痛的同时也进行了心理治疗。

一、概述

1. PCA 应用的优点

（1）符合镇痛药的药动学，容易维持药物在患者体内的最低有效止痛浓度（MEAC）。

（2）能够做到及时迅速止痛。

（3）基本上解决了患者对止痛药需求的个体差异，有利于患者在不同时间、不同疼痛强度下得到最佳镇痛效果。

（4）相对减少了用药量，从而降低了并发症的发生率，有利于维持循环、呼吸功能的稳定。

（5）有利于患者充分配合治疗，有利于咳嗽、排痰及肠蠕动的恢复（尤其用于硬膜外腔 PCA 时）。

（6）可抑制机体过于强烈的应激反应，加快患者免疫功能的恢复，促进早日康复。

（7）上胸段 PCA 对缺血性心脏病、急慢性心肌梗死患者有心肌保护作用。

（8）显著减少医护人员工作量。

2. PCA 临床分类

常用方法可分为 4 类。①硬膜外腔 PCA（PCEA）：硬膜外腔阻滞最早使用局麻药利多卡因或布比卡因、罗哌卡因或左旋布比卡因，由于后者作用时间长、止痛效果确切，目前多选用 0.125%～0.25% 浓度与阿片类药物联合使用。临床研究证明，局麻药与阿片类药物联合使用可降低两种药物用量，减少药物的毒性和不良反应。PCEA 用量小，止痛效果可靠，持续时间长久，且作用范围局限，对全身影响相对较小，适用于头颈部以下区域性疼痛的治疗，特别适用于术后镇痛、产科镇痛及癌性镇痛。②静脉

PCA（PCIA）：方法简单，起效快，适应证广泛，如癌痛、术后痛、创伤痛、烧伤后疼痛、炎症疼痛等，但其用药针对性差，对全身影响较大，其镇痛效果略差于PCEA。③皮下PCA（PCSA）：方法简单，但效果不够确切，用药注射量不宜太大，使用时间不能太长。④外周神经阻滞PCA（PCNA）：常用于颈丛、臂丛、股神经、腰丛或坐骨神经处的PCA。

3. PCA常用药物

（1）麻醉性镇痛药，如吗啡、哌替啶、芬太尼、舒芬太尼、丁丙诺啡、纳布啡、曲马多等。

（2）局麻药，如0.1%～0.2%布比卡因、0.1%～0.25%罗哌卡因、0.1%～0.2%左旋布比卡因、0.1%～0.15%丁卡因、0.5%～1%利多卡因等。

（3）其他药物，如氟哌利多、咪达唑仑、氯胺酮、可乐定、皮质类固醇等。

（4）治疗并发症药物，如治疗恶心、呕吐、尿潴留、皮肤瘙痒等的药物。

4. PCA使用禁忌症

（1）睡眠性呼吸暂停综合征的患者。

（2）有药物成瘾史的患者。

（3）神志不清、有觉醒障碍的患者。

（4）循环功能不稳定，有低血容量、低氧血症的患者。

（5）对PCA镇痛概念不理解的患者。

（6）缺乏训练有素的医护人员的医疗单位。

二、PCA专用设备

PCA需要专用设备，即PCA泵。目前常用的PCA镇痛泵有电子驱动泵、弹簧泵、橡皮囊扩张泵。PCA泵有多项指标的设定。

1. 药物浓度

在配制PCA的镇痛溶液时，以其中一种药物的剂量作为设置标准，其单位为g/L或mg/L。

2. 负荷量

指PCA开始时首次用药剂量。PCA原则上由患者根据自己的感觉自行用药，但为了减少操作，迅速止痛，负荷量多由临床医务人员给予。其用药方法及药物代谢规律与普通单次用药相似，但以较小剂量为宜，如0.2%罗哌卡因5 mL+芬太尼10 mg/L，或0.2%罗哌卡因5 mL+丁丙诺啡15 mg/L，或0.2%左旋布比卡因5 mL+吗啡0.1 g/L硬膜外注射，或氯诺昔康8 mg静注等。临床椎管内麻醉的术后患者，其术终所用麻醉药也可视为负荷量。

3. PCA剂量或追加量或指令量

PCA开始后，患者疼痛未能消除或疼痛复发时所追加的药物剂量称为PCA追加量。追加量不可过大，以免造成血药浓度骤然升高，但剂量过小，必然会增加用药次数。以吗啡为例，其在硬膜外止痛中最适宜的追加量为每次0.1～0.5 mg，静脉bolus量以每次1 mg为宜。

4. 锁定时间

即两次用药的时间间隔。设置锁定时间的目的在于防止在前一次所用药物完全起效之前重复用药而造成过量中毒。锁定时间的长短应根据所用药物的性质和施用途径而定。如吗啡静注自控止痛的锁定时间多定为5～10分钟，而硬膜外注射的锁定时间应延至10～30分钟，利多卡因和罗哌卡因硬膜外PCA的锁定时间分别为10分钟和20分钟。

5. 持续给药或背景剂量

为减轻患者的操作负担，在持续用药的基础上由患者酌情自行加药。然而实践证明，即使基础剂量长时间使用也可引起某些敏感患者镇痛过量而中毒，所以这种方法在某种意义上违反了PCA基本原则。但在一些特殊情况下，通过计算将此剂量控制在最低水平（0.5 mL/h）或夜间睡眠时参照日间用量设定基础剂量，有利于保证患者良好的睡眠。

6. 单位时间最大剂量

由于患者间个体差异较大,为防止反复用药造成过量中毒,PCA 间期多以 1 小时或 4 小时为间隔限定最大单位时间的使用量,如国外吗啡静注最大剂量为 10~30 mg/4 h,或 PCEA 丁丙诺啡 0.12~0.2 mg/h。本项可由医师自己选择 1 小时或 4 小时所进药物限量。

7. PCA 的注药速率

可依药物剂量、浓度、患者的实际需要随意设计调整,最快 100 mL/h,也可调至 1~15 mL/h;每次按压有效的 PCA 时,机器可经倒计数方式显示注药的百分数。

三、PCA 给药模式

1. 单纯 PCA(简称 P 模式)

患者全程自控,感觉疼痛时即按压镇痛泵上的控制开关 1 次,使一定量的镇痛药注入体内,完全由患者自己控制给药。

2. 持续给药 + PCA(简称 CP 模式)

由镇痛泵持续输入一定量的镇痛药作为基础,患者感疼痛时可自控追加一定量的镇痛药。

3. 负荷量 + 持续量 + PCA(简称 LCP 模式)

先给一个负荷量使患者基本上达到无痛,再给持续剂量,患者感觉疼痛时再按压 PCA 启动键。LCP 模式的优点是:首先给予负荷量使尽快达到最低有效镇痛浓度(MEAC),然后用持续输注保证较稳定的血药浓度,通过间断 PCA 保证满意的止痛效果,而又可防止用药过量的并发症。其缺点是个体差异难以确定合适的持续给药剂量、速度,尤其睡眠状态时,可能出现用药过量。故在设定 PCA 泵的程序中必须精心构思,PCA 泵为达到安全用药的目的有时间锁定功能,在锁定时间内按压开关不能给予镇痛药。

4. 神经阻滞 + PCA

手术结束时先行区域性神经阻滞,然后使用上述模式的 PCA,这样可明显减少镇痛药物的用量。如开胸手术后,先用 0.25% 罗哌卡因行切口处的肋间神经阻滞,然后再接上 PCA 泵。有研究表明,使用负荷量组明显优于无负荷量组,且更有利于维持患者所需的 MEAC。最新的研究认为,只要选择适当的负荷量和持续剂量(如 PCFA 用 0.001 5% 丁丙诺啡或 0.01% 吗啡溶液 5 mL + 0.5 mL/h)可使血药浓度更易维持在 MEAC 内,各年龄组也无用药过量的现象。但是对不同药物,不同浓度的镇痛液是否用负荷量或持续剂量仍值得研究。

四、PCA 的管理新模式

未行规范化管理的 PCA 缺陷有:①并发症发生率较高,呼吸抑制发生率 0.1%~0.99%,恶心呕吐为 20%~29%,瘙痒为 12%~14%,血压过低为 0.5%~5.1%;②特殊病例镇痛质量不高,术后 25%~31% 的小儿仍有中度以上疼痛;③既往已使用阿片类治疗的慢性疼痛患者的术后镇痛和高危患者的个体差异等特点,都对术后镇痛发展和管理提出了挑战。因此,Readg 等于 1988 年首次提出并描述了急性疼痛服务(APS)管理模式,该模式以麻醉医师为主体,培训护士并发挥其作用,在 APS 的正规管理和统一运作之下,取得了可喜成绩,并发症明显降低。APS 采用 24 小时负责制,每天 12 时交接班,所有接受疼痛治疗的患者由当天值班 APS 医师管理,处理报警及其他问题。APS 有专门的申请单、登记表和常规护理记录单,APS 医师每天定时巡视 4 次,巡视时进行 VAS 评分、BCS 舒适评分、镇静评级和用掌式仪测定 $S_p(O_2)$,察看 PCA 泵运行情况,了解术后镇痛反应可能出现的并发症、高危或高龄患者特殊处理及有关数据登记。PCA 结束时由 APS 医师撤除 PCA 装置及拔出导管。但 APS 本身费用较高,目前对于 APS 能否降低 PCA 费用尚有不同观点,但通过 APS 的正规管理降低医疗费用无疑也是 APS 目的之一。随着 APS 的优化组合,其优越性越来越明显。

五、使用 PCA 镇痛应注意的问题

(1)同类药物(如吗啡与芬太尼)不要联合应用,不同类药物联合应用可增强镇痛效果,并可减

少并发症,如镇痛药+局麻药,镇痛药+氟哌利多或氯胺酮,镇痛药+可乐定。

(2) PCA镇痛各种方法均优于口服或间断注射止痛药,PCEA用药量小,效果最好,其次依次为PCIA、PCSA、PCNA。

(3) PCA镇痛效果的评定可采用3种方法综合评定。①镇痛效果采用视觉模拟评分(VAS)。②镇静程度采用Ramsay镇静评分。③D_1/D_2比值(按压次数/实际进药次数),反映患者要求镇痛的程度。

(4) PCA和常规注射止痛药一样,最易出现的并发症是呼吸抑制、恶心、呕吐、尿潴留,必须高度重视,加强监测,及时处理。

(5) 加强宣传,提高医护人员、患者、患者家属的认识,掌握好注意事项,充分合作才能使PCA达到良好的治疗目的。有条件的单位可以开展APS模式,更加规范化PCA管理。

六、镇痛泵异常情况的显示与报警

使用PCA泵时注意观察下列提示,并给予处理。①输液管闭塞请检查输注管道。②药盒是否装上。③输液管有空气或已注射完毕,请排气或交换药盒。④电池不足,低电压,请更换电池。⑤PCA手键没有接上。⑥药盒没装药液或空药盒,请更换新药盒。⑦药量设定过低,重新设定。⑧药物剂量设定不相符,请检查。⑨PCA泵在静止状态,开启后没有工作。⑩镇痛溶液注射即将完毕。

七、PCA记录参数专用术语

1. 治疗参数

(1) 单次给药总次数,是指在整个镇痛期间患者按压远隔控制单次给药剂量按键,并且实际有效地注入单次给药剂量的次数,此也可称为"有效单次给药次数"或"有效注射"。

(2) 按键总次数,是指在镇痛过程中,患者按动远隔控制单次给药剂量按键的全部次数。在按键时不论有效给药或无效空转,都被记录。

(3) 经过时间,PCA的使用时间。

(4) 总注射量,开始实施PCA以来的注射总药量。

(5) 单次给药总次数(有效注入次数)/按键总次数(实际按键次数)。

2. 使用中的实时记录

(1) 患者总按压数与实际进药数,PCA泵中记录患者按压的总次数和实际进药次数。PCA期间总按压次数可以反映患者用药需求的欲望,即镇痛越不满意的患者想改变这种痛苦的愿望就越强烈,按压的次数就会越多,反之亦然。患者按压次数/实际有效按压次数(D_1/D_2比值)可作为评价镇痛效果的一项客观指标,其比值<2的患者中,镇痛效果优良率(VAS<3)占97%,提示D_1/D_2比值是一项评定镇痛效果有价值的参考指标。

(2) 所进药物的总量,在PCA泵的显示窗上,可随时显示治疗药物所进入机体的剂量(mg或mL),有利于了解和评价PCA效果。

(3) 所剩药液的容量,长时间PCA治疗后,泵盒中所剩余药液的容量(mL),为继续进行PCA可维持多长时间提供参考。

(4) 所有记录可清除,第2个病例启用PCA泵时应清除前1个患者应用所记录的有关数据,从零开始。此外PCA治疗整个过程中,泵的运行情况、治疗参数、异常现象、报警原因、暂停时间、重新启动时间等可查阅和打印,这对PCA的整体评定及总结极有价值,为临床科研提供了各种完整的数据。

第三节 椎管内患者自控镇痛

椎管内镇痛在临床疼痛治疗中占有极其重要的地位,椎管内(包括硬膜外腔和蛛网膜下腔)镇痛的效果与采用的药物和方法密切相关。自20世纪90年代患者自控镇痛开展以来,其技术渐趋成熟和完善,临床应用日益广泛,有关研究也更深入和细致。

一、阿片类药物于脊髓再分布的机制

硬膜外和蛛网膜下腔镇痛所有注射的阿片类药物的机制是：通过与阿片类受体偶联的 G 蛋白结合，引起继发性 cAMP 水平降低；通过激发神经元钾离子通道开放，引起钾离子外流；通过阻断电压门控的钙离子通道等途径，从而降低神经兴奋性，产生镇痛作用。既然有如此相同的作用机制，那为什么阿片类药物在临床应用中、在药动学和药效学方面有如此大的区别呢？原因在于不同阿片类药物与相应受体的结合能力有很大的差异。一般来说，阿片类药物所产生的镇痛作用是由 G 蛋白的激活而产生的一系列物理化学变化的最终结果，如硬膜外阿片类药物必须穿透硬脊膜和蛛网膜，扩散进入脑脊液，再穿透软脑膜到达脊髓，通过白质灰质最终到达背角阿片类受体。药物完成以上一系列扩散取决于该药的理化性能（其中很重要的一点是尽量避免硬膜外脂肪的吸附和组织的重吸收），也就是说，一种阿片类药物在脊髓背角上的生物利用度以及是否适合于椎管内应用很大程度上取决于该药的理化性能。

研究报道和资料反映，所有的椎管内阿片类药物最终都会被吸收进入血浆，通过血液循环到达脑组织从而产生麻醉性镇痛作用。因此并不是所有的椎管内阿片类药物都在脊髓平面产生麻醉镇痛作用。

二、影响椎管内药物分布的因素

实验研究证明，药物是直接穿透脊膜从而完成从硬膜外向蛛网膜下腔的再分布。脊膜细胞的分子生物学特性决定了其在阻止药物向内扩散的屏蔽作用中起着重要的作用（约 95%），这一点解释了为什么中等脂溶性药物比高水溶性或高脂溶性的药物更具渗透性。

除了对药物的转移具有物理性的屏障作用外，蛛网膜还起着代谢抑制的作用，如蛛网膜上存在着大量的具有药物降解作用的各类酶系统（包括细胞色素 P450，葡萄糖醛酸转移酶等）；另外，还存在着各种具有神经递质降解作用的酶类，能降解肾上腺素、去甲肾上腺素、乙酰胆碱和其他多种神经肽。事实上乙酰胆碱在蛛网膜上的代谢活动与其在脊髓上一样活跃。由此关于"新斯的明镇痛作用至少有一部分可能被脊髓的代谢活动所调节"这一学说可信性就得到了进一步的确认。

一旦药物进入脑脊液，它们在其中停留的时间将取决于其相对水溶性。这就解释了为什么临床上吗啡比其他高脂溶性、高蛋白结合率的药物在椎管内具有更广的扩散范围。另外注射液的酸碱度对于硬膜外给药后药物在脑脊液中的分布并无影响，然而却显著影响蛛网膜下腔阿片类药物在脑脊液中最初的浓度。关于硬膜外和蛛网膜下腔给药的另一区别在于后者的给药量大部分将进入硬膜外腔，而这也是蛛网膜下腔药物消除的一个重要途径。

当药物扩散进脑脊液后还必须渗透进脊髓才能到达其在背角神经元上的作用位点。通过对阿片类药物在脑组织中分布的研究，发现增加药物的脂溶性将会降低药物对脊髓的亲和力，并使药物优先分布于白质，而非灰质。与此相类似，动物实验证明蛛网膜下腔注射芬太尼、舒芬太尼等高脂溶性药物在脊髓细胞间隙中的生物利用度远低于吗啡等水溶性药物。药物在脊髓细胞间隙中的生物利用度非常重要，因为这决定了药物与其相应受体的结合能力。近期的动物活体试验证明，增加药物的脂溶性将降低药物在脊髓的生物利用度，这与临床上硬膜外和蛛网膜下腔应用阿片类药物所得到的结果是一致的。

三、临床椎管内阿片类药物的用药原则

椎管内应用阿片类药物的原则是：药物的麻醉镇痛作用必须远大于（至少不小于）其不良反应，而且给药方法必须经济、简便、有效和安全。

1. 吗啡

无论硬膜外或蛛网膜下腔给药都能产生明确的脊髓平面的麻醉镇痛作用，因而被公认为最古老与经典的椎管内阿片类药物。

2. 芬太尼

事实上芬太尼持续注射也曾一度作为基本的椎管内麻醉方法。然而几位研究者对这一传统的观念提出了质疑。因为研究发现无论是硬膜外还是蛛网膜下腔给药，当达到相同的麻醉作用时，需要相同的给

药量，而其血药浓度与产生的不良反应在统计学上也无明显差异。短时间持续硬膜外单一给药所产生的麻醉作用是由组织的重吸收与药物向脑组织的再分布所产生的，且药物的作用具有一定的时限性。硬膜外给药与蛛网膜下腔给药初期在血浆中的药物浓度并不相同，而且要经历数小时后两者才能达到平衡。这反映单次或是短时间给药比起长时间持续给药更能产生脊髓调节的麻醉镇痛作用。因而现在并不主张将芬太尼单一用作硬膜外术后镇痛药物。但在个别情况下单次或蛛网膜下腔给药也有其必要性。

3. 舒芬太尼

与芬太尼相比舒芬太尼因组织的重吸收与药物向脑组织的再分布而产生麻醉作用这一特点更加明显，可作为硬膜外镇痛药来使用。蛛网膜下腔注射在分娩镇痛中使用得相对普遍，但其作用机制仍与药物在脊髓外的再分布有关。值得一提的是，Mdliu 等的研究显示蛛网膜下腔给予 12.5 μg 的药量就足以产生术后镇痛所需的血药浓度，因其具有潜在的脊髓与脊髓上镇痛作用，相比之下吗啡就完全不具备这种能力；蛛网膜下腔 10 μg 舒芬太尼产生的麻醉作用相当于 10 mg 吗啡静脉给药的效果；舒芬太尼与吗啡相比药效有显著差异，原因可能是缘于其在脊髓内较低的生物利用度。舒芬太尼蛛网膜下腔用药的另一特点是其具有封顶效应，>10 μg 的用药量并不能增加其药效，反而增加了不良反应（例如，呼吸抑制、过度镇静等）的发生率，这可能是因为血药浓度的增加而引起的。

4. 阿芬太尼

证据显示阿芬太尼的麻醉性镇痛作用很大程度上是由于药物进入血浆而后转入大脑而产生，所以该药不宜应用于硬膜外镇痛。关于人体蛛网膜下腔用药的研究目前还很少，在动物实验中阿芬太尼可显示出短时而强效的镇痛作用。

四、椎管内 PCA 的不同方式

近年来研究突出的特点是硬膜外 PCA（PCEA）不同模式逐渐增多，区域神经阻滞 PCA（PCRA）和蛛网膜下腔 PCA（PCSA）开始受到重视。

1. PCEA 方式

PCEA 与 PCIA 相比，药物用量小，止痛效果确切，作用时间持久且对全身影响相对较少，PCEA 效果优良率达 92.5% ~ 98.3%。

罗哌卡因以 4 mg/h、8 mg/h、12 mg/h 持续硬膜外输注，其游离血浆浓度较低，无蓄积作用，无潜在毒性的顾虑，以 0.2% 罗哌卡因 4 ~ 6 mL/h 速率输注是国人术后镇痛的最佳方案。罗哌卡因硬膜外持续输注可减少吗啡 PCEA 的消耗量，可提高患者对镇痛的满意程度，降低不良反应，提示其可安全应用于临床。另外的经验有：①PCEA 的镇痛药液中加入小剂量可乐定可增强镇痛效应；②硬膜外采用 0.1% ~ 0.2% 罗哌卡因或左旋布比卡因持续输注 4 mL/h，再以氯诺昔康 PCIA 来补充其镇痛效应的不足，效果良好，而并发症较低，胃肠功能恢复快，尿潴留程度轻；③对于大手术患者 PCEA，仍以吗啡加局麻药联合镇痛效果最佳。

2. CSEA 方式

腰麻—硬膜外联合（CSEA）分娩镇痛方法具有麻醉起效快、镇痛效果确切、用药量少等特点，结合硬膜外持续给药的优势，为产妇分娩和手术后患者提供了满意的镇痛，且运动神经阻滞较轻。CSEA 分娩镇痛目前采用铅笔尖和无创伤性腰麻针，这样大幅减少甚至避免了有关硬脊膜穿破后的头痛。CSEA 应用方法一般在第一产程时经蛛网膜下腔注入阿片类药物或罗哌卡因，阿片类药物常用芬太尼或舒芬太尼；CSEA 后用 PCFA 维持给药产妇可达到 WEA。WEA 产妇在分娩镇痛期间可以下床自由活动，促进分娩，并能减少尿潴留，减少器械助产率和剖宫产率，提高产妇的满意度。CSEA 的优点受到临床的肯定，但对 CSEA 后较大剂量局麻药持续硬膜外输注加吗啡 PCA 的安全性还存在顾虑，经研究认为 CSEA 麻醉后罗哌卡因硬膜外持续输注（4 mL/h），加吗啡 PCA 方法（0.01% 吗啡，以 LCP 模式给药，负荷剂量 5 mL + 持续剂量 1 mL/h + 按压 1 毫升/次，锁定时间 10 分钟，限量为 12 mL/4 h）是安全、有效的，吗啡的用量显著减少，恶心、呕吐、瘙痒、嗜睡等不良反应明显减少。

3. PCRA 方式

PCRA 是将置入神经鞘内的硬膜外导管连接于标准的 PCA 泵进行给药，也可连接一持续给药泵镇痛，PCRA 在提供满意镇痛的同时，可避免阿片类药物的使用及其不良反应。在肩部手术后患者，经肌间沟置管 PCRA 与静脉 PCA 吗啡镇痛的比较研究表明：术后 12 小时、18 小时、24 小时和 30 小时的镇痛效果均以 PCRA 为更佳，患者满意度更高，而恶心（25%）和皮肤瘙痒（25%）等并发症仅见于静脉 PCA 镇痛组的患者。由此可见，就术后镇痛途径而言，四肢手术的患者外周给药镇痛比静脉给药更可取，全身不良反应较少，患者可早期下床活动，有利于患者尽快恢复出院。采用局麻药 PCRA 还可用于外周血管性疾病的治疗，肌间沟臂丛置管用于肩部手术后 PCRA，镇痛效果比 PCIA 好，恶心、呕吐等不良反应少，患者满意度高。PCRA 主要适用于四肢镇痛或血管性疾病的治疗，用法如下。①0.2% 罗哌卡因 5~10 mL/h 或 0.3~0.4 mg/（kg·h），按压每次 3~5 mL，锁定时间为 10~20 分钟。在急性疼痛治疗的同时，低浓度罗哌卡因 2.0 mg/mL（0.2%）仅轻度非递增性阻滞运动神经，有利于患者早期活动，促进恢复。②0.125%~0.25% 布比卡因 5~15 mL 或 0.25 mg/（kg·h），按压每次 2~3 mL，锁定时间为 10~20 分钟。③临床上可乐定与局麻药合用，可延长镇痛作用时间和增强局麻药的镇痛作用。总之，PCRA 的优势在于对机体影响小、安全性大，镇痛效果确切，逐渐在临床广泛应用。神经刺激器在外周神经阻滞定位中的应用大大提高了外周神经阻滞的成功率，促进了临床上区域神经阻滞和术后 PCRA 的普及。该技术对于四肢手术后中度和重度疼痛的患者而言是安全有效的镇痛方法，可减少阿片类镇痛药的全身不良反应，促使术后早期康复。

4. PCSA 方式

蛛网膜下腔 PCA 是 PCEA 效果不佳的一种替代方式。Kshatri 报道了 1 例 38 岁女性患者因宫颈癌转移至骶尾部，肛周顽固性疼痛，长时间采用 PCEA 失效后采用 PCSA，镇痛效果好，提高了生活质量。蛛网膜下腔置管后实施 PCA。单纯芬太尼用药 PCA 设置为：首次给药 10~20 μg，起效 5~15 分钟，持续 1~5 小时；持续量 0.08 μg/（kg·h），按压剂量 5~6 μg，锁定时间为 30~60 分钟。联合用药为 0.08% 布比卡因 + 0.0002% 芬太尼，PCA 设置单次剂量 1 mL，锁定时间为 30 分钟，背景剂量 0.5 mL/h，限量 3 mL/h。其特点是药物用量少，恢复快，对有些顽固性疼痛尤其是其他方法镇痛不佳的患者有更好的效果。但在临床操作和护理中应加强无菌观念，特别警惕细菌感染的可能性。

阿片类药物在发挥镇痛作用的同时能产生呼吸抑制、恶心呕吐、尿潴留及皮肤瘙痒等不良反应；而局麻药硬膜外镇痛可能会导致低血压、心动过缓、运动受限和感觉障碍，应予以防治。

第四节 儿童术后镇痛

一、儿童术后镇痛发展的若干问题

国际疼痛学会（ISAP）对疼痛的定义为，"疼痛是一种与实际存在的或潜在的组织损伤有关的不愉快的感觉和情绪上的体验"。消除疼痛对于儿童患者的康复具有重要的意义。随着对小儿疼痛的生理、解剖及疼痛反应的认识，在 20 世纪八九十年代，小儿术后镇痛的问题逐渐引起人们的重视。然而，在可提供的技术和临床实际应用方面一直存在不足。1999 年，有学者对 200 名行腹部大手术的儿科术后镇痛患者进行疼痛评估，61% 的患者仍然感觉有严重疼痛，30% 的患者有中度疼痛，而仅 9% 的患者认为只有轻度疼痛。这说明，小儿术后疼痛并没有得到充分、有效的处理。造成这种状况的原因包括对疼痛及其处理的错误观念、个人和社会对疼痛的态度、对术后镇痛并发症的畏惧、儿童疼痛评估的复杂性和缺乏恰当的研究等。

（一）儿童开展术后镇痛的必要性

儿童对疼痛的表达方式跟成人不同，过去常常被错误地理解为婴儿对疼痛的感觉较轻甚至缺如。这种观点曾经导致了消极的治疗态度。

关于小儿疼痛的部分观点，如很小的婴儿神经系统发育未达到可以感觉到疼痛的程度，已逐渐被摒弃。神经解剖学的研究已经证实，妊娠29周以后疼痛的传播路径和皮层及皮层下疼痛感觉中枢已经发育完全，即对于痛觉的传播和调节系统已经存在。行为学和生理学的研究表明，即使是很小的婴儿也会对疼痛刺激产生反应。新生儿在很浅的麻醉下进行手术曾经是一种常用的方法，但是对激素和新陈代谢测量的研究表明，它可以造成严重的应激反应，而且并发症发生率和死亡率显著高于在足够麻醉深度下进行手术的患儿。有人认为，很小的儿童即使经历疼痛也不会留下记忆，不会产生后期影响。然而有研究证实，疼痛和悲伤可以保持在小儿的记忆中，导致饮食、睡眠、觉醒状态稳定性等方面的紊乱。初步的研究甚至提示，早期的疼痛体验可能导致痛觉神经通路发育过程的改变，从而影响以后的痛觉体验。因此，即使很小的儿童也能感觉到疼痛并在较长时间内产生反应。不对这种减轻疼痛的需求进行处理会对儿童造成不合理的伤害。

有些人认为疼痛有助于培养儿童勇气、自律、自强、自我牺牲等优秀品质，但是对于这些已经遭受疾病和痛苦的儿童，这种品质的培养在道德上是不合适的。出于培养性格的考虑而拒绝对儿童的疼痛进行治疗的做法忽视了儿童对减轻疼痛的现实需要。临床医生的道德责任在于尽力为患儿减轻痛苦，除非治疗的风险大于收益。但是有时也会出于经济情况的考虑而放弃疼痛治疗。

（二）对术后镇痛治疗并发症的忧虑

由于对镇痛药物的不良反应，如阿片类药物的呼吸抑制作用、成瘾性等的惧怕，小儿术后镇痛的安全性问题成为阻碍其发展的一大障碍。尽管对于儿童术后镇痛不良反应方面的争论不多，但当医生考虑这种风险是否大于减轻疼痛带来的益处时，会受到很多相关因素的影响。我们应当权衡风险和收益的关系，采取合理的治疗措施。

儿童在术后镇痛治疗中不会比成人更易出现呼吸抑制。在适当的监测和恰当剂量应用的情况下，小儿呼吸抑制的发生率很低。而且当这种不良反应出现后，还可以通过使用阿片类药物的拮抗药来处理。但是在缺乏监测的情况下，阿片类药物可能会导致严重的并发症出现。考虑到这种风险，当我们做出治疗决定的时候，必须向患儿家属告知这种潜在的风险，同时告知合理的镇痛治疗相对于对控制疼痛的不作为所带来的好处（较早的恢复、更好的睡眠、肺不张发生率的降低、减轻痛苦等）。

对镇痛治疗导致麻醉药成瘾的风险的高估反过来导致对未经治疗的疼痛的危害性的低估。只要麻醉药物使用恰当，出现成瘾性的概率是很低的。关于儿童术后镇痛的研究已经发现，事实上不存在麻醉药物成瘾的风险。而且根据现有的知识，儿童不存在比成人更易于对阿片类药物成瘾的生理和心理学特点。

（三）对儿童疼痛评估的困难

临床上的决定通常会基于客观的数据，然而疼痛是一种主观体验，建立精确的定量评估方法较为困难。医生通常依靠行为的观察、对疼痛的特殊病理生理过程的认识和患儿自身的描述等方面来判断儿童对疼痛的体验。小儿疼痛治疗的缺乏表明这些评估方法有低估疼痛水平的倾向，导致这种错误的原因在于以为患儿对于特定的病理生理状况或疼痛刺激都会有相同的反应。儿童对疼痛的描述比成人存在较多不确定性。对儿童夸大疼痛程度的倾向疑虑可以导致成人降低儿童的疼痛自我描述分数。

小儿疼痛的成功预防和处理需要有可靠的评估技术。理想的心理测试工具要求具有可靠性、准确性、临床敏感性和实用性。自述评估可以说是评估技术的金标准，但它至少部分依赖于患者对疼痛的记忆，包括近期记忆和远期记忆。患儿倾向于低估他们的疼痛峰值，而高估他们的平均疼痛程度。但是多数学者认为，5岁以上的儿童能够对自己的疼痛体验进行可靠的描述，当儿童对疼痛的描述和家长或医生的观察存在差异时，最好能以儿童的自我感受为参考。临床工作者应该相信儿童对疼痛的自我评估。脸谱评估法在术后疼痛评估中的应用得到肯定，它把皱眉、闭眼、张嘴、舌头紧张等各种特征脸谱与急性疼痛联系起来，这在2~18个月的小儿中能起到较好的评估作用，尽管在评估的精确度上有一定波动。

很多儿童在手术后很快出院，这就要求由家长去进行疼痛的评估和处理。这表明，术后镇痛的教育也是非常重要的。

二、儿童术后镇痛的临床方法

由于小儿在生理及心理上尚未成熟,因而术后镇痛药物的应用途径及剂量、镇痛方法的选择也与成人不同。但是追溯小儿术后镇痛技术的发展,同成人一样经历了由单纯间断肌注阿片类镇痛药物到静脉或其他胃肠外途径持续使用阿片类药物、患者自控镇痛(PCA)、护士控制镇痛(NCA)、各种局部麻醉、非甾体抗炎药的辅助应用再到多模式复合应用的平衡镇痛方式的过程。

(一)持续静注阿片类镇痛药

持续静注阿片类镇痛药可以提供比传统的间断肌注方式更为恒定的血药浓度水平。吗啡是较常用的阿片类镇痛药,对大于1个月的小儿,10~30 μg/(kg·h)吗啡可以提供充分的镇痛效应,而且不良反应也不明显。大于1个月的足月产婴儿对吗啡的清除率与1岁以上的幼儿相当,而1~7天的新生儿对吗啡的清除率仅仅只有较大婴儿的1/3,消除半衰期约为后者的1倍,因而输注的程度也应有所降低,一般降至5 μg/(kg·h)。吗啡用于年纪较大的小儿其半衰期至少3个小时,用于新生儿就更长,因此如果要通过加大静脉输注的程度来改善镇痛效果,需要较长的时间。所以在临床上,如果出现镇痛效果欠佳应及时给予负荷量,再调大维持量;而出现呼吸抑制时,应先停止用药直到不良反应消除,再重新设置一个较低的剂量,通常改为原剂量的一半。纳布啡是阿片受体激动拮抗药,但其镇痛作用与吗啡相当,由于它主要激动κ受体,具有明显的镇静作用,也是小儿术后镇痛的常用药物。

阿片类药物镇痛效果较好,但是不良反应也较多,因此有时需要用各种方法减少它在平衡镇痛中的用量。

(二)持续硬膜外镇痛

在排除禁忌证的情况下,常规的区域阻滞是小儿术后镇痛的基本方法。尤其适用于小儿腹部大手术,只要硬膜外导管的尖端位于合适的位置,低浓度的少量局麻药就可以产生良好的镇痛效果,也减少了局麻药中毒的危险及运动阻滞的程度。小儿硬膜外阻滞具有良好的血流动力学稳定性,尤其是7岁以下的小儿,即便是高位胸段硬膜外阻滞也很少发生低血压。但是从小儿硬膜外穿刺的安全性出发,通常选用的穿刺点为L_{3-4}。局麻药潜在的毒性反应,是小儿硬膜外给药中应注意的重要问题。持续硬膜外应用布比卡因时,其测得的血药浓度通常远远低于中毒浓度,但由于新生儿对局麻药的清除较慢,持续应用布比卡因6~12小时后,体内的布比卡因开始蓄积,因而绝大多数专家认为新生儿硬膜外持续应用布比卡因的时间应限制在24~36小时。对于婴幼儿来说,单纯使用布比卡因即使镇痛效果完善,但由于缺乏镇静作用,患儿术后仍然存在一些不适,辅以小剂量的阿片类药物对患儿有益。且对于上腹部的大手术来说,放置在腰段的低位硬膜外导管若单独应用局麻药即便加大剂量也难以达到良好的镇痛效果,反而会导致局麻药中毒的危险,合用少量水溶性的阿片类药物如吗啡可以完善镇痛效果。因为水溶性药物的镇痛平面对穿刺部位的依赖性没有脂溶性药物强,吗啡通过硬膜后在脑脊液中停留的时间较脂溶性的芬太尼要长,因而更容易向头侧扩散,使镇痛平面升高,但同时也带来一系列的不良反应,如呼吸抑制、恶心呕吐、皮肤瘙痒及尿潴留。正是因为这种原因,对于镇痛平面要求比较低的手术,如下腹部、盆腔,尤其是下肢的骨科手术,合用较吗啡脂溶性高的芬太尼更为理想。

罗哌卡因复合阿片类药物硬膜外术后镇痛能达到良好的镇痛效果。运动阻滞程度的降低和安全范围的增大使这种局麻药成为硬膜外术后镇痛除布比卡因以外的又一合适的选择。罗哌卡因可以增加小儿区域阻滞麻醉的安全性。然而它和布比卡因这一已应用于临床20年的药物在儿童中应用的比较研究资料仍然不足。0.2%的罗哌卡因似乎是小儿骶管阻滞镇痛的理想药物,但是它在运动阻滞方面与0.125%的布比卡因仍有待比较。许多人在使用布比卡因时仍倾向于使用低浓度,而由于罗哌卡因相对于布比卡因毒性和效能较低,可以使用较高的浓度。有学者认为罗哌卡因用于小儿术后镇痛不应加用肾上腺素。

(三)骶管内镇痛

小儿骶裂孔体表标志明显,便于穿刺,因此骶管给药镇痛比成人常用,适用于小儿下腹部手术,可采用单次注射法或持续给药法,但是对于小儿下腹部小手术常使用单次注射法。通常0.75~1 mL/kg

0.25%的布比卡因可以提供达T_{10}水平的镇痛，可以满足下腹部、盆腔尤其是腹股沟区的镇痛要求。

尽管单纯0.25%布比卡因的有效镇痛时间只有4~6小时，但若同时使用阿片类药物或其他非阿片类药物，可以明显延长其作用时间。曲马多复合布比卡因骶管内镇痛能在不增加不良反应的情况下增加镇痛效果有研究证实，在疝修补术后骶管内单次注射0.25%的布比卡因1 mL/kg复合曲马多1.5 mg/kg不仅可以明显延长单次注射局麻药的镇痛时间，而且避免了复合阿片类药物所产生的不良反应。儿童腹股沟疝修补术应用曲马多2 mg/kg骶管阻滞能产生与0.03 mg/kg吗啡相似的镇痛效应。

在小儿骶管阻滞中常规使用受体激动剂可乐定已经被广泛接受。有研究比较了2 μg/kg可乐定复合0.1%罗哌卡因与单纯0.2%罗哌卡因骶管内镇痛的效果，发现前者的效能较高，而又不增加小儿术后的镇静深度。0.08~0.12 μg/kg的可乐定加入低浓度罗哌卡因连续硬膜外应用可以增加术后镇痛效果且不会造成过度镇静等不良反应。有学者对46例尿道下裂手术患儿进行布比卡因阻滞复合可乐定骶管或静脉内使用对术后镇痛影响的随机、双盲研究，结果发现，0.25%布比卡因0.5 mL/kg复合静脉或骶管内使用2 μg/kg可乐定都能起到加强镇痛的作用，而且两种给药途径的效果相似。另外，通过对腹部手术患者硬膜外应用罗哌卡因复合吗啡或可乐定术后镇痛的比较，结果可乐定组的呕吐、瘙痒发生率低于吗啡组，但是前者的镇痛效果不如后者。然而可乐定对于新生儿和小婴儿也许是不安全的，有报道这种药物曾引起1个两周大的新生儿致命的呼吸暂停。

另外一些药物加氯胺酮、新斯的明等也已被用于骶管阻滞镇痛并取得了一定的效果。S（+）-氯胺酮1 mg/kg骶管阻滞的术中和术后镇痛的效果与布比卡目无明显差别。S（+）-氯胺酮用于骶管阻滞能提供比肌注更好的术中和术后镇痛效果，但是两者吸收后的血药浓度相似。这些发现提示小剂量氯胺酮在平衡镇痛中的应用价值。但是有研究发现，静脉注射氯胺酮并没有起到减少吗啡用量的作用，反而会增加幻觉等不良反应的发生率。新斯的明用于骶管阻滞在儿童尿道下裂手术中能产生与布比卡因相似的镇痛效应，而两者的复合物产生的镇痛作用更强。新斯的明20~50 μg/kg用于骶管阻滞可产生剂量依赖性镇痛效应，但是剂量超过30 μg/kg时恶心、呕吐的发生率增加。但是有研究发现，骶管内单次推注1 μg/kg新斯的明并没有增加泌尿生殖系统手术患儿术后镇痛的效果。

（四）周围神经阻滞

周围神经阻滞可以单独应用于术后镇痛，但通常是作为平衡镇痛的一种方法与全身给药联合应用。常用的髂腹股沟神经阻滞、髂腹下神经阻滞、坐骨神经阻滞、阴茎神经阻滞等适用于小儿下腹部、会阴部等部位的小手术。有学者对25例接受整形手术的患儿进行周围神经阻滞并放置导管，连接弹性镇痛泵进行术后镇痛，取得了良好的效果。连续髂筋膜间隙阻滞也能提供安全、有效的镇痛效果。

周围神经阻滞已经被广泛应用，它比中枢神经阻滞更能把镇痛局限于手术部位。这是一种比较安全的方法，但是也有发生并发症的报道，在小儿髂腹股沟神经阻滞中曾出现过穿破结肠的病例。利用周围神经阻滞进行超前镇痛未发现提高术后镇痛的质量或延长术后镇痛的时间，因而外周神经阻滞在超前镇痛方面的价值受到质疑。

（五）非甾体抗炎药（NSAIDs）

通常非阿片类镇痛药是治疗中度以下术后疼痛的首选，这些药物没有阿片类药物常见的不良反应，如恶心、呕吐、呼吸抑制。理想的镇痛治疗通常首选区域神经阻滞，但是局麻药的应用时间通常不会很长，而儿科门诊手术患者往往需要将镇痛治疗延续到出院后，这时候就需要继续给予辅助镇痛药如NSAIDs。

NSAIDs现已广泛用于小儿各种手术的术后镇痛。NSAIDs用于小儿时，胃肠道症状较成人少见，且安全剂量范围大，故在小儿镇痛时可以积极选用。目前常用的NSAIDs有对乙酰氨基酚、布洛芬及酮洛酸。

对乙酰氨基酚（即扑热息痛）在小儿小手术的术后镇痛中的应用已经成为一种安全的基本治疗措施。然而，如果按照传统的推荐剂量20 mg/kg给药，常常不能很快达到满意的镇痛效果，20世纪90年代后期，较高剂量（35~45 mg/kg）的对乙酰氢基酚已被推荐用于门诊手术小儿直肠途径给药。但是使用的时机和途径需要根据不同的临床情况来决定。有些麻醉医生建议儿童手术无论术后采用静脉应用阿片类药物，还是采用硬膜外或其他局部麻醉技术进行镇痛，术前都可通过直肠给予对乙酰氨基酚栓剂 40 mg/kg，以减少术后对镇痛药的需要量，延长作用时间。对乙酰氨基酚急性的过量用药可以造成严重的肝损害。但是如果剂量不超过每天 90 mg/kg，并考虑到不同患者的特殊情况，这种药物造成肝毒性的危险非常小。酮洛酸是一种强效的镇痛药，其镇痛作用相当于中等剂量的阿片类药物，但是用于小儿大手术时仍然需要与阿片类药物合用，因此并不能完全取代阿片类药物。

NSAIDs 之所以能成为术后镇痛重要的辅助用药，成为平衡镇痛中最常用的药物，主要是因为它与阿片类药物具有协同作用，合用时可以减少阿片类药物的用量，加快其撤药过程，从而降低其不良反应如呼吸抑制、恶心、呕吐、皮肤瘙痒、尿潴留等的发生率。有研究表明，腹部手术使用酮洛酸行术后镇痛的患者比使用芬太尼的患者胃肠道功能恢复较快。

（六）儿童患者自控镇痛（PCA）

患者害怕疼痛，担心忙碌的医生护士们不能及时为他解除疼痛，医生和护士畏惧疼痛治疗带来的呼吸抑制，而患者对镇痛药的需求量个体差异很大，这给术后镇痛带来了难题，PCA 在一定程度上解决了这些问题。由患者自己控制用药量达到自己满意的镇痛水平，实现剂量的个体化，既保证了镇痛效果，又减少了不良反应的发生。PCA 最初在成人中应用，现在已经成为儿童术后镇痛的常用方法，它可以增加镇痛效果，也有增加恶心、呕吐、呼吸抑制等不良反应的可能性。术后镇痛的常规监测包括呼吸频率、氧饱和度和镇静程度的测量。镇痛效果可以通过自我描述、视觉模拟量表、脸谱法等方法进行评估，而且最好能在安静和活动的状态下分别进行评估。在 PCA 中恰当的参数选择如单次给药剂量、时间和剂量限定、背景输注速度可能比阿片类药物的选择更为重要，而且相对于镇痛效果而言，阿片类药物的选择依据更应基于不良反应的考虑。PCA 概念在儿童中的应用不断得到发展，出现了患者自控硬膜外镇痛（PCEA）、皮下 FCA、鼻内 PCA 等不同的使用方法。PCA 在适当监测的基础上使用，是一种能够广泛接受的技术，它已被看做是年龄大于 5 岁的儿童术后镇痛的标准方法。

PCA 对于年龄大于 5 岁的小儿来说比持续恒速给药更为安全、有效。Antok 等对 48 例整形手术儿童患者进行 0.2% 罗哌卡因 PCEA 和连续硬膜外镇痛的比较，发现两种方法都能提供有效安全的镇痛，但是使用 PCEA 患儿的药物消耗量减少了 50%。

要使 PCA 更为有效首先应确立患儿对这种镇痛技术的信心，其次可以适当联合应用一些非阿片类镇痛药如非甾体抗炎药，而且术后在进行可能会引起疼痛的操作如更换敷料前应追加一次自控量的阿片类药物。

护士控制镇痛（NCA）甚至家长控制镇痛的研究也在开展。对于年龄小于 5 岁及不能合作的小儿，可以采取护士或家长控制镇痛的方法，但是其效能和安全性需要得到进一步验证。这种方法大多使用较高的背景输注速度［可以用到 20 μg/（kg·h）］及较长的锁定时间，通常约 30 分钟。家长往往低估小儿的疼痛程度，经常出现给药不足的情况。

三、儿童术后镇痛的监测与评估

完善而安全的镇痛不仅有赖于先进的技术方法的应用，更需要准确的疼痛评估、严密的观察和及时有效的处理。小儿术后镇痛的监测与评估包括两个方面的内容：一是对镇痛效果做出客观的评价；二是密切观察患者，及时发现并处理术后镇痛的不良反应。

大于 5 岁的小儿可以自己描述疼痛的程度，大于 2 岁而小于 5 岁的小儿虽然不能准确地描述疼痛，但医护人员可以通过小儿的行为反应，从有无哭闹、面部表情、语言、体位、触摸伤口的表现、腿部的运动来判断小儿有无疼痛以及镇痛效果如何。小于 2 岁的婴幼儿既不能自己表达疼痛，行为反应与疼痛评分的相关性也较差，只能通过生理反应如心率的快慢、脉搏氧饱和度的高低、有无出汗来评价疼痛。如果疼痛评分仍然较高，说明镇痛效果欠佳，一定要做出迅速有效的处理。

在使用阿片类药物时必须牢记，所有阿片类药物的镇痛效果与呼吸抑制作用就像一对孪生姐妹，满意的镇痛通常会伴随一定程度的高碳酸血症，将阿片类药物对呼吸的影响控制在可以接受的水平同时又保证良好的镇痛效果，有时需要复合其他药物。持续硬膜外镇痛如果加用水溶性的阿片类药物，也应加强监测。所有小于1岁的婴幼儿行持续硬膜外镇痛时都应有电子监测系统进行持续监测。

四、儿童术后镇痛的并发症

儿童术后镇痛的主要并发症如下。

1. 恶心、呕吐

阿片类药物吗啡、芬太尼等都有致呕吐的作用，在术后镇痛中降低这类药物的用量可以减少恶心、呕吐的发生率。5-羟色胺受体拮抗剂格雷司琼等有助于预防术后的恶心、呕吐。中度以上恶心、呕吐且反复无间歇期应通知医生处理。

2. 瘙痒

这种并发症也与阿片类药物的应用有关。有研究表明，硬膜外可乐定术后镇痛的瘙痒和恶心、呕吐的发生率都比应用吗啡时低。轻微者无须处理，瘙痒影响睡眠应处理，难以忍受时需要纳洛酮拮抗。

3. 低血压

最常见原因为低血容量，其次为血管扩张，术后镇痛患儿两者可能同时存在。血压降低幅度超过术前10%可通过快速输液纠正，超过术前15%以上应及时通知医生查看，对因处理，必要时请麻醉科协助处理。

4. 呼吸抑制

呼吸频率低于10~12次/分，皮肤发绀为呼吸抑制表现，应予吸氧，及时请麻醉科处理（纳洛酮拮抗），必要时气管插管。

5. 过度镇静

镇静水平高，易出现呼吸抑制与呕吐、误吸，应减少镇痛药剂量或暂停输入。长时间不清醒或镇静加重应请麻醉科会诊。

五、儿童术后镇痛进展及展望

（一）平衡镇痛和超前镇痛的概念和应用

平衡镇痛是给予不同种类镇痛药作用于不同系统来减轻围术期疼痛的一种综合性镇痛措施，其优点是提高镇痛效果，降低不良反应的发生率。它可以联合应用局麻药、阿片类药物、NSAIDs来达到消除疼痛的目的。这种概念已经被广泛接受。痛觉的传导可以通过以下药物在不同的作用部位进行阻断：非甾体抗炎药、甾体抗炎药或阿片类药物作用于外周伤害性感受器，降低其对伤害性刺激的敏感性；局部麻醉药在外周、硬膜外腔或蛛网膜下腔作用于传入神经通路；阿片类药物作用于脊髓或脊髓以上中枢的阿片受体。对于儿童的大手术，联合应用多种方法的平衡镇痛不仅可以达到最佳的镇痛效果，而且可以使不良反应的发生率降至最小。对于门诊的儿童小手术，可以采取以下的方法使术后镇痛做到安全有效：术前口服NSATDs，术始行局部神经阻滞及手术切口浸润麻醉，术中少量辅以阿片类药物，术后使用NSAIDs栓剂。术后患者疼痛的程度因手术的部位、手术的大小而有所不同，而这种根据手术的部位及大小联合使用作用部位及机制各不相同的药物和方法的平衡镇痛方式，不仅可以使镇痛效果更为确切、更为完善，而且可以减少各种药物的剂量，减少其不良反应。

超前镇痛在成人疼痛治疗中是一个有广泛争议的课题，但它在儿童中的研究较少。在损伤发生前给予镇痛在理论上能通过对疼痛传入中枢的阻断而对术后疼痛起到超前抑制的作用。目前没有确切的证据证实术前应用NSAIDs能起到超前镇痛的作用，考虑到这类药物潜在的不良反应如肾功能损害、呼吸抑制，它的术前应用应只限于短小手术。

（二）儿童术后镇痛方法和药物的研究进展

用于儿童术后镇痛的药物和方法很多，近年来的研究在术后镇痛中对乙酰氨基酚的应用、可乐定等药物在骶管内镇痛中的使用、罗哌卡因在区域阻滞镇痛中的效能和安全性问题、儿童PCA的应用、周围神经阻滞的术后镇痛效果等方面取得了较多的研究进展。这些临床研究对于减少传统的阿片类药物在术后镇痛治疗中的用量、提高儿童术后镇痛的安全性等具有重要的意义。

如今，儿童术后镇痛的发展已经由传统的肌肉注射阿片类药物发展到持续静脉泵入阿片类药物或非甾体抗炎药、局部或区域阻滞麻醉、患者自控镇痛及多模式的平衡镇痛阶段。近年来在儿童术后镇痛药物和方法方面的研究进展为这种平衡镇痛的实施提供了更好的技术支持。

（三）儿童镇痛治疗的展望

小儿疼痛的研究是一个持续发展的领域。麻醉医生在对这个领域的研究方面起主导作用，同时护士和儿科医生也起了非常重要的作用。尽管在过去20年里取得了较多的进展，但是仍然有很多问题有待于研究，麻醉医生的知识有待于更新。除了研究和熟悉药物的应用外，麻醉医生必须认识到疼痛评估和处理技术的重要性。

目前在儿童疼痛处理上有很多指导资料，但是这些资料并不一定能改变临床医生的医疗行为，因此有时需要管理部门的介入。例如，医院可以把这些评估和治疗方案纳入医疗质量控制体系中。为了达到减轻儿童疼痛的目标，必须在各学科之间进行协调。

所有的医疗工作者都应该关注这一领域的研究进展。儿童疼痛的评估和治疗是儿科医疗工作的重要内容。对疼痛的恰当治疗是道德的、标准的医疗实践的重要组成部分。我们有责任把最好的研究成果传授给临床医生和患者家属，并改进医院的医疗常规和实践，以期对儿童疼痛进行可靠的预防、正确的评估和迅速的处理。

第五节 癌痛的治疗

药物治疗是解除癌痛的主要手段，正确选择药物，合适的给药途径，个体化的正确剂量，规律性的间隔时间等是癌痛药物治疗的重要原则，按此原则进行治疗，镇痛有效率比较高。

一、癌痛的治疗原则

应用镇痛药物治疗癌痛，世界卫生组织提出以下原则。

（一）个体化原则

镇痛药物的剂量应因人而异，每个患者的有效镇痛剂量有很大的差异。镇痛药物的合适剂量应保证在一定时间内达到镇痛效果，最好能维持4小时以上。根据首次剂量的效果，可增加镇痛药物的剂量。吗啡等强效阿片类药物的剂量可以不受限度地增加。大多数患者每4小时仅需要吗啡30 mg或更少，少数患者则需要吗啡200 mg以上。

（二）最好采用口服给药

口服给药不需要别人的帮助，比较方便。有规律地口服吗啡已成为治疗慢性癌痛的主要手段。

（三）积极治疗失眠

疼痛经常在夜间加重，干扰患者的睡眠。这种情况可导致患者身体衰竭。夜间应用较大剂量的强效阿片类药物，可延长镇痛作用时间并使患者安睡。

（四）必须系统处理不良反应

强效阿片类药物的常见不良反应如便秘、恶心及呕吐，应给予镇吐药物和缓泻药物。几乎所有使用强效阿片类药物的患者均需应用缓泻药物，大部分患者需用镇吐药物。长期服用强效阿片类药物者，很少发生需要处理的呼吸抑制。

（五）仔细观察治疗效果

癌痛患者接受镇痛药物治疗时，无论采用哪种镇痛药物，都需要仔细进行观察，以取得最好的治疗效果，发生最少的不良反应。在药物治疗的初期就应了解镇痛效果，并定时总结。当疼痛的性质发生变化时，应重新对疼痛进行评估，以此作为改变用药剂量与时间间隔的依据，而不是盲目地增加药物用量和缩短给药时间。

（六）掌握癌痛的性质

俗话说"对症下药"，治疗癌痛也不例外。要了解癌痛的性质及其社会、家庭和精神心理影响因素。判别癌症的各种疼痛综合征，骨痛包括脊柱、颅骨、骨盆和长骨痛；神经痛，有脑神经、周围神经、神经丛、脊髓受压以及脑膜受侵；内脏痛分空腔脏器痛和实质脏器痛；此外还有软组织受累的疼痛。其疼痛的性质及其伴随症状各异。治疗医师必须仔细检查区分癌本身引起的疼痛，其他治疗引起的疼痛（如手术、化疗等），并发症引起的疼痛（压疮、感染），还有其他与癌症无关的疼痛。还要鉴别局部疼痛抑或牵涉痛，是周围神经痛或是神经丛与脊髓受侵的疼痛，持续性痛还是阵发性痛等，以及疼痛加重和缓解的因素有哪些。这是选择不同镇痛措施的基础。

二、给药途径的选择

给药途径是影响药物生物利用度的重要因素之一，由于各种给药途径的生物利用度不同，所以产生的镇痛效果、维持时间、起效时间和使用的难易程度也不同。合理选择给药途径是提高和改善镇痛效果的因素之一。

（一）口服给药

口服给药是癌痛治疗的首选给药途径，患者可以自己服用，方便安全，剂型有片剂、胶囊、控释片和液体制剂。由于剂型和药物种类特性的不同，药物在肠道的吸收特性也不同，并存在首过效应。即药物吸收后先经过肝脏代谢破坏，然后部分药物进入血液循环产生相应的药理作用。该给药途径主要适用于可以口服用药，并且不需要即刻镇痛的患者。

（二）舌下含服给药

口腔黏膜有丰富的淋巴管和血管，药物吸收后直接进入体循环，因此避免了药物的首过效应，对生物利用度差的药物具有重要意义。目前有丁丙诺啡、叔丁啡等舌下含片供临床使用。另外吗啡、美沙酮也可以舌下含服给药。

（三）直肠给药

可以用于不能口服给药的患者，效能与口服给药基本相同或更好，是替代口服给药的途径之一。直肠的吸收面积小，吸收后的药物部分直接进入体循环，吸收率取决于直肠内有无粪便以及药物在直肠内的位置（越接近直肠壁则越利于吸收）。

（四）皮下给药

皮下给药可不经过肠道，无药物的首过效应，摄入吸收的时间较口服给药明显缩短，镇痛作用产生快，生物利用度高，是患者自控镇痛（PCA）常用的给药途径之一。有资料表明，皮下给药具有静脉给药方式80%的效能。主要用于胃肠道功能障碍，顽固性恶心、呕吐，严重衰竭需要迅速控制疼痛的临终患者。

（五）肌内注射给药

由于使用中有疼痛而且药物吸收不可靠，血药浓度波动大，加快患者对吗啡类药物耐受性的出现，镇痛效果不稳定，维持时间不可靠等缺点，仅用于急性疼痛时临时镇痛，临床不推荐用于长期的癌痛治疗。

（六）静脉给药

静脉给药是最有效的用药方式，给药后即刻产生镇痛作用。目前国内外多采用中心静脉插管或预埋硅胶注药泵，以连续静脉滴注或间断静脉推注的方式控制疼痛。其优点是血浆药物浓度稳定，镇痛效果可靠，可控制其他用药无效的疼痛。但有文献报道，患者对反复推注吗啡镇痛作用有明显的耐药性，而连续静脉滴注镇痛的方法可以推迟耐药性的出现。以往由于技术的原因，为保证患者的安全，静脉注射药物大多在住院患者中使用。随着 PCA 技术的推广和发展，家庭治疗的癌痛患者，也可以使用 PCA 泵，经静脉途径给药，安全地进行镇痛治疗。

（七）经皮吸收给药

经皮吸收给药是使镇痛药物透过皮肤，通过扩散作用进入皮下的微血管发挥镇痛效应。目前国内外仅有芬太尼透皮贴剂供临床使用。芬太尼透皮贴剂采用先进的控释技术，持续 72 小时释放药物，在初次用药时，一般在 12 小时左右达到有效血药浓度，可用于疼痛相对稳定、不能口服用药的患者。

芬太尼透皮贴剂的优点是使用简单有效，对人体无创伤，血浆药物浓度稳定，透皮吸收后经血液循环到达中枢神经发挥药效而无首过效应，不良反应略低于口服吗啡片剂。

（八）鼻腔给药

该方法是采用芬太尼定量喷雾器在鼻腔喷洒用药，经鼻腔毛细血管吸收，达到控制疼痛的目的，但目前很少用于癌痛患者，主要是用于手术后镇痛治疗。

（九）硬膜外间隙和蛛网膜下腔给药

在脊髓后角存在高密度的阿片受体，这是在脊髓应用阿片类药物的理论基础。与常规给药途径相比，硬膜外间隙和蛛网膜下腔给药具有给药量小、作用时间长的特点。但若使用时间过长，容易产生耐药，并存在瘙痒、尿潴留和呼吸抑制等问题。硬膜外间隙给药时，还存在长期保留的硬膜外导管容易脱落、污染，硬膜外间隙脓肿和长期使用产生吗啡耐药等问题。

（十）脑室内注射给药

适用于全身多发性癌痛患者，对于内分泌相关的癌症治疗效果更好，但安装脑室导管需较为复杂的穿刺，患者的管理需要更高的要求，目前尚不成熟。

三、三阶梯方案控制癌痛

癌痛的治疗必须建立在确切的诊断基础上。在正确评估疼痛的病因及性质后，首选药物三阶梯方案镇痛。

（一）首选药物——非阿片类药物（第一阶梯）

常用非甾体抗炎药，如阿司匹林、对乙酰氨基酚、双氯芬酸等。

1. 药理学作用

非甾体抗炎药主要针对轻度和中度的周围性癌痛。这类药物的作用机制主要是影响胞质分裂和超氧化物基团的产物，嗜中性粒细胞的数量、黏附力和细胞膜的活力。另外，通过抑制环氧化酶而抑制花生四烯酸转换成前列腺素中间递质，从而减少前列腺素的合成。水肿细胞释放的前列腺素，在损伤时作为炎症递质进入组织内，能引起痛觉过敏。可以推断，这类药物是通过阻断前列腺素的合成而抑制炎症，达到镇痛效果。对于骨转移性癌痛常能镇痛，同时还有解热抗炎等作用。这类药物对骨膜受肿瘤机械性牵拉，肌肉或皮下等软组织受压或胸腹膜受压产生的疼痛也有效。

这类药物最常见的不良反应有胃肠道溃疡、出血及出血时间延长，少见的有肝、肾、骨髓的毒性反应，也有变态反应，轻者鼻炎、荨麻疹，重者低血压、休克。应用这些药物时，出现不良反应的频率和严重性也有不同，如水杨酸钠、水杨酸镁、水杨酸胆碱不会抑制血小板，也很少引起胃肠道并发症。而吲哚美辛可损害血小板功能，常出现胃肠道并发症，并可能出现中枢神经系统不良反应（包括头痛、眩晕和紊乱），因而大多数胃肠系统、中枢神经系统疾病和精神病患者禁用此药。

2. 常用的药物

（1）阿司匹林：是非阿片类镇痛药物中最为古老的药物，用于治疗各类疼痛性疾病已有 100 年的历史。目前多与其他镇痛药物制成复合剂。胃肠道功能紊乱是其主要的不良反应，少数患者可发生变态反应。其镇痛机制是通过抑制环氧化酶和酯氧化酶，减少前列腺素的生成，减少炎症，达到外周镇痛的作用。阿司匹林并不能够抑制已经释放的前列腺素作用。

阿司匹林在胃和小肠吸收迅速，大约2小时达峰血药浓度。肝脏对阿司匹林的代谢能力有限，剂量≥1 g时血中水杨酸浓度会急剧增高，可出现中毒症状。不良反应以胃肠道症状最为多见，可出现上腹不适、恶心呕吐，严重者可以引发胃肠道出血。小剂量阿司匹林即可抑制血小板聚集，有出血倾向的患者在应用阿司匹林时应特别注意此问题。

目前已经有阿司匹林新型制剂用于临床，如卡巴匹林钙、赖氨酸阿司匹林、精氨酸阿司匹林等，具有使用方便、不良反应较少等特点。阿司匹林：250~1 000 mg，血浆半衰期0.25小时，血浆峰值作用时间为2小时，每4~6小时1次，总量为4 g/d。

（2）对乙酰氨基酚：又名扑热息痛，是非那西汀的体内代谢产物。口服吸收迅速而完全，30~60分钟达峰血药浓度，主要在肝脏内代谢。其解热镇痛作用强度与阿司匹林相似，抗炎作用较弱，无抗血小板作用，胃肠道反应小。一般患者对药物的耐受性较好，最严重的不良反应是肝脏损伤，尤其是肝脏疾病的患者更容易发生，应用过量可以导致急性重型肝炎。

本品的最大剂量为4 g/d，常用方法是每次500~1 000 mg，每6~8小时服药1次，总剂量不超过4 g/d。剂量超过1 000 mg后，镇痛作用几乎不增加。对乙酰氨基酚是临床常用的镇痛药物，一般常与可待因制成复合剂使用，如氨芬待因、路盖克等。

（3）吲哚美辛：是人工合成的吲哚衍生物，口服吸收迅速而且完全，3小时达到峰血药浓度。直肠给药比口服给药达到峰血药浓度的时间短，但浓度低。血浆半衰期为2~3小时，主要在肝脏内代谢。吲哚美辛是最强的前列腺素合成酶抑制剂，有明显的抗炎解热作用，对于癌性发热也有效。

常规剂量是每次25~50 mg，每天3次。在用药患者中35%~50%将发生不良反应，约20%需要停药。主要的不良反应是胃肠道反应、中枢神经系统反应，可使白细胞减少等。在临床不作为首选用药，且不作为长期用药。吲哚美辛缓释肠溶片能够减少胃肠道不良反应，增加患者的耐受性。

（4）布洛芬：是苯丙酸的衍生物，口服吸收迅速，1~2小时达到峰血药浓度。在肝脏内代谢，从肾脏排泄。布洛芬是有效的前列腺素抑制剂，具有抗炎、解热和镇痛的作用。布洛芬400 mg的镇痛效能相当于阿司匹林650 mg，常规用药量是每次200~400 mg，每日总量3 200 mg以下。5%~15%服用布洛芬的患者出现胃肠道反应，较阿司匹林或吲哚美辛不良反应小，患者耐受性好。临床试验表明，布洛芬200 mg比对乙酰氨基酚650 mg更有效。

（5）双氯芬酸：是新型强效抗炎镇痛药物，可口服，也可制成乳剂外用于痛处。双氯芬酸的主要不良反应是胃肠道反应，发生率为5%~25%，15%患者转氨酶上升，注意肝功能测定。

（6）萘普生：是长效抗炎镇痛药物，每日仅需服药2次。该药吸收迅速而完全，尤其是以钠盐的形式给药时，出现镇痛作用更快。服用萘普生时胃肠道不良反应较轻，但患骨髓瘤的患者，在短时间服药后可以发生肾衰竭。

（7）新型非阿片类镇痛药物：非阿片类镇痛药物具有抗炎镇痛作用，同时不良反应也多与抑制环氧化酶（COX）、减少前列腺素合成有关。COX有两种异构体，COX_1催化产生基础前列腺素，维持消化道、肝、肾和血小板的正常功能；COX_2产生炎性前列腺素，介导疼痛和炎症。新型药物仅抑制COX_2，减少了不良反应，提高了患者的耐受性。目前国内上市的药物有塞来昔布、罗非昔布等。

（二）弱效阿片类药物——第二阶梯

适用于非阿片类药物不能达到满意镇痛的患者。临床主要应用可待因、曲马多和右丙氧酚，可待因效果更好一些。

1. 可待因

是阿片中的天然成分，其镇痛效能是吗啡的1/10~1/12。可待因是弱效阿片类药物的典型代表，主要用于轻度至中度的癌痛。可待因口服吸收良好，生物利用度平均大约为40%，与吗啡相似。目前在临床上常常使用的非管理的药物如氨芬待因、路盖克等均为可待因与对乙酰氨基酚的复合剂。可待因的不良反应与吗啡类似，最常见的不良反应是便秘，但较吗啡轻。恶心、呕吐较少见。正常使用可待因很少发生呼吸抑制。

目前推荐将可待因30~130 mg与阿司匹林250~500 mg或对乙酰氨基酚500 mg联合应用，4~6小时服 1 次。因为可使可待因的镇痛作用明显增强。

2. 右丙氧酚

50～100 mg，每 6 小时服 1 次，也可与阿司匹林或对乙酰氨基酚联合应用。

3. 曲马多

曲马多是一种人工合成的中枢性镇痛药物，其对中枢的阿片受体具有较弱的亲和力，另外通过抑制脑内单胺递质的重摄取和激活脊髓内的胆碱能神经系统发挥镇痛作用，曲马多的镇痛效果是复杂的综合作用的结果。口服吸收良好，生物利用度为 70%～80%，肌注用药的效价大约为吗啡的 1/10，与哌替啶相仿，口服用药一般按吗啡的 1/10 效价使用，但曲马多的生物利用度高一些，有文献认为可以按吗啡的 1/4 效价使用。临床治疗剂量多不引起呼吸抑制，镇咳作用是可待因的 1/2，一般不引起药物的耐受性和依赖性。每次口服 50～100 mg，每日 3 次，也可与阿司匹林或对乙酰氨基酚联合应用。

（三）强效阿片类药物——第三阶梯

强效阿片类药物是治疗中度和重度癌痛的主要方法，是在弱效阿片类药物与非阿片类药物（或并用辅助药）镇痛效果差时所选用的第三阶梯治疗药物。采用此种药物的大多数患者镇痛效果满意，但易产生药物依赖性和耐药等问题。药物依赖性表现为连续用药后不能停药，迅速停药则产生明显的戒断症状；耐药则表现为重复用药的效果逐渐降低，必须不断增加剂量，才能维持一定的镇痛作用。

强效阿片类药物的应用要考虑许多因素，如患者年龄、性别、全身情况，癌的类型，疼痛严重程度和广泛程度等。药量个体差异很大，通常建议由小剂量开始，根据临床经验增至适宜剂量。

1. 口服吗啡

患者最易接受，且可避免注射给药的痛苦，可以自己服用，不依靠他人。吗啡剂量的个体差异很大，从 5 mg 直至 200 mg 不等。每 4 小时服用 1 次，通常可从 5 mg 开始，个别患者可用 10 mg 或更多。如果首次用量后患者已完全镇痛且嗜睡，则第 2 次可减量。反之镇痛效果不满意，第 2 次可加量或缩短间隔给药时间。吗啡缓释片可每 12 小时服用 1 次。

2. 芬太尼缓释透皮贴剂（TDF）

为芬太尼的一种新制剂，商品名为多瑞吉。TDF 由芬太尼加透皮释放系统（TTS）组成。TDF 贴于皮肤后，芬太尼首先在表皮层存储，然后经过真皮层微循环到达全身，在皮肤中不发生代谢损失。贴用 TDF 后，大约 2 小时血浆中即可检测出芬太尼浓度（0.2 ng/mL），此后血药浓度缓慢上升。8～16 小时后达峰血药浓度，出现最充分的临床效果。有效血药浓度一般可维持大约 72 小时。芬太尼在肝内代谢，其代谢产物正芬太尼无生物活性。

TDF 用于癌痛治疗，对原来使用口服吗啡的患者转换为 TDF 治疗，取得满意疗效。各国学者对 TDF 的效果、安全性、不良反应进行了大量研究，证明其用于癌痛患者安全有效；TDF 血浆浓度稳定后，患者用于急性爆发痛的临时救援药物总剂量相差不多。TDF 长期用于癌痛治疗有效，可作为 WHO 第三阶梯的镇痛药物。

TDF 引起的不良反应较口服吗啡轻。TDF 较口服吗啡有较少的胃肠道反应（恶心、呕吐和便秘），患者有较好的警觉性和睡眠质量。

3. 丁丙诺啡

是天然阿片生物碱蒂巴因的衍生物，是 μ 型阿片受体激动剂、拮抗剂，由于对 μ 型阿片受体的结合力强（大约是吗啡的 50 倍），可置换结合于 μ 型阿片受体的麻醉性镇痛药物，从而产生拮抗作用。同时丁丙诺啡是部分 μ 型阿片受体激动剂，镇痛作用强，是吗啡的 30 倍（0.3 mg 相当于 10 mg 吗啡的镇痛作用），而且从 μ 型阿片受体释放慢，作用持续时间长（7～8 小时）。

丁丙诺啡主要在肝脏代谢，首过效应明显，所以不能口服用药，临床大多使用注射剂，近年来也有口含片用于临床镇痛治疗的报道。丁丙诺啡属长效强效镇痛药物，肌内注射的剂量为 0.15～0.3 mg，每 6～8 小时 1 次，肌内注射后大约 1 小时达到峰值。口含的剂量为 0.2～0.6 mg，每 6～8 小时 1 次，用药峰值时间明显延长 2～3 小时。应注意丁丙诺啡禁止与吗啡联合使用。

4. 美沙酮

是一种合成的阿片类药物，虽然在药物结构上与阿片类药物不同，但由于其空间结构上的相似，所以可产生与吗啡相似的作用。美沙酮连续给药 3 天，在体内脏器的分布达到饱和，血药浓度趋于平稳。长期用药的患者要注意蓄积中毒问题，尤其是老年人和肝肾功能减退的患者，除减量给药外，更应注意随用药时间的延长，逐步降低用药量，减少给药次数。

5. 羟考酮

是一种半合成的蒂巴因衍生物，临床上已应用多年，常与非甾体药物制成复方镇痛剂。由于非阿片类药物成分的潜在毒性作用，限制了羟考酮的使用量。目前认为单独使用羟考酮是强阿片类药物的有效替代药。其血浆半衰期是 5 小时，为吗啡血浆半衰期的 1 倍。近年来国外渐渐广泛使用该药治疗剧烈癌痛。

羟考酮是阿片受体的纯激动剂，药理作用与吗啡相似，镇痛作用强度与吗啡相等或更高，镇痛作用无封顶效应。口服羟考酮的生物利用度为 60%~87%，在肝脏中的首过代谢较少，故口服用药更为经济和有效。镇痛疗效确切可靠，适用于各种中重度癌症疼痛。

6. 哌替啶

又名杜冷丁，是一种人工合成的阿片类药物，镇痛效能是吗啡的 1/10。所有给药途径均可吸收。哌替啶是我国几十年来最为常用的药物，受传统观念的影响，很多患者及其家属错误地认为，癌症剧烈疼痛的有效镇痛药物是哌替啶，应在临床工作中注意纠正这一错误观念，合理使用镇痛药物。

哌替啶与单胺氧化酶同时使用时，能引起兴奋、谵妄、惊厥及呼吸抑制，注意避免同时使用。对于慢性癌痛应首选其他药物，少用或不用哌替啶。

四、三阶梯治疗中的辅助药物

癌痛患者所面对的是"全方位疼痛"，例如社会地位的变更、职业职务的改变、在家庭中的作用改变、某些头面部癌瘤造成的毁容、对治疗效果的疑虑、失望甚至轻生、临终恐惧以及对亲朋的安排等引发的忧郁、焦虑甚至愤怒。

辅助药物意味着不是常规用药，而是有选择性地视患者特殊需要用药。这种药物本身不是镇痛药物，但可辅助治疗某种癌痛，或针对治疗癌痛过程中的某些不良反应。如激素可减轻癌瘤周围组织的炎性水肿，从而减轻癌痛；苯二氮䓬类药物和布洛芬类药物可解除横纹肌痉挛；东莨菪碱或氯苯酰胺可抑制肠痉挛；抗生素能减轻继发感染引起的疼痛；抗惊厥药物有时对稳定神经受压造成的疼痛有益；抗抑郁药物能解除忧虑和抑郁而增强镇痛效果。

五、癌痛的放射治疗

癌痛不仅使患者极端痛苦，而且是导致患者死亡的重要原因。虽然药物治疗是主要的癌痛治疗方法，但是有些癌痛必须考虑包括放射治疗在内的特殊治疗方法。放射治疗主要是针对癌痛进行的特殊治疗，可单独应用也可配合应用。

骨浸润的癌痛较为常见，放射治疗对组织学上转移瘤的疼痛比较有效，对最常见的乳腺癌、肺癌、前列腺癌、甲状腺癌及骨髓瘤等的骨转移瘤缓解疼痛率可达 80% 以上。骨转移癌患者发生病理性骨折均有疼痛，条件允许时应实施手术行内固定，手术后局部再行放射治疗。放射治疗是头颈部癌症主要的根治方法，即使是相当晚期仍可采用大剂量放射治疗，因为如果不控制肿瘤的增长，癌瘤发展起来要比大剂量放射治疗反应更为痛苦。

无论是原发肿瘤或是继发肿瘤，由于其在颅内的部位不同，所产生的临床症状与体征也各异。如果幕上肿瘤很大，或阻塞了脑脊液循环，即可使颅内压升高而产生高颅压性头痛。因此，无论原发性脑肿瘤的根治或脑转移瘤的姑息治疗，放射治疗均有其实用价值。

皮肤受癌瘤侵蚀后可因继发性溃疡或感染而引起疼痛，如乳腺癌局部浸润可腐蚀皮肤，引起破溃、恶臭，除对患者精神的巨大刺激外，常伴有明显的疼痛。要结合患者的全身情况和肿瘤局部病变合理地选择手术疗法、放射治疗、化学治疗和激素疗法。除非患者极度衰弱，否则均应首先设法控制局部病变。

六、癌痛的化学治疗

化学治疗是癌瘤的主要治疗方法之一，不同的癌瘤对化学治疗的反应不同，化学治疗后1~3月肿瘤完全消失称完全反应率，消失50%以上称部分反应率。完全反应率的肿瘤包括非霍奇金淋巴瘤、卵巢肿瘤、乳腺癌和小细胞肺癌等，这些肿瘤引起的癌痛均可采用化学治疗缓解，尤其是当局部姑息性放射治疗无法缓解多部位疼痛，可考虑化学治疗。但选用化学治疗时应权衡其全身不良反应与治疗作用的关系。

动脉内注射5-氟尿嘧啶和甲氨蝶呤对癌痛具有较好的治疗效果，例如60%肝癌患者的症状有所缓解。对于头颈部癌痛也有效，但并发症的发生率较高，如造成动脉栓塞等，故未能广泛应用。肢体黑色素瘤采用游离肢体化学治疗灌注，认为既无全身不良反应又有较好的局部作用。同时可将灌注液加热以提高治疗效果。

七、癌的激素疗法

学者们早已认识到，晚期乳腺癌患者应用激素治疗具有与卵巢切除相同的作用。前列腺癌应用外源性雌激素治疗的作用也已受到人们的重视。其他癌瘤也有类似情况，对激素治疗有反应。应用激素治疗可使原有的内分泌功能丧失，称为该脏器的药物性脏器切除。因此，卵巢、肾上腺、垂体等这些内分泌器官可以应用相应的激素行药物性切除。氨基苯乙哌啶酮能阻滞肾上腺激素的合成，故也曾有人用于药物性肾上腺切除。

一般而言，不同的癌瘤对不同的激素治疗有反应。例如，乳腺癌对多种激素有反应，包括雌激素、雄激素、抗雄激素、孕激素、氨基苯乙哌啶酮、皮质酮，对卵巢切除、肾上腺切除及垂体切除等也有反应；前列腺癌对雌激素、抗雄激素有反应对睾丸切除及垂体切除也有反应；子宫内膜癌、肾癌和卵巢癌等对孕激素有反应；甲状腺瘤对甲状腺激素有反应；淋巴瘤和白血病对皮质激素有反应等。因此，对癌痛所使用的激素治疗，在应用时外源性激素水平必须超过内生激素的浓度。毫无疑问，在应用激素治疗的过程中，肯定会引起体内内源性激素分泌的复杂变化。

八、神经外科手术控制癌痛

这是一种不得已的神经外科破坏性手段，例如神经松解术、经皮或开放脊髓前侧柱切断术以及立体定向中枢神经的烧灼术等，也提供了癌症镇痛的一种办法。但是，必须由丰富经验的神经外科专家实施。由于晚期患者身体状况多不佳，常难以接受手术。这类神经破坏性治疗方法应严格掌握适应证，主要用于顽固性癌痛患者。

九、癌痛的神经破坏性阻滞疗法

（一）基本问题

大多数癌痛患者经三阶梯方案治疗，疼痛缓解率提高，但是临床上仍有癌痛患者镇痛效果不满意，而不得不考虑其他控制癌痛的方法。另外有部分癌痛患者在严格应用"三阶梯方案"治疗后，仍有剧烈疼痛，或因不能进食、有药物禁忌、不能耐受镇痛药物等原因，无法充分接受"三阶梯方案"治疗，迫切需要缓解癌痛的其他方法。这类无法接受"三阶梯方案"或用"三阶梯方案"治疗无效的癌痛称为顽固性癌痛或难治性癌痛，占癌痛患者的10%~20%。由于对顽固性癌痛治疗的多方面进展，如癌痛治疗的"三阶梯方案"的推广，口服阿片类药物剂型的改进，椎管内镇痛和脊髓镇痛技术的应用增多，目前需要采用神经破坏性治疗的病例已减少。对镇痛药物反应相当好的患者，没有必要考虑应用神经破坏治疗技术。

神经破坏性阻滞的需求：在没有上述诸方面条件的地方，例如广大农村地区，顽固性癌痛患者难以获得口服阿片类药物，而且药物价格也很高，破坏性神经治疗经常会更需要。

一个局限性的破坏性措施总比全身应用阿片类药物要好。患者会发现，少用吗啡而多用阻滞药物的好处较多，因为阻滞药物的镇痛质量比吗啡好，患者使用阿片类药物后，一方面难以承受药物的不良反应；另一方面，由于行动受到限制，生活质量也很低。

由于某些原因，阿片类药物的作用被夸大了，许多治疗医师认为阿片类药物可以治疗一切癌痛，甚至有人把"三阶梯方案"神仙化。事实上，癌痛是非常复杂的，不是单一性质的简单痛，而是由多种不同性质的疼痛组成的复杂痛。阿片类药物对癌痛中的某些部分是难以控制的。例如，阿片类药物对于癌痛引起的神经病性疼痛无效。这也是世界卫生组织提出的通过推广"三阶梯方案"，"实现癌症患者无痛"的目标难以成功的原因之一。

当患者可能既有明显焦虑又有疼痛，而疼痛并不是不可忍受时，在疼痛明显缓解后，中等程度的焦虑通常也会明显减轻，而且患者可描述恐惧和担心。癌症对患者的影响通常是破坏性的，痛苦既可由疾病引起，也可由其治疗引起，而且痛苦不仅局限于躯体症状。为了确定痛苦的根源，需要从心理学上来评价患者，并询问未解决的问题。癌痛可扩展到对社会及私人生活各方面的威胁，患者不仅承受着疾病和治疗对其外貌及各种能力的影响，而且患者对未来的理解也是痛苦的。当无法迅速缓解疼痛时，患者的病情可急剧恶化。此时，一个局限性的神经破坏性措施会比使用阿片类药物效果更佳。

放射治疗引起的急性神经痛对阿片类药物治疗无效，属阿片类药物不反应性疼痛。对于此类患者，采用神经破坏性措施就显得非常重要。

神经病性疼痛是由周围神经系统（PNS）或中枢神经系统（CNS）的功能障碍或损伤所致，也与交感神经系统的过度活动有关。神经病性疼痛几乎均伴有感觉的改变。根据这种特性提出现在的神经病性疼痛的定义，即感觉异常或缺失的部位发生的疼痛。神经病性疼痛是目前为大家所接受的术语。如前所述，神经病的定义是神经功能障碍或病理改变，这个定义重点放在功能障碍而不是损伤，意味着交感神经持续性痛是一种神经病性疼痛。神经压迫性痛在肿瘤患者中十分常见，它发生于神经丛病变的早期，是椎骨转移性病变的结果。如果一个患者存活时间足够长，可逆性神经压迫性病变会转变为不可逆的神经损伤。

神经压迫性痛是按神经支配的皮区分布的，可能还有其他一些神经症状和体征，但这些改变是功能性的、可逆的。神经压迫性痛对阿片类药物治疗不敏感，在使用神经破坏性措施的同时，可以应用糖皮质激素作为辅助镇痛药物。

交感神经持续性痛（SMP）是组织损伤或交感神经损伤后的一种不太常见的后遗症状，交感神经阻滞后疼痛缓解，感觉障碍逆转。在肿瘤患者中，SMP在下肢更为常见。典型的交感神经持续性痛可伴有主动脉旁淋巴结肿大，并经常与颈部或直肠肿瘤有关。除了寒冷可以加重疼痛外，患者可能会有肌肉疲劳和无力的病史。在疾病晚期，经常可以看到一条冰凉、疼痛的下肢，并伴有交感神经过度活动的其他现象，这比自主交感神经切断术后所致的"热足"更为常见。

如果怀疑为交感神经持续性痛，就应采用局部麻醉药进行交感神经阻滞，这不仅能够明确诊断，而且能够缓解症状，使局部麻醉药的维持时间更长。如果症状重新出现，在X线监视下进行腰交感神经切断术是一种安全且不良反应较小的治疗方法。

癌症骨转移是骨痛的常见原因，肺癌、乳腺癌与前列腺癌易向骨转移。骨转移引起骨痛的原因有多种机制，包括机械压迫变形或化学递质释放所造成的骨内膜或骨膜伤害性刺激感受器的激活，以及肿瘤扩展至邻近的软组织或周围神经。由于骨痛是阿片类药物半反应性疼痛，神经破坏性治疗更为需要。

由于晚期癌症患者忍受着剧烈的疼痛，身心状况恶化，甚至自杀或寻求"安乐死"。这种临床现状，呼唤在"三阶梯方案"之上构筑另一个有效的治疗"阶梯"，使顽固性癌痛患者平静地走向生命的终点。神经破坏性措施可以有效治疗顽固性癌痛，能为衰弱的晚期癌痛患者所接受，可以作为"三阶梯方案"的有效补充。一般来讲，至少10%以上的癌痛患者需要采用神经破坏措施。

由于大量口服阿片类药物和硬膜外间隙置管反复注入局部麻醉药和阿片类药存在许多缺点，治疗癌痛的神经破坏性措施以破坏作用长久的神经阻滞为主要方法，即采用化学药物使与疼痛有关的神经组织变性，以获得较长时间的持续性镇痛效应。对于生存时间较长的患者，疼痛再次复发时可再次治疗。使用的方法主要有周围神经阻滞、神经根阻滞、蛛网膜下腔阻滞、交感神经阻滞和腹腔神经丛阻滞、垂体破坏性阻滞、神经外科手术控制癌痛等方法，基本上可满足顽固性癌痛患者的镇痛需求。

当应用药物治疗效果不佳时，神经破坏性阻滞几乎是患者的唯一选择。神经破坏性阻滞的方法多种多样，应根据患者的具体情况来加以选择。在 X 线透视引导下穿刺并造影确认穿刺针的位置，可使神经破坏性阻滞的安全性大幅提高。在治疗前应充分向患者及其家属说明有关事项，取得理解并办理手术前签字手续，以避免纠纷。应用神经破坏性阻滞治疗后效果不佳，多与选择方法不妥和操作技术不熟练有关，癌痛治疗医师不应该一遇到困难就抱怨这种方法不好。熟练掌握有关知识和操作技术需要长时间的努力和训练。

（二）周围神经破坏性阻滞

癌症疼痛较局限，应用药物治疗效果不佳时，使用不同浓度的酚、乙醇、多柔比星和丝裂霉素溶液阻滞周围神经，常可获得满意的治疗效果。该治疗可在门诊或患者的家中进行，主要适用于疼痛较为局限或采用其他方法阻滞后残留局部疼痛者。常用的神经阻滞包括上颌神经、下颌神经、耳颞神经、枕大神经、肩胛上神经、股神经、闭孔神经、坐骨神经和腓神经阻滞等。

周围神经破坏性阻滞的操作方法与一般性周围神经阻滞相同，只是在应用局部麻醉药试验性阻滞后，确定好部位及阻滞的范围，再给予神经破坏性药物，以获得长时间的周围神经阻滞。周围神经单次破坏性阻滞的有效镇痛时间为 16～94 天，平均镇痛时间为 30.4 天。其中许多患者临终时无疼痛。主要不良反应为注射部位肿胀，阻滞区麻木及乏力。

对于范围较为局限的癌痛患者，可应用神经破坏药物选择性阻滞与癌痛相关的周围神经，从而缓解癌痛。优点是操作简单，除少数复杂的周围神经阻滞需要在 X 线透视引导下穿刺，并造影确认穿刺针的位置，大多数治疗在门诊或患者家中即可进行。缺点是镇痛作用时间较其他神经破坏性阻滞方法短。

（三）神经根破坏性阻滞

主要是使用乙醇和酚制剂进行神经根破坏性阻滞。少数病例可使用多柔比星（阿霉素）和丝裂霉素溶液，这些病例是指疼痛的部位有肿瘤侵蚀，使用多柔比星和丝裂霉素溶液可以同时毁损神经和肿瘤。

注射药物的部位主要在颈椎、胸椎、腰椎的椎间孔附近。大多需要在 X 线透视引导下穿刺并造影，确认椎间孔位置后，再注入药液。操作技术熟练后多可在门诊或患者家中进行。在椎旁注射的造影剂，可经椎间孔进入硬膜外间隙，有时经一个点注药可同时阻滞同侧的 3～5 个神经根。单次阻滞的镇痛时间为 19～120 天，平均 46.1 天。如果能够准确穿刺，应注意调整药物的剂量、浓度及注药速度，很少发生严重的运动神经功能障碍。部分患者在颈或腰神经根阻滞后可出现肢体乏力、活动不灵便和麻木等。

（四）蛛网膜下腔阻滞

1. 基本问题

蛛网膜下腔应用酚或乙醇阻滞的镇痛效果和持续时间均优于局部神经阻滞和神经根阻滞。虽然应用此方法控制癌痛有效，但需要有经验的麻醉医师进行操作。酚甘油阻滞目前比较常用，可作蛛网膜下腔注射，方法基本同无水乙醇，只是体位完全相异。根据病例统计，镇痛效果优者占 50%～60%，良者占 21%～30%，差者占 18%～20%。镇痛效果的好坏与肿瘤位置、穿刺间隙、注药剂量与疼痛的评价方法有密切的关系。作用持续时间，优者疼痛完全缓解在 1 个月以上，良者疼痛完全缓解短于 1 个月或疼痛减轻超过 1 个月，差者仅缓解数日或无效。大多数报道的疼痛缓解时间为 2 周至 3 个月，少数患者可持续 4～12 个月。神经破坏性阻滞偶尔有失败者，其原因有时难以解释，或许与解剖学及生理学因素有关。在笔者随访的患者中，镇痛效果良好者（临终前无疼痛）占 58%，较好者（残余疼痛，仅服用非甾体抗炎药物即可达到无痛）占 26%，其余的效果较差或短期内复发。单次阻滞的镇痛作用时间为 21～270 天，平均为 94.3 天。阻滞后的并发症主要由非痛觉神经受损害所引起。治疗均应在手术室内进行。双侧阻滞的并发症包括尿潴留、直肠功能障碍和肌肉瘫痪,大多在1周内减轻或消失。一过性头晕、头痛多在数日内消失。

2. 蛛网膜下腔乙醇阻滞法

使患侧的脊神经后根处于最高点,利用轻比重乙醇在蛛网膜下腔脑脊液内上浮的特性,将其注射后集中到脊神经后根(感觉根),而不影响脊神经前根(运动根)。注射的部位最好是在脊神经根刚离开脊髓的部位,此处为较细的小根,乙醇能发挥最大作用。在脊神经后根进入硬脊膜之前,乙醇的浓度仍足以破坏脊神经后根,故在此处注射药物仍是较好选择。

(1) 操作技术:患者取侧卧位,患侧在上。于此体位下做脊椎穿刺,脑脊液能自动流出。待穿刺成功后,旋转穿刺针的针尖斜面向患侧,患者改为侧俯卧位,与手术台成45°,患侧在上。缓慢注射乙醇,以减少扩散,此时药液借轻比重上浮至蛛网膜下腔上部,集中在患区脊神经根,从而达到最佳的阻滞效果。注药后需测定皮肤的触觉和痛觉,判断阻滞范围是否准确和有无异常表现,必要时调整体位再继续注药。一般0.5 mL乙醇可阻滞2个脊髓节段,疼痛区域范围较广的患者,需行多点穿刺,但用药量应控制在2 mL以内,以避免累及脊神经前根或阻滞范围过广导致循环系统抑制。注药后保持原体位30分钟,目的也是减少乙醇的扩散,使高浓度的乙醇充分作用于欲阻滞的脊神经根。注入乙醇后,受损神经的分布区可出现灼痛或感觉异常,持续数秒,逐渐减弱。拔出穿刺针之前,注入少量生理盐水冲洗穿刺针内腔,以防止残存于穿刺针针腔内的乙醇在拔针过程中遗留在穿刺径路的组织内而造成刺激性疼痛。拔针后观察1~2小时,如果循环系统不稳定,需静脉输液维持血压,无异常情况后将患者送回病房,继续卧床18~24小时,密切观察。

(2) 注意事项。

1) 穿刺点应选择在疼痛脊神经分布区中点的椎间隙。

2) 由于胸段蛛网膜下腔狭窄,从蛛网膜到软膜成年人也只有2~3 mm,故穿刺针抵达硬膜外间隙后应谨慎推进,以免穿刺时损伤脊髓。

3) 在$L_{3~4}$椎间隙以下穿刺较为容易,且不会损伤脊髓,但此处的脊神经根垂直向下,聚集成束,形成马尾,注射乙醇后,在感觉丧失的同时,有膀胱和直肠括约肌受累、排尿困难及大便失禁的可能性。

4) 双侧疼痛时一般是先施行一侧阻滞,待2~3天后阻滞平面固定和病情稳定后再阻滞对侧。如果需同时进行两侧阻滞,在穿刺成功后可将患者置于俯卧位,使疼痛节段处于最高点,注入的乙醇即可散布到两侧的后根。

3. 蛛网膜下腔注射酚甘油溶液

临床应用的酚系配成5%~7.5%的甘油溶液。酚甘油溶液为重比重液,在脑脊液中酚甘油溶液下沉,到达神经组织,酚与神经具有亲和性,其有效成分酚可自甘油中缓慢释放,并被神经组织摄取,从而实现破坏性阻滞。

(1) 操作技术:患者取侧卧位,疼痛侧在下。于该体位下做脊椎穿刺,脑脊液能自动流出。穿刺成功后,旋转穿刺针的针尖斜面朝向患侧,患者改为侧俯卧位,则一侧脊神经后根处于最低点,与手术台成45°,疼痛侧在下。缓慢注射酚甘油,开始注入时尚有局部麻醉作用,故受破坏的神经分布区有温热感和针刺感,并可测出阻滞平面。酚的浓度在脑脊液中逐渐降低,在此期间应将患者保持在原体位60分钟,以使阻滞部位固定在所需要的镇痛范围,治疗后患者应保持平卧12小时。

(2) 适应证:蛛网膜下腔神经破坏性阻滞适合较局限的躯体性疼痛、鞍区疼痛,尤其是已放置保留导尿管的患者。对肢体痛,可能导致肢体无力或轻瘫,应慎重。

(3) 并发症。

1) 蛛网膜下腔穿刺固有的并发症,如头痛,还有较少见的神经损伤、感染与化学性蛛网膜炎。

2) 神经破坏药对与疼痛传导无关神经纤维的损伤作用,例如运动麻痹、括约肌功能丧失、触觉与本体感觉受损,以及感觉异常所带来的不适感。一般来说,这种并发症短期内可恢复。感觉异常与神经痛的发生率为0.3%~4%。

并发症持续的时间：28%患者在3天内所有并发症均恢复，23%患者1周内恢复，21%患者1个月恢复，9%患者4个月恢复，仅有18%患者持续4个月以上。

（五）硬膜外间隙神经破坏性阻滞

1. 基本问题

硬膜外间隙阻滞是将神经破坏药注入硬膜外间隙，阻滞脊神经传导，产生节段性镇痛的方法。与末梢神经阻滞相比较，硬膜外间隙阻滞可同时阻断躯体和自主神经，阻滞范围较大，而且效果确切；与蛛网膜下腔阻滞相比较，可避免脑膜刺激与脊髓或脊神经损伤，而且因神经破坏药不直接接触神经根，是在硬脊膜外发挥作用，故膀胱与直肠括约肌受累的可能性较蛛网膜下腔阻滞时少，但其效果也不如蛛网膜下腔阻滞。此外，还可经硬膜外导管分次注入神经破坏药。

此法适用于双侧广泛性疼痛的患者。由于在硬膜外间隙不容易控制药物的流向，难以准确控制阻滞范围，不适合局限性疼痛。脊神经的前、后根通过硬膜外间隙时，在椎间孔处汇合，故硬膜外间隙注药不能单纯破坏后根。但采用适宜浓度的神经破坏药，例如5%～15%酚甘油，可阻滞感觉神经的传导，而运动神经功能不受或很少受影响。其临床应用较蛛网膜下腔阻滞少。

2. 硬膜外间隙酚甘油阻滞法

（1）操作技术：患者取侧卧位，疼痛侧在下方。选择与疼痛中心相对应的脊神经及棘突间隙为穿刺点，常规硬膜外间隙穿刺，正中法为宜。确认穿刺针的针尖在硬膜外间隙后，注入1%～2%利多卡因5 mL作为试验剂量，观察5分钟，无蛛网膜下腔阻滞的征象后，将穿刺针的针尖斜面转向疼痛侧，缓慢注入7.5%～10%酚甘油溶液，按每对脊神经根需用2 mL计算，1次注入3～6 mL，10～15分钟疼痛逐渐消失。此溶液黏稠，可稍加热后再注入。硬膜外间隙所用酚甘油浓度为15%～25%时，能有效控制某些癌痛。效果较好，但肢体无力或轻瘫，以及膀胱或直肠括约肌麻痹的发生率增加。虽为时短暂，持续不恢复者极少，仍不可不慎重。

拔除穿刺针后，单侧疼痛者置于背侧斜卧位，与手术台成45°，疼痛侧在下；双侧疼痛者置于仰卧位，均保持体位1小时。密切测量血压、呼吸，有异常者立即处理。回病房后继续保持卧位18～24小时，并及时观察患者。

（2）适应证：主要适于颈、腰膨大部以外的脊神经分布区的癌痛。

（3）镇痛效果：镇痛有效期为1～3个月，有的数日后疼痛复发。硬膜外间隙置管法可重复注药，以增强其效果。

（4）并发症：主要有暂时性下肢麻痹、体位性头晕、大小便障碍等，一般均能恢复。

（5）应用注意事项：注入酚甘油后，有一过性镇痛平面过宽现象，一般1～2小时后疼痛消失，平面缩小到2～3个脊髓节段。此时应注意维持血压、呼吸的平稳，尤其是年老体衰者。大多在6小时以内出现明显的镇痛效果，个别患者需12小时以上才达峰镇痛效果。注药后1～3天内可能出现腐蚀性脊神经痛，可给予镇痛药物进行治疗。镇痛效果不明显者，应在1周后重复阻滞。

酚甘油黏稠，很难经硬膜外导管注射，酚盐水溶液则较易注射。采用连续法或多点穿刺注射6%酚盐水溶液，每次1～5 mL。此种溶液的镇痛作用起效较快，1～2分钟发挥作用。注射酚后2～3天应每日测定平面，必要时追加。2～3周内效果比较满意，逐渐恢复后再重复注射。

3. 硬膜外间隙乙醇阻滞法

硬膜外间隙穿刺后先注射1%利多卡因3～5 mL，间隔5分钟后再注射无水乙醇5 mL，观察处理方法与硬膜外间隙酚甘油阻滞法大致相同，其效果有时不确定，必要时隔一定时间尚可重复注射。无水乙醇的流向难以控制，易发生阻滞区域不在计划区内的情况，临床少用。

（六）腹腔神经丛乙醇阻滞

1. 解剖与生理

腹腔神经丛也称太阳丛，是人体最大的自主神经丛，位于T_{12}和L_1椎体前方和腹膜后的结缔组织内，在横膈与肾动脉之间并围绕腹主动脉的前面及其两侧。该丛的纤维互相连结成致密的网，丛内有一对较大的半月形腹腔神经节，另外包括主动脉肾神经节及肠系膜上神经节。腹腔神经丛接受来自内脏大、小神经，即下胸和上腰段椎旁交感神经节的节前纤维，并且有迷走神经纤维的加入。由此再向周围发出许多分支，形如太阳的光芒，这些神经分支又经许多小的副丛，如膈丛，肾上腺丛，肾丛，精索或卵巢丛，上、下胃丛，肝丛，脾丛及肠系膜丛等和大部分腹腔器官相联系。腹腔神经丛内含交感神经和副交感神经两种纤维，分布于许多重要的器官，并参与调节各种复杂的功能。

2. 适应证

腹腔内恶性肿瘤引起的疼痛，用其他方法治疗效果不佳，应考虑采用腹腔神经丛阻滞。回顾文献可以发现，使用此阻滞最多、效果最好的是胰腺癌疼痛。但是与内脏神经传入纤维无关的疼痛，例如食管、胸壁、腹壁、腹膜、肠系膜根部、宫颈、膀胱等处病变产生的疼痛，采用本阻滞效果不佳或无效。已有报道指出，腹腔神经丛阻滞对结肠癌和直肠癌疼痛有效。有学者指出，凡是 $T_{5\sim10}$ 节段硬膜外间隙阻滞可消失的疼痛，均可采用腹腔神经丛阻滞。由于硬膜外间隙阻滞对躯体神经传导的疼痛有效，所以注入局部麻醉药后的镇痛效果对于决定是否使用腹腔神经丛阻滞显得十分重要。硬膜外间隙注入局部麻醉药后，腹部产生温暖感且疼痛消失，是本法的最佳适应证。

只要适应证选择合适，本阻滞方法的有效率非常高，在腹痛消失时并无严重不良反应，并发症的发生率也低。此外，使用本阻滞镇痛无效的病例，改用硬膜外间隙注射局部麻醉药及吗啡同样无效。随着放射影像学设备的发展，腹腔神经丛阻滞的适应证已经放宽。

采用该阻滞方法时，上腹部癌痛患者 56%～85% 可达到疼痛缓解，持续 1 个月至 1 年，而经主动脉穿刺者效果更为满意。如果不是主动脉旁已有广泛癌转移，使神经破坏药在主动脉前扩散的操作技术应予推荐。

此种阻滞适合于上腹部内脏癌痛、慢性胰腺炎原因不明的内脏神经痛。乙醇的镇痛效果好，且作用持久。对高龄、衰弱与晚期患者，神经破坏药的镇痛效果优于外科手术。与腰交感神经阻滞并用，可治疗腹腔或下肢因血管疾病引起的缺血性疼痛、幻肢痛与灼痛。

3. 操作技术

腹腔神经丛阻滞有三种径路，即后入路、经椎间盘和前入路。为减少神经破坏药向后扩散至腰丛导致截瘫，经主动脉穿刺法具有一定的优点，在 L_1 椎体中点平面，于其左侧穿刺，通过主动脉后进入腹腔神经丛，注药后向前扩散。

（1）后入路阻滞法：操作前应做好充分的准备工作，有条件者应进行 CT 摄片讨论，因为腹腔神经丛与周围脏器之间的关系可随体位或因腹腔内肿瘤而变动。根据 CT 摄片可以确定阻滞时的体位及穿刺途径，应力求穿刺针的前端刺到主动脉后缘的过程中不损伤周围组织。经此摄片不仅可测出穿刺点、穿刺角度和穿刺深度，而且可确定穿刺针在椎体投影的位置。原有的疼痛得到缓解是判断阻滞效果的重要指标，所以在实施阻滞前 2～3 小时应尽可能不做任何镇痛处理。阻滞前 6～8 小时禁食，建立静脉通路，适当补充液体，以防止低血压。手术前监测血压、心电图，并准备好升压药物及吸氧设备。

在穿刺操作中，患者可取健侧卧位，腰背后弓，也可取俯卧位（肘膝位），腹部垫枕。消毒前，根据 CT 片的数值或体表标志在皮肤上做出穿刺点的标记。穿刺点选在第 12 肋下缘，背正中线外侧 4～5 cm。采用长 14 cm 的 23 号穿刺针，与皮肤大约成 60°向内斜刺，先找到第 1 腰椎横突，然后将穿刺针拔至皮下，使其针尖稍向外、向上方 10°～15°重新刺入，紧靠第 1 腰椎横突上缘滑过，直达第 1 腰椎体的侧面。继之将穿刺针的针尖斜面转向朝内进针，使针尖沿椎骨面向前滑行，直到沿骨面的滑动感消失。如果阻力太大，可将穿刺针退回少许，并使穿刺针的针尖略向外倾斜再重新推入，即到达腹腔神经丛附近。

穿刺成功后，经回抽试验无血，先注入局部麻醉药，腹腔神经丛阻滞成功的标志是腹部温热感、轻松感，疼痛消失，肠蠕动亢进和血压下降。如果注射局部麻醉药时阻力较大，说明针尖仍在腰肌或膈肌脚内，可再推进少许到达腹膜后间隙内。

在确认局部麻醉药出现明显的阻滞效果且无不良反应后，再注射乙醇行神经破坏性阻滞。注入乙醇的量与浓度依据所用局部麻醉药的量来决定。例如，局部麻醉药用量在 20 mL 以下即出现阻滞效果者，需用纯乙醇 10~20 mL；如局部麻醉药用量为 20~40 mL，则需应用 50%~75% 乙醇 20~40 mL。两侧的操作方法基本相同。

治疗胰腺癌等腹部顽固性疼痛时，注射局部麻醉药的作用时间短，反复穿刺有痛苦，发生并发症的危险也较大，应采用乙醇注射阻滞腹腔神经丛。由于乙醇也可损伤周围组织，故穿刺操作应在 X 线透视引导下进行，在侧面 X 线透视下进针，穿刺过程中采用局部麻醉药浸润各层组织。从穿刺点开始按 CT 片确定的角度穿刺，此时穿刺针前端的斜面应对准外侧。在侧面透视下，先刺向第 1 腰椎体中央部，继而向前缘部进针。穿刺针的针尖到达椎体侧面时，暂停进针，将针尖斜面转向内侧（对准椎体），沿椎体滑向椎体腹侧。当穿刺针的前端位于椎体前缘附近，距腹主动脉后壁缘大约 1 cm，连接内有生理盐水的注射器，判断注入阻力的大小，继续进针，动作应轻缓。当穿刺针的针尖抵达腹主动脉壁时，可感到穿刺阻力降低及注射盐水阻力突然降低。有时通过穿刺针可感到腹主动脉的搏动，表明未刺入主动脉。拔除注射器，并测量进针深度。换上内有造影剂的注射器，回抽试验无血后注入造影剂，于侧面透视下观察有无造影剂进入血管或脏器内扩散的阴影。在腹膜后间隙内造影剂的扩散阴影呈头尾方向的条索样阴影。

出现较满意的造影剂扩散阴影后，可注入 1% 普鲁卡因 3~5 mL。数分钟后，如果阻滞效果良好，患者可发生血压下降，腹部出现温暖感，肠蠕动增强，原有的腹部疼痛减轻。虽然有些患者阻滞效果良好，但仅表现为血压下降。血压下降是评价腹腔神经丛阻滞效果的主要指标。如果试验性阻滞后患者的血压变化不明显，可再注入 1% 普鲁卡因 5 mL。如果注入 15 mL 局部麻醉药后血压下降仍不明显，表明阻滞无效。应再次移动穿刺针的位置并再次行造影，直至获得满意的造影阴影和阻滞效果。阻滞无效的主要原因是局部麻醉药被误注入横膈内。

对造影和阻滞效果均满意的病例，每侧可注入 50%~100% 乙醇 10~20 mL，然后拔除穿刺针。阻滞后患者应安静卧床 12~24 小时，监测血压、脉搏，并给予全身麻醉后护理。

(2) 经椎间盘腹腔神经丛阻滞法：癌症疼痛患者，横膈背部区域的 CT 扫描显像不明显，以至于根据椎体与周围脏器的关系椎体旁侧穿刺无法进行，可考虑经 $L_{1~2}$ 椎间盘穿刺，试图从椎体的腹侧进入，进而阻滞腹腔神经丛。

操作方法：患者的体位同后入路阻滞法。此操作应在 X 线透视下进行。穿刺点选在 $L_{1~2}$ 椎体间隙水平，正中线外侧 3~4 cm 处。选用长 12~14 cm 的 21~22 号穿刺针。在 X 线透视引导下，先将穿刺针刺入椎间盘，然后向椎间盘前缘推进，到达椎间盘前缘时（不应超过椎间盘前缘），将内装有生理盐水的注射器与穿刺针连接（为防止椎间盘炎，生理盐水内应混有抗生素）。边进针边推注射器，检验注入阻力。注入阻力消失时，注入少量造影剂，大多可见造影剂沿椎体前缘头尾方向扩散的阴影。如果没有得到椎体腹侧造影剂扩展的阴影，为确定这一特殊的阻力消失感，再向腹侧进针，进针过程中要反复推注生理盐水，直至再次出现阻力消失感。此时注入造影剂，可以得到理想的造影剂扩散影像。注入局部麻醉药进行试验性阻滞，效果满意后即可注射神经破坏性阻滞药物。

(3) 前入路穿刺法：在无法进行背侧入路穿刺的病例，可在开腹手术时从腹侧向腹腔神经丛穿刺，实现阻滞的目的。

操作方法：开腹后，由外科医师按压肝左叶上方，切开小网膜。在此处插入左手示指。于胃左动脉从腹主动脉起始处水平沿腹主动脉右缘向前触到腰椎体。一般不易分辨第 12 胸椎椎体和第 1 腰椎椎体，但不影响阻滞效果。

如果因腹腔内癌肿及淋巴结浸润等解剖学改变而无法触到椎体时，可经 X 线透视确认。如仍不能确认时，可考虑进行 CT 扫描检查。

将长 14 cm 的 22 号穿刺针连接注射器，沿左手示指穿刺到椎体前方。当穿刺针的针尖触及骨面时可有明显的抵抗感。如有穿入感，则表明刺入了椎间盘，应后退穿刺针沿头尾方向移动针尖的位置，直至刺中椎体前缘的骨质。回抽无血后，缓慢注入局部麻醉药做试验性阻滞。如果注药阻力大，则注入前纵韧带的可能性大，可略进针后再注药。如果注入局部麻醉药后出现血压下降，即为阻滞有效的标志，可按需注入乙醇。乙醇的浓度和量应根据患者的疼痛范围和体质等确定。有条件时，可将造影剂与局部麻醉药混合注入，在获得满意的造影剂扩散阴影和血压下降这两项根据后，再注入乙醇。

4. 不良反应及并发症

（1）阻滞过程中的不良反应及并发症。

1）低血压：注入局部麻醉药后即可出现血压下降，注入乙醇后更明显。一般在注药后15~20分钟血压下降最明显。如果出现休克水平的低血压，应及时给予补液和升压药物进行治疗。

2）呼吸抑制：注入乙醇后出现动脉血氧分压下降的患者，应注意呼吸的变化，必要时吸氧。有条件者可监测通气功能和血氧饱和度。

3）醉酒（一过性急性乙醇中毒症状）：主要发生在无饮酒经验或饮酒量少的患者。注入乙醇后，脉搏加快，面色潮红，有时出冷汗，呼吸急促，恶心、呕吐等，严重者出现急性乙醇中毒症状。

4）刺破血管引起出血：经穿刺针有血液回流时，可能已穿破腹主动脉或肾动、静脉，在操作中应注意加以避免。除了有出血倾向或手术前已服用抗凝药物者，采用23号穿刺针一般不会引起严重出血。

5）刺伤内脏：根据解剖学位置，易刺伤肾脏。

6）注入乙醇时疼痛：注入乙醇时，腰背部有轻度烧灼感，也可仅伴有不愉快感而无疼痛。有的患者在注入乙醇时可出现肩和上肢的放射性痛，考虑穿刺针此时位于横膈内，应立刻停止注射。左侧穿刺也有刺入胸腔的危险，乙醇浸润胸壁可引起胸、背部疼痛。

7）局部麻醉药毒性反应：表现为肢体颤动，严重者出现抽搐。大多见于大剂量局部麻醉药阻滞时，恶病质及低蛋白血症患者易于发生局部麻醉药毒性反应。

8）下肢温暖感：可见于药液阻滞了腰交感神经节时。

（2）阻滞后的不良反应和并发症。

1）腹部症状：腹腔神经丛被阻滞后可出现腹泻、腹痛和腹胀，可持续数日，是肠蠕动增强所致，可自行消失。腹痛是一过性，不应认为是阻滞无效。

2）安静时低血压：有的患者在腹腔神经丛被阻滞后可持续存在低血压，需补液并给予升压药物。除了阻滞后血管扩张外，还应注意排除出血的可能性。CT扫描可帮助诊断腹膜后血肿。安静时低血压通常在24小时内恢复正常，罕有超过1周者。如果血压较长时间不恢复，要检查血糖，以排除患者可能存在的低血糖。

3）起立性低血压：安静时低血压恢复正常后，当患者坐起、起立等体位变化时仍有可能发生低血压。常见于阻滞后2~3天内，有的持续1周以上恢复正常。必要时口服升压药物。在接受腹腔神经丛阻滞后的1年内，因各种原因接受全身麻醉、蛛网膜下腔阻滞或硬膜外间隙阻滞时，必须警惕严重低血压的发生。

4）胸痛、气胸：如果膈肌根部的胸腔受乙醇浸润，可引起胸痛和气胸。

5）其他神经被阻滞：因乙醇扩散阻滞了其他神经可引起相应的症状。躯体神经阻滞可引起腹痛伴感觉障碍。腰交感神经节阻滞时，可出现下肢温暖感。也有发生硬膜外间隙和蛛网膜下腔阻滞的病例报道。因此，应在X线透视观察下进行穿刺操作。造影剂扩散的影像和局部麻醉药试验性阻滞的效果对于预防不良反应非常重要。

6）其他并发症：据文献报道，在腹腔神经丛阻滞后可发生排尿困难、性功能障碍或急性胃扩张。

7）截瘫：这是腹腔神经丛乙醇阻滞的最严重并发症，但发生率极低，在各国学者报道的大约600例腹腔神经丛阻滞患者中，仅有4例发生了截瘫。最可能的原因是乙醇损害了腰部脊髓供血的动脉。

应该指出的是，在进行腹腔神经丛阻滞时，严重并发症的发生率非常低。但在治疗前必须严格检查患者的生命体征，阻滞中和阻滞后密切观察。治疗医师应该掌握腹主动脉、肾脏和其他腹部器官之间的正常解剖关系，并具有实施腹腔神经丛阻滞操作的经验。

（七）颈交感神经节阻滞

1. 概述

颈交感神经节阻滞也称星状神经节阻滞，自1920年开始推广以来，很快成为一种用途广泛的治疗方法。近年来，对星状神经节阻滞作用机制的研究表明，星状神经节阻滞的作用涉及自主神经系统、内分泌系统和免疫系统，对上述系统的功能具有调节作用。该阻滞方法有助于维持机体内环境的稳定，可使许多自主神经失调性疾病得到纠正。星状神经节阻滞的作用主要有中枢作用和周围作用两方面，其中枢作用是通过调理下丘脑维护内环境稳定而使机体的自主神经功能、内分泌功能和免疫功能保持正常；其周围作用是由于阻滞部位的节前和节后纤维的功能受到抑制，分布区内的交感神经纤维支配的心血管运动、腺体分泌、肌肉紧张、支气管收缩及痛觉传导也受到抑制，此周围作用一直被用来治疗头颈部、上肢、肩部、心脏和肺部的一些疾病和疼痛。

2. 解剖与生理

颈交感神经节位于颈血管鞘的后方，颈椎横突的前方。一般每侧有3个交感神经节，分别称为颈上神经节、颈中神经节和颈下神经节。颈下神经节也称作星状神经节或颈胸节，其形状不规则，大于颈中神经节，位于第7颈椎横突基部和第1肋骨颈之间的前方，椎动脉的后方，斜角肌群的内侧，肺尖在其下方。

星状神经节呈卵圆形，长约2 cm，宽约1 cm。星状神经节下界位于胸膜后方，被疏松的蜂窝组织及脂肪组织所包裹。另外，星状神经节发出的灰交通支连接第8颈神经和第1胸神经，还发出分支围绕锁骨下动脉及其分支组成神经丛，并随该动脉到达腋动脉第1段。该节的另一些分支分别围绕椎动脉组成椎动脉丛，沿椎动脉上行，进入颅腔，围绕椎动脉及基底动脉，直到大脑后动脉，在此与起自颈内动脉的神经丛相会合。星状神经节发出的心下神经沿锁骨下动脉后方、气管的前方下降，加入心丛而参与支配心脏的活动。

3. 适应证

星状神经节阻滞的适应证很广泛，但是破坏性星状神经节阻滞仅用于癌痛和上肢反射性交感神经萎缩症、上肢幻肢痛、血液循环障碍性疾病（如雷诺病、急性动脉闭塞症等上肢血管痉挛性疾病）、重症心绞痛。

4. 操作方法

（1）前侧入路穿刺法（气管旁接近法）：患者取仰卧位，常规皮肤消毒，操作者位于左侧，先用左手的示指和中指将颈总动脉和胸锁乳突肌推向外侧。在食管旁和胸锁乳突肌前缘胸锁关节上方约两横指（环状软骨平面相当于第6颈椎横突）处用7号穿刺针与皮肤垂直进针。一般的患者用示指尖即可触及第7颈椎横突，引导进针。穿刺进针2～3 cm即可触到骨质，表明穿刺针的针尖已到达第7颈椎横突的前外侧。退针少许（0.2～0.4 mm），回抽试验无血后即可注入局部麻醉药液。应注意，穿刺针触及星状神经节时患者并无异感，故穿刺操作中不要寻找异感。阻滞成功的标志为注药侧出现霍纳综合征，表现为瞳孔缩小、眼睑下垂、眼球下陷、鼻塞、眼结膜充血、面微红、无汗、温暖感。患者常可感觉到上肢发热和疼痛明显减轻。

注入的药物浓度和剂量应视治疗需要而定。一般可注入无水乙醇0.5～2 mL。对于穿刺操作较困难的病例，可在X线透视引导下进行穿刺，经造影确认后再注入无水乙醇。

（2）高位侧入穿刺法：患者取仰卧位，头部转向对侧，皮肤常规消毒。操作者位于左侧，穿刺点取在胸锁乳突肌后缘与颈外静脉交叉处，相当于环状软骨或第6颈椎横突水平处。将7号穿刺针与皮肤垂直进针，使穿刺针的针尖触及第6颈椎的横突，然后将穿刺针退出少许，针尾再向头端成45°倾斜，针尖在第6颈椎横突前侧通过，向着第7颈椎横突方向刺进大约1 cm，回抽试验无血及脑脊液，可注入局部麻醉药进行试验性阻滞，确认阻滞成功后可注入无水乙醇0.5～2 mL。

5. 并发症

星状神经节阻滞的并发症包括与局部麻醉药有关的并发症以及与操作技术有关的并发症。

（1）与局部麻醉药有关的并发症：局部麻醉药被误注入血管内可出现毒性反应；少数患者对局部麻醉药可发生敏感反应；尚有在局部麻醉药中加入糖皮质激素或其他药物，多次注射后引起星状神经节损伤，有待于进一步研究和评价。

（2）与操作技术有关的并发症：穿刺针损伤颈部血管可引起局部血肿，如果在回抽试验时有回血，应拔除穿刺针并压迫止血。穿刺针进入蛛网膜下腔甚至注入药物是一种极其严重的并发症。穿刺角度不当或穿刺部位过低可导致气胸或血气胸。无菌操作不严格可引起感染，造成深部脓肿。

对于应用乙醇进行永久性星状神经节阻滞治疗顽固性上肢血管痉挛性疾病的患者，要严格选择适应证，并向患者及其家属详细说明可能发生的并发症，只有在征得同意后才可实施。在实施乙醇星状神经节阻滞时，可使用低浓度的乙醇和普鲁卡因溶液，乙醇浓度可从 50% 开始，剂量从 0.3 mL 开始并反复观察，一旦出现阻滞效果即停止增加乙醇的浓度和剂量。在阻滞前后，反复观察患侧手指充血时间的变化，当手指充血时间缩短，表明产生了阻滞效果，不必再注入乙醇。

6. 注意事项

有出血倾向的患者应慎用星状神经节阻滞。阻滞后应观察 30 分钟，无不良反应后方可离院。注意不要同时阻滞双侧星状神经节，以防发生心肺意外。治疗颈部、胸部、腹部肿瘤特别是伴有骨转移者，或有交感神经持续性疼痛者，应尽可能在 X 线透视下进行。

（八）胸椎旁交感神经节阻滞

星状神经节破坏性阻滞的并发症较多，故其应用受限。胸椎旁交感神经节阻滞若能避免刺破胸膜，危险性较小。将神经破坏药物与造影剂混合后注入有助于减少剂量。

1. 解剖与生理

胸部交感神经干位于肋骨小头的前方，有 10~12 对胸交感神经节，节上的分支如下。

（1）由白交通支连接肋间神经。

（2）从上 5 节发出小分支到胸主动脉、食管、气管和支气管，并加入心丛和肺丛。

（3）内脏大神经起自第 5 或第 6~9 或第 10 胸节，是穿过椎旁节的节前纤维，向下合成为干，沿椎体表面倾斜下降穿过膈脚，终止于腹腔主动脉根部的腹腔节，但是有一部分可终止于主动脉肾节和肾上腺髓质。

（4）内脏小神经起自第 10~11 或第 12 胸节，是节前纤维，穿膈脚后终止于主动脉肾节。

（5）内脏最小神经起自最后胸节，与交感干一起进入腹腔，终止于主动脉肾节。

2. 操作方法

患者取健侧卧位，屈颈弓背，在头下和腋下部可加枕，尽可能使之舒适。可在下肢静脉输液，测量脉搏和血压。常规消毒皮肤。穿刺点选在脊椎正中线旁开 3.5 cm 的棘突间隙。采用带有小皮块长 8~10 cm 的 22 号穿刺针，与皮肤垂直进针，到达横突后使针尖向内侧偏斜，紧靠横突上缘缓慢进针，利用小皮块标记进针的深度，从横突表面再刺入大约 4 cm，遇有骨质阻力，表明已到达胸椎椎体的侧面，穿刺针的针尖位于交感神经节附近，回抽试验无血和无气后，可注入 2% 普鲁卡因 3~5 mL。如果数分钟后原有上肢疼痛或胸痛缓解，表明部位准确，可再次注入 1% 利多卡因 10 mL，并测量穿刺针与皮肤之间的角度，记录在病历上，以便下次阻滞。如果注入试验剂量局部麻醉药后无治疗反应，表明穿刺针的针尖过于向内侧偏斜，可将穿刺针退至皮下，使角度向外偏斜少许后再刺入胸椎体侧面，再次注入试验剂量的局部麻醉药。如此反复，直到取得满意的阻滞效果。应注意不可使穿刺方向过分向外侧偏斜，以免伤及胸膜。

如果在 X 线透视引导下进行此项操作，则可顺利穿刺到胸椎椎体的侧面，注入造影剂，如造影剂呈条索状扩散，表明穿刺部位正确，经注入试验剂量局部麻醉药验证后，可注入 1% 利多卡因 10 mL。对于某些因胸内肿瘤侵犯胸交感神经而剧烈疼痛的患者，可注入 95% 乙醇或无水乙醇 1~2 mL，以达到长时间的阻滞效果。

3. 适应证

胸部肿瘤引起的疼痛常需与胸神经阻滞同时使用。适用于上肢顽固性疼痛或缺血性疾病，心绞痛及动脉瘤引起的胸痛，伴有内脏症状的肋间神经痛。

4. 并发症

气胸、血胸、局部血肿、药物误入蛛网膜下腔等均是可能发生的并发症，主要由操作不熟练所引起。采用乙醇阻滞者，少数可遗留乙醇性神经炎，表现为剧烈的肋间神经痛，可行椎间孔处神经阻滞治疗。

(九)腰椎旁交感神经节阻滞

1. 解剖与生理

腰交感神经干由 4~5 对腰交感神经节组成,位于腰椎椎体的前外侧,腰大肌的内侧缘。右侧被下腔静脉所掩盖,左侧与腹主动脉的外侧缘相毗邻。腰交感神经节的数目和位置多有变异,但位于第 2 和第 4 腰椎水平的两个节比较恒定,其中上一个节部分被腰肋内侧弓遮盖,下一个节多位于髂总动脉之后,可作为临床寻找的标志。

左、右腰交感干之间以横的交通支相连。节上的分支主要有:①灰白交通支,见于腰 1~3 节;②腰内脏神经,为起自腰段侧角的节前纤维,穿过腰节后主要终止于腹主动脉丛和肠系膜丛等,并在这些神经丛的神经节内交换神经元,其节后纤维分布到结肠左曲以下的消化道及盆腔器官,并有纤维伴随血管分布至下肢。当下肢血管痉挛时,阻滞或切断腰交感神经节可以缓解。

2. 适应证

盆腔及下肢肿瘤疼痛、血栓闭塞性脉管炎、下肢雷诺病、顽固性下肢缺血性溃疡、下肢多汗症、灼性神经病、断肢痛、幻肢痛、损伤性神经炎、外伤及手术后肿胀及疼痛、冻伤、冻疮、伯格病、红斑性肢痛、肢端发绀、网状青斑症、无脉症、静脉血栓形成、血栓性静脉炎等。

3. 操作方法

体位及消毒同胸椎旁交感神经节阻滞。对于下肢血液循环功能障碍的患者,应监测双下肢皮温。患者腰背后弓,双下肢屈曲。穿刺点可选在 L_2 或 L_3 椎体棘突上缘外侧,距中线 3.5~4 cm 处。在对穿刺点的皮肤实施局部麻醉后,采用长 12 cm 的 22 号穿刺针与皮肤矢状面成 45°,向内侧缓慢进针 3~4 cm 到达横突。用套在针体上的小皮块标记后,越过横突上缘再进针 2~2.5 cm,可刺到腰椎体侧面,退针 2~3 mm,并将针头斜面对准椎体的侧面,针尖略偏向外侧少许,再次进针,滑过椎体,抽吸试验无血及脑脊液,可注入试验剂量的局部麻醉药。如果阻滞位置适当,患者下肢皮温会逐渐升高,肤色由苍白逐渐转为潮红。数分钟后可先向穿刺针内注入约 0.1 mL 空气,以防止局部麻醉药将乙醇稀释,再注入 1% 利多卡因 10 mL 或 95% 乙醇 1~2 mL,然后拔出穿刺针。注射乙醇的病例,拔针前应再注入少量空气排空穿刺针,以防拔针过程中乙醇流入组织遗留疼痛。X 线透视下穿刺更容易成功。

4. 并发症

操作不慎可引起腰神经损伤、蛛网膜下腔阻滞及局部血肿。

(十)三叉神经破坏性阻滞

三叉神经及其分支的破坏性阻滞对控制三叉神经痛十分有效,下颌神经与上颌神经阻滞常用于治疗其分布区的癌痛。除酚甘油、乙醇外,单纯甘油也有较好效果。半月神经节注射乙醇的方法曾被广泛应用,近年来也有注射多柔比星、丝裂霉素等方法,在阻滞神经镇痛的同时也破坏局部的肿瘤组织。注射神经破坏药前应先注射局部麻醉药 2 mL,以判定感觉丧失的范围。三叉神经节注射乙醇效果优良者大约占 70%,其余 30% 为效果差或无效,有效期数周至 1 年以上。注射甘油的疼痛缓解率为 86%,与乙醇相比较,不良反应少。上颌神经与下颌神经阻滞的优良率大约为 80%,有效期数周至 1 年。肿瘤扩展、转移或其他神经受累则效果受影响。面部癌痛施行神经阻滞前应先做 CT 检查排除颅底侵犯,若颅底受累则效果很不理想。

(十一)垂体破坏性阻滞

1. 概述

垂体破坏性阻滞是在乳腺癌行脑垂体摘除术后,无论肿瘤是否消失均能使疼痛消除这一事实的启发下提出的。虽然此法的镇痛机制尚未明了,但已被各国疼痛治疗医师所采用。很多研究认为是乙醇激活了垂体的疼痛抑制系统,从而达到了镇痛效果。垂体破坏术也称脑下垂体神经腺体溶解术或化学性垂体切除术。主要适用于癌广泛转移与扩散的疼痛,对乳腺癌与前列腺癌患者的镇痛效果尤其好。经鼻腔穿刺进针,在 X 线透视引导下,注射纯乙醇 1~2 mL,起效迅速而完全。

2. 适应证

垂体破坏性阻滞适用于癌痛,特别是采用其他方法不能解除疼痛的患者。但在选用垂体阻滞时应注意到以下特点:①与外科手术相比较,因为侵袭少,短时间内就能实施,故晚期癌症患者也适用;②对包括头痛在内的全身各部位疼痛均有效;③用于激素依赖性癌比非激素依赖性癌的有效镇痛率高,镇痛持续时间也长;④骨转移癌性疼痛者效果好,癌症向软组织扩展,出现局部水肿者镇痛效果不佳;⑤同时需要进行适当的内分泌补偿疗法;⑥疼痛复发时可再次进行此阻滞,而且仍然有效;⑦有鼻腔、脊髓、蝶鞍内浸润者均不能实施此阻滞法;⑧对于激素依赖性肿瘤,此阻滞有时可使其消退。

3. 禁忌证

(1) 临终前的患者,近期内可能死亡者。

(2) 鼻腔、蝶窦内有感染者,阻滞前应仔细检查并拍摄头颅片,以明确诊断。

(3) 蝶窦出血者。

4. 不良反应和并发症

垂体阻滞后即出现一过性头痛、食欲亢进、兴奋等症状,大约半数患者出现尿崩症状,一般持续大约2周后消失。上述额叶功能不全的症状是垂体阻滞难以避免的不良反应,由此出现的症状可经手术前给予氢化可的松并在手术后长期给予生理维持量而避免。手术后使用吲哚美辛栓剂,限制饮水,使尿量减少,可控制尿崩症。

垂体破坏性阻滞的并发症之一是继发感染。由于晚期癌症患者体质较差,阻滞前后又应用糖皮质激素,一旦操作中带入细菌极易发生感染,故应严格无菌操作,操作者应按外科手术要求穿戴手术衣和手套。患者面部及鼻腔内各处应用氯己定或苯扎溴铵认真进行消毒。

垂体破坏性阻滞合并眼外肌麻痹者,大多在数日后好转。这是由于穿刺针损伤动眼神经所致。在正中线穿刺可防止穿刺针引起的机械损伤。视交叉部受乙醇浸润而发生的视野不全约占7.6%,一旦发生则难以治愈。

5. 镇痛效果

垂体破坏性阻滞施行后即可显效。由于接受这一治疗方法的患者大多为剧烈癌痛并经多种镇痛方法治疗效果不理想,相比之下可以说垂体破坏性阻滞的镇痛效果确属良好。有学者对130例癌痛患者实施垂体破坏性阻滞,其中因疼痛复发需施行两次阻滞者为34例,三次阻滞者为3例。追踪1年,存活者中72%~79%维持了镇痛效果。这130例中,105例(80%)疼痛消失,14例(11%)疼痛减轻,11例(9%)无效。其中激素依赖性癌的疼痛消失率为94%~95%,非激素依赖性癌为57%~70%,前者的无效率为3.6%,后者为12%。

有学者从1963年开始,对2 000例患者进行了8 000次以上的垂体乙醇阻滞术,镇痛有效率为96%,可惜没有远期的随访结果。与经颅手术切除术及经鼻冷探针术相比,其有效率相似,为60%~90%。立体定向与多穿刺针技术可使其治疗的准确性提高。必要时可重复注射,以延长其持续时间。与其他神经破坏性治疗方法相比,其缺点是操作技术复杂,危险性较大,并发症严重,死亡率较高,国内开展得不多。

(十二) 蛛网膜下腔应用麻醉性镇痛药

在蛛网膜下腔注入麻醉性镇痛药,药物可直接进入脑脊液对神经系统发挥作用,较小剂量的麻醉性镇痛药物即可获得长时间的镇痛效果。一般选择$L_{3~4}$或$L_{4~5}$椎间隙穿刺置管。有3种留置注药导管的方法,这3种方法都是利用经皮肤穿刺将导管留置于蛛网膜下腔。

(1) 经皮将一细给药导管放置于蛛网膜下腔内,另一端在皮肤外。此方法的缺点是给药导管固定不好,易随体位的变动而脱落。另外,皮肤的穿刺针眼距离蛛网膜下腔较近,一旦发生感染,易蔓延至蛛网膜下腔,故此方法不宜长时间使用。

(2) 在皮下打一通道,将给药导管在体侧引出皮肤与外界相连,通过皮下通道的方式可以减少感染的发生。

(3) 将给药导管及注药池均埋置于皮下。为了能长期使用,通过皮下通道的方式可减少感染的发生。

此法的缺点是一旦发生感染，后果严重，因而目前在临床上尚未广泛开展。

（十三）硬膜外间隙连续应用麻醉性镇痛药

近年来，应用硬膜外导管经 PCA 泵或缓释泵向硬膜外间隙持续注入吗啡、芬太尼、曲马多等药物控制癌痛取得了满意的长期镇痛效果。与蛛网膜下腔阻滞相同，有3种留置给药导管注药的方法，这3种方法都是利用经皮肤穿刺将给药导管埋置于硬膜外间隙。在皮下打一通道，将给药导管在体侧引出皮肤与外界相连，通过皮下通道的方式可以减少感染的发生；将硬膜外导管的外端与肝素帽相连接，既便于分次给药，又避免感染。另外，患者及其家属可很快学会自己给药，患者也可以带着给药导管活动。

此法的缺点是给药导管难以长期保留，虽然有的疼痛治疗医师已报道将给药导管保留了两个月以上，但这是在精心负责地由专科治疗医生努力实现的，难以推广普及。长期保留硬膜外导管的患者如不住院，每日注射药物，一旦发生感染后果严重，而长期住院又难以被患者接受。

十、癌痛的心理治疗

（一）心理治疗对癌痛患者的作用

对癌痛患者给予良好的心理治疗可以发挥如下作用。

1. 改善不良情绪

许多研究考察了心理治疗对改善患者不良情绪的作用，其中绝大部分都证明心理治疗对改善患者的不良情绪具有明显的作用。

2. 增加积极应对反应

一些研究发现，对癌症相关问题的应激反应与患者具有的应对策略有关，不同的应对策略又与患者的心理社会适应有关，如利用社会支持的应对策略可以降低情感困惑，而逃避及回避应对策略导致情绪困惑增加。

3. 促使日常活动丰富多彩

患病之后患者的日常活动会发生很大改变。癌症患者由于缺乏精力，许多时间用于治疗，脱离工作岗位而感到社会孤独，其结果使得他们将注意力更多地转向自身，更多地去体验心身症状。心理行为干预可帮助患者改变这些不合适的日常生活方式。

4. 积极寻求社会支持

实际上，在正常生活中强大的社会支持系统特别有利于人们事业的发展和保持心理健康，尤其是来自家庭成员的情感支持和必要的物质支持。心理治疗能够帮助患者正确地认识到社会支持的作用，并主动寻求各种社会支持，营造良好的社会环境，较多地表达情感，共同讨论解决问题的方法。

5. 改善自我认知

在癌症患者患病后，由于社会角色及社会作用都发生了变化，加上各种治疗带来的躯体形象变化，对患者的自尊感即自我概念产生严重影响。研究证明，对癌痛患者的个别咨询或集体咨询能够改善和增强他们的自尊感和完善自我概念。

6. 改善性功能

对于乳腺癌患者、妇科恶性肿瘤患者及良性生殖器肿瘤患者来说，性功能障碍的发生率相当高，并常常与自尊、情绪困惑等联系在一起。从心理角度来讲，从事性活动这种人体特殊的本能活动可较大地影响患者的心理感受，一次成功的性生活会让患者感到自己还行。研究发现，心理治疗能帮助患者科学地理解性生活，纠正此方面的误区，并授之以恰当的方法。

7. 增进食欲

肿瘤患者由于受种种因素的影响，饮食往往成为影响其康复的重要障碍。如消化道肿瘤患者在手术前受症状的影响不能正常进食，手术后受自我认知的影响不能正常进食；接受化学治疗的患者，由于受药物不良反应的影响不能正常进食；疼痛较重的患者由于疼痛而无法进食。在治疗中，除了采取针对性措施如镇吐、助消化、镇痛等以外，良好的心理治疗是改善患者进食情况的基本措施。首先要消除患者的紧张不良心理状态。研究证实，在紧张状态下任何生物体消化液的分泌均会显著减少，食欲也同时处于抑制状态。

8. 提高机体免疫力

研究证明，心理治疗能改善肿瘤患者的免疫功能，如放松想象训练可使乳腺癌患者有分裂原反应，NK 细胞活性、IL-2 红细胞玫瑰花结测定以及血清 IgG 和 IgM 水平增加或提高。另外，美国癌症协会认为，大约有 10% 的癌症患者出现了戏剧性的自愈现象，之所以出现自愈主要是心理神经免疫的作用。

9. 减轻疼痛和治疗的不良反应

疼痛是心身综合反应的结果，疼痛体验与患者的心理社会因素具有一定的关系，而癌症治疗引发的恶心、呕吐等不良反应也与患者的心理状况有关，良好的心理治疗技术如放松想象训练、催眠治疗、音乐治疗、生物反馈治疗等能够不同程度地缓解患者的疼痛，如能和正规的疼痛治疗同时进行效果会更好。实际上，如果不同时进行心理治疗，有的疼痛治疗是很难完成的。

10. 延长生存时间，提高生活质量

实践证明，那些性格豁达、不在意癌症、反应策略积极、负性情绪少的癌痛患者生存时间长，反之生存时间短。

（二）以语言为主的心理治疗

心理治疗又称精神治疗，是运用心理学的原则和方法，解决患者的心理、情绪、认知与行为有关的问题，治疗的目的在于解决患者所面对的心理困难和生活事件，以减少焦虑、忧郁、恐慌等精神症状以及这些精神症状所造成的躯体症状。改善患者的非适应行为，包括对人对事的看法和人际关系，并促进人格的成熟，能以较适当的方式来处理心理问题及适应生活。以语言为主的心理治疗主要采用言语交谈的会诊形式，进行心理上的治疗工作。

1. 支持性心理治疗

对患者的指导、劝解、疏导、鼓励、安慰、心理保证均作为支持性精神治疗的内容，应用范围极广。支持疗法的目的是加强精神活动的防御能力，控制和恢复对环境的适应平衡。即使疾病已到晚期阶段，或已成残疾也可通过支持疗法，引导患者面对现实，心安理得，想到有意义而愉快起来。在患者临终时也用支持疗法，使他们平静地离去。

进行支持疗法时，治疗医师必须热心对待患者，对他们的痛苦高度同情，即使他们的想法和做法不对，也要尊重他们。

2. 认知疗法

认知疗法是最近 20 年来发展的一种心理治疗系统，它是通过改变人的认知过程和由这一认知过程所产生的观念来纠正本人的不良情绪和行为。治疗的目标不仅仅是针对行为和情绪的外在表现，而且分析患者的思维活动，找出错误的认知，加以纠正。认知疗法在实践和方法上吸取了行为科学的理论和方法，强调发现并解决当前存在的现实问题。

建立良好的医患关系是整个治疗过程的关键，因为没有良好的医患关系就不可能纠正患者的错误观点。就像朋友的话容易听得进去一样，应平等地对待患者，让癌痛患者能够积极地参与治疗，共同努力纠正错误的认知。不要让癌痛患者总是处于被动接受的地位，更不要让患者总是处于一种受批评的感觉状态。

首先应充分了解癌痛患者的主要症状，有关的情绪、行为及思维表现，以及个人内在的因素和环境因素。自始至终耐心地倾听，在取得充分信任的基础上让患者了解认知疗法的基本原则与方法，结合病情指导患者如何自我监察，如何安排自己的行为；学会如何辨别自己特殊的错误认知，如何逐步建立正确和合乎常理的认知并改善情绪的行为。

在治疗开始，应让患者充分列出他存在的症状及其思维和情绪反应。治疗医师应根据患者反应的具体情况，依次由易到难，逐步深入，分阶段合理安排治疗进程时间表。逐步分析患者认知的歪曲，并与患者共同讨论合理化的思维模式。每次治疗完毕要布置一周的家庭作业。

(三）操作性心理治疗

操作性心理治疗主要是指行为疗法，这种治疗方法是基于实验心理学的原理，帮助患者消除旧的不良行为模式，并建立起新的行为模式。行为疗法的基本原理如下。

1. 条件反射理论

条件反射有时对人体有利，有时则对人体不利，如晚期胃癌患者，在几次进食呕吐及胃痛以后，很快地建立了不良的条件反射，进食时甚至一看到食物就会发生呕吐和胃痛。在治疗过程中要注意发现哪些症状可能和条件反射有关。

2. 学习理论

无论是简单还是复杂的行为，都是学习的结果，其规律如下。①频因律：对某一刺激发生行为反应的次数越多，那么这一行为反应就有可能被固定下来，并在以后遇到相同刺激时发生。②近因律：某一行为反应发生的时间与某一刺激越接近，那么这一行为反应就越可能被固定下来，并在以后遇到相同刺激时发生。学习理论强调学习的作用，认为无论任何行为，都可以通过学习而获得，这一理论指导我们要鼓励患者向抗癌明星学习，组织一些抗癌明星在一起交流经验，起到良好的示范和学习作用。③强化作用：一些学者认为行为的目的不是为了奖赏就是为了逃避惩罚。最初，动物对同一刺激可能会做出几种不同的反应，但只有那些给自身带来好处的反应更容易与这一刺激相连结，并在这一刺激重现时更有可能再发生。利用强化作用的原理，在给患者进行心理治疗时，只要患者取得进步，就要给予精神上和物质上的奖励。

（四）药物性心理治疗

抗抑郁药是一种主要用于治疗抑郁症的药物，以往仅有单胺氧化酶抑制剂（MAOI）和三环类抗抑郁药（TCA）两大类。由于精神药物的发展，一些化学结构和药理作用与经典三环类不同的非典型新型抗抑郁药相继问世。不典型抗抑郁药包括新的三环类及一、二、四环结构的化合物，统称环类或杂环类抗抑郁药（HCA），它们对单胺类递质摄取的抑制作用更具有特异性。

1. 三环类抗抑郁药

是目前治疗抑郁症的首选药物。

（1）体内过程：TCA 的吸收、分布和代谢与酚噻嗪类药物相类似，口服吸收快，血药浓度 2~8 小时达峰值，主要分布于脑、心、肝等组织，脑中以新皮质、旧皮质、海马和丘脑的药物含量较高。

大约 90% 的 TCA 与血浆蛋白紧密结合，仅 10% 是游离的，故急性中毒时，用血液透析难以清除。50% 的丙咪嗪是通过胆汁再经过肝肠循环，最后大约 2/3 从尿中排出，其余从肠道排出。TCA 的血浆清除半衰期（$t_{1/2}$）平均为 30~48 小时，仲胺类半衰期较长，其中普罗替林最长，大约 80 小时。

TCA 的药理作用和机制较为复杂，涉及中枢神经系统很多重要生理作用的递质以及受体。

（2）药理作用：神经递质在神经元内合成，释放后又重返神经末梢，称摄取和重摄取过程，是防止受体过度兴奋的一种机制。如此机制被药物阻断，则可急性加强神经传导。如摄取过程持续阻断，最终将减慢神经传导。这是因为受体密度代偿性下调（即低敏）。很多抗抑郁药物通过不同机制使受体对儿茶酚胺发生低敏。

（3）临床应用：TCA 有提高心境、缓解焦虑、增进食欲、改善睡眠等作用，是当前治疗抑郁症的首选药物，对内源性抑郁、非内源性抑郁和各种抑郁状态均有效，有效率是 80%。如能辅以心理治疗或者锂盐、T_3 等，可能使治愈率和有效率进一步提高。

（4）剂量和用法：TCA 的治疗指数低，尤其是叔胺类 TCA，剂量范围因受镇静、抗胆碱能和心血管毒不良反应的限制，比吩噻嗪类药物狭窄的多，一般为 50~250 mg/d。个别患者的用量可能稍大，但是超过此剂量效果不一定更好，相反不良反应更多。一般从小剂量 25 mg 开始，以后酌情每隔 2~3 天增加 25~30 mg。有振奋激活作用的去甲丙咪嗪和普罗替林应在早、午服用，适用于迟滞性抑郁症患者。镇静作用强的阿密替林、多塞平，可在午、晚服用，适用于焦虑、激动、失眠的患者。大多数 TCA 因半衰期长，可每日服 1 次，如剂量大可分 2~3 次服用。如剂量不大，可晚间 1 次服用。

(5) 过量与急性中毒：TCA 类药物如丙咪嗪 1 次吞服 1.25 g 以上（25 mg×50 片，大约为最高有效剂量的 5 倍）可致死，尤其是老年人和儿童。致死率远比酚噻嗪类药物高，占药物死亡的第 3 位。各种 TCA 包括多塞平过量均可致死，非 TCA 类药物如麦普替林、异戊塞平也是如此。

2. 抗焦虑药

抗焦虑药主要是用以减轻焦虑、紧张、恐惧，稳定情绪，兼有镇静催眠作用的药物，一般不引起自主神经系统症状和椎体外系反应。

（1）常用的药物：抗焦虑药以往称为弱安定药，属于这一类的主要有苯二氮䓬类，其次为丙二醇类，抗组胺的二苯甲烷类，抗抑郁的三环类和 MAOI，β 肾上腺素能阻滞剂。

（2）临床应用：抗焦虑药不仅用于精神科，也作为辅助用药用于癌痛患者，以缓解焦虑、紧张，稳定情绪，安眠、镇静。对于多种原因引起癌痛患者的失眠均有效，入睡困难者可选用半衰期短的苯二氮䓬类药物，如阿普唑仑、三唑仑、替马西泮；早醒者可选用硝西泮、艾司唑仑和氟西泮。

本类药物的最大缺点是其多种药理作用均易产生耐受性。另一缺点是长期应用可产生依赖性，包括精神依赖性和躯体依赖性。突然停药可引起戒断症状如失眠和焦虑加重、肌肉颤搐、震颤、头痛、恶心、多汗、视物模糊。在一些患者突然停药甚至可诱发癫痫。

第九章

神经病理性疼痛疾病治疗

第一节 三叉神经痛及舌咽神经痛

一、三叉神经痛

三叉神经痛在病因上通常可分为原发性和继发性两种。原发性三叉神经痛病因尚不明确。继发性又称症状性，是指由三叉神经本身或邻近组织的病变而引起疼痛的发生，同时伴有神经系统体征，其病因多种多样，有血管性病变、肿瘤性病变、颅骨畸形以及多发性硬化等。原发性三叉神经痛在临床上更为常见，通常所说的三叉神经痛即指原发性三叉神经痛。

原发性三叉神经痛是一种临床上常见的、顽固的、异常痛苦的疼痛性疾病。有些患者反复发作数十年不愈。本病的主要特点是在三叉神经分布区内出现阵发性剧痛，患者往往难以忍受，严重影响生活和工作。本病诊断较容易，但治疗棘手，是多学科临床研究的热点问题之一。

（一）相关解剖

头面部的疼痛传导通路由以下几个环节构成。①第一级神经元，位于半月神经节，周围突随三叉神经分支分布于头面部皮肤及眼、口、鼻腔黏膜，中枢突上传入脑桥的第二级神经元。②第二级神经元，位于三叉神经脊束核（司痛、温觉），经丘系交叉到对侧脑桥被盖腹侧，传入第三级神经元，形成三叉丘系。③第三级神经元，位于丘脑腹后内侧核，经内囊后肢沿丘脑中央辐射到达中央后回下部的感觉中枢。

三叉神经自半月神经节发出，三大分支分别为眼神经、上颌神经和下颌神经。

眼神经是最小的一个分支，属于感觉神经。从半月神经节前上内侧分出，向前穿经海绵窦外侧壁，经眶上裂入眶，入眶前分为额神经、泪腺神经和鼻睫神经。眼神经还有与动眼神经、滑车神经和展神经等感觉纤维的交通支。额神经入眶后前行经上睑提肌和骨膜间分为眶上神经和滑车上神经，分布于额部、上眼睑及头皮前部的皮肤，眶上神经纤维末梢可延伸至颅顶部。眼神经最内侧的分支是鼻睫神经，出眶后发出睫长神经、滑车下神经，终支是筛前神经。睫长神经自鼻睫神经发出，从视神经的内、外侧入眼球，包含鼻孔开大肌的交感纤维、虹膜的感觉纤维。筛前神经穿过筛前孔到颅窝，分布于硬脑膜后穿筛板入鼻腔。

上颌神经由半月神经节前部经圆孔出颅，入翼腭窝，穿眶下裂入眶，终支为眶下神经。上颌神经在翼腭窝内发出数支神经分支，有翼腭神经、颧神经、眶下神经和牙槽神经后支。与颜面部疼痛相关的上颌神经分支有：①下睑支（分布于下睑的皮肤及黏膜）；②鼻外支（分布于鼻外侧皮肤）；③鼻内支（分布于前庭皮肤）；④上唇支（分布于上唇及附近颊部皮肤和黏膜）。上颌神经最大的终支为眶下神经。

下颌神经后股主要是感觉神经纤维，包括属于感觉的舌神经、耳颞神经和只含一小束运动纤维的下牙槽神经。舌神经的终支分布于舌黏膜深层，支配舌体的前2/3黏膜感觉。下行时与面神经的鼓索神经分支相交通。下牙槽神经为下颌神经后股最大的一支，在下颌骨的内侧面进入下颌骨管，向前分出分支到犬牙、切牙、下磨牙和前磨牙。在出颏孔前分为两支：一支为颏神经出颏孔，另一支仍在下颌管中前行，称为切牙支，形成下牙丛和较小的下唇支，支配下唇部的感觉。颏神经末梢分布于下唇及相应的口角至中线的牙龈。耳颞神经分出耳支和颞支，分布于颞区和头皮的外侧皮肤，走行中也发出小分支到下颌关节、外耳道、鼓膜、耳屏、耳郭上部和颞下颌关节、腮腺以及头顶部的皮肤。此外还有分支支配汗腺分泌、小血管运动和腮腺分泌功能。

（二）发病机制

原发性三叉神经痛病因尚不明确，关于其发病机制存在以下 5 种假说。

1. 血管压迫假说

三叉神经的中枢轴突受血管压迫，特别是神经根入脑桥处受压迫被推断为大多数三叉神经痛患者可能的病因。神经脱髓鞘可能改变了三叉神经的电活动。血管压迫并发神经脱髓鞘或神经损伤几乎见于所有需手术的患者。当血管（大多数是动脉，偶尔是静脉）由神经处分离或去除微血管压迫，患者的阵发性疼痛几乎立即消失。磁共振成像研究术前血管神经关系，显示需外科手术患者血管和三叉神经有接触的比例很高。同时研究显示无症状的对照组中有 6%~32% 的神经血管有接触。

2. 结构损伤假说

结构损伤导致的病理过程涉及疼痛时的功能、生化、形态水平变化。研究神经痛涉及鞘磷脂和免疫细胞，其病理生理作用是直接通过神经信号起作用或通过炎症介质或生长因子间接起作用。但是，对于三叉神经痛来讲，其在神经元和非神经细胞的病理生理改变还未完全阐明。

3. 三叉神经节病变假说

最近由 Rappaport 和 Devor 提出的三叉神经节病变假说包括癫痫活动、回路环、神经元间联系以及中枢联系的改变等，几乎能用以阐述三叉神经痛所有的临床特性。他们假设血管压迫产生三叉神经根损坏，导致一小部分三叉神经节神经元过度兴奋，以此作为燃烧点，引起更多的神经节受累。

4. 受体异常假说

大鼠下牙槽神经痛动物模型造成慢性窄缩性神经损伤，会导致大鼠一系列行为异常，表现为其三叉神经感觉异常或感觉迟钝和机械性痛觉过敏。这种痛觉过敏持续至术后 60 天。该疼痛模型已被广泛用于三叉神经痛的研究。

在上述模型上，巴氯芬对机械刺激引起的过度反应有对抗作用，能部分减轻痛觉过敏，但其剂量已超过其能避免运动协调障碍的剂量。巴氯芬抗痛觉过敏的作用能被 CGP35348 完全拮抗，故其完全是通过 GABAB 受体起作用。

实验证据表明激动 α_2 肾上腺受体能使三叉神经节神经无超极化，产生抑制性作用。另外，证实 α_2 肾上腺受体的 mRNA 信号在单一三叉神经节的神经元细胞内表达。在没有神经损伤的情况下，无论是在三叉神经元细胞胞体或是初级传入终末，激动 α_2 肾上腺受体在三叉神经系统会对伤害性传递有抑制作用。

有研究报道显示，腹腔内急性注射 5-HT_{1A} 受体的激动剂 F13640 和 F13714，在三叉神经下牙槽神经痛动物模型中能产生显著的镇痛作用。提示 5-HT_{1A} 受体的激动剂可能在三叉神经痛的机制中起作用。

5. 炎性介质改变假说

有报道称，IL-6 和 NGF 与三叉神经损伤后的机械性痛觉过敏有关。

（三）临床表现

三叉神经痛主要表现为在三叉神经分布区内反复发作的阵发性剧烈疼痛，主要见于中老年人，女性略多于男性。疼痛大多为单侧，以面部三叉神经一支或几支分布区内骤然发生的闪电式剧烈面部疼痛为特征，患者常描述呈撕裂样、触电样、闪电样、针刺样、刀割样或烧灼样剧痛。以三叉神经第 2 支、第 3 支发病率最高。疼痛以面颊、上颌、下颌、唇部或舌部最明显。在上唇外侧、鼻翼、颊部、舌尖等处稍加触动即可诱发，故称"扳机点"。三叉神经痛的发作常无预兆，疼痛历时数秒至数分钟。突发突止,间歇期完全无痛。重者发作时在床上翻滚,并有自杀倾向。每次发作时间由几秒钟到几分钟不等。一般神经系统检查无阳性体征。

(四) 诊断依据

三叉神经痛的诊断一般不难。诊断主要依据患者的临床表现,一般不需要特殊的辅助检查,当怀疑为继发性三叉神经痛时,应有针对性地进行相关辅助检查如颅脑 CT、MRI 等。三叉神经痛的主要诊断要点如下。

(1) 疼痛部位为三叉神经或其某一分支或某几分支的分布区。

(2) 多为突然发作的阵发性剧烈疼痛,不发作时绝大部分患者完全无痛,仅极少数重症患者仍有轻度疼痛。

(3) 大多数患者有明确的"扳机点",即触发点,刺激这些部位可引起疼痛发作,但发作刚过去有短暂不应期,即短期内再刺激"扳机点"可暂不引起发作。

(4) 95%以上的三叉神经痛为一侧发病。

(5) 疼痛发作时不合并恶心、呕吐等伴随症状。

(6) 一般的抗炎镇痛药完全无效。

(7) 迁延不愈,病程冗长。

(五) 鉴别诊断

虽然三叉神经痛的诊断并不难,但误诊仍时有发生。本病应注意与下列疾病相鉴别。

1. 三叉神经支炎

属于继发性三叉神经痛,此病多发生于眶上神经分布区,也表现为持续性剧痛,发作后数日,部分患者额部出现带状疱疹。少数患者可累及眼神经主支而发生角膜炎与溃疡。病原体是一种病毒。此病有自限性,大多在 1~3 周自行痊愈。消炎镇痛药物、维生素或局部外用双氯芬酸钠软膏、注射糖皮质激素溶液等治疗皆有效。

2. 牙源性三叉神经痛

属继发性三叉神经痛,临床常可遇到将本病误诊为牙痛的,应详细检查牙部有无病变。牙源性三叉神经痛的阵发性不明显,但仍有明显的"扳机点";牙痛无"扳机点",另外牙痛的发作与食物冷热关系很大。

3. 鼻窦炎或肿瘤

上颌窦、额窦、筛窦、蝶窦疾病患者均可出现头面部疼痛,鉴别时应特别注意:鼻腔检查,注意两侧是否通畅,细查各鼻窦的投影点有无压痛;鼻腔有无分泌黏液或脓液;疼痛的发作性是否明显;上颌窦癌患侧面部可有肿胀;上颌窦及额窦的透光检查阳性;影像学检查有助于明确诊断。

4. 半月神经节附近的肿瘤

发生于半月神经节和小脑脑桥角处的肿瘤并不罕见,如听神经纤维瘤、胆脂瘤、血管瘤、脑膜瘤或皮样囊肿等,这些肿瘤引起的疼痛一般不十分严重,不像三叉神经痛那样剧烈,而是轻中度持续性疼痛。另外,可同时伴有外展神经麻痹、面神经麻痹、耳鸣、眩晕、听力减退、三叉神经支感觉减退,以及颅内压增高的症状,如头痛、呕吐和视盘水肿等。颅底 X 线检查,岩骨尖区或内耳道区有骨质破坏。CT、X 线造影检查有助于诊断。

5. 膝状神经节痛

膝状神经节在发出鼓索神经之前,发出岩大浅神经,以副交感神经纤维支配泪腺,司理泪腺分泌。中间神经主要司理舌前 2/3 的味觉及耳鼓膜和外耳道后壁的皮肤黏膜感觉,也有部分纤维司理颌下腺、舌下腺及口腔、鼻腔黏液腺的分泌。膝状神经节神经痛为阵发性,但发作时痛在耳内深部,向其附近的眼、颊、鼻、唇等多处放射,并在外耳道后壁有"扳机点"。这些患者多并发面神经麻痹或面部抽搐,并有时在软腭、扁桃体窝及外耳道等处发生疱疹并导致味觉丧失。

6. 舌咽神经痛

疼痛也为阵发性，大多在吞咽时诱发。疼痛从扁桃体区及舌根部起，向外耳道、耳前、耳后、耳郭或患侧面部放射。发作时患者多习惯用手压迫下颌角下方。舌根背面外侧及扁桃体处可有"扳机点"，颈外皮肤则无"扳机点"。吞咽动作、说话及转头、大笑均可诱发剧痛，吞咽酸、苦食品时尤甚。发作时易出现心动过缓或眩晕。患病年龄多在 35~65 岁。该病较为少见，发病率约为三叉神经痛的 1%。以 1% 丁卡因液涂布咽后壁或扁桃体区的"扳机点"可停止疼痛发作。此外，三叉神经痛发作部位在舌尖及舌缘也可作为鉴别点。

7. 偏头痛

偏头痛是周期性发作、轻重不同的单侧头痛，有时也表现为前额部头痛。此病发作前多有先兆，如同侧眼看到闪光或视力减退，甚至一过性同侧偏盲。头痛发作时间可持续数小时至数日不等。发作多有一定的时间规律。难以确诊时可试验性口服麦角胺治疗有助于鉴别。

（六）治疗

由于三叉神经痛的病因和病理改变至今还不清楚，因此治疗目的应是长期镇痛。镇痛的方法多种多样，可分为无创和有创两类治疗方法。无创治疗方法包括药物治疗、中医中药治疗、针灸治疗、物理治疗等，适用于病程短、疼痛较轻的患者，也可作为有创治疗方法的补充治疗方法。有创治疗方法主要包括注射疗法、射频热凝疗法和手术疗法。

1. 药物治疗

（1）卡马西平：别名痛惊宁、叉癫宁、酰胺咪嗪，为咪嗪类抗癫痫药，也为传统抗三叉神经痛药。口服，开始每日 2 次，以后可每日 3 次。每日 0.2~0.6 g，分 2~3 次服用，每日极量 1.2 g。其不良反应有头晕、嗜睡、厌食、失眠、皮疹、肝功能损害等。此药可与 0.1 g 苯妥英钠同服。

（2）苯妥英钠：别名大仑丁，为白色粉末，无臭，味微苦。易溶于水，几乎不溶于乙醚或氯仿，在空气中易潮解。本品为乙内酰脲类抗癫痫大发作和抗精神运动性发作药，对大脑皮质运动区具有高度选择性抑制作用。除可用于三叉神经痛外，也可用于抗高血压、抗心律失常及维持和预防癫痫发作。用于三叉神经痛，口服，每次 100~200 mg，每日 2~3 次；用于心律失常，每次 100~200 mg，每日 2~3 次；用于高血压，每次 100 mg，每日 3 次；防止癫痫大发作和精神运动性发作，每次 50~100 mg，每日 3 次。

2. 中医中药治疗

中医学认为，三叉神经痛属"头痛""偏头痛""面痛"等范畴。古医书中有"首风""脑风""头风"等名称记载，如《素问·风论》："首风之状，头面多汗恶风，当先风一日则病甚，头痛不可以出内。"有些三叉神经痛患者，经服用中药后有效，可使疼痛发作减轻或停止。

3. 三叉神经痛注射疗法

三叉神经周围支阻滞是治疗三叉神经痛的常用方法。注射部位主要是三叉神经分支通过的骨性孔道，如眶上孔（眶上切迹）、眶下孔、下齿槽孔、颏孔、翼腭孔等。所用药物包括局部麻醉药、无水乙醇、苯酚溶液、多柔比星、链霉素等。三叉神经周围支注射治疗的效果与操作者的技术水平和患者的病情程度以及局部解剖变异等因素关系密切。

（1）眶上神经阻滞术。

1）穿刺操作方法：患者取仰卧位，在眶上眉毛外、眼眶上缘中、内 1/3 交界或离正中线 2.5~3 cm 处扪及切迹或用棉签触压眶缘找到放射性痛点的位置，皮肤消毒及局部麻醉后，采用 5 号针头自切迹或压痛点垂直刺入皮肤直达骨面，若无放电样感，则调整针头方向在附近寻找，出现放射痛时注药则效果较好。

2）常用药物：常用 1%~2% 普鲁卡因或 1% 利多卡因及神经阻滞合剂等。神经破坏药可选用 95% 乙醇、无水乙醇或苯酚制剂。

3）适应证：适用于三叉神经第 1 支痛局限于眶上神经分布区者。单纯局部麻醉药阻滞也可用于治疗前额部带状疱疹后遗神经痛和头痛。

4）并发症：注药后常有上眼睑水肿，多在数日内消退，故注射前应先与患者详细说明。注射乙醇后，少数患者残留局部疼痛达2周，严重者可局部注射利多卡因数次以缓解。

(2) 眶下神经阻滞术。

1）穿刺操作方法：患者仰卧，头取中立位。局部皮肤消毒后，操作者戴无菌手套，先在眶下缘正下方1 cm、距鼻中线3 cm处扪及眶下孔。或采用连线定位方法：由眼外眦到上唇中点连一直线，再由正视前上方时瞳孔中点向同侧口角连一直线，两线的交叉点即为眶下孔的体表投影点。自眶下孔标志的内下方，约位于鼻翼旁1 cm处用5号细短针头刺入皮肤，同时用另一只手的示指压住眶下缘，以防针尖滑向上方而伤及眼球。然后使针尖向上、向后、向外方向倾斜穿刺，直达眶下孔附近骨面，以针尖在周围轻轻试探并寻找眶下孔。当针尖滑入骨孔时可有落空感，患者随即出现放射样疼痛。然后使针尖与外、上、后方成40°~45°时沿眶下孔缓慢深入约5 mm，回吸试验无血，先注入1%利多卡因0.5~1 mL，待眶下神经分布区出现麻木后，再缓慢注射95%乙醇或无水乙醇0.5~1 mL或其他药物。

2）适应证：适用于三叉神经第2支痛局限于眶下神经分布区者。

(3) 后上齿槽神经阻滞术。

1）后上齿槽孔的解剖：上颌骨的后侧即颞下面的最突出部分为上颌结节，后上齿槽孔即位于此结节上。该孔是后上齿槽神经进入上颌骨而达臼齿的必经之路，多数为单孔，少数变异为2~3个，个别也可缺如。

2）穿刺操作方法：患者取仰卧位，头部转向健侧。穿刺点在颧骨下缘与齿槽嵴夹角处，即相当于过眼眶外缘的垂线与颧骨下缘的交点。局部消毒后，先用手指将附近皮肤向前下方拉紧（有利于下一步进针时针尖朝内侧倾斜），继之以5号针头自穿刺点稍向后、向上、向内方刺入直达齿槽嵴的后侧骨面，然后紧贴骨面缓慢深入2~2.5 cm，即达后上齿槽孔附近，一般情况下很少出现放电样疼痛。回抽试验无血，先注入1%利多卡因2 mL，待臼齿出现麻木感后，再注入95%乙醇或无水乙醇1 mL或其他药物。

后上齿槽神经阻滞还可经口腔入路穿刺。患者取仰卧位，局部消毒后，用10 cm长、中部弯曲成约150°的针头，在第2~3臼齿间隙上的黏膜皱襞处以45°向后上方刺入，并紧贴骨面深入至2.5~3 cm即达上颌结节。有人认为此法较容易发生感染，在采用乙醇进行阻滞时应注意。

3）适应证：适用于三叉神经第2支痛局限于后上齿槽神经分布区患者。

4）并发症：乙醇阻滞后易发生局部肿胀、轻微血肿，可自行消退。

(4) 上颌神经阻滞术。

1）上颌神经的解剖和定位：上颌神经主干经圆孔穿出颅腔至翼腭窝，并在此处开始发出分支。由于圆孔穿刺非常困难，而且可发生严重并发症，故上颌神经阻滞一般在翼腭窝处穿刺。翼腭窝位于颅底下面、眼眶后方、颞下窝内侧，内有上颌神经、蝶腭神经节、上颌内动静脉以及填充其间的脂肪组织。此窝为宽0.3~0.4 cm、深约1 cm的裂隙，呈漏斗状，尖端朝下。其前壁由上颌骨后面内缘与腭骨眶突构成，经此处的眶下裂向前与眼眶相通；后壁为蝶骨翼突及大翼，上端由圆孔向后通颅腔，另有翼管与破裂孔相通；内壁为腭骨垂直板，经上面的蝶腭孔向内通向鼻腔；外侧为空隙，即翼上颌裂，经此处向外通向颞下窝；顶盖由蝶骨体和大翼根部构成；而翼腭窝的下端则缩窄为翼腭管，向下经腭大孔和腭小孔与口腔相通。上颌神经位于翼腭窝的上部深处，蝶腭神经节位于神经干下方约2 mm处。

翼腭窝外侧开口称翼颌裂，又称镰状裂，上宽下窄，长约1.5 cm，最宽处约0.5 cm。此裂距离颧弓的颧颞缝（相当于颧弓中点）下缘约4 cm。

腭大孔居于硬腭后部，上颌骨齿槽突与腭骨之间，在末位臼齿的内侧，即生有第3臼齿者，在该齿内侧，否则在第2臼齿内侧。该孔距硬腭后缘约0.5 cm，距腭正中缝和上臼齿齿槽缘距离大致相等。由腭大孔经翼腭窝至圆孔的距离约为3 cm，翼腭管的长度为0.8~2 cm。最窄处横径仅1.5~3 mm，其轴向近于矢状位，与上臼齿咬合面约成135°。

2）穿刺操作方法：常用方法有以下3种。

侧入路：患者仰卧，头转向健侧。穿刺点定于颧弓下缘中点的乙状切迹处，约为眼眶外缘与外耳道连线中点的下方。以 7 号长 8 cm 的针头自该点垂直刺入，进针深度 4 cm 左右即可触及骨面，为蝶骨翼突外侧板，标记进针深度，然后退针 2 cm，稍调整方向朝前方重新刺入，直至针尖滑过翼外骨板前缘，再继续进针 0.5 cm 即进入翼腭窝。不可过深，以免刺入鼻腔或眶下裂。若出现上颌部放射性疼痛，立即固定针头，并使针斜面向上，回抽无血，注入 1% 利多卡因 1 mL。待上颌部麻木又无眼肌麻痹后，再注入 95% 乙醇或无水乙醇 0.5～1 mL，或用其他药物。

前侧入路：体位同上。穿刺点定于颧骨下缘最低点，即经眼眶外缘的垂线与颧骨下缘交点。以 7 号长 8 cm 的针头自该点皮肤向后、向上、向内方刺入。从侧面看，针头应朝向颧弓下缘中点，并且紧贴上颌骨的骨面渐向内方深入。进针约 2 cm 即达上颌结节，然后继续沿骨面进针，大约至 4 cm 后即可出现落空感而滑入翼腭窝。有时可因进针的角度偏外触及翼突外板基底部而受阻，应退针少许，并调整方向使针尖稍偏内侧重新进针，直至滑过翼突前缘。然后继续深入 0.5 cm 即可触及神经而出现放电样疼痛，由此处至皮肤的距离一般不超过 5 cm。注药方法和剂量与侧入路相同。注意穿刺针不可刺入过深，以免刺入眼眶内引起眼外肌麻痹，甚至影响视神经导致失明。

经口腔腭大孔穿刺法：患者取坐位，头向后仰，尽量张口。穿刺点在腭大孔稍前方。腭大孔位于末位臼齿（第 3 或第 2）内侧的硬腭上，如从该臼齿舌面向腭正中缝虚拟划一垂线，则中、外 1/3 交界处即为腭大孔。若上白齿脱落，则可靠硬腭的后缘确定腭大孔的前后位置，该孔多在硬腭后缘前方 0.5 cm 处。口腔黏膜消毒和局部麻醉后，采用长细针头（事先在距离针尖 4 cm 处弯成约 135°的钝角）自腭大孔的稍前方由前下向后上方穿刺，若遇骨面受阻，则用针头在附近试探进针，直至针尖经腭大孔落空滑入翼腭管内。在翼腭管内继续缓慢进针 2.5～3 cm，可出现放电样疼痛，即表明已达翼腭窝并触及上颌神经。注药方法和剂量同上。

遇有翼腭管弯曲或异常可导致穿刺失败。此外，尚可因局部感染导致硬腭黏膜溃疡，应严格无菌操作，治疗后 3 天内口服抗生素以预防感染。

（5）颏神经阻滞术。

1）操作方法：患者仰卧，头转向健侧。扪及颏孔的位置并标记。皮肤消毒和局部麻醉后，由标记点的后外上方并与皮肤成 45°向前下方穿刺直达骨面，可刺入颏孔并出现放电样疼痛。否则可略退针，用针尖在附近骨面寻找颏孔，直至进入孔内。针尖可进入颏孔内 0.5～1 cm，回吸无血，先注入 1% 利多卡因 1 mL，观察数分钟出现下唇和颏部的皮肤感觉减退后，缓慢注入 95% 乙醇或无水乙醇 0.5～1 mL 或其他药物。注射药物时，应用手指压紧颏孔周围软组织，以防止乙醇流到孔外，损伤周围组织引起疼痛。

2）适应证：适用于原发性三叉神经第 3 支痛，主要痛区及触发点位于颏部、下唇及其附近黏膜者。

（6）下齿槽神经阻滞术。

1）操作方法。

口外法：患者仰卧，肩下垫薄枕，头转向健侧并略向后仰。穿刺点定于下颌骨下缘稍下偏内，下颌角前方 1.5～2 cm 处。左手示指紧贴下颌骨后缘（右侧穿刺指尖朝上，左侧则朝下），以指示进针方向。右手持针由穿刺点刺入皮肤达下颌骨内侧面，与左手示指平行并沿骨面向上缓慢进针 3.5～4 cm，出现放电样疼痛，则表示已达下颌孔。回吸无血，即可注入 1% 利多卡因 1～2 mL，待下颌部麻木后，再注入 95% 乙醇或无水乙醇 0.5～1 mL。

口内法：患者坐位，头后仰并尽量张口。在臼齿的后方可见一尖端朝上、面向前内方的臼齿后三角。其外斜边为下颌前缘，较锐利，在第 3 臼齿外侧；其内斜边则为下颌支另一骨缘，较圆钝，在臼齿之后，向后即为较平坦的下颌支内侧面。穿刺点取臼齿咬合面的上 1 cm 的内斜边处（如为牙脱落者，则可选上、下齿槽缘间线中点水平的内斜边处）。自穿刺点黏膜由前内向后外方进针直达骨膜，如未遇到骨质，则表示针头过于偏向内侧。最后，将针头紧贴下颌支的内侧骨面、与下白齿咬合面平行方向缓慢进针 1.5～2 cm，待出现颏部放射痛，即表示已触及下齿槽神经。注药方法及剂量同上。

2）适应证：适用于原发性三叉神经第 3 支痛，其主要痛区和触发点位于下白齿、颊部及其附近黏膜，或经颏神经阻滞失败或无效者；下齿槽神经分布区的继发性疼痛，如癌痛、带状疱疹后遗痛等；下颌部口腔科治疗操作的局部麻醉。

3）并发症：偶有反射性下颌挛缩，不需特殊处理，可自行缓解。

（7）下颌神经阻滞术：在颅底卵圆孔附近阻滞下颌神经，可使该神经分布区感觉丧失。针尖可不进入卵圆孔内，但有时乙醇能在神经支内向上扩散，进入半月神经节，由此也可获得半月神经节阻滞的长期镇痛效果。

1）卵圆孔的解剖和定位：卵圆孔位于蝶骨大翼后部，多在蝶骨翼突外板后缘的后侧或后内侧，少数位于其后外侧。国内一组 1 284 个颅骨卵圆孔及其周围结构的观察与测量结果表明，卵圆孔的长径为 4～13 mm（左侧平均为 6.4 mm，右侧为 6.6 mm），其中 6～8 mm 者约占 80%。卵圆孔的短径为 1～7.5 mm，平均 3.2 mm，3～4 mm 者占 86%，小于 2 mm 者仅占 2.8%。卵圆孔为圆形或近圆形者占 6.8%。卵圆孔与翼突外板后缘根部延长线一致者占 48.4%。卵圆孔外口向前外倾斜者占 94.2%，向后内倾斜者占 5.8%（可致穿刺困难）。卵圆孔与棘孔合二为一者占 1.8%，与颞岩裂相合者 1.9%。有 6 例三者合并为一。卵圆孔的后外侧为棘孔，脑膜中动脉经此孔进入颅腔，其内侧有咽鼓管及破裂孔，后者为颈内动脉进入颅腔的通道。

2）操作方法：单纯在卵圆孔处阻滞下颌神经时，穿刺点可取颧弓下缘中点，即相当于眼眶外缘与外耳道间距离的中点。患者仰卧，头转向健侧。以 7 号长 8 cm 穿刺针自穿刺点垂直刺入皮肤，并缓慢进针约 4 cm（不超过 5 cm），触及骨面即为翼突外板根部，此深度即为由穿刺点至卵圆孔的距离，标记此深度。然后退针至皮下，调整方向使针尖向后（向耳侧）以 15°～20°并略微向上重新刺入同样的深度或略深，遇有向下颌或舌部放射痛，即表明已达卵圆孔并触及下颌神经。

3）适应证：三叉神经第 3 支痛，或颏神经及下齿槽神经阻滞无效者；三叉神经第 3 支分布区的癌痛、带状疱疹后遗痛等；下颌部口腔科操作的局部麻醉处理。

4. 半月神经节阻滞

采用半月神经节阻滞治疗三叉神经痛目前已在国内外应用，注射的药物包括乙醇、甘油、苯酚甘油等。多年来，这一注射疗法已被证明能有效治愈三叉神经痛，但因其注射技术难以掌握，而且治疗效果随着各人的技术不同而大有出入。国内有报道，镇痛期超过 1 年者达 87%。而国外文献报道，治愈率相差悬殊，有的高于 98%，有的则低于 40%。由于药物扩散的可控性较差，近来已倾向于采用更易于精确控制的影像引导下射频热凝术。

（1）穿刺入路的选择：半月神经节阻滞的穿刺途径有侧入路法和前入路法。侧入路法的重要标志为下颌切迹，此切迹的后方为下颌骨髁状突，前方为下颌骨喙突，穿刺进针点是在喙突后方，当半张开口时髁状突约向下移位 1 cm，此位置可使侧入路法易于成功。前入路法的主要标志为正视位的瞳孔及颧弓中点，颧弓中点相当于颞骨的颧结节的前方，穿刺进针点是在喙突前方，正对第 2 臼齿处。近年来随着医疗影像设备的普及，卵圆孔穿刺操作多在 C 臂 X 线机、CT 扫描、DSA 成像引导下进行。

（2）术前准备。

1）注射前需要向患者详细交代治疗方法、预期效果和可能发生的并发症等问题，取得患者知情同意及必要的配合。

2）治疗前患者要清洗头面部、理发、剃胡须。

3）全面进行体格检查，了解全身脏器功能状况，尤其注意眼耳情况、血压、心电图、出血时间和凝血时间。

4）应安排有足够的治疗时间（一般约为 2 小时），不能匆忙进行。

5）备好各种用具及药品，包括 5 mL 及 1 mL 注射器，无菌手套，2.5% 碘酒，乙醇棉球，无菌巾与纱布，长 10～14 cm 的 7 号（或 23 号）穿刺针各 1 支（带有针芯），2% 利多卡因等有关治疗用药及无水乙醇，7 号注射针头，并检查急救药品和相关设备是否齐全、有效。

（3）穿刺操作方法。

1）体位：患者仰卧，头取中立位，双眼正视上方。

2）定位：常用即体表划线法和影像定位法。体表划线法：在实践中总结出双线定位法，即经患侧眼眶外缘的纵轴平行线与经口裂的水平延长线，二线交点即为穿刺进针点。影像定位法：在 C 臂 X 线机透视下显示卵圆孔，将 C 臂图像增强器向患侧倾斜 15°～20°，向足端倾斜 30°～45°，依据患者头部位置、脸型、有无牙齿及咬合情况具体调节倾斜角度，直至清晰显示卵圆孔，影像投照位置约在患侧上颌窦与下颌骨之间、患侧下颌切迹与上齿根部连线上。

3）穿刺：接心电、脉搏氧饱和度监测及吸氧管后，常规消毒铺巾，用长约 10 cm、外有绝缘套的射频穿刺针经定点穿刺。划线法可经另两条线调整进针的方向，即定点与瞳孔中点连线及定点与颞下颌关节结节连线，前者矫正进针的内外方向，后者矫正进针的前后方向。复制疼痛后，再细微调节针尖位置，直至进针骨质阻挡感消失，即进入卵圆孔，进针深度为 5～7 cm。若针尖触及自卵圆孔出颅的下颌神经，患者可述下唇部疼痛。可凭感觉沿骨面继续试探进针，滑入卵圆孔并触及下颌神经，患者可有下颌部的放射性疼痛。最后将针尖再推进 0.3～0.5 cm，上颌部出现剧痛即表明进入半月神经节内。影像法则在射频穿刺针影像引导下进行穿刺，针尖直对卵圆孔。

4）到位：如果穿刺针尖的位置合适，则轻微活动针体，患侧面部的患支分布区即有电击样的疼痛麻木等不适反应和感受。可再经影像学进一步证实，侧位透视显示针尖在蝶鞍斜坡与颞骨岩部形成的夹角内，具体位置因毁损靶神经不同而异。第 3 支射频针尖进卵圆孔的位置应偏向后外侧，深度应距斜坡约 0.5 cm；第 2 支毁损针尖进卵圆孔的位置应在正中，深度应刚好抵在斜坡上；第 1 支针尖进卵圆孔的位置应偏向前内侧，应略超过斜坡。然后经电刺激进一步定位穿刺针尖是否处于准确位置。同时毁损第 2 支和第 3 支时，针尖位置同第 2 支，但选用长裸露端的射频针，单支毁损短裸露端的射频针。

5）电刺激：将中性电极（无关电极）连接于患侧肩部或上肢，将刺激电极插入射频针内。施加电刺激，根据放射性疼痛定位反应，确定射频针尖穿刺进入卵圆孔的位置是否正确。先施以 0.5～1 mA 的高频电刺激。如果穿刺针尖的位置合适，则患侧面部的患支分布区可有电击样的疼痛麻木等不适反应和感受。如果位置不准确，须反复调整进针深度和方向，再给予电刺激，直至患侧面部出现相应的反应和感受。一般电刺激强度逐渐加大，所需的强度越低，说明穿刺针尖的位置越准确，治疗效果越好。如果超过 2 mA 仍无反应，说明穿刺针的针尖偏离神经组织，应重新调整穿刺针的位置。直至正侧位透视显示针尖位置合适。

6）射频热凝：经方波电刺激校对穿刺针的位置准确无误后，可开始热凝。原则上应从短时间低热开始，逐步缓慢加温，以减轻患者的痛苦。温度在 60 ℃ 以下不容易使神经纤维发生蛋白变性，达不到治疗目的。而温度超过 85 ℃ 以上时，可损伤神经周围组织而产生严重的并发症。可先加热到 60 ℃ 维持 1 分钟，然后再酌情加热至 70 ℃、80 ℃ 和 85 ℃。为防止并发症，温度最高不超过 90 ℃。每次升温后，维持 0.5～1 分钟，同时不断用针刺及棉絮擦拭皮肤，测试患支分布区的痛觉和触觉，直至痛觉消失，同时保留触觉为止。一般患者的最终加热温度为 70～80 ℃，最终加热温度持续 120～180 秒。本方法需取得患者配合。治疗前应向患者讲清楚，在局部麻醉下施行此种治疗具有一定的痛苦，必须取得患者的理解和配合，并注意从 60 ℃ 开始缓慢升温，避免突然高温所引起的剧烈疼痛。患者不能耐受升温时的疼痛时，可给予丙泊酚静脉麻醉后再行射频热凝治疗，可直接升温至 85 ℃，热凝时间为 120～180 秒。同时毁损第 1、第 3 支或全部第 1、第 2、第 3 支时针尖进入卵圆孔的位置应偏向内侧，深度应先略超过斜坡，射频热凝 120～180 秒后退至斜坡以下，再行射频热凝 120～180 秒。

7）术后处理：操作完毕，拔出穿刺针，按压穿刺点 2～3 分钟，以无菌敷贴覆盖穿刺点，并以冷水或冰水外敷穿刺部位，以防止局部出血及肿胀。患者术中应用广谱抗生素预防感染，术后常规应用脱水药治疗 3 天。同时密切观察并发症情况。

（4）适应证：①本注射疗法适用于一切较严重而顽固的三叉神经痛患者，尤其是具有开颅手术禁忌的老年和体弱及慢性病患者；②三叉神经痛同时累及第 2、第 3 支，第 1、第 2 支或全部 3 支，并经各周围支阻滞无效者；③面部的晚期癌痛；④面部带状疱疹后遗痛。

（5）并发症：半月神经节阻滞可能引起多种并发症，而且有时非常严重。大多由于穿刺方向不准或进针过深损伤附近的血管和脑神经，或乙醇剂量较大并流入蛛网膜下腔引起损害。

1）阻滞范围内感觉丧失或异常：2%～5%的患者在治疗后可出现感觉异常和不同程度的"麻木性痛苦"，大多为乙醇注射过量引起。部分患者在治疗后可出现麻、针刺、冰冷、虫爬、奇痒等异常痛苦的感觉。这些患者若还保留触觉和感觉，可再次重复半月神经节乙醇注射，使感觉完全消失。

2）眩晕综合征：是比较常见的并发症，约占半月神经节阻滞患者的1/4。多在注射利多卡因或乙醇后0.5～1分钟出现，在30分钟内消失，有的可持续数日。一般不需要特殊处理。

3）咀嚼困难：是三叉神经运动根受累所致。患者表现为同侧咀嚼无力，牙齿咬合不紧，易发生颞下颌关节脱位，另外有的患者可出现张口困难。经数日或数月后可自行恢复。

4）其他脑神经损害：药物损伤第Ⅶ对脑神经引起同侧面神经麻痹。而第Ⅲ、第Ⅳ、第Ⅵ对脑神经受累时，则出现上睑下垂、复视及瞳孔散大等。

5）同侧失明及角膜病变：失明是最严重的并发症。也有少数人在治疗后发生角膜炎和角膜溃疡。主要是由于针尖进入卵圆孔过深或乙醇剂量较大损伤邻近的视神经所致。

5. 射频热凝疗法

射频热凝疗法是一种微创伤性神经毁损疗法，其利用可控温度作用于神经节、神经干和神经分支等部位，使其蛋白凝固变性，从而阻断神经冲动的传导。目前，射频热凝疗法在临床疼痛治疗领域发展很快，已广泛应用于治疗三叉神经痛及其他多种神经病理性疼痛。与三叉神经半月神经节乙醇阻滞术相比，热凝术可控性好，治疗效果良好，年老体弱者也可以良好耐受，因而依从性好。并发症较少，目前尚无死亡等严重并发症报道。虽然复发率较高，但由于操作方便，能重复实施，可最终达到长期镇痛的目的。

（1）穿刺入路：采取前入路法穿刺，在C臂X线透视或CT扫描引导下进行。

（2）操作方法。

1）穿刺卵圆孔：患者仰卧，头取中立位，双眼正视前方。穿刺采用前入路法，定点方法同上。局部消毒后在穿刺点局部进行浸润麻醉。先将中性电极（无关电极）连接于患侧下肢。用特制的长约10 cm、外有绝缘套的射频穿刺针进行穿刺，直至到达卵圆孔。穿刺均在影像引导下进行。

2）电刺激确认射频穿刺针针尖的位置：根据放射性疼痛反应，确定穿刺到达卵圆孔后，尚需用脉冲电刺激判定射频穿刺针针尖的位置是否正确。先将刺激电极插入射频针内，然后施以0.5～1 mA的高频电刺激。如果穿刺针针尖的位置合适，则患侧面部的患支分布区可有电击样的疼痛、麻木等不适反应和感受。如果位置不准确，须反复调整进针深度和方向，再给予电刺激，直至患侧面部出现相应的反应和感受。一般电刺激强度逐渐加大，所需的强度越低，说明穿刺针尖的位置越准确，治疗效果越好。如果超过2 mA仍无反应，说明穿刺针的针尖偏离神经组织，应重新调整穿刺针的位置，直至正侧位透视显示针尖位置合适。

3）温控热凝：经方波电刺激校对穿刺针的位置准确无误后，可开始加热。原则上应从短时间低热开始，逐步缓慢加温，以减轻患者的痛苦。温度在60 ℃以下不容易使神经纤维发生蛋白变性，达不到治疗目的。而温度超过85 ℃以上时，可损伤神经周围组织而产生严重的并发症。可先加热到60 ℃维持1分钟，然后再酌情加热至70 ℃、80 ℃和85 ℃。为防止并发症，温度最高不超过90 ℃。每次升温后，维持0.5～1分钟，同时不断用针刺及棉絮擦拭皮肤，测试患支分布区的痛觉和触觉，直至痛觉消失，同时保留触觉为止。一般患者的最终加热温度为70～80 ℃，最终加热温度持续2分钟左右。

（3）适应证：三叉神经第1、第2、第3支痛患者；面部晚期癌痛患者。

（4）不良反应及并发症。

1）操作中疼痛：本方法需取得患者配合。治疗前应向患者讲清楚，在局部麻醉下施行此种治疗具有一定的痛苦，必须取得患者的理解和配合，并注意从60 ℃开始缓慢升温，避免突然高温所引起的剧烈疼痛。

2）手术后反应：有些患者治疗后可出现一过性头痛、头晕、恶心甚至呕吐，数小时内可自行缓解；有的患者在治疗结束后1～2周毁损神经支配区有串跳感，有的可持续很长时间；或在治疗后1～2周仍有疼痛，但较原发疼痛程度低，可自愈，不必急于近期再次行射频热凝术。

3）颅内出血：半月神经节内侧邻近海绵窦和颈内动脉，穿刺损伤易致出血，严重者可形成颅内血肿。

4）其他脑神经损害：如面部轻瘫等。

5）颅内感染：严格无菌操作可有效防止颅内继发感染，尤其需要注意防止穿刺针穿破颊黏膜将细菌带入颅内。

6）带状疱疹：可在手术后数日出现在毁损神经所支配皮区，较常见于眶上神经分布区，其机制尚不清楚。局部可涂喷阿昔洛韦软膏或可的松软膏，数日即可愈合。

7）角膜炎：角膜反射消失是半月神经节热凝术的一个较为严重的并发症，严重者可形成麻痹性角膜炎和角膜溃疡，最终可致失明。治疗操作过程中应注意适度控制射频热凝的温度和时间，并随时观察角膜反射的变化。一旦发生角膜反射消失，应嘱患者戴墨镜，并涂抹眼膏保护角膜，防止角膜炎和角膜溃疡。角膜反射消失后常需数月才能逐渐恢复。

8）面部感觉障碍：大多数患者治疗后可遗留不同程度的面部皮肤感觉障碍。Menzel 报道 315 例患者半月神经节射频热凝治疗后约 93.1% 的患者面部遗留不同程度的麻木感或烧灼感。有学者报道 325 例患者中，治疗后面部均有轻度麻木感，少数患者有蚁行感，经过一段时间均可明显缓解。在治疗前，应向患者及其家属详细说明治疗达到的目的、实施方法和可能产生的不良反应及并发症。

6. 微球囊压迫疗法

微球囊压迫疗法是近年来治疗三叉神经痛的新技术。采用气管插管下全身麻醉，在 X 线透视引导下进行半月神经节穿刺。以 14 号套管针经面部皮肤穿刺。到位后，拔出针芯，将 Fogarty 微球囊放入半月神经节。用注射器接球囊外的导管接头，注入 1~2 mL 造影剂，使球囊膨胀，形成约 1 cm×1.5 cm 的鸭梨形，并维持数分钟。压迫结束后抽出造影剂，使膨胀的球囊复原。拔出球囊与穿刺针，压迫穿刺点止血。有报道 120 例患者中，手术后即刻成功率为 93%，1 例手术后成功，但半年后复发并再次治疗有效，远期效果尚有待进一步观察。

7. 手术治疗

目前常用于治疗三叉神经痛的手术有：周围神经撕脱术、经颅中窝三叉神经感觉根切断术、三叉神经脊束切断术、三叉神经根减压术和颅后窝三叉神经根微血管减压术等。应用较多的为周围神经撕脱术和经颅后窝微血管减压术。

（1）周围神经撕脱术：有学者研究发现，原发性三叉神经痛患者三叉神经周围分支的病变比主干更严重。周围分支表现纤维肿胀、增粗，髓鞘疏松改变，神经周围纤维结缔组织增生压迫神经和滋养血管病变等；而主干病变则表现为严重而普遍的空泡变性，纤维松解、断裂和脱髓鞘改变。由于三叉神经痛多发生在中老年人，供养三叉神经的动脉多发生硬化、缺血，所以可致神经纤维营养代谢异常而发生变性。外周神经分支周围纤维组织增生对血管的压迫致使血供进一步恶化，加重神经变性，终致神经纤维脱髓鞘而发生"短路串线"现象。这一发现不仅明确了三叉神经痛患者主干及神经根切断术后复发的原因，而且为周围神经撕脱术的应用提供了理论依据。手术时，应尽可能撕脱至近心端正常段，以减少手术后复发。

（2）经颅后窝微血管减压术：众多临床资料表明血管压迫三叉神经是原发性三叉神经痛的原因之一，微血管减压术治疗三叉神经痛已为越来越多的学者所采用。临床实践表明，微血管减压术治疗原发性三叉神经痛的效果是确切的。手术采用 2% 的利多卡因浸润麻醉或全身麻醉，沿标记线做切口，依次切开皮肤、皮下组织、肌肉及骨膜，以骨膜剥离子逐层分离，然后以颅骨钻开一直径约 2 cm 的骨窗。在手术显微镜下轻轻向后上方牵开小脑，向前沿小脑幕在岩静脉与第Ⅶ、Ⅷ对脑神经间剪开桥池蛛网膜，将微型脑压板放入达三叉神经根部，自神经出脑桥处向远端探查血管压迫情况。将压迫在三叉神经根部的血管用显微剥离子轻轻分开，并在神经与血管之间夹放一块自体小肌片。若在不同的方向及部位有多条血管压迫时，应分别夹放数块小肌片或取一块较大肌片，将该段受血管压迫的神经包绕以与血管隔开。此时嘱患者自己用手撞击"扳机点"及做平时易诱发疼痛的动作，若无疼痛则达到减压目的。仔细观察确无活动性出血后逐层缝合关闭切口。

二、舌咽神经痛

舌咽神经痛为一种局限于舌咽神经分布区的发作性剧烈疼痛，也分为原发性和继发性舌咽神经痛两类。可与三叉神经痛相伴发。

（一）有关解剖

舌咽神经或第Ⅸ对脑神经系混合性神经，内含运动、感觉和副交感神经纤维，与迷走神经、副神经一起经颈静脉孔穿出颅腔。舌咽神经主干自颅底向下通过颈动脉和静脉之间、茎突及其附着肌内侧，并绕茎突咽肌下缘弯向前行而达舌咽部。

（二）发病机制

（1）继发性舌咽神经痛多见于茎突过长或茎突综合征。只有耳深部剧痛，但咽部不痛者称为耳痛性舌咽神经痛，极少见。也可见于颈静脉孔区、颅底、鼻咽部、扁桃体等的肿瘤，局部蛛网膜炎或动脉瘤。

（2）原发性舌咽神经痛病因及发病机制尚不明确，可能是神经脱髓鞘病变引起舌咽神经的传入冲动与迷走神经之间发生"短路"的结果。近年来因显微血管外科的发展，临床上发现有些舌咽神经痛患者的舌咽神经受椎动脉或小脑后下动脉的压迫。

（三）临床表现

舌咽神经痛是以舌咽部、耳深部的短暂发作性剧烈疼痛为主要特征的一种疾病。临床极少见，其发生率与三叉神经痛相比约为1∶88。发病多见于35岁以后，男性相对多见。

疼痛性质与三叉神经痛相似，主要表现为吞咽时短暂性刀割样、烧灼样或钻刺样剧痛。疼痛位于扁桃体、舌根、咽、耳道深部等处，可因吞咽、讲话、咳嗽、打呵欠等诱发，每次发作仅数秒至2分钟，从舌侧或舌根部向同侧耳深部放射。骤然发作并停止。停止发作时无任何症状。有的可伴咽喉痉挛、心律失常、低血压性晕厥等。检查时无异常所见，偶于同侧下颌角后有压痛，或舌后对苦味感觉过敏；各种味觉刺激均感觉为苦味。有的患者在咽后壁、舌根、扁桃体窝处可有疼痛触发点。舌咽神经痛的主要特征为用4%丁卡因喷涂于舌侧可使疼痛减轻或消失。

（四）诊断依据

（1）扁桃体、舌根、咽、耳道深部等处的短暂发作性剧烈疼痛。

（2）中年男性多见，常因吞咽、谈话、咳嗽而诱发。

（3）检查时无异常所见，偶于同侧下颌角后有压痛，或舌后对苦味感觉过敏。有的患者在咽后壁、舌根、扁桃体窝处可有疼痛触发点。

（4）以4%丁卡因喷涂于舌根可使疼痛减轻或消失为其主要特征。

（五）鉴别诊断

1. 三叉神经痛

三叉神经第3支痛易与舌咽神经痛混淆。但三叉神经痛时，疼痛部位在舌前部而非舌根，通常累及下颌神经的分布区，不向外耳道放射，疼痛触发点在下唇、颊部或舌尖等处。必要时可做可卡因试验或用普鲁卡因局部封闭三叉神经第3支，以资鉴别。

2. 喉上神经痛

喉上神经为迷走神经的分支。该神经疼痛可单独存在，也可与舌咽神经痛伴发。疼痛发作常起自一侧喉部，该处常有显著压痛，如在该区行局部麻醉，往往疼痛暂获缓解，可以鉴别。

3. 中间神经痛

为一侧耳部剧痛，发作时间较长，常伴外耳道或耳郭疱疹，有时可引起周围性面瘫。个别不典型者仅表现为耳痛，与单纯表现为耳痛的舌咽神经痛不易区别。有人认为，对这种患者行手术治疗时除切断舌咽神经根外，还需同时切断中间神经根，以确保治疗效果。

4. 继发性舌咽神经痛

疼痛常为持续性，有阵发性加重，无触发点。检查中可见患侧有某种舌咽神经功能障碍（如舌咽部感觉和舌后部味觉减退、咽反射迟钝、软腭运动无力等）或其他阳性神经体征，以及有局部病变发现（如鼻咽部肿瘤），必要时可做特殊辅助检查，如头颅CT扫描、摄颅底或颅骨X线片等。

（六）治疗

1. 药物治疗

治疗三叉神经痛的药物均可用于本病。1%丁卡因或1%潘妥卡因直接涂抹咽部、舌根部"扳机点"处或表面麻醉喷雾可获得短时间的镇痛作用。用0.5~1 mg阿托品静注或颠茄酊5 mg口服可以预防心动过缓、心脏停搏、晕厥、抽搐等。

2. 舌咽神经阻滞

经药物治疗效果不佳或症状严重者，可考虑行药物神经注射治疗，多用利多卡因、无水乙醇、酚甘油、东莨菪碱、维生素 B_{12} 等。可经咽部入路和颈部入路两种方法，将穿刺针置入舌咽神经周围，注入药物损毁或营养神经，以减轻症状。

颈部入路时需经侧颈部进针到颈静脉孔附近，该部位舌咽神经与迷走神经、副神经伴行，注入药物时易同时阻滞或损伤这些神经，故操作应谨慎。

咽部入路阻滞疗法，适用于各类患者，对扁桃体和舌根部有"扳机点"的原发性舌咽神经痛患者以及不能耐受手术的患者尤为适用。①从舌咽弓的外侧下方进针向扁桃体下极的后外侧刺入1~1.5 cm，注药阻滞舌咽神经扁桃体支。②从舌腭弓附近的舌外侧表面进针向舌根部刺入，注药阻滞舌咽神经的舌支。注入神经破坏剂前可先注入2%的利多卡因1 mL，以确定注射的准确性并可减轻酚甘油引起的疼痛。此方法简便，便于掌握，技术要求较低，适用于门诊治疗，不良反应包括穿刺时损伤血管而出血、注射后病变复发等，对复发者可考虑行再次注射。

3. 舌咽神经射频电凝

由于该方法不可避免地影响舌咽神经的运动根，故限制了其应用，仅适用于颅底部癌肿、病侧声带功能已丧失者。

4. 手术治疗

手术从颅内切断患侧舌咽神经及迷走神经的1~2根神经纤维。须严格掌握适应证。

（1）舌咽神经和迷走神经上部根丛切断术：采用颅后窝一侧切口。

（2）面、舌咽和迷走神经束切断术：采用枕下部中线切口，切除枕骨大孔后缘和寰椎后弓，在第二颈神经后根的中点水平切断该神经束。

（3）微血管减压术：采用颅后窝一侧切口，解除小脑后下动脉或椎动脉对舌咽神经的压迫。

第二节　带状疱疹后遗痛

带状疱疹后遗痛（PHN）是带状疱疹最常见的并发症，是老年人中最常引起疼痛的一种疾病。PHN的定义为在带状疱疹特征性的急性出疹期后疼痛仍存在于受累的神经区域，主要表现为自发性疼痛和痛觉超敏（触诱发痛）。目前常将自疱疹出现持续1个月后疼痛仍持续存在称为PHN。因为在1个月后疼痛有逐渐消失的趋势，故一些学者在研究时选择疼痛超过带状疱疹出现后2~3个月甚至6个月。

一、流行病学

PHN的发病率（疼痛自带状疱疹出现持续1个月以上）在9%到14%不等。有人对100例带状疱疹患者进行了3个月、5个月和1年的跟踪研究，发现仅3个患者出现了持续的严重疼痛。尽管PHN的发病率很低，且随着时间可逐渐改善，其发病率和严重性（以时间来衡量）与年龄有直接的关系（表9-1）。在60岁以上大约50%的患者、在70岁以上近乎75%的患者在疱疹出现1个月以上发生PHN。

表 9-1　PHN 发病率和严重性与年龄的关系

年龄（岁）	疼痛患者（%）	超过 1 年的疼痛患者（%）
10～19	4.0	4.0
20～29	2.0	2.0
30～39	15.0	10.0
40～49	33.0	7.0
50～59	49.0	18.0
60～69	65.0	37.0
70～79	74.0	48.0

二、发病机制

PHN 的病理改变表现为神经元和相应神经纤维炎性浸润、沃勒变性、出血性坏死及神经脱髓鞘改变。尸体解剖发现，背根神经节呈卫星状态，淋巴细胞浸润和节细胞退行性变，局部软脑膜炎，节段性脊髓炎等。在中枢神经系统也可发生类似变化。Watson 首次描述了 PHN 患者可表现出特异的脊髓后角萎缩。

（一）触诱发痛

目前关于触诱发痛的机制存在两种观点。第一种观点是感觉传入神经纤维传导阻滞引起神经系统重塑。PHN 患者伴有一级传入感觉神经元的坏死，可引起其中枢端突触末梢的变性，导致脊髓神经元失去这些突触，形成感觉传入纤维传导阻滞，并使非伤害感受的大神经传入纤维有机会和中枢疼痛传导神经元间形成新的突触，从而导致异常性疼痛。第二种观点是感觉传入小纤维（包括伤害感受器）的活性增高、异常放电引起中枢的过度兴奋。有学者于 1996 年采用感觉定量测量，除发现 PHN 患者有感觉缺失外，还发现触觉异常性疼痛的程度与感觉缺失量成反比，即与传入感觉纤维（包括伤害感受器在内）的残存量成正比，因此认为：这些感觉传入纤维受到轻度损伤后仍然存活，并与中枢保持着相对完整性，而且活性增强，过度放电。当大量的这种神经电冲动传入中枢神经系统（CNS），就会造成 CNS 敏感化，继而小的、无痛性的机械刺激就可以引起异常疼痛。

（二）自发性疼痛

有学者发现采用背根切除术去除人和动物的一级传入突触后，可引起去传入阻滞，使脊髓神经元细胞产生自发性的癫痫样放电，从而引起自发性疼痛。推测背根的损伤导致脊髓神经元（尤其是抑制性中间神经元）坏死、胶质细胞增生、瘢痕形成或其他结构和生化改变，造成剩余神经元的敏化现象，出现自发性癫痫样放电，从而产生自发性疼痛。还有学者发现水痘—带状疱疹病毒感染的感觉神经元细胞能自发放电，并经免疫荧光证实有病毒复制，而对照的非感染的感觉神经元细胞却无自发放电活动。原因可能是病毒的复制诱发了感觉神经元间兴奋性突触的形成，而且已经证明这种突触是一种电偶联，而非化学性突触。因此自发性疼痛也可能是病毒在背根神经节神经元内复制所引发的异常的神经电冲动造成的。

三、临床表现和诊断

（一）临床表现

（1）急性带状疱疹临床治愈后患区仍存在持续或发作性剧烈疼痛，受累的皮肤常发红、发紫或呈褐色。当上述颜色消退后，常有苍白色的瘢痕。有时病程较长的病例无瘢痕却有非常严重的疼痛。

（2）患区常有感觉减退或感觉缺失，而皮肤常有痛觉超敏（触诱发痛），即轻轻触摸皮肤即可产生剧烈难以忍受的疼痛；并有痛觉过敏，即对伤害性刺激的疼痛感觉增强。

（3）疼痛性质。可出现两种类型的疼痛：一种是持续的烧灼样疼痛，另一种是阵发性刀割样疼痛。

两种都可以是自发出现及在轻触皮肤时出现。用力按压皮肤常可减轻疼痛，而轻触皮肤常不可忍受。

（4）感觉异常。一些患者常描述有不可忍受的瘙痒、蚁行感或感觉迟钝。这些感觉也可由机械性的活动、温度改变和情绪低落所诱发。

（5）由于对剧烈疼痛的恐惧，患者的心理负担沉重，情绪低落，甚至对生活失去信心或有自杀倾向。

（6）查体时常发现瘢痕区域甚至瘢痕区域周围的皮肤对针刺、温度或触摸的感觉丧失。但与之相矛盾的是，以拇指和示指轻擦或牵拉皮肤可出现皮肤感觉过敏。

（二）诊断要点

（1）急性带状疱疹临床治愈后疼痛持续超过1个月或既往有急性带状疱疹病史。
（2）有明显的按神经支配区域分布的感觉、痛觉、触觉异常，局部可有色素改变。
（3）疼痛的性质为自发性刀割样或闪电样发作性疼痛或持续性烧灼样疼痛、紧束样疼痛。
（4）患区内有明显的神经损伤后遗症状，如瘙痒、紧束感、蚁行感、抽动或其他不适感。
（5）患者心理负担沉重，情绪抑郁，甚至对生活失去信心，有自杀倾向。

四、治疗

带状疱疹后遗痛的治疗及效果非常复杂和多变，到目前仍然没有任何一种方法能够缓解一些非常顽固的带状疱疹后遗痛，只有采用合理的综合治疗方法，才能有效缓解患者的剧烈疼痛，改善患者的生存质量。

（一）药物治疗

药物治疗是基本、常用的方法，选择用药应根据患者的病情特点，合理搭配，联合用药，以减少不良反应，并依据治疗反应及时调整给药方案。

1. 局部药物治疗

（1）利多卡因贴剂：5%利多卡因贴剂能相对快速地缓解疼痛，且其全身吸收少，不需增加剂量，无严格的禁忌证和相互作用。有研究对PHN患者局部使用利多卡因，发现其可使PHN患者中度以上的疼痛缓解。有学者综述5%利多卡因贴剂用于治疗疱疹疼痛的疗效认为：5%利多卡因贴剂能够有效地缓解带状疱疹后遗痛尤其是痛觉超敏，且具有较少的全身不良反应和其他药物的相互作用。因其良好的安全性和有效性已经成为治疗带状疱疹后遗痛的一线药物。

（2）辣椒碱制剂：辣椒碱的化学名称为香草壬酰胺，是由茄科植物辣椒的成熟果实中提取的天然生物碱，与初级神经末梢细胞膜上的香草醛受体结合，拮抗神经肽P物质，影响神经肽P物质的合成、释放和储藏，影响疼痛刺激的传递。此外，辣椒碱尚有促进局部血液循环作用，能够改善外周神经的组织代谢和营养供给，从而减轻局部的病理反应。辣椒碱在治疗PHN中尤为重要，因为C纤维通过释放神经肽P物质，从而引起神经源性炎症和化学性疼痛，因此，辣椒碱通过抑制神经肽P物质的产生而抑制神经源性炎症和减轻化学性疼痛，此外，在大剂量应用时辣椒碱还可使这些神经元脱敏。临床研究也证实辣椒碱较安慰剂更能暂时减轻PHN的疼痛。

2. 抗抑郁药

目前被用于治疗PHN的抗抑郁药主要包括三环类抗抑郁药和新型的抗抑郁药。三环类抗抑郁药可分为仲胺和叔胺类。仲胺类是相对选择地抑制去甲肾上腺素再摄取，药物主要是去甲替林和地昔帕明。叔胺类是通过对去甲肾上腺素和5-羟色胺平衡的抑制而起作用，常用的为阿米替林和丙咪嗪，它们有抗胆碱的不良反应。新型的抗抑郁药也是通过对去甲肾上腺素和5-羟色胺平衡的抑制而起作用，但无典型的三环类药物的抗胆碱的不良反应，主要包括文拉法辛和度洛西汀。研究显示对去甲肾上腺素和5-羟色胺都有作用的抗抑郁药似乎对PHN的效果更好。阿米替林仍是治疗PHN最有效的药物。研究表明三环类抗抑郁药的镇痛作用并不依赖于它们的抗抑郁作用，它们的有效剂量也小于治疗抑郁时的剂量。

有学者对抗抑郁药治疗PHN的系统性回顾性研究发现，对于三环类抗抑郁药，其不良反应较轻微，主要是头晕、镇静和抗胆碱作用（口干、便秘），且其更容易出现在上调剂量时。地昔帕明还有出现左束支传导阻滞的报道。

3. 抗癫痫药（或抗惊厥药）

抗癫痫药能够增加抑制性神经递质，减少兴奋性神经递质，调节阳离子通道的传导，目前最常用于治疗PHN的抗癫痫药主要是加巴喷丁和普利巴林。

加巴喷丁是最早用于神经源性疼痛的抗癫痫药，它在结构上类似GABA，是一种参与疼痛调节和传导的神经递质，其确切作用机制尚不明确。目前认为主要是结合到电压门控Ca^{2+}通道的$\alpha_{2\delta}$亚单位，从而抑制脊髓背角神经元谷氨酸的释放而发挥作用。加巴喷丁不在肝脏代谢，未发现与其他药物之间有相互作用，因此被认为是一种相当安全的药物。其镇痛效果呈剂量依赖性。在一项历时8周的多中心、随机、双盲研究中，对229例带状疱疹后遗痛患者进行治疗，结果显示加巴喷丁治疗带状疱疹后遗痛有效。患者加巴喷丁最大量达3 600 mg/d，疼痛评分（11分Likert标度）明显下降（从6.3下降到4.2）（$P<0.001$）（而对照组从6.5下降到6.0），患者睡眠质量得到改善，第二次疼痛评分也明显降低（$P<0.001$）。大多数患者对加巴喷丁耐受，常见不良反应有嗜睡、眩晕、共济失调、水肿。

普瑞巴林是最近在中国获准上市的新药，性质与加巴喷丁相似，治疗带状疱疹后遗痛效果优于加巴喷丁，血药浓度较快达到目标水平，而不良反应较少。其确切机制尚不明确，应该与加巴喷丁类似。

4. 镇痛药

中枢性镇痛药如曲马多，可用于治疗轻中度的PHN。一项随机对照研究证实口服曲马多控释片（平均滴定剂量275.5 mg/d）对PHN有明显的疗效。

对于重度疼痛的患者，可使用麻醉性镇痛药。有人推荐在需要时可每6小时予以30~60 mg可待因。在控制PHN时，一些研究显示阿片类药物如羟考酮和吗啡，与安慰剂比较可明显减轻疼痛，不良反应主要包括恶心、便秘、镇静和食欲下降。

5. NMDA受体拮抗剂

NMDA受体是一种涉及中枢和外周疼痛通路的复杂性受体，可维持神经元的兴奋性，对神经损伤后疼痛的发生和维持有促进作用。氯胺酮可部分阻滞NMDA受体，对PHN起到止痛效果，但它可能产生比较严重的不良反应，如疲劳、眩晕等；右美沙芬有止痛作用，但小剂量产生的止痛作用不能持久；美沙酮既可阻滞NMDA受体，也有阿片样止痛作用，是一种具有潜在治疗价值的药物。

6. 其他药物

（1）糖皮质激素：早期小剂量应用糖皮质激素可减少PHN的发生，但对病程较长者疗效欠佳，且糖皮质激素的禁忌证和不良反应较多。

（2）利多卡因：被提倡用于治疗许多类型的慢性神经源性疼痛，包括带状疱疹后遗痛，报道结果令人兴奋。然而，还缺乏口服抗心律失常药治疗带状疱疹后遗痛疗效的权威性研究。

（3）神经妥乐平：可通过激活疼痛的下行抑制系统、抑制缓激肽的游离等达到止痛效果，还可通过扩张外周血管，加速神经损伤修复。有研究发现神经妥乐平10.8 U/d使带状疱疹后遗痛明显改善，并具有快速起效、长时间止痛作用。

（二）神经阻滞治疗

1. 脊神经阻滞

神经根受累是带状疱疹后遗痛的一个典型特点，在早期使用感觉神经阻滞能减轻疼痛。神经阻滞主要用于带状疱疹后遗痛的诊断和预后的判断，尤其是在神经毁损前作为一判断预后的方法。

2. 交感神经阻滞

交感神经阻滞可减轻疼痛，尽管效果是暂时的，可能在短于2个月的神经痛患者中获得较好疗效。星状神经节和三叉神经干的阻滞常用于治疗三叉神经带状疱疹。

3. 硬膜外阻滞

硬膜外注入皮质醇对各种腰骶PHN有效。硬膜外阻滞可用于治疗颈5节段以下的带状疱疹。

（三）神经毁损治疗

对于 PHN 患者，神经毁损主要是针对周围神经、脊神经、脊神经后根和半月神经节及交感神经节，常在预测性阻滞显示有效时才进行神经毁损。常用的毁损方法可分为化学性毁损和物理性毁损。

1. 化学性毁损

化学性毁损包括 50% 的乙醇、95% 的乙醇和 6% 的苯酚。应用乙醇发生神经炎的可能性高于苯酚，这与穿刺针位置不正确或药物泄漏在感觉神经周围有关。作用时间可从几天到几年，通常为 2~6 个月。

2. 物理性毁损

目前国外使用最为广泛的一种物理性毁损方法是射频毁损，通过电流致神经纤维治疗性热损伤，破坏神经纤维而阻断神经冲动的传导。很多学者认为射频毁损比化学性神经毁损要优越，因为后者的扩散不易预测，阻滞范围不易控制，射频损伤面积较小，易于控制。脉冲射频的射频针尖温度控制在 38~42℃，不仅避免了高温对神经的热损伤，而且不影响神经信号的传导，具有微创、镇痛迅速、疗效确切、不良反应少等其他传统治疗方法无法比拟的优点，为疼痛治疗开辟了广阔的应用前景。射频毁损不仅可用于外周神经，还可用于脊髓中的传导束，如脊髓丘脑束及大脑中的一些核团来治疗某些顽固性疼痛。

（四）物理治疗

1. 微波治疗

微波具有增加局部血液循环、加速新陈代谢、降低感觉神经兴奋性的作用，从而减轻患者疼痛。

2. 激光治疗

常用氦—氖亚激光治疗，早期应用低能量激光照射可预防 PHN 的发生。氦—氖亚激光可增强机体细胞和体液免疫功能，激活单核—巨噬细胞系统，增强白细胞吞噬功能，具有抗炎消肿等作用；使激肽、5-HT 等致炎致痛物质活性降低，激活内源性抗痛物质，整合中枢神经的痛觉信号而起到镇痛作用。

物理治疗无痛苦，方法简便，患者顺应性强。

（五）神经调控治疗

（1）经皮神经电刺激（TENS）用小波宽、低强度电刺激，兴奋大的有髓初级传入神经纤维（A 纤维），在脊髓背角激活抑制环路，减少 C 纤维的伤害感受性冲动的传导。对 PHN 有一定的疗效。

（2）脊髓电刺激（SCS）对 PHN 也有一定的疗效。若疼痛位于肢体，疗效较好；若疼痛位于躯干，疗效较差。

（3）运动皮层刺激可用于治疗颜面部 PHN，有效率为 60%~70%。

（4）中枢靶控输注系统植入术对 PHN 也有一定的疗效，尤其是随着可乐定、罗哌卡因等对神经源性疼痛有效药物的应用，该治疗在 PHN 中的应用将有更广阔的前景。

（六）心理治疗

PHN 患者均伴有不同程度的心理障碍，如焦虑、紧张、抑郁、异常人格特性甚至自杀倾向，而这些心理障碍又会在不同程度上加重患者的疼痛，只有进行有效的心理治疗，才能减轻疼痛。心理治疗方法包括认知行为治疗、松弛治疗、操作行为治疗、生物反馈治疗。对于疼痛所导致的复杂性心理问题，近年来许多临床研究表明，认知行为治疗对慢性疼痛有较好的治疗效果。

认知行为治疗的目的不仅局限于减轻患者的疼痛，同时通过改变患者对己、对人或对事物的看法来改变疼痛造成的心理问题，提高患者的生命质量。

目前临床常用的认知行为治疗技能训练主要有解决问题、放松练习、注意力训练等。

1. 解决问题

让患者把生活中的各种问题按急缓程度排序，例如家庭、职业、人际关系、娱乐、经济状况、身体健康。这样患者就会意识到疼痛只是生命中需要解决的一个问题而不是生命的决定因素，从而降低患者对疼痛的恐惧和焦虑，增强康复信心。

2. 放松练习

这是一种通过自我调整训练，由身体放松而引起整个身心放松，从而消除紧张的行为训练技术。要求患者交替收缩或放松自己的骨骼肌，同时体验自身肌肉的紧张和松弛程度以及有意识地去感受四肢和躯体的松紧、轻重、冷暖程度，从而取得放松的效果。目前，放松练习种类繁多，学习放松练习的途径也不是唯一的，要根据不同患者的不同需要选择一种更行之有效的放松练习。

3. 注意力训练

对刺激的注意程度同样是影响疼痛的重要因素。当注意力高度集中于某事时，意识对疼痛的警觉减少，疼痛也随之降低。因此注意力转移可以减轻疼痛。首先，告诉患者：人可以在某一段时间把注意力集中在某一特定事件上（可以举"选择电视频道"的例子；我们一次只能关注一个频道，注意力好比遥控器）。当患者能够很好地控制注意力时，接下来就要指导患者进行注意力转移训练：想象自己处于一个美丽安静的环境中或鼓励其描述过去的成功经历，并与患者一同分享成功的快乐，分散其对于疼痛的关注，从而减轻疼痛。

五、预防

带状疱疹后遗痛的治疗到目前为止不甚满意，患者异常痛苦，目前许多学者将目光投向对带状疱疹后遗痛的预防。

目前值得肯定的是早期应用抗病毒药物可抑制病毒，控制炎症的发展，缩短疗程，降低PHN的发病，常用药物包括阿昔洛韦、万乃洛韦和泛昔洛韦。阿昔洛韦能降低新皮损的形成，加速旧皮损的愈合，并且多数研究表明其有助于降低PHN的发生率。新近更多的Meta分析证明阿昔洛韦能够显著缓解带状疱疹急性期疼痛。万乃洛韦和泛昔洛韦也有相似的研究，均证实能够加速皮损的愈合，明显减轻带状疱疹急性痛，能够减少PHN的发生率，缩短PHN的病程。抗病毒药物原则上应在皮疹出现的72小时内给药，在前驱期或皮疹出现48小时内给药效果更佳。也有研究认为早期应用抗病毒药物能降低带状疱疹急性期疼痛、缩短带状疱疹急性期，但并不能预防带状疱疹。

此外，还有研究显示水痘—带状疱疹病毒疫苗对PHN有一定的预防作用。2005年有研究认为Oka/Merck疫苗不但能够减少带状疱疹急性期症状，而且能显著降低PHN的发生，提示疫苗可能预防PHN的发生。另外，急性带状疱疹康复期患者的血清抗体可有效抑制水痘—带状疱疹病毒的增殖，缓解病情，并可能降低PHN的发生。

第三节 糖尿病性神经病

糖尿病是周围神经病变中最常见的病因。1887年Pryce在一位糖尿病患者身上同时从临床和病理生理两方面描述了疼痛对称性发生的多发性周围神经病。糖尿病性神经病是糖尿病最常见的并发症之一，但肌电图、神经传导速度及脑诱发电位的检查发现早期轻微神经系统改变的发生率高达92%~96%。糖尿病性神经病可累及感觉、运动和自主神经，多以感觉性症状为主。疼痛是糖尿病性神经病的常见症状之一，因此也称糖尿病痛性神经病（PDN）。病变主要见于周围神经、脊髓后根，也可见于脊髓后索及肌肉，病理表现为神经纤维节段性脱髓鞘性变化、轴索膨胀变性、纤维化及运动终板肿瘤等。早期诊断、早期治疗可降低糖尿病性神经病的发病及发展。

一、发病机制

糖尿病性神经病的发病机制尚未完全阐明，现在认为主要与糖尿病引起的糖、脂肪、磷脂等代谢障碍及由于周围神经等的滋养血管的动脉硬化、中外膜肥厚、玻璃样变性甚至闭塞等血管障碍有关。起病主要与高血糖有关的代谢性神经病有关，高血糖可使位于雪旺细胞内的醛糖还原酶活性增加，将过多的葡萄糖催化生成山梨醇，山梨醇脱氢酶再将其氧化为果糖，山梨醇和果糖都是高渗性物质，它们在神经细胞内的积聚过多可引起神经细胞内的渗透压增高，造成水钠潴留，致使神经细胞水肿、变性、坏死,并引起神经纤维脱髓鞘和轴索变性。但血糖的控制与病情并不一致,说明存在其他影响因素。血管性病变可能是造成糖尿病性神经病变的重要原因之一,高血糖可使血管结构蛋白和胶原蛋白发生非酶性糖基化,使小动脉和毛细血管的内皮细胞增生,内膜、基底膜增厚,毛细血管通透性增加,轻则影响微循环,使神经组织损伤;重则引起管腔变窄,血液黏度增高,血流淤滞,甚至形成血栓,使神经组织缺血、缺氧。脂质代谢异常和血管活性因子减少可能也参与糖尿病性神经病变的发生发展。此外,糖尿病性神经病变还与醛糖还原酶、对氧磷脂酶的基因多态性以及一氧化氮合酶、有丝分裂原活性蛋白激酶基因表达增加有关。

二、临床表现

临床表现除有糖尿病的多饮、多食、多尿、消瘦、疲乏、血糖升高及糖尿等症状外,神经系统也有明显的症状和体征。糖尿病性神经病根据病变特点可以分为5种临床类型:①糖尿病性自主神经病变;②糖尿病性多发神经病变;③糖尿病性单神经病变;④糖尿病性神经根病变;⑤糖尿病性肌萎缩。

1. 糖尿病性自主神经病变

自主神经病变常与感觉性神经病的发生相关。尽管自主神经的临床评估大多限于心血管系统和泌尿生殖系统,然而自主神经病变在各系统均有表现。病理及临床研究表明,患者的交感和副交感神经的传入和传出纤维均可受累。①在心血管系统:患者在活动、深呼吸时心率的调节反应减弱,甚至心脏完全性失神经,心率固定;由于交感缩血管神经变性,站立时窦弓反射减弱,心率增加不明显,不能调节动脉压的明显降低,发生直立性低血压,严重者产生头晕、晕厥等症状;其他可表现为静息性心动过速、无痛性心肌梗死、猝死等。②在泌尿生殖系统:尿意减弱、排尿次数减少、膀胱容量增大,形成低张力性膀胱,排尿困难,易发生尿路感染和肾功能障碍;男性患者常见阳痿、逆行射精等性功能障碍。③在胃肠道系统:迷走神经对消化道的调节功能减弱,引起食管蠕动和胃排空能力减弱,表现为上腹不适、饱胀、恶心、呕吐、腹泻、便秘等;由于胆囊收缩功能减弱,易发生胆石症、胆囊炎。④眼:可表现为瞳孔缩小、扩张障碍等。在神经内分泌系统,可有胰多肽、生长抑素等激素水平的改变。另外,患者可有出汗异常:下肢无汗而头、手、躯干大量出汗,进食时明显,即"味觉性出汗"。

2. 糖尿病性多发神经病变

多发神经病变是糖尿病性神经病变中最普遍的类型。患者常主诉肢体远端对称性麻木、感觉迟钝或疼痛,疼痛多为隐痛、刺痛、烧灼痛,夜间尤甚。大多起病隐匿,自下向上进展,下肢较重。部分患者可能有感觉过敏,偶尔有不宁腿综合征。体检可发现袜套、手套式感觉减退或缺失,跟腱、膝腱反射减弱或消失。小纤维受累为主者,常有痛温觉和自主神经功能减弱,可在感觉障碍较严重的部位即趾骨、足跟、踝关节等处发生溃疡,形成经久难愈的"糖尿病足",给患者造成极大的痛苦;有的患者趾关节、跖趾关节发生退行性病变,形成Charcot关节。大纤维受累为主者,可表现为行走不稳、容易跌倒等感觉性共济失调。

3. 糖尿病性单神经病变

糖尿病能引起多种中枢和周围神经病变。糖尿病患者脑神经麻痹的发生率明显高于非糖尿病患者,以动眼神经麻痹最为多见,可单发,也可双侧受累。患者常主诉突发的眶周剧烈疼痛并发复视,检查显示眼肌麻痹,可存在特征性的上睑下垂。其次为滑车、外展、面神经麻痹,可表现为多组脑神经受损。最常发生的周围神经损伤为尺神经、正中神经、股神经和腓总神经损伤,多为亚急性或慢性起病,可对称,也可单发,表现为下肢肌肉萎缩、疼痛,肌力减弱。另外,患者可有多处嵌压性神经病,常见挤压部位易患性增加,出现多处压迫性麻痹,如腕管综合征(压迫正中神经)、肘管综合征(压迫尺神经)、跖管综合征(压迫胫神经)。

4. 糖尿病性神经根病变

是糖尿病性神经病变中很突出但很少被了解的一种。多发性神经根病变可侵及胸壁、腹部、背部、大腿前侧、臀部和足部,可为双侧、对称的,也可为单侧的,通常病史中会有相关性的突发胸、腹、背或四肢疼痛,可有感觉迟钝、感觉缺失。累及下肢时,可能会有膝腱反射和跟腱反射消失。

5. 糖尿病性肌萎缩

也称糖尿病性脊髓病，是一种特殊的临床综合征。可表现为类似慢性脊髓灰质炎的脊髓前角细胞损害，脊髓痨样后根、后柱损害，以及与亚急性脊髓联合变性相似的后索及侧索变性。患者常有严重的疼痛和近端下肢、臀部、大腿前侧无力或者远端四肢无力。疼痛通常不对称，首先发生在一侧肢体，逐渐发展，到后来累及对侧的肢体，一般不累及上肢。常有骨盆带、肩胛带及四肢近端肌肉萎缩。糖尿病伴低血钾时可有低钾性麻痹。这些改变多认为是糖尿病性血管病变引起的持续性脊髓供血不足所致。

三、辅助检查

由于电生理检测技术的不断改进，糖尿病性神经病的诊断阳性率逐渐提高。实验室检查可以明确有无病变，确定病变范围、病变程度，判断预后，并可发现亚临床病变，对早期诊治提供依据。肌电图呈神经源性改变，神经传导速度（NCV）、末端运动潜伏期（DML）可反映神经病的脱髓鞘特性，呈现为 NCV 减慢、DML 延长；而运动或感觉动作电位波幅下降，反映轴突丧失。大多数报道显示下肢受累早于上肢、远端重于近端、感觉神经异常早于并重于运动神经异常，与临床表现一致。近年来，F 波、H 反射、体感诱发电位（SEP）在糖尿病性神经病领域中的应用，为诊断神经病变提供了新的工具。腓肠神经活检对临床症状不典型的神经病，有鉴别诊断意义。血糖、肾功能检查也是必要的。糖化血红蛋白是由血红蛋白与细胞内外的蛋白质结合而成，可反映近期（1~3 个月）的血糖代谢状况，大多数文献均表明其与电生理检测结果呈负相关，比空腹血糖和餐后 2 小时血糖更为可靠。

四、诊断依据

临床有糖尿病基础，存在周围神经损害的症状、体征或电生理检测的异常，并排除其他原因引起的肢体麻木、无力、疼痛，即可诊断糖尿病性神经病。

五、鉴别诊断

1. 系统性红斑狼疮（SLE）

SLE 是由于自身抗体和免疫复合物导致的多系统病变，其中约 50% 累及中枢神经系统，也可出现脑神经麻痹和多发性周围神经病等。脑脊液中淋巴细胞轻度增高，蛋白可轻度增高。SLE 患者脑内多有血管病变，主要为小动脉和微动脉受累，光镜下可见玻璃样变性、血管周围炎性浸润以及内膜增厚，血管壁坏死和纤维素沉积，血管腔内有血小板和纤维蛋白血栓。一些患者神经系统症状和体征有自发性缓解，提示血管病变所致的缺血是可逆性的，并非永久性的损害。免疫异常在发病机制中起重要作用。

2. 血管源性神经病

是指一类由于供给周围神经的血管病变而导致的缺血性神经病，常见于结节性多动脉炎、伯格病、淀粉样变性、动脉粥样硬化、机械性压迫等。由于病因、病程、病情严重程度、累及范围不同，故临床表现也有较大的差异。其共同特点是临床病情与神经缺血严重程度、累及范围具有平行关系。

3. 高血糖性神经病

见于初诊为糖尿病的患者及血糖控制不佳的患者，有时诉下肢远端有麻木等不快的异常感觉。经治疗血糖恢复正常时，以上症状迅速消失，治疗开始前的神经传导速度减慢也常迅速改善。可以认为糖尿病患者的高血糖水平与末梢神经功能异常是相关的，治疗可使神经症状迅速改善，提示本病的病理不是神经纤维变性和脱髓鞘，而是代谢障碍。

六、治疗

控制疼痛是糖尿病性神经病变中最困难的处理措施之一。考虑到疼痛常伴抑郁，因此，充分认识潜在的抑郁并加以治疗成为必不可少的部分。大多数糖尿病的自然病程是疼痛自然缓解。

1. 严格控制高血糖

应控制饮食，控制血糖，纠正体内代谢紊乱，这是糖尿病性神经病治疗和预防最根本的措施。神经病变与高血糖有关,即使是近期出现的高血糖或一日之内血糖波动较大,都可使神经传导速度减慢,因此糖尿病神经病变治疗的基本原则是控制好血糖。对高渗性昏迷、酮症酸中毒昏迷及低血糖性昏迷应积极抢救。

2. 药物治疗

(1) 维生素:大剂量B族维生素、烟酸等药物可促进神经功能的恢复。维生素B_1、维生素B_6等缺乏可发生神经病变,但试用维生素B_1、维生素B_6及维生素B_{12}治疗均无肯定效果。维生素B_{12}的衍生物甲钴胺每次500 μg,每日3次口服;针剂,每次500 μg,每周3次肌内注射,有一定疗效。

(2) 镇痛药物:镇痛药治疗疼痛性糖尿病性神经病变尽管可短期用于自限性的症状,但效果不佳。临床试验证明布洛芬或舒林酸对于缓解神经病理性疼痛是有效的,但对于使用阿片类药物仍存在争议,因其作用不确切,可致成瘾和便秘,可能加剧自主性神经病的症状。

(3) 抗抑郁药:三环类抗抑郁药作为神经性疼痛辅助药物已应用很长时间,它们被认为能够阻断神经对去甲肾上腺素和5-羟色胺的再摄取,因此具有抑制伤害性传导通路神经递质的作用。阿米替林25 mg,每日2~3次,或丙米嗪,50~100 mg睡前服用,有利于睡眠,但较强的抗胆碱能不良反应也限制其使用。5-羟色胺再摄取抑制药也被证实对神经性疼痛有效,常用帕罗西汀、舍曲林等药物。

(4) 抗惊厥药和抗心律失常药:抗惊厥药和抗心律失常药在治疗周围神经病时常在三环类抗抑郁药之后作为二线药物使用。这些药物可减少自发性放电导致的初级伤害性感受器的细纤维损害。卡马西平每次100~200 mg,每日2~3次,对锐痛较有效,对钝痛疗效不佳。加巴喷丁能够缓解与糖尿病相关的疼痛,但价格较贵。利多卡因能够缓解顽固性疼痛,并能维持很长时间。其他如辣椒碱、可乐定、右美沙芬等药在部分患者也取得了一定疗效。

(5) 其他:血管扩张药、醛糖还原酶抑制药、肌醇、乙醚-L-肉碱、抗自由基制剂、神经营养因子、前列腺素等治疗,对临床症状或电生理改变有不同程度的改善。

3. 理疗

脉冲电刺激可能对于减轻糖尿病性神经病的烧灼样疼痛有效,在腰部的局部皮肤使用经皮神经电刺激对一些患者有效。电针疗法对于缓解慢性糖尿病性神经病变的疼痛也有效。脊髓电刺激为缓解慢性糖尿病性神经病变疼痛提供了一条新的、有效的途径,并可改善运动耐量。

4. 骶管阻滞

骶管阻滞作为临床常用的麻醉方法,具有操作方便、起效迅速、镇痛完善、对患者生理功能干扰轻微等优点。骶管阻滞治疗糖尿病性神经病变,不仅能够明显缓解下肢疼痛、肢体麻木等临床症状,还可以通过扩张下肢血管、改善神经纤维营养代谢,使受损的神经纤维得以修复。骶管阻滞时可以采用低浓度局部麻醉药(利多卡因或丁哌卡因)混合小剂量阿片类镇痛药(芬太尼)及维生素B_{12}或其衍生物,一般注药后约10分钟下肢疼痛即可缓解。骶管阻滞治疗期间,局部麻醉药的作用可使患者的下肢有不同程度的麻木感,但由于使用的局部麻醉药浓度较低,不影响患者下肢活动。下肢血管扩张可使患者的血容量相对不足,因此除补足液体外,应减少患者活动,避免发生直立性低血压。

5. 对症治疗

对疼痛、腹泻、阳痿、神经源性膀胱、直立性低血压采取对症治疗措施。如胃轻瘫可用胃动力药,如多潘立酮每次10 mg,每日3次;尿潴留可用针灸、按摩或新斯的明0.5 mg,肌内注射,必要时可行导尿术、保留导尿术或膀胱造瘘术。

第四节 中枢性疼痛

中枢性疼痛作为专业术语在20世纪中期已经提出,20世纪70年代才开始对其有所研究和认识。目前对中枢性疼痛尚无统一的定义,其概念也众说不一,较为混杂。国际疼痛学会(IASP)提出的中枢性疼痛的新概念为由中枢神经系统的病变或功能失调所引起的疼痛。这里的核心是由于中枢神经系统内的原发过程,而不是外周引发的疼痛,外周引发的疼痛虽伴有中枢机制,但也不属于中枢性疼痛。如臂丛撕脱、幻肢痛引发的疼痛，虽有中枢机制，但并不属于中枢性疼痛。中枢性疼痛常发生于老年人，引起中枢性疼痛的病灶多位于脊髓、脑干、丘脑、大脑皮质、皮质下等痛觉传导通路，其中以丘脑病灶引起的丘脑痛发生率最高。其临床表现为发作性或持续性烧灼、针刺样剧烈疼痛，任何轻微刺激皆能触发，刺激强度与疼痛程度不成比例，其发作常延迟于诱发因素之后。以疼痛学分类，可将其归于神经病性疼痛、神经源性疼痛或全身性疼痛，表现形式多为慢性疼痛。中枢性疼痛在解剖学上分为脊髓相关的疼痛和脑相关的疼痛，两者表现的症状和体征可能完全不同。其代表性疾病是丘脑痛、瓦伦伯格综合征、脊髓损伤后疼痛、卒中、多发性硬化等。另外，也有将由于神经症、精神分裂等疾病引起的精神（心理）疼痛归属于中枢性疼痛。

脊髓相关的疼痛与脑相关的中枢性疼痛流行病学不同。脊髓相关的疼痛最主要的原因是外伤，其中交通意外是最常见的，占60%~70%。其他少见的原因是手术治疗不当、炎症、肿瘤、血管病及先天性疾病。而脑相关的中枢性疼痛主要原因是血管病，少见的原因有肿瘤和炎症。

中枢性疼痛的具体病因主要有：脑脊髓的血管意外如梗死、出血、血管畸形等，可有急性和慢性进行性病变；多发性硬化，即脑桥、延髓或脊髓的多发性硬化或肿瘤；外伤性脑损伤，如子弹穿透伤、交通意外等；脊髓空洞症、延髓空洞症，常导致中枢痛，但与病变发生速度的缓急无关；脑脊髓脓肿、肿瘤；病毒、梅毒引起的脊髓炎；癫痫；帕金森病；卒中，病变大多在丘脑。

一、发病机制

中枢性疼痛的机制与外周伤害性疼痛的机制明显不同。一般外周组织病变和损伤所造成的伤害性刺激经上行传导束到感觉皮层，都会产生即时的定位准确的疼痛感，因果关系较为明确。例如遇到手部刀割伤，几乎所有人（特殊情况除外）都会感到性质相同的十分明确的疼痛，只是个体的耐受性有差别。与此不同的是，在中枢神经系统内沿脊髓、脑干、丘脑到皮质的传导通路上几乎任何部位的病理损害都有产生中枢性疼痛的可能，但是即使是上述相同结构的相同病理损害，却只有部分患者出现中枢性疼痛，即因果关系不十分明确。因此，不能用伤害性冲动传入模式及疼痛的闸门机制解释中枢性疼痛。临床观察到中枢性疼痛存在明显的个体差异，心理和社会因素也起重要作用。最近的研究表明中枢性疼痛的病理生理很复杂。中枢性疼痛常与丘脑的腹后外侧核有关。丘脑是将来自脊髓和脑干的各种感觉信息向大脑皮质传递的中继站，并对疼痛信息进行初步整理、记忆和储存。丘脑损伤后，这些储存在丘脑的疼痛信息就会失控地不断提供给大脑而产生疼痛感。这主要是因为丘脑至大脑皮质的传导功能发生改变，包括抑制性和敏感性缺失。一种可能的机制是正常情况下不会激活痛觉神经元的阈下刺激使这些神经元产生了放电。损伤后，未受累的温度觉神经元兴奋后可激活痛觉神经元，从而引发疼痛。尽管丘脑病变仍是主要原因，但是大脑皮质病变也是导致中枢性疼痛的一个重要原因。临床证据表明在中枢神经传导路径完全阻断（如脊髓断裂）的情况下，大脑仍能感受到类似来自远端肢体伤害性刺激所引起的疼痛，这种疼痛感觉往往延迟于损伤之后，并持久存在。边缘系统参与疼痛的情绪反应，心理因素和情感反应在中枢性疼痛中所起的作用远远超出在其他伤害性疼痛中所起的作用，这一现象已得到广泛认识，并得到临床治疗的证实。

脊髓后角胶状质（板层Ⅱ、Ⅲ）是痛觉信息处理的主要初级部位，当脊髓损伤后，后角对痛觉信息的调控功能发生改变，在没有伤害性刺激传入的情况下，非伤害性刺激（机械压迫或温热刺激）也可产生明显的痛觉体验，即非痛信息对痛信息的易化作用。当脊髓完全离断时，因缺乏远端传入信息，而使正常的疼痛抑制控制机制被消除，主要体感投射通路上的神经元会产生异常的高频发放，从而产生痛感。

新近的研究表明，在中枢神经系统内（特别是在脊髓内）N-甲基-D-天冬氨酸（NMDA）受体对疼痛调制机制起重要作用。NMDA受体是一种兴奋性氨基酸受体，不仅在脊髓伤害性刺激的传导中具有重要作用，而且是介导病理性脊髓损伤的关键受体。实验表明，NO和NMDA共同参与温热刺激的过敏反应。

二、临床表现

中枢性疼痛经典的三联征为：固定位置的烧灼样疼痛、对冷刺激异常的感觉以及接触可加重疼痛。无论产生于脑水平的损害，还是脊髓水平的损害，都有以下共同特点：疼痛可能累及身体的很大部分，或局限在某个位置，疼痛的区域常与躯体感觉障碍或消失的区域部分或全部一致，即临床检查时发现有感觉减退或感觉丧失的肢体多为患者主诉疼痛的肢体。疼痛常延迟于原发性损害（诱发因素）之后立即出现或延迟几年，长达2~3年。大多数自发性中枢性疼痛是持续存在的，并没有无痛间隔。疼痛的性质与外周神经损害所致的非传入性疼痛相类似，患者描述的常为持续性钝痛、麻刺样痛、烧灼样痛或束带紧箍感，有时可有短暂性刀割样或电闪样急性疼痛发作。疼痛的强度从低到极高不等，即使疼痛强度轻或中等，患者评价这种疼痛也是严重的，这是因为其难忍性、持续性给患者带来痛苦。皮肤刺激、身体运动、内脏刺激、神经和情绪的改变均可加重中枢性疼痛。患者大多伴有痛觉超敏，即正常情况下不产生疼痛，而因触、轻压、温热、稍冷而诱发疼痛。

中枢性疼痛的患者常有明显的原发性中枢神经系统病变的体征，如深浅感觉障碍、运动功能障碍、反射异常等，患者可能有肌无力的迹象，这可能是由已知的神经损伤或患病部位的损伤引起的。患者多有躯体感觉异常，可作为中枢性疼痛患者的诊断依据，主要有以下感觉异常：感觉减退、感觉过敏、感觉异常和感觉迟钝、麻木、反应潜伏期延长、后感觉、积累等。

三、诊断

根据特定的病史和患者对疼痛的描述常可以作出诊断。患者有中枢神经系统疾病史，如卒中、多发性硬化症、脊髓外伤、脊髓空洞症等。临床表现为神经病理性疼痛的特点，有明显的原发性中枢神经系统病变的体征和感觉异常。脑脊液化验，表现为原发神经系统疾病的特点，炎性反应较常见，如细胞数增多、蛋白增高等。CT、MRI可显示神经系统损伤的征象。肌电图可表现为受累神经传导速度减慢。定量感觉测定（QST）可表现为各种感觉异常。临床上需作伤害感受性和心理性中枢性疼痛的鉴别诊断。

因疼痛是患者个人的主观感受，难以用客观指标来衡量。因此，迄今尚无一种行之有效的客观疼痛评定方法。目前常用的疼痛评估法多采取患者描述或问卷量表的形式，同样适用于中枢性疼痛的评估。临床上多采用较为简便实用的方法，如视觉模拟评分法（VAS）、简式McGill疼痛问卷（MPQ）评定法、六点行为评分法以及疼痛整合评分法等。

四、治疗

尽管最近关于中枢神经系统损伤所致疼痛的病理研究已很深入，但中枢性疼痛的治疗仍是个难题，在治疗中所做的努力更多的在于减轻或缓解疼痛，而难以消除疼痛。部分中枢性疼痛有可逆性，有些脑卒中后或脊髓炎所致的中枢性疼痛不经特别治疗或经一般对症治疗后可缓解。一般病程多达4个月至半年以上。对于中枢性疼痛，尚无通用的、非常有效的治疗方法，目前治疗脑卒中后疼痛已经不局限于某一种疗法，而是采取综合治疗的方法。治疗方案应包括药物治疗、物理治疗和心理治疗等。

1. 原发病治疗

中枢性缺血性疾病往往经扩张血管、降低血液黏度、改善脑供血治疗后，一些患者的中枢性疼痛症状会有所缓解。多发性硬化或急性脊髓炎经系统性内科治疗后，疼痛症状也会明显缓解甚至消除。

2. 药物治疗

治疗中枢性疼痛的药物主要有以下几类。

（1）镇痛药。①应用中枢性非阿片类镇痛药，少数患者的疼痛有一定程度的减轻。目前常用药物有曲马多、右旋美沙芬、可乐定、对乙酰氨基酚等。曲马多为中枢神经系统抑制药中的非成瘾类镇痛药，结构与阿片类衍生物有相似之处，治疗剂量不具有阿片类药物的不良反应。目前认为有前景的是中枢性镇痛药受体拮抗药和中枢性 α_2-肾上腺素受体（α_2-AR）激动药。兴奋性氨基酸的NMDA受体拮抗药氯胺酮对中枢性疼痛有确切的治疗效果，已用静脉滴注、口服方法进行治疗。右旋美沙芬临床应用也已见明显疗效。可乐定为 α_2-AR 激动药，近10余年有关可乐定在镇痛方面的研究日益增多，临床上与其他镇痛药合用可减少后者的用量。②对于严重的顽固性中枢性疼痛，在其他类镇痛药治疗无效的情况下，可选用阿片类药物，常用的有吗啡控释片（美施康定）、羟考酮缓释片（奥施康定）等。但是阿片类药物提供的镇静作用多于镇痛作用。③非甾体抗炎镇痛药抑制前列腺素（PG）的合成，减弱伤害性刺激的传入而达到镇痛作用，以往认为此类药物对中枢性疼痛无效，近年来有报道使用此类药物后，有些患者的中枢性疼痛得到一定缓解，推测可能对脊髓内 PG 的合成有一定的抑制作用。因此，也可在临床上试用。

（2）抗抑郁药：临床资料显示，服用抗抑郁药有助于缓解某些中枢性疼痛，特别是对情感反应较明显、抑郁问卷评分较高的患者给予抗抑郁药治疗有时会得到明显效果。常用的有阿米替林 50～100 mg/d，每天分 2 次，也可用小剂量 10～20 mg/d，以前者为普遍，但是其明显的抗胆碱能不良反应明显影响卒中后患者的功能恢复，老年人更容易出现这种不良反应。此外，盐酸氯丙米嗪、帕罗西汀、多塞平等药物也较常用。

（3）抗惊厥药：中枢性疼痛的临床及临床前研究表明损伤的中枢神经系统区神经元的过度兴奋在中枢性疼痛发生中起重要作用，抗惊厥药物通过 γ-氨基丁酸介导的抑制作用，调整钠钙通道，降低神经元的异常兴奋或抑制兴奋性氨基酸。兴奋性神经元的抑制是抗惊厥药物治疗癫痫和中枢性疼痛的基础，第一代（苯妥英、苯二氮䓬类、丙戊酸盐、卡马西平）及第二代（拉莫三嗪、加巴喷丁、托吡酯）抗惊厥药均用于中枢性疼痛，这些药物被认为与抗抑郁药阿米替林有相同的功效。卡马西平、苯妥英钠，剂量均可从每次 100 mg，每天 3 次开始，如镇痛作用不明显可每次再加 50 mg，但应注意观察其不良反应。

（4）局部麻醉药、抗心律失常药：中枢性疼痛患者的肌张力障碍的治疗很重要，因为对这种肌张力障碍的治疗往往可以使疼痛部分或完全缓解。利多卡因可能是治疗中枢性疼痛最有效的药物，有研究证明利多卡因可以改善自发性疼痛（如烧灼痛）。利多卡因多采取静脉内 1 mg/kg 试验性一次性注射，继而每 30 分钟以 1 mg/kg 的速度缓慢静脉滴注，此后酌情调节。另外，也可口服美西律。

此外，应用一定剂量的苯二氮䓬类药物（地西泮、氯硝西泮）或中枢性肌松药（如巴氯芬、替扎尼定等）也有辅助镇痛作用。替扎尼定被认为是一种安全有效地降低卒中后相关肌肉痉挛和疼痛的药物，并且能保持肌力，提高生活质量。

3. 阻滞治疗

星状神经节及其他部位的交感神经节阻滞可改变中枢性疼痛受累区。脑下垂体阻滞治疗脑卒中后瘫痪性下肢痛、丘脑痛、脊髓及腰椎损伤性下肢痛等中枢性疼痛也取得明显效果。

4. 物理治疗

近年来动物研究资料表明，刺激某类脊髓损伤或周围神经损伤动物的脊髓，可以提高 γ-氨基丁酸的水平，这种物质是一种神经性疼痛的抑制剂；许多报道和回顾性研究也表明脊髓刺激术可能是治疗脊髓损伤相关疼痛的一种方法。深部脑刺激术已被证明对丘脑综合征有效，有试验表明皮质刺激术对深部脑刺激术无效的患者可能有效，特别是对顽固的截肢术后的幻肢痛综合征有效。脊髓损伤性中枢痛采用脊髓电刺激、脑深部电刺激（DES），70% 有非常满意的效果。物理因子对中枢性疼痛的作用机制可能是：①减少或消除能引起疼痛的感觉系统内细胞的自发性激动；②干扰已受到伤害性刺激影响的感觉系统的信息传入；③增加正常的抑制性机制的活动；④影响大脑皮质对感觉信息的分析，或以较强的可接受的感觉刺激来抑制异常感觉"兴奋灶"。因物理因子没有药物常见的不良反应和成瘾性，应作为首选治疗手段。脊髓脑深部刺激多以脑室管周围（PAG）、脑室周围（PVG）的灰质区为刺激靶区，对于主要表现为单个肢体疼痛或疼痛区域较为局限的中枢性疼痛患者，可在疼痛部位采用经皮电刺激神经（TENS）疗法或调制中频电疗法，高频 50～100 Hz，低频 1～4 Hz 刺激，反复短列冲动，将此法与放松疗法、心理暗示结合起来，可提高痛阈，减轻疼痛反应。

5. 中医治疗

中医治疗中枢性疼痛多采用针刺治疗。针刺时可产生"酸""麻""胀"等针感，这些针感信息经脊髓上行传入，在脑的各级水平上激活与内源性痛觉调节系统有关的结构和中枢神经递质系统，从而产生镇痛效应，这一作用得到我国学者广泛研究工作的证实。临床上除可采用针刺穴位镇痛外，还可用He-Ne激光进行穴位照射镇痛，或用强度较大的激光进行交感神经节照射治疗，可有一定的镇痛作用。另外，按摩、拔罐、中药内服外用也有一定疗效。

6. 心理治疗

心理因素在中枢性疼痛中所具有的重要作用已受到广泛重视。应综合考虑患者的社会、家庭背景，文化程度及心理因素，给予患者心理及精神上的支持治疗，并指导患者及其家属积极配合，充分理解、帮助患者，采取心理疏导、认识、松弛等心理治疗方法，消除患者的悲观恐惧情绪，学会放松自己。积极配合推拿按摩手法进行肢体功能康复。必要时配合放松疗法、生理反馈疗法、催眠疗法以及药物治疗，可有效改善患者精神状态，减轻疼痛。

7. 手术治疗

当上述各种方法实施后仍不能达到有效镇痛，且疼痛成为患者难以忍受的主要症状并严重影响患者生活质量时，可考虑进行外科手术治疗，但是疗效不肯定。

第五节　幻肢痛

人体解剖学的完整性是进行正常神经系统功能活动和各项生理活动的重要基础和前提。如果身体某部分由于意外或特殊原因丢失，必然会导致部分周围神经的严重损毁或切断，这时虽然外周神经系统的完整性被破坏，但是人体仍然会程度不同地存在一种对于丢失肢体和神经的知觉，患者会在很长时间内述说对于丢失肢体的感觉和不同程度的疼痛。这是人类在几个世纪前就已经观察到的现象，但是这种现象早期并未引起医学界的重视，直到19世纪后期有研究资料向人们系统介绍手术截肢后对于丢失肢体的形象描述、特殊感觉和疼痛等现象才逐渐唤起医学界的关注和重视。

一、概述

（一）幻肢

幻肢是患者对已被切除的肢体仍然存在某种形式和程度的感觉现象。有人认为幻肢是一种自然现象，临床上患者对于幻肢的体验可能会有比较大的差异性，部分患者对于已被切除的肢体或身体部分有非常清晰或准确的描述，甚至时时刻刻感觉到其仍然存在；而部分患者的这种感觉或描述可能比较模糊不清。对于幻肢和幻肢感觉，大部分文献并没有划出明确的界线，但是有人觉得它们是不同的概念，例如幻肢是患者对于已被切除的肢体或身体部分仍然具有实际肢体样的感觉或体验；幻肢感觉是患者关于丢失肢体的各种异常感觉或体验。

（二）幻肢痛

根据综合资料报道，临床上许多截肢患者会产生幻肢痛，特别是手术前四肢就有严重疼痛的患者。有人形容幻肢痛是医学上最悲惨的现象之一。实际上，幻肢痛是截肢患者主观感觉已被切除的肢体仍然存在并伴随有不同程度、不同性质疼痛的幻觉现象的总称。临床上患者许多的困扰其实主要来自幻肢痛，不仅疼痛的程度有很大的差异，疼痛的性质也有很多种形式。患者常常描述为烧灼痛、跳痛、刺痛、钻孔样痛、挤压痛，也可能是隐痛。部分患者幻肢痛会逐渐减轻或自行痊愈，但是有时部分患者会演变成慢性、持续性疼痛，而且会越来越严重。

（三）截肢前疼痛和残肢痛

患者在截肢前已经存在的疼痛虽然不同于幻肢痛，但是与幻肢痛的发生、发展及程度有关，如果截肢前已经存在疼痛，患者容易在截肢后发生幻肢痛；如果截肢前存在程度严重的疼痛，则发生幻肢痛的频率可能更高。其中超过一半患者的幻肢痛可能在疼痛部位、疼痛程度、疼痛性质和影响因素等方面与截肢前已经存在的疼痛经历相似。残肢痛不同于幻肢痛，它是指局限在截肢部位的疼痛，主要与局部瘢痕组织、神经损伤和循环障碍有关，但是常常和幻肢痛症状混合在一起又相互关联，临床上有时要注意区别。

（四）幻肢痛的病因和发病率

尽管许多年来研究人员在努力寻找有关幻肢痛的确切病因，根据目前的研究结果来看仍然不能完全确定，但是人们相信手术创伤、缺血或炎症和神经系统（包括中枢神经、外周神经和交感神经）产生的继发性异常改变可能是其最主要的病因。患者在截肢前已经存在的疼痛和患者本身的心理状况也与幻肢痛的发展及预后有一定的关系。近年来，许多研究资料比较集中于神经系统损伤后的变化研究，特别是中枢神经系统的异常变化方面。

根据有关幻肢痛的发病率统计资料，临床上大约50%以上的截肢患者会伴有幻肢痛，但是各家报道数据差异比较大，最低为2%，而最高可达97%，平均发生率大约70%（大多数资料报道为60%~90%），其中5%~10%的患者出现严重的幻肢痛。其疼痛性质主要为跳痛、刺痛、钻孔样痛、挤压痛、灼痛、拧痛。有的患者伴随有头痛、背痛等其他部位的疼痛。疼痛多为发作性，阵发性加重。

二、临床表现

幻肢和幻肢痛是患者接受截肢手术后陆续产生的一种体会和经历过程，部分患者可能只经历幻肢的过程，在短期内逐步从躯体和心理、情绪上恢复到正常人状态或正常生活过程，而不一定发生幻肢痛；但是许多患者在经历幻肢感觉后或幻肢感觉同时可能发生幻肢痛，这种经历会或长或短，甚至有可能终身伴随患者。

（一）幻肢现象

一般来说，先天性肢体缺失或婴幼儿早期肢体缺失的患者较少发生幻肢现象。但是成年人则明显不同，在接受截肢手术后，患者从心理上难以接受业已存在的事实，而且大部分患者短期内无法摆脱截肢所带来的心理上的创伤。因为截肢不仅使患者丧失了完整的自我，而且外形上与正常人有了明显的差异，同时对于本人而言，可能造成生活和工作上的不便，时常需要家人或社会的照顾和关心，这些因素都会使得患者手术前后的心理状态、日常行为或生活、社会关系发生根本的变化。患者通常都会体验到各种各样的幻肢感觉，例如皮肤的麻木、冷热感觉、针刺样感觉，被压迫感觉和瘙痒等；同时截肢手术后许多患者会有对于被截肢体的形状、长度和位置的感觉，所以幻肢现象在临床上有非常明显的特征，称为"真实的有形感觉"现象。另外有大约一半患者体验过被截肢体的运动感觉，运动的形式可以是自发性、伴随性或随意性等。

（二）幻肢痛

虽然幻肢痛是一种截肢手术后比较常见的临床现象，但是由于目前仍然缺乏系统、全面的研究资料，所以大多数临床医师并不十分清楚幻肢痛的性质、规律、程度和伴随症状。

1. 疼痛类型和性质

幻肢痛在临床上常常表现为所有类型的疼痛，有些是持续性疼痛或间断性疼痛，也可能是突然发作性剧烈疼痛或阵发性疼痛。大部分幻肢痛的性质表现为烧灼痛、紧缩样痛、跳痛、刺痛、钻孔样痛、挤压痛或拧痛等。大约1/4主要经历烧灼性疼痛、跳痛的患者会特别觉得他们的手或脚有一种被置于火焰上近距离炙烤的现象。另外约1/3患者感觉疼痛的同时会主诉非常异样的位置感，如手或脚有难以克服的痛性扭曲感、痛性痉挛、强直或松弛感觉。部分患者可能伴随有头痛、背痛等其他部位的疼痛。

2. 疼痛程度和伴随症状

幻肢痛的疼痛程度可能因人而异，但是临床上一般差异都比较大。部分患者可能仅仅有局部激惹或不适感，部分患者却出现剧烈疼痛难以忍受的感觉，这类疼痛常常伴随有感觉异常，由于剧烈疼痛，患者的日常生活、休息、社会活动、睡眠等都会受到明显影响。另外幻肢痛患者常常出现不能集中注意力、情绪低落、睡眠障碍，也会出现不同程度的心理、行为异常变化。

3. 幻肢痛的发展和预后

由于还不完全弄清楚幻肢痛的发生、发展过程，因此目前幻肢痛的预后仍然是不可预测的。少数幻肢痛患者的疼痛周期可能比较短暂，常常在数月后逐渐缓解；也有部分患者的疼痛会在1年左右消失；但是大部分患者的疼痛往往持续数年、十年以上，甚至数十年。许多因素会影响幻肢痛患者的临床过程，例如疲劳、失眠、焦虑或抑郁情绪、残肢的冷或热刺激、天气变化等都会使患者的疼痛加重。此外，即使是一些其他日常动作如打哈欠、排小便或大便也会改变疼痛的程度。

4. "触发带"现象

临床上能够发现截肢后不同程度刺激患者体表的某些区域可能诱发幻肢感或幻肢痛，有人称这些特定的区域为"触发带"。这是一个非常值得讨论的现象。一些上肢高位截肢并伴有幻肢感的患者在双侧面部、颈部、上胸部和上背部可发现多组触发带。如果在触发带加以痛刺激，往往可以引起幻肢痛。截肢后幻肢痛越明显的人，能引起幻肢痛的触发带的数目就越多。虽然触发带的大小可能出现动态改变，但似乎始终与幻肢间有一定的对应关系。如果中枢不同水平持续接受来自损伤神经纤维和体表触发带的伤害性刺激，就可能形成固定的体表触发带现象。

三、诊断及鉴别诊断

一般来说，超过50%的患者在手术后1周出现疼痛，但是也有少数患者会在数月或数年后出现疼痛，如果根据患者有截肢手术的病史和临床表现，幻肢痛的诊断并不是非常困难。

（1）在临床上有时要重点注意区别截肢手术前就已经存在的疼痛手术后持续存在、残肢和幻肢痛的差异。临床上常常发现截肢前患者已经存在不同程度的肢体疼痛，深入了解这些疼痛很有必要，因为他们往往在手术后发生幻肢痛的可能性非常大。而且手术后许多患者幻肢痛的部位、程度、性质和影响因素等可能与截肢前的疼痛相似。只有通过仔细询问既往病史，认真查阅病历资料，才能做出比较准确的鉴别诊断。

（2）手术后残肢痛也是一种比较常见的疼痛类型，残肢痛与幻肢痛明显的不同点在于大多数的疼痛局限在截肢部位，主要的原因可能是局部瘢痕组织、神经损伤和循环障碍，如果把这些致痛因素去除，残肢痛往往可以明显减轻。另外手术后残肢痛很少出现触发带现象。

（3）在部分患者也可能几种类型的疼痛常常混合在一起，又相互关联，临床上可能比较难以作出准确的诊断。在这种情况下就要借助其他学科的知识来帮助分析，通过多学科医师的联合会诊往往能够提供许多诊断思路。

（4）红外线热图辅助诊断技术是一种新的成像手段，它通过采集人体自然辐射出的热能，经过专业软件处理，形成人体独特的"热"影像，属于无损伤、无痛苦、无污染的绿色检查项目。红外热像仪实质是一种全身温度分布扫描仪，能精确地探测出人体各个部位的任何热平衡的改变，精确度为$0.05 \sim 0.1\ ℃$。红外线热图辅助诊断技术是可以用来帮助诊断疾病、研究人体生理病理现象的一门新技术，能够给予神经损伤疼痛临床诊疗提供非常直观和客观的证据。

周围神经系统损伤后会发生一系列支配区域的异常变化，其中血管系统反应最为敏感。残肢痛或幻肢痛在临床上都属于慢性、顽固性疼痛疾病，患者的身体在周围神经系统损伤后会发生许多异常改变，但是目前大多数的临床检查技术并不会出现明显的阳性结果，而使用红外线热图检查则可能常常会发现异常变化，可以即刻显示患肢、残肢区域是高温变化或是低温变化，为指导临床治疗方向或监测、评估治疗效果提供客观依据。

四、治疗

幻肢痛的临床治疗可能是慢性、顽固性疼痛疾病中比较棘手的问题之一，由于目前还不可能对一个病因学、病理生理学改变都没有弄清楚的疾病制订出一个行之有效的治疗方案，所以就决定了幻肢痛的临床治疗只能在不断摸索中前进。但是根据外周神经系统损伤和中枢神经系统敏化过程在幻肢痛形成和发展中的重要作用,近年来,疼痛科已经逐步把临床治疗的重点放在神经功能紊乱调整、控制神经源性炎症和神经损伤后的修复过程,并且已经取得了一定的成效。

(一) 药物治疗

由于目前没有任何一种特效药可以有效治疗幻肢痛,所以临床上如何根据患者的具体情况辨证施治具有十分重要的意义,多种药物组合成为药物治疗的原则。目前临床上常用的有抗忧郁药、抗痉挛药、离子通道阻滞药、局部麻醉药、NSAIDs、NMDA 受体拮抗药等。

1. 抗抑郁药

三环类抗抑郁药长期以来广泛用于治疗一些特殊类型的慢性神经源性疼痛,它们主要通过抑制神经突触部位的 5-羟色胺和去甲肾上腺素的再摄取作用,从而影响一些中枢神经系统递质的传递而产生抗抑郁作用和特殊的镇痛效能。临床主要的不良反应是由于中枢及外周抗胆碱作用引起,部分患者偶有口干、头昏、心悸、多汗和兴奋等;同时应注意心血管系统和精神方面的不良反应,如心动过速、直立性低血压、失眠或嗜睡等,特别是老年人及伴有重要脏器功能降低的患者。临床口服应该从小剂量(如阿米替林 12.5 mg)开始,以后逐渐增加剂量,以使药物发挥最大疗效而使不良反应降至最低。目前国内临床常用的有阿米替林、丙米嗪、多塞平、赛乐特等,成人可以从 25 mg/d 起,老年人从 10 mg/d 起,每晚睡前顿服。若效果不明显,且无不良反应,每数日可增加 10~25 mg,在复合其他药物时达到 150 mg/d 即可维持剂量,经过分析如果必要的话再调整用量,避免盲目加量。近来文献报告博乐欣有效且不良反应较少。

2. 抗痉挛药(抗惊厥、癫痫药)

常用的抗痉挛药有卡马西平(每片 0.1 g,成人每次 1~2 片,每天 2~3 次)、苯妥英钠(每片 0.1 g,成人每次 1~2 片,每天 2~3 次)、奥卡西平(300 mg,每天 1 次)、拉莫三嗪(25 mg,每天 2 次)、氨基烯酸(500 mg,每天 2 次)、唑尼沙胺(100 mg,每天 1 次)、氯硝西泮(2 mg,每天 3 次),对自发性闪电样(电击样)或刀割样疼痛有效。近年来,国内外较为广泛应用的是加巴喷丁和普瑞巴林。

美国 FDA 于 1995 年批准加巴喷丁作为治疗癫痫的辅助药物,其后发现其在神经性疼痛的治疗中效果明确。加巴喷丁目前成为治疗神经源性疼痛的一线药物。其特点是水溶性味苦的白色晶体,同 GABA 结构相似而具有环己烷环;口服后在小肠通过弥散和易化运输方式吸收。加巴喷丁的分布容积为 0.6~0.8 L/kg,消除半衰期为 4.8~8.7 小时。口服单次剂量加巴喷丁 300 mg,3~3.2 小时后血浆峰浓度为 2.7~2.99 mg/L,脑脊液(CSF)浓度是血浆浓度的 20%,脑组织浓度为血浆的 80%。加巴喷丁不经肝、肾代谢,经尿以原型排出,故不会诱导或抑制肝微粒体酶。文献报道可明显缓解糖尿病性末梢神经痛或带状疱疹后遗痛。此药用于幻肢痛报道资料不多,国内已自产此药为 100 mg 口服剂,不良反应少、安全性相对较高。在临床使用过程中发现部分患者有消化系统不良反应,应该加强进一步临床观察。

目前对加巴喷丁的确切作用机制仍不完全清楚,可能存在多种作用途径。①对 GABA 介导的神经通路系统的抑制(这样减少了兴奋性传入信号)而发挥中枢神经系统作用(有效作用部位在脊髓和大脑水平)。②通过增加神经末梢释放 GABA,增加谷氨酸脱羧酶活性,或降低 GABA 的降解,发挥 GABA 能作用。③对 NMDA 受体的拮抗作用。④对中枢神经系统钙通道的拮抗作用和对外周神经的抑制作用:$\alpha_2\delta$ 结合亚单位是电压门控钙通道亚单位,密集分布于大脑皮质、脊髓背角浅层、小脑、海马,研究显示加巴喷丁结合 $\alpha_2\delta$ 亚单位产生镇痛作用;大鼠坐骨神经结扎的疼痛模型中,脊髓背角 $\alpha_2\delta$ 亚单位与加巴喷丁结合增加,而且证实加巴喷丁的抗疼痛效力与它和 $\alpha_2\delta$ 亚单位相结合的程度成正比。

加巴喷丁临床应用剂量与不良反应:开始剂量 300 mg,每天 3 次。如果仍未达到效果,剂量可逐渐增加。一般 900~1 200 mg/d 效果明显;达到 1 800~3 600 mg/d,患者也可以较好耐受,国外已有报道 4 200 mg/d 的剂量。加巴喷丁常见不良反应有嗜睡(15.2%)、眩晕(10.9%)、无力(6.0%),最严重是惊厥(0.9%)。与传统的抗惊厥药物(如卡马西平、苯妥英钠和丙戊酸)比较,加巴喷丁不良反应明显小。但是如果长期应用会引起肝、肾、胃肠道及造血系统功能异常,应给予足够的重视,另外真正适合国人的有效剂量也需要逐步探讨,笔者主张在密切监测下应用或交替使用。

普瑞巴林胶囊是由辉瑞制药有限公司生产，2010年已经在国内上市的主要治疗带状疱疹神经痛药物，和$\alpha_2\delta$亚单位相结合的程度更高。普瑞巴林胶囊是新型γ-氨基丁酸（GABA）受体激动剂，是神经递质GABA的一种类似物。可抑制中枢神经系统电压依赖性钙通道的$\alpha_2\delta$亚基，减少钙离子内流，随之减少谷氨酸盐、去甲肾上腺素、P物质等兴奋性神经递质的释放，降低神经系统兴奋性从而有效控制神经性疼痛。普瑞巴林也可能通过调节钙通道功能而减少一些神经递质的钙依赖性释放。

目前普瑞巴林临床上以治疗带状疱疹后遗痛为主，推荐剂量为每次75 mg或150 mg，每日2次。由于本品主要经肾排泄清除，肾功能减退的患者应调整剂量。不良反应主要为头晕、嗜睡、共济失调、意识模糊、乏力、思维异常、视物模糊、运动失调、口干、水肿等。

3. 离子通道阻滞药

许多资料介绍一些抗心律失常药用于慢性神经性疼痛治疗。由于周围神经受损后其兴奋性增加，自发性发放冲动异常增加是引起中枢敏感性改变和产生慢性顽固性疼痛的主要原因和物质基础。受损伤或被病毒侵袭的神经组织，由于钠通道敏感，导致神经纤维持续性兴奋性增加。所以通过阻滞钠通道，可抑制神经组织的兴奋性而镇痛。口服药物有美西律（50~200 mg，每日3次）。此外，资料报道电压依赖型钠通道阻滞药美西律和托吡酯可能对慢性神经性疼痛治疗有帮助。心动过缓，房室传导阻滞及严重心、肝、肾功能不全者禁用。

4. 局部麻醉药

局部麻醉药利多卡因多年来已经用于慢性疼痛的治疗，其作用原理基本同美西律。通过阻滞钠通道，降低或抑制末梢神经组织的兴奋性发挥作用，因此可以用来治疗幻肢痛。临床上使用剂量为2 mg/kg，1~2小时静脉缓慢滴注，可以明显缓解疼痛。

5. 非甾体抗炎药（NSAIDs）

NSAIDs是目前疼痛治疗中应用最广的药物，其消炎镇痛效果确切，作用机制是通过非选择性抑制环氧化酶活性，从而阻断前列腺素的合成，达到清热、消炎、镇痛的功效，但同时伴随胃肠道溃疡、出血以及血小板功能障碍和肾功能损害等不良反应。近年来已开发出环氧化酶2抑制剂，在保证消炎镇痛效能的基础上较大程度降低NSAIDs的不良反应。对于病程半年内的患者临床上常常配合常规剂量的NSAIDs复合其他类型的镇痛药作为首选，在无效果的状况下撤换，不提倡增加剂量，以免出现不良反应。

6. NMDA受体拮抗药

氯胺酮、右美沙芬、美金刚、金刚烷胺等为NMDA受体拮抗药，主要机制可能是阻断中枢性兴奋性谷氨酸受体的作用，因而降低因伤害性刺激而继发产生的中枢性敏感化作用而镇痛，同时可抑制感觉纤维的过度兴奋状态。氯胺酮的使用方法是0.3 mg/kg，先静注半量后，余下的量在20分钟内静滴。

7. 促进神经损伤修复的药物

（1）糖皮质激素：糖皮质激素是一把双刃剑。虽然多年来在临床使用上存在不同的观点，但是不能否认糖皮质激素一直是许多早期神经损伤和慢性疼痛治疗中的常用药物之一。2002年《麻醉与镇痛》杂志发表了美国哈佛医学院和麻省总医院Mehio医师等在美国全国范围内进行的有关硬膜外注射类固醇药物（ESI）的专题调查充分说明了这一点。在美国全国范围内进行的专题调查共有106个疼痛中心（其中大学医院疼痛中心70家，私立医院疼痛中心36家）参与，结果表明目前还没有形成ESI操作的规范化模式。在临床早期神经损伤和慢性疼痛治疗过程中应该强调结合患者、疾病本身的情况做出具体分析，科学、合理地应用，并且及时追踪疗效和不良反应。单纯因为担心激素有明显的不良反应，对于该用的患者而不用，或者因为在治疗中未能合理掌握适应证作为常规药物使用的现象均应该避免。在临床上要求掌握适应证，急性期或短期小剂量应用，特别是要控制长效制剂的超剂量、超时效等不合理使用现象。

（2）维生素：维生素是一类维持机体正常代谢和机能所必需的低分子有机化合物，大多数维生素是某些酶或辅酶的组成部分。临床上主要用于补充疗法，以预防和治疗维生素缺乏症，在临床疼痛治疗中可起辅助（或协同）其他主线药物的作用。维生素分为脂溶性和水溶性两大类。脂溶性维生素易溶于有机溶剂而不溶于水，贮存在肝中，体内贮量大而排出很慢，长期大量应用易造成蓄积中毒。临床镇痛治疗中常用的 B 族维生素属于水溶性维生素，在体内分布于细胞外液，从尿中排出，体内贮存少，临床常用的有维生素 B_1、维生素 B_2、维生素 B_6、维生素 B_{12}。

1）维生素 B_1：在体内与焦磷酸结合成转羧酶，参与糖代谢中丙酮酸和 α-酮戊二酸的氧化脱羧反应，是糖类代谢所必需。缺乏时氧化受阻形成丙酮酸、乳酸堆积，并影响机体能量供应。

2）维生素 B_6：在体内与 ATP 经酶作用，在红细胞内转化为具有生理活性的吡多醇、磷酸吡多醛，参与细胞色素的合成。作为辅酶参与蛋白质、碳水化合物、脂肪的各种代谢作用，还参与色氨酸转化，将烟酸转化为 5-羟色胺。脑内的 γ-氨基丁酸由谷氨酸脱羧而成，有调节大脑兴奋性的作用，故缺乏维生素 B_6 的患者，可导致不安、应激性增加、抽搐等中枢兴奋状态。与维生素 B_{12} 合用，可促进维生素 B_{12} 的吸收，这可能与维生素 B_6 促进内因子分泌有关。还能防治恶心、呕吐，可能与促进氨基酸的代谢、降低血中氨基酸浓度、减轻对催吐化学感受区的刺激作用有关。对维持细胞免疫功能有一定作用。将本品 25～50 mg 与利多卡因或丁哌卡因混合制备，用于硬膜外阻滞治疗，对神经可起到直接营养作用。

3）维生素 B_{12}：是一种含钴的红色化合物，需转化为甲基钴胺和辅酶 B_{12} 后才具有活性。维生素 B_{12} 作为辅酶参与体内许多生化代谢反应，具有广泛的生理作用，能促进甲基丙二酸变成琥珀酸，从而对神经髓鞘中脂蛋白的形成、保护中枢和外周有髓神经纤维功能的完整性起重要作用。维生素 B_{12} 缺乏时可引起脑、脊髓和外周神经变性，脂酸代谢障碍。1948 年 Spies 等首先把维生素 B_{12} 作为一种特异性药物来治疗恶性贫血，发展至今已有 4 种：氰钴胺（CN-B_{12}）、羟钴胺（OH-B_{12}）、腺苷钴胺（DBCC）和甲钴胺（CH_3-B_{12}）。有研究报道维生素 B_{12} 对交感神经有麻醉性阻滞作用，可解除血管痉挛，增加局部血流，从而阻断疼痛的恶性循环，产生止痛作用；对神经亲和力强，有修复神经髓鞘、促进再生作用，用于硬膜外腔阻滞治疗；直接营养作用于神经，提高疗效。甲钴胺是新近常用的维生素 B_{12}，又称弥可保，属于辅酶型 B_{12}，其作用机制为促进核酸和蛋白质合成、促进髓鞘的主要成分磷脂的合成，达到修复损伤神经作用，临床上可以缓解麻木与疼痛，另外可参与血红素合成而改善贫血。糖衣片 500 μg，口服每日 3 次，注射液一安瓿 500 μg，周围神经病变每周 3 次肌内注射或静注。

（3）神经妥乐平或恩再适：该药是基于"炎症是机体局部防御反应过程"这一理论由日本开发研制出来的，在日本有半个多世纪的临床应用历史，其成分是将牛痘病毒疫苗接种到家兔的皮肤组织，从其炎性组织中提炼而成的一种非蛋白小分子生物活性物质。其药理作用包括神经修复和营养作用、镇痛作用、改善冷感及麻木等神经症状、调节免疫作用等。片剂为每片内含牛痘疫苗接种后的家兔炎症皮肤提取物 4.0 个单位，通常成人每日 2～4 片，分早晚两次口服，另外可根据年龄和症状酌量增减。针剂可用于局部注药，如肌内注射或硬膜外腔、椎间孔注药等。不良反应有嗜睡、恶心、呕吐、皮疹、头昏、头痛等，无须特殊处理，可自行恢复，严重者停药即可。

（二）神经功能调节和促进神经损伤修复治疗

神经功能调节和促进神经损伤修复治疗是幻肢痛患者现代治疗的新思路之一。近年来基于外源性电生理刺激治疗发展产生的一种全新治疗概念逐渐引起临床医师的关注，即神经调控治疗。基于这种概念派生的治疗方法逐渐在临床疼痛诊疗工作中发挥作用，已经有部分幻肢痛患者受益。其最大优点在于通过电刺激神经系统调整或调控神经系统功能作用而非毁损作用。属于这种治疗方法范畴的包括 TENS 和 HANS 技术、脉冲射频、三氧介入治疗以及脊髓电刺激、微电流电极治疗等新技术、新方法。

1. 经皮电刺激（TENS）和经皮穴位神经刺激（HANS）技术

TENS 实际上是刺激末梢神经，其优点在于无不良反应和并发症，简单，可重复应用，起效迅速。而 HANS 仪是韩济生院士基于针刺镇痛原理研究的结晶，治疗波形使用疏密波（DD 波，2/100 Hz），刺激强度以患者能忍受为准，电流强度范围为 5～20 mA，目前在我国许多医院使用 HANS 仪治疗某些类型的神经损伤引起的慢性痛。该法使用简便，可以在医师指导下自行治疗，许多患者能够取得较好的缓解疼痛效果。

2. 脉冲射频

射频用于神经性疼痛的治疗已经有半个多世纪的历史，但是早期射频用于疼痛是对三叉神经痛或腰骶痛的治疗，温度控制在 70 ℃ 左右，主要是针对三叉神经感觉支或腰神经后支，临床上容易造成神经根的损伤。脉冲射频（PRF）的概念是 Sluijter 于 1997 年提出的，1999 年 Munglani 使用脉冲射频在脊神经根和背根神经节处进行脉冲射频治疗 4 例顽固性神经性疼痛患者，取得了 90% 以上的疼痛缓解效果，随访 7 个月疗效仍然保持。1999 年 9 月英国伦敦的高斯医师在广州讲学时具体介绍了脉冲射频新技术的临床应用。与传统的射频方法相比，脉冲射频的主要优点在于射频发放为脉冲形式，其控制电压 <45 V，可控制温度 <42 ℃，而根据目前的研究表明温度 <45 ℃ 以下不会损伤神经纤维，所以如果使用此种技术用于镇痛过程，不必担心会损伤神经根，因而其使用范围将比现有的射频治疗更安全。脉冲射频的最大优点在于电磁刺激神经元有调整作用而非毁损作用。目前在临床上除了应用于顽固性手术后神经损伤疼痛、带状疱疹后遗痛和三叉神经疼痛等的治疗外，用于幻肢痛患者的疼痛和其他伴随症状的治疗，能够取得肯定的疗效。治疗使用参数：温度为 40~42 ℃，每次治疗 60~120 秒，连续治疗 2 次。

脉冲射频治疗的主要特点：①属于微创治疗且不损伤神经，可选择性强；②治疗安全系数相对较高；③可重复治疗，并发症少；④要求定位操作准确。

3. 脊髓电刺激技术（SCS）

对于常规方法不能控制的幻肢痛和其他症状，可以尝试使用脊髓电刺激技术治疗。根据目前所使用的疼痛治疗方法的原理，总体可以分为两大类：①通过抑制神经功能或生理活动达到缓解疼痛的目的；②通过刺激神经功能或活动达到缓解疼痛的目的。SCS 作用机制属于后者。SCS 理论起初由 C. N. Shealy 于 1967 年提出并且成功用于临床，后来许多学者对其具体应用方法、可能作用机制和途径、病理生理过程、临床治疗适应证、疗效和并发症等方面进行了陆续的研究和探讨，目前在美、欧地区已经在临床应用。根据资料介绍，到目前为止，世界上每年有大约 5 万例的疼痛患者接受 SCS 治疗，总有效率达到 80% 左右。

根据 2004 年 RSA 会议 SCS 专题介绍，SCS 在美、欧地区进入临床治疗后，其费用比较昂贵，早期在美国可能高达数万美元。Kumar 报道 104 例 FBS 患者中 60 例接受 SCS 治疗，在为期 5 年的跟踪期内，平均费用（以 2002 年度为计算基数）是 2.9 万~3.8 万美元/年。目前在美国 SCS 应用的临床医学领域主要是背部手术失败综合征（FBSS）患者，而在欧洲地区以周围缺血性疼痛（PIP）患者为主。

脊髓电刺激技术是将一种特殊的电极植入硬膜外腔内，进行硬膜外电刺激。对于脊髓损伤后疼痛或神经源性疼痛效果很好。脊髓电刺激系统由 3 部分组成：①神经刺激器发放电脉冲；②电极传递电脉冲至脊髓；③导线连接电极和神经刺激器。

有关 SCS 镇痛作用机制还在探讨中。目前认为可能与下列学说有关：①闸门控制理论；②脊髓—丘脑通路传导阻断理论；③脊髓上痛觉调控神经元系统激活理论；④交感神经系统相关中枢性抑制理论；⑤中枢递质系统平衡改变理论。

操作方法：

（1）术前疼痛评估和 SCS 镇痛知识宣教。

（2）脊髓节段评估。

（3）定位、穿刺、植入电极。

（4）完成测试：一般需要连续 4~7 天的体外测试。

（5）正式植入：测试期间疼痛缓解 50% 以上。

（6）刺激频率：5~500 Hz；电压：0.3~1.5 V；波宽：0.1~1.0 ms。

并发症：①电极移位；②感染，5%；③神经损伤；④异物感或疼痛。

4. 三氧介入治疗

三氧介入治疗在神经系统相关疼痛疾病中显示出与其他治疗不同的优越性。临床上通过交感神经系统和周围神经系统介入治疗发现，低浓度（20~30 μg/L）三氧有益于治疗神经损伤，可以促进神经功能活动的恢复过程。虽然目前的机制还需要进一步研究证明，推测三氧介入治疗慢性神经源性疼痛的原理可能主要涉及以下几个方面：①灭活炎性介质；②解除神经根粘连，改善局部氧气、血液供应；③抗炎和免疫系统作用；④直接的镇痛作用。

CT监测下介入治疗表明低浓度（<30 μg/L）三氧治疗解除神经根粘连效果明显，配合消除或缓解神经源性炎症治疗能够在周围神经损伤性疼痛疾病中（如幻肢痛、带状疱疹后遗痛、椎间盘手术后神经损伤性疼痛等）得到肯定的临床治疗效果，而且安全系数高，没有发生明显的不良反应。特别对于顽固性幻肢痛患者实施脊神经根或交感神经系统治疗后能够有效控制疼痛程度和频率。有时少部分患者治疗后会出现症状"反跳"，可预防或对症处理。

5. 微电流电极治疗

微电流电极治疗使用 2.7 V、DC、25 μA 电流，微电流电极持续释放的电流能够激发受损伤细胞的自我调节、损伤修复过程，重建血氧供应，促进局部新陈代谢活动而发挥治疗作用，属于电生理刺激治疗范围，可以用来配合治疗周围神经系统损伤后顽固性疼痛。使用过程简单、方便、安全。

（三）神经阻滞和椎管内治疗

1. 交感神经阻滞、躯体神经阻滞

为了减少或阻断幻肢痛患者伤害性冲动的传入，早期应用交感神经和（或）躯体神经阻滞能够有效缓解自发性和触发性疼痛，减少体表触发带现象。主要通过使用局部麻醉药暂时阻断其介导的疼痛和神经纤维的过度活动，阻滞的原则是反复使用局部麻醉药，尤其是通过反复阻滞，疼痛逐渐减轻者，应该持续进行治疗。如果没有明显的炎性病变应该提倡以局部麻醉药为主的原则，注射药物的目的仅在于暂时或在一定时间内降低交感神经张力及外周神经传导功能，以解除其所支配区域的血管痉挛、疼痛或调节区域神经功能活动等。

（1）交感神经阻滞：临床上常用星状神经节阻滞、胸交感神经链或腰交感神经链阻滞、椎旁神经根和神经丛注药等。治疗频率一般为每周1~2次，5次为一疗程。如果临床上使用局部麻醉药阻滞后，疼痛症状只是临时改善，可以配合使用神经破坏性药物，进行交感神经化学毁损术或交感神经射频治疗术，但是要严格掌握适应证，仔细向患者解释可能出现的问题和疗效。使用化学毁损术时，用无水乙醇引起术后神经炎之发生率较高，故一般建议用苯酚或酚甘油。

（2）躯体神经阻滞：因幻肢痛常常可以表现为 SMP（交感神经维持性痛）及 SIP（交感神经无关性痛）两部分症状，所以除了可以进行交感神经阻滞（或毁损）治疗外，躯体神经阻滞也常为治疗不可缺少的一环。如臂丛神经阻滞、腰丛神经阻滞、硬膜外神经阻滞、椎旁神经阻滞，均可根据病情合理选择使用。因幻肢痛多涉及上下肢，而肢体神经多为感觉与运动混合神经，故不宜进行毁损术。现随着脉冲射频的引进，选择适当的神经根或后根神经节作脉冲射频治疗是比较合理的治疗方法，但长期疗效尚有待临床验证。另外，临床上也应该慎重使用包括无水乙醇、酚类破坏性阻滞术来达到缓解疼痛的治疗目的，在神经已经受到损伤的情况下，实施"再损伤治疗"必须要慎重、有依据。

2. 椎管内注药治疗

（1）硬膜外腔是介于黄韧带或硬脊膜之间的潜在间隙，它充满了结缔组织、血管网、神经根和脂肪。经硬膜外腔注入局部麻醉药，阻滞了相应传入神经和疼痛刺激信号的传导，也阻断了传出神经的传导，抑制或消除了机体因疼痛刺激而引起的由交感神经系统产生的应激反应，同时也抑制或阻断了下丘脑—垂体—肾上腺轴的反射，所以在此途径给药既可发挥镇痛作用，又可阻断机体由交感神经系统产生的应激反应。椎管内注药能够有效调整神经系统的功能紊乱状态，尤其是急性损伤期患者早期使用有益于疼痛的缓解，延缓病情发展和改善预后。目前硬膜外腔注药以持续给药方式（PCEA）、埋藏式硬膜外腔注药泵较为合理，较低的成本使得埋藏植入泵尤其适合需要长期治疗的患者。

（2）蛛网膜下腔埋藏式注药泵系统：经过多年的临床实践，蛛网膜下腔内吗啡持续输注已经是治疗一些顽固性疼痛的有效方法。它的使用使许多顽固性疼痛患者摆脱了剧烈疼痛的困扰，明显改善患者的生存质量，特别是一些晚期肿瘤患者可以平静地走完最后一段人生。对于其他治疗方法不能有效控制疼痛的顽固性幻肢痛患者也可以使用。但目前价格相对昂贵。

蛛网膜下腔内药物输注系统由两个部分组成：植入患者脊髓蛛网膜下腔的导管，以及植入患者腹部皮下的药物输注泵。

(四) 外科手术切断神经技术

神经切除术、神经根切除术、背根区域毁损术、脊髓切除术和丘脑切除术均可暂时性消除疼痛。神经切断术原理是设想永久性神经阻滞，但有时手术后会诱发更严重的疼痛或产生其他类型的特殊疼痛，应该严格掌握适应证。

(五) 心理治疗

长期以来，幻肢痛患者伴有显著的心理、情绪异常变化是众所周知的现象，特别是随着疼痛加重或功能障碍的出现，患者的心理负担明显加重。但是心理治疗的重要性在临床上并没有得到足够关注。实际上，就像很多的神经性疼痛一样，幻肢痛患者的心理状态与其疼痛有密切的关系，以至于有些专家曾经建议将幻肢痛命名为一种心理源性痛症。

所谓的心理治疗，从广义上来说，包括患者所处的环境和生活条件的改善、周围人的语言作用、特殊布置和医师所实施的专门心理治疗技术等。狭义的心理治疗则指专科医师对患者所实施的心理治疗技术和措施。从临床看，幻肢痛患者均会伴有不同程度的心理障碍，如焦虑、紧张、抑郁、异常人格特性等，辅以相应有效的心理治疗会取得较满意的效果。

1. 暗示

暗示治疗是疼痛诊疗中常用的方法，有时效果非常显著，对于幻肢痛患者，能增进和改善其心理、行为和机体的生理机能，起到辅助治疗的作用，临床常用：①支持性暗示治疗；②解释性暗示治疗。临床运用过程中二者缺一不可，支持性暗示可以重新树立患者对日常生活的信心和勇气，解释性暗示则帮助患者正确面对现实，重新认识自己的疾病并且能够主动配合医生的治疗。

2. 行为疗法

行为疗法又称为矫正疗法，它认为患者的症状，即异常的行为和生理功能是个体在其过去生活经历中，通过条件反射固定下来的，对此医师专门设计特殊的治疗程序来消除或纠正患者的异常行为或生理功能。常用的行为疗法有系统脱敏、厌恶疗法、行为塑造法及自我调整法等。对于幻肢痛患者，特别是病史较长的患者，应注重临床治疗和自我调整的有机结合。

3. 生物反馈治疗

是借助于仪器使患者能知道自己身体内部正在发生的机能变化并进行调控的方法，以改善机体内器官、系统的机能状态，矫正应激时的不适宜反应而有利于心身健康。

4. 松静疗法、催眠

熟悉并掌握心理治疗，注重幻肢痛患者的异常心理、情绪变化，根据个体不同分别实施相应的心理治疗在幻肢痛的治疗过程中有特殊的地位，临床上切忌单纯使用镇痛药物或神经阻滞治疗而忽视心理治疗，同时应该建立长期的随访制度和资料总结分析。

参考文献

[1] 邓小明, 姚尚龙, 于布为, 等. 现代麻醉学 [M]. 5版. 北京: 人民卫生出版社, 2020.

[2] 吴新民. 麻醉学高级教程 [M]. 北京: 人民军医出版社, 2015.

[3] 张兴安, 秦再生, 屠伟峰. 静脉麻醉理论与实践 [M]. 广州: 广东科技出版社, 2015.

[4] CHU L F., FULLER A J. 实用临床麻醉学 [M]. 金鑫, 译. 北京: 科学技术出版社, 2017.

[5] 田玉科. 麻醉临床指南 [M]. 3版. 北京: 科学出版社, 2017.

[6] FRERK C, MITCHELL V S, MCNARRY A F, et al. Difficult Airway Society 2015 guidelines for management of unanticipated difficult intubation inadults: Br J Anaesth. 2015 December, 115 (6): 827-848.

[7] 郑宏. 整合临床麻醉学 [M]. 北京: 人民卫生出版社, 2015.

[8] 韩晓玲. 神经外科手术麻醉的研究进展 [M]. 继续医学教育, 2016, 30 (1): 138-139.

[9] 房晓. 浅谈麻醉药物的管理和使用 [M]. 中国现代药物应用, 2016, 10 (8): 289-290.

[10] 邹萍坤. 全身麻醉患者的麻醉复苏期临床观察与特殊护理体会 [J]. 航空航天医学杂志, 2015, 26 (12): 1554-1556.

[11] 艾登斌, 帅训军, 姜敏. 简明麻醉学 [M]. 2版. 北京: 人民卫生出版社, 2016.

[12] 邓小明. 2015麻醉学新进展 [M]. 北京: 人民卫生出版社, 2015.

[13] 孙增勤. 实用麻醉手册 [M]. 6版. 北京: 人民军医出版社, 2016.

[14] MILLER R D. 米勒麻醉学: 简装版 [M]. 邓小明, 曾因明, 黄宇光, 主译. 北京: 北京大学医学出版社, 2017.

[15] 俞卫锋, 石学银, 姚尚龙. 临床麻醉学理论与实践 [M]. 北京: 人民卫生出版社, 2017.

[16] BUTTERWORTH J F, MACKEY D C, WASNICK J D. 摩根临床麻醉学 [M]. 5版. 王天龙, 刘进, 熊利泽, 译. 北京: 北京大学医学出版社, 2015.

[17] 中华医学会麻醉学分会. 2014版中国麻醉学指南与专家共识 [M]. 北京: 人民卫生出版社, 2014.

[18] 傅志俭. 麻醉学高级系列丛书·疼痛诊疗技术 [M]. 北京: 人民军医出版社, 2014.

[19] 陈志扬. 临床麻醉难点解析 [M]. 2版. 北京: 人民卫生出版社, 2015.

[20] 古妙宁. 妇产科手术麻醉 [M]. 北京: 人民卫生出版社, 2014.